国家卫生健康委员会"十四五"规划教材

全国高等职业教育专科教材

供临床医学专业用

中医学基础与适宜技术

主　编　张　虹　米健国

副主编　赵杰荣　张立峰　闫玉慧

编　者　(以姓氏笔画为序)

闫玉慧（毕节医学高等专科学校）　　　季有波（吉林大学第二医院）

米健国（广东江门中医药职业学院）　　赵杰荣（濮阳医学高等专科学校）

李桂芬（乌兰察布医学高等专科学校）　贾建昌（菏泽家政职业学院）

宋　萍（宁夏医科大学）　　　　　　　隋翠翠（商丘医学高等专科学校）

张　虹（长春医学高等专科学校）　　　潘韦韦（长春医学高等专科学校）

张立峰（大庆医学高等专科学校）　　　霍新慧（新疆医科大学）

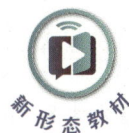

新形态教材

人民卫生出版社

·北京·

图书在版编目（CIP）数据

中医学基础与适宜技术 / 张虹，米健国主编．
北京 ：人民卫生出版社，2025.6. --（高等职业教育专科临床医学专业教材）. -- ISBN 978-7-117-37949-6

Ⅰ. R2

中国国家版本馆 CIP 数据核字第 2025VA0763 号

人卫智网	www.ipmph.com	医学教育、学术、考试、健康，购书智慧智能综合服务平台
人卫官网	www.pmph.com	人卫官方资讯发布平台

中医学基础与适宜技术

Zhongyixue Jichu yu Shiyi Jishu

主　　编：张　虹　米健国
出版发行：人民卫生出版社（中继线 010-59780011）
地　　址：北京市朝阳区潘家园南里 19 号
邮　　编：100021
E - mail：pmph @ pmph.com
购书热线：010-59787592　010-59787584　010-65264830
印　　刷：人卫印务（北京）有限公司
经　　销：新华书店
开　　本：850×1168　1/16　　印张：25
字　　数：706 千字
版　　次：2025 年 6 月第 1 版
印　　次：2025 年 7 月第 1 次印刷
标准书号：ISBN 978-7-117-37949-6
定　　价：69.00 元

打击盗版举报电话：**010-59787491**　E-mail：**WQ @ pmph.com**
质量问题联系电话：010-59787234　E-mail：zhiliang @ pmph.com
数字融合服务电话：4001118166　　E-mail：zengzhi @ pmph.com

以习近平新时代中国特色社会主义思想为指导,全面贯彻党的二十大精神,落实《国务院办公厅关于加快医学教育创新发展的指导意见》等文件要求,更好地发挥教材对临床医学专业高素质实用型专门人才培养的支撑作用,进一步提升助理全科医师的培养水平,人民卫生出版社在教育部、国家卫生健康委员会领导和支持下,由全国卫生健康职业教育教学指导委员会指导,依据最新版《高等职业学校临床医学专业教学标准》,经过充分的调研论证,启动了全国高等职业教育专科临床医学专业第九轮规划教材修订工作。经第七届全国高等职业教育专科临床医学专业规划教材建设评审委员会深入论证,确定了教材修订的整体规划,明确了修订基本原则:

1. 落实立德树人根本任务 坚持将马克思主义立场、观点、方法贯穿教材编写始终。坚持"为党育人、为国育才",全面落实立德树人根本任务,深入挖掘课程教学内容中的思想政治教育元素,加工凝练后有机融入教材编写,发挥教材"培根铸魂、启智增慧"作用,培养具有"敬佑生命、救死扶伤、甘于奉献、大爱无疆"医学职业精神的时代新人。

2. 对接岗位工作需要、符合专业教学标准 教材建设突出职教类型特点,紧紧围绕"三教"改革,以专业教学标准为依据,以助理全科医师岗位胜任力培养为主线,体现临床新技术、新工艺、新规范、新标准,反映卫生健康人才培养模式改革方向,将知识、能力、素质培养有机结合。适应教学模式改革与教学方法创新需要,满足项目、案例、模块化教学等不同学习方式要求,在教材的内容、形式、媒介等多方面创新改进,有效激发学生学习兴趣和创造潜能。按照教学标准,将《中医学》改名为《中医学基础与适宜技术》,新增《基本公共卫生服务实务》。

3. 全面强化质量管理 履行"尺寸教材、国之大者"职责,成立第七届全国高等职业教育专科临床医学专业规划教材建设评审委员会,严格编委选用审核把关,主编人会、编写会、定稿会强化编委培训、突出责任,全流程落实"凡编必审"要求,打造精品教材。

4. 推动新形态教材建设 突出精品意识,聚焦形态创新,进一步切实提升教材适用性,打造兼具经典性、立体化、数字化、融合化的新形态教材。根据课程特点和专业技能教学需要,《临床医学实践技能》本轮采用活页式教材出版。

第九轮教材共29种,均为国家卫生健康委员会"十四五"规划教材。

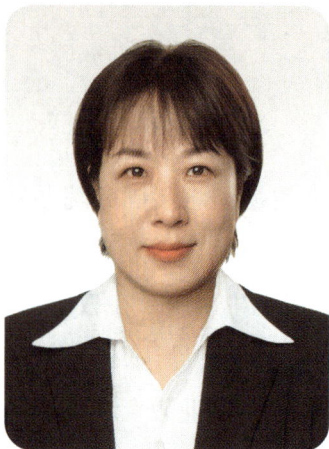

张 虹

教授

　　长春医学高等专科学校健康学部主任,从事教学工作 20 年。担任全国中医药职业教育教学指导委员会中医健康服务类专业委员会委员,全国药品职业教育教学指导委员会教科研专门委员会委员、中药制药专业委员会委员。主编教材 5 部,主持国家级、省级教科研项目 12 项,发表论文 22 篇,获国家级教学成果奖二等奖 1 项,吉林省教学成果奖二等奖 2 项、三等奖 1 项。主持省级创新创业教育实践基地 1 项、吉林省职业教育示范性虚拟仿真实训基地 1 项。

　　中医学作为中华民族五千年文明的智慧结晶,其独特的理论体系和卓越的临床价值,不仅守护了华夏民族的健康繁衍,更为世界医学发展作出了重要贡献。愿同学们以"博采众长、融会贯通"的治学态度,在现代医学实践中传承创新,让中医这一古老智慧在新时代绽放异彩。

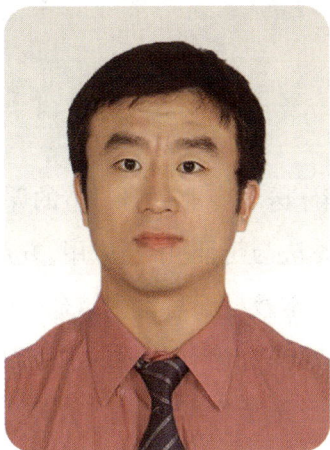

米健国
教授

　　广东江门中医药职业学院中医学院院长,从事教学工作 19 年。主编教材 5 部,主编中国医学教育题库临床医学题库(高职)《中医学基础与适宜技术》试题库。承担国家级、省级教科研课题 4 项,发表论文 20 余篇,获广东省教育教学成果奖 1 项,主持广东省高职教育实践教学示范基地 1 项。

　　中医药学是中华民族的瑰宝,是打开中华文明宝库的钥匙。希望同学们在学习中医学的道路上,始终秉承"传承精华、守正创新"的精神,在临床实践中锤炼技能,在经典研读中启迪思维,在守正创新中探索真知。

　　中医学基础与适宜技术是一门为高等职业教育专科临床医学专业量身打造的课程,涵盖了绪论、主要学说、病因、发病与病机、养生、预防、治则与康复、诊法与辨证、中药应用、方剂与中成药应用、中医常用外治技术以及临床常见疾病诊治等核心内容。本教材编写紧密结合临床医学专业的教学要求,教材内容既有中医基本知识、基本理论,又有与岗位需求密切相关的中医常用外治技术、临床常见疾病诊治等专业技能,体现了实用、适用的原则。设置了"学习目标""案例导入""知识拓展"等模块,并在各章末提供了思考题,以便学生进行自我学习和学习效果检验。同时,本教材配备了丰富的数字资源,包括教学课件、思维导图和操作视频,扩展了课堂的学习内容,提升了学生的学习效果。

　　在本教材的编写过程中,我们得到了各编者所在单位的大力支持和帮助,在此我们表示由衷的感谢。由于编者能力所限,书中可能存在疏漏和不足之处,期待各位读者能够提出宝贵的意见和建议,以便我们修改和完善。

张 虹 米健国

2025 年 6 月

第一章 | 绪 论

教学课件

思维导图

学习目标

1. 掌握：中医学的基本特点。
2. 熟悉：中医学的起源和发展。
3. 了解："同病异治""异病同治"的辨证论治思维。
4. 具有运用辨证论治区别病、症、证的能力。
5. 能够应用整体观念思维和辨证论治理论分析问题、解决问题，同时培养良好的医学道德和刻苦学习的品质，以及严谨认真、实事求是、精益求精的学习态度。

中医学是中国人民在长期生产和生活实践中同疾病作斗争的经验结晶，是中华民族优秀文化遗产中的一颗璀璨明珠，有着数千年的历史。长期以来，中医学为中国人民的保健事业和中华民族的繁衍昌盛做出了巨大贡献，如今，中医学以其完整而独特的理论体系、丰富的实践经验和卓越的疗效日益受到世界医学界的重视和青睐。

一、中医学的起源和发展

（一）中医学理论体系的形成

中医学起源于人类生存的需要，是劳动人民在长期的生产、生活实践中逐步积累和创造的产物。中国民间流传的"药食同源"的说法，正是对植物药、动物药起源的真实写照。随着人类的不断进化，认识能力的不断提高，关于中医学的经验积累日益丰富，《黄帝内经》《难经》《伤寒杂病论》《神农本草经》等医药学经典著作的出现标志着中医学理论体系初步形成。

《黄帝内经》（简称《内经》）由《素问》《灵枢》两部分组成，是我国现存最早的医学经典著作，约成书于春秋战国至秦汉时期，是由众多医家搜集、整理、综合而成，内容十分丰富，包括阴阳、五行、藏象、经络、病因、病机、诊法、辨证、治则治法、五运六气以及针灸、汤液、养生等。《内经》中所述的医学内容，在当时处于世界的先进水平。如在人体形态学方面，关于人体的骨骼、血脉的长度、内脏器官的大小和容量等方面的记载，基本符合实际情况，例如《内经》中记载食管和肠管的长度比例为 1∶35，现代解剖学中描述为 1∶37，二者十分相近。在血液循环方面提出"心主身之血脉"的观点，并认为人体血液在血管内是"流行不止，环周不休"的。这比英国人哈维在公元 1628 年发现血液循环要早 1 000 多年。《内经》为中医学理论体系的确立奠定了基础。《难经》是一本在当时可与《内经》相媲美的古典医籍，成书于汉以前，相传为秦越人所著。该书以问答解释疑难的形式编撰而成，共讨论了八十一个问题，故又称《八十一难》。《难经》补充了《内经》中的不足，与《内经》同为后世指导临床实践的重要理论性著作。

《神农本草经》简称《本经》《本草经》，是我国现存最早的药物学专著，由众多医家不断搜集整理之后成书。《神农本草经》共收载药物 365 种，并根据药物性能功效的不同，分为上、中、下三品，这是中国药物学最早、最原始的药物分类法，对药物的性能、产地、采集时间、加工炮制方法以及药物质量优劣、真伪鉴别等均有记录。

《伤寒杂病论》作者为东汉末年著名医学家张仲景。后世医家在搜集整理过程中将其分为《伤寒论》和《金匮要略》两书，前者以六经辨证方法论述外感疾病为主，后者以脏腑辨证方法论述内伤杂病为主。《伤寒杂病论》创造性地融理、法、方、药于一体，将中医基础理论与中医临床紧密结合，为中医临床医学发展奠定了基础。书中所载方剂组方严谨、用药精当、疗效显著，被后世誉为"方书之祖"。

(二) 中医学理论的发展

随着临床医疗实践经验的不断丰富，涌现出大量著名医家的经验著作，中医学理论得到快速发展和提高。

晋隋唐时期政治、经济、文化不断进步，促使医学理论与技术不断地发展与提高，出现了众多的名医名著。如晋代王叔和所著的《脉经》，详述了脉学的辨脉方法，提出24种脉象，确立了寸口诊脉法，首创"三部九候"及脏腑分配原则，是世界上第一部脉学专著。西晋皇甫谧总结了秦汉三国以来针灸成就，结合自己的临证经验，编著了《针灸甲乙经》，又称《黄帝三部针灸甲乙经》（简称《甲乙经》），是我国现存最早的针灸学专著；隋代巢元方等人所著的《诸病源候论》，重视对病源的探讨和各科病证症状的描述，是我国第一部探讨病因病机和临床证候学的专著。唐代孙思邈的《备急千金要方》和《千金翼方》，详尽记载了唐以前的主要医学著作，在临证各科、食疗、药物学、养生学等方面均有很大成就。孙思邈特别强调医德，《备急千金要方》中"大医习业"篇和"大医精诚"篇对医德修养有明确论述，对今天习医、业医者，仍具有深刻、积极的教育意义。

宋金元时期，中医临床学逐步向专科发展，出现了内、外、妇、儿、五官各科医学专著。宋代陈无择所著的《三因极一病证方论》，提出了著名的"三因学说"，将病因按照外所因六淫、内所因七情和不内外因等三类进行划分，对病因学发展有较大影响。宋代钱乙所撰《小儿药证直诀》，开创了脏腑辨证和脏腑用药之先河，并创制了一些儿科专业方剂，因疗效确切一直沿用至今。金元时期，社会剧烈变革，中医学出现了学术争鸣的新局面，形成了各具特色的医学流派，其中最突出的是以刘完素、张子和、李杲和朱震亨为代表的"金元四大家"。刘完素提倡"火热论"，认为病因多以火热为主，治法强调降火，故善用寒凉药物以清泄火热，后世称为"寒凉派"。张子和主张"邪去则正安"，认为治病应着重祛邪，故多用汗、下、吐三法，后世称为"攻下派"。李杲提出"内伤脾胃，百病由生"，认为补益脾胃是治病之要，故治疗以补益脾胃为主，后世称为"补土派"。朱震亨提倡"相火论"，认为病理变化基本是"阳常有余，阴常不足"，故提倡治疗上着重养阴，后世称为"滋阴派"。这些观点各有创见，都从不同的角度充实了中医学的内容，促进了中医学的发展。

明清时期是中医学理论综合汇通和深化发展的阶段，这一时期医家在原有中医理论的基础上，结合临床经验和哲学研究成果，提出许多新的理论学说，尤其是温病学学派的出现得到快速发展。温病学是研究急性发热性疾病的发生、发展及其辨证论治的一门临床学科，其理论渊源于《黄帝内经》《难经》《伤寒论》。宋元时期开始脱离伤寒学说体系。明清时期，由于瘟疫多次流行，医家们在临床诊治过程中，不断总结经验，在温病发病原因、发展变化以及诊断、治疗方面提出很多新理论，促使温病学在理、法、方、药上自成体系，形成了较为系统而完整的温病学说。明代吴又可著《温疫论》，创立了戾气学说，认为"温疫"的病原是"非风非寒非暑非湿，乃天地间别有一种异气所成"。其传染途径是从口鼻而入，而不是从肌表侵袭。这在瘟疫和温病的病因、病邪入侵途径等方面做出了重大贡献。清代叶桂、吴瑭、薛雪、王士雄等医家不断努力，创立了卫气营血、三焦辨证方法，使温病学说得到进一步发展。

近现代时期，自鸦片战争以后，西方医学大量传入中国，对中医学产生了很大的冲击。在长期论争过程中，中西医双方在学术上逐渐沟通，出现了中西医汇通的学术思潮，如张锡纯所著《医学衷中参西录》，就是一部很有价值的中西医学汇通的专著。

二、中医学的基本特点

中医学理论体系是经过长期的临床实践,在古代唯物论和辨证法的指导下逐步形成的。千百年来,中医学之所以能够长期地、有效地服务于人类保健事业,主要是因为其具有不同于现代医学的独特优势,主要体现在整体观念和辨证论治两个方面。

(一)整体观念

中医学认为人体本身是一个有机的整体,构成人体的各个组织器官在结构上不可分割,在生理功能活动中相互协调、相互为用,在病理变化中相互影响。同时又认为人与外界环境也有着密切的联系,人类在能动地适应自然和改造自然的斗争中,维持着自身稳定的功能活动,这就是人和自然环境之间的统一。这种机体自身的整体性、稳定性,内外环境的统一性、联系性思想,就是中医学的整体观念。这一观念,贯穿于中医学生理、病理、诊法、辨证、治疗等各个方面。

1. 人体是一个有机的整体　中医学强调人体是一个有机的整体,具体体现在以下三个方面。

(1)**生理上的整体性**:中医学认为,机体整体统一性的形成,是以五脏为中心,配合六腑,通过经络系统"内属于脏腑,外络于肢节"的作用而实现的。

就人体形态结构而言,人体是由若干脏腑器官组成,包括头面、四肢、躯干、经络及其内含的五脏、六腑、奇恒之腑、气血、津液等。这些组织器官之间,彼此衔接、沟通,不可分割,任何局部都是整体的组成部分。

就基本物质而言,人体组成各脏腑器官并维持其机能活动的物质是相同的,即精、气、血、津、液,这些物质既是构成机体各组成部分的基本物质,又是产生和维持各种机能活动的物质基础和能量源泉。

就功能活动而言,人体的功能活动,一方面要靠各脏腑组织正常地进行各自的功能活动,既不过亢,亦非不及;另一方面又要靠脏腑组织间相辅相成的协同作用和相反相成的制约作用,才能维持整体功能处于协调平衡状态。每个脏腑各自发挥不同的生理功能活动,而在整体活动中又分工合作,这正体现了局部与整体的统一。

(2)**病理上的整体性**:人体的脏腑器官和精、气、血、津液之间,在生理上相互依存、协调统一,在病理上也必然相互影响。脏腑病变可以反映于体表、组织或官窍,如肝开窍于目,肝火上炎可以出现目赤肿痛;体表、组织、官窍病变可通过经络影响到脏腑,例如肌表感受风寒之邪,由于肺合皮毛,可使肺气不利,肺失宣降,出现咳嗽;脏腑之间亦可相互影响,如肝火传入肺,导致肝火犯肺,出现胁痛、咯血。因此,在分析病证时,也要注重整体,既考虑局部病变与其相关内在脏腑之间的联系,又注意到其他脏腑的关系,从整体角度分析和研究病变的实质。

(3)**诊治上的整体性**:在疾病诊断方面,采用"有诸内必形诸外"的思维方法,通过观察分析五官、形体、舌脉等外在的病理表现,以揣测内在脏腑的病变情况,从而做出正确的诊断。《灵枢·本藏》曰:"视其外应,以知其内脏,则知所病矣。"常用的望、闻、问、切等方法,都是整体观念在中医诊断学中的具体运用。

在疾病治疗方面,同样强调整体观念,对于局部病变不是头痛医头、脚痛医脚,而是从整体上进行调治。如临床治疗眼科疾患,从调治肝着手,可获得满意疗效,原因在于肝开窍于目,肝和目的关系十分密切。再如治疗口舌糜烂,可采用清心泻小肠火的方法治疗,原因在于心开窍于舌,心与小肠相表里。其他如"从阴引阳,从阳引阴;以右治左,以左治右"(《素问·阴阳应象大论》),"病在上者下取之,病在下者高取之"(《灵枢·终始》)等,都是整体观念的治疗原则。

2. 人与外界环境的整体观　中医学强调人与外界环境相统一,环境的变化可以直接或间接地、显著或不太显著地影响到人体的功能活动,迫使机体做出相应的反应。如果这类反应处于生理阈值之内,则表现为生理的适应;如果这类反应超过一定的范围,或者虽然做了反应,但是仍然使机体无法适应外界的变化,就可能出现病理性情况,甚至可能发展为疾病。具体体现在以下两大方面。

(1)**人与自然环境的整体观**：人与自然环境的整体观，传统称为"天人相应"，即人的生理、病理过程与自然规律相适应。

季节气候变化对人体可以产生影响。自然界万物在四时气候变化中有春生、夏长、秋收、冬藏等相应的生长变化过程。人也不例外，对正常的气候变化在生理上会产生相应的反应。如天气暑热，阳气趋于体表，腠理开泄，机体汗出以泄热；天气寒冷，阳气趋于里，腠理闭塞以保温，多余水分变为尿液而排出，是适应自然的节奏。

昼夜晨昏对人体可以产生影响。人体的阳气白天趋于体表，早晨阳气初出，日中最盛，日西阳气渐入于里，至黄昏后则全入里，与自然界的昼夜晨昏阴阳变化相一致。

地域对人体可以产生影响。地域气候和人文地理、风俗习惯的不同，在一定程度上可以影响人体的生理功能。如南方气候偏于潮湿，人体腠理多疏松；北方气候偏于干燥，人体腠理多致密。人长期生活在某一环境中，受环境的长期影响，就会在功能方面表现出某些适应性变化。一旦易地而处，环境突然发生改变，很多人初期感到不太适应，有的甚至会因此患病，但经过一定的时间，大多数人就逐渐适应了。

(2)**社会环境对人体的影响**：人不仅具有自然属性，而且具有社会属性。人是社会的组成部分，人能影响社会，社会的变动也会对人体发生影响。在竞争日益激烈的当今社会，社会因素的变化对人体的影响日益突出。其中社会的进步，社会的治与乱，以及社会地位的变更，对人体的影响尤为明显。如社会进步导致机动车辆增多，产生的噪声使人精神焦虑；社会的不稳定致使人们生活没有规律，抵抗力下降，发生各种疾病；个人社会地位改变，引起物质生活和精神生活的变化等，均是社会环境变化对人体产生影响的表现。

(二) 辨证论治

辨证论治是中医学认识疾病和防治疾病的基本原则。中医学在认识和防治疾病过程中，既强调辨证论治，又讲究辨证与辨病相结合。

1. 辨证　就是将四诊收集的病史、症状和体征等资料，通过分析、综合，辨清疾病的病因、性质、部位、病机以及邪正盛衰等情况，从而概括、判断疾病的证候性质，以探求疾病的本质。辨证的关键是"辨"，即"审辨""甄别"，辨证的过程就是对患者做出正确、全面判断的过程，或者说分析并找出疾病主要矛盾的过程。

2. 论治　又称施治，就是根据辨证的结果确定相应的治疗原则和方法，也是研究和实施治疗的过程。论治一般分为因证立法、随法选方和处方遣药三个步骤。

辨证与论治，是诊治疾病过程中相互联系、不可分割的两个方面，辨证是论治的前提和依据，论治是辨证的延续和目的。

3. 辨证与辨病相结合　中医认识并治疗疾病，既注重辨病又强调辨证，是辨证与辨病相结合，但重点在于辨证。辨证是对证候的辨析，以确定证候性质；辨病是对疾病的辨析，以确定疾病的类属。辨证重点在于认识现阶段疾病的本质，辨病的重点在于认识疾病全过程的本质，因此将辨证与辨病相结合，可以对疾病本质认识更全面，诊断更准确，治疗更有针对性和全局性。即在诊治疾病时，首先运用辨病思维来确诊疾病，对某一病的病因、病变规律和转归、预后有一个总体认识，再运用辨证思维，根据该病当时的临床表现和检查结果来辨析该病目前属于病变的哪一类型或哪一阶段，从而确立当时该病的"证候"，然后确定治则、治法和处方遣药。在辨证、辨病过程中要分清病、证、症的区别，并注意同病异治和异病同治理论的应用。

(1)**病、证、症的基本概念**：病是疾病的简称，是指有特定的病因、发病形式、病变机制、发病规律和转归的一种病理过程。如麻疹、感冒、肠痈、痢疾等，皆属疾病的概念。症指症状，是疾病的外在的表现，如腹泻、头痛、眩晕、恶寒发热、恶心呕吐、烦躁易怒等。证不是疾病的全过程，也不是疾病某个症状,而是指在疾病发展过程中,某一阶段或某一类型的病理概括。它是由一组相对固定的、有内在联系的、能反映疾病本质的症状和体征构成。其包括疾病的病因(如六淫、疠气、外伤、结石、瘀血)、病位(如肝、胆、小肠)、邪正之间的关系(如邪气盛、正气虚)。如肝阳上亢、心血亏虚、心脉痹阻等,都属证的概念。

(2)同病异治和异病同治:运用辨证论治的原则诊治临床疾病,要关注到两个方面,既要看到一种疾病常表现出的多种不同的"证",又要注意到不同疾病在其发展过程中可以出现相同的"证",因此要根据辨证结果,分别采取"同病异治"或"异病同治"的方法治疗。同病异治是指同一种病,由于发病的时间、地域不同,或所处的疾病的阶段或类型不同,或患者的体质有异,故反映出的证候不同,因而治疗也就有异。异病同治是指几种不同的疾病,在其发展变化过程中出现了大致相同的病机,大致相同的证,故可用大致相同的治法和方药来治疗。

(张 虹)

思考题

1. 简述中医学的基本特点。
2. 何谓病、证、症?
3.《黄帝内经》《难经》《伤寒杂病论》《神农本草经》的主要成就是什么?

ER 1-3

练习题

第二章 | 主要学说

教学课件　思维导图

学习目标

1. 掌握：主要学说理论的基本概念、基本内容和在中医学中的应用。
2. 熟悉：主要学说的理论在古代文献中论述。
3. 了解：主要学说的理论的形成和发展。
4. 具有正确运用主要学说阐释自然现象和人体的生理病理现象的能力。
5. 增强文化自信和专业自信，能够将主要学说应用在实际临床治疗中，培养"敬佑生命，救死扶伤，甘于奉献，大爱无疆"的职业精神，树立全心全意为患者服务的良好医德医风。

第一节　阴阳学说

案例导入

患者，女，5岁，海南人，20××年6月15日就诊，症见持续高热，面红目赤，咳嗽，鼻翼扇动，气促，舌红，苔黄，脉数，体温40℃左右，经医生诊断为"肺炎喘嗽"。

请思考：

1. 通过学习，请判断该患儿症状的阴阳属性是什么？为什么？
2. 阴阳的最初含义是什么？
3. 阴阳学说在中医学哪些领域应用？

阴阳学说含有古代朴素的对立统一思想和方法论内容，是用以认识世界和解释世界的一种世界观和方法论。《易传》中"一阴一阳之谓道"，已确立了阴阳理论。阴和阳这两个对立统一的方面，贯穿于一切事物之中，是一切事物运动和发展变化的根源及规律。阴、阳后来被引用到医学范畴，以阐释诸多医学问题，以及人与自然界的关系，逐渐形成了中医学的阴阳学说。阴阳学说贯穿于中医学各个领域，是中医学的理论工具和方法论，是中医学理论体系的重要组成部分。

一、阴阳的概念及事物的阴阳属性

（一）阴阳的基本概念

阴阳，是对自然界中相互关联的事物或现象对立双方属性的概括。它既揭示了两个相互对立的事物，又揭示了同一事物内部相互对立的两方面。阴阳的最初含义是指日光的向背，朝向日光者为阳，光明、温暖；背向日光者为阴，黑暗、寒冷。因而最初就以光明温暖、黑暗寒冷来判断阴阳。古人在长期的生活实践中，遇到种种性质相反的现象，于是不断地引申其义，将天地、上下、日月、昼夜、水火、升降、动静、内外、雌雄等相反的事物和现象，都以阴阳来加以概括。此时阴阳便成为一个抽象概念，即用阴阳来概括自然界中相互关联的具有对立属性的事物和现象的两个方面。阴阳学说即是研究阴阳的内涵及其运动变化规律，并用以阐释自然界事物发展变化的古代哲学理论。

(二)事物的阴阳属性

1. 事物阴阳属性的划分 阴阳,既可以表示相互对立的事物或现象,又可以表示同一事物内部对立着的两个方面。一般地说,凡是运动的、外向的、上升的、温热的、无形的、明亮的、兴奋的、刚强的、功能亢进的都属于阳;相对静止的、内守的、下降的、寒冷的、有形的、晦暗的、抑制的、柔弱的、功能减退的都属于阴(表2-1)。如以天地而言,则"天为阳,地为阴",由于天气清轻向上故属阳,地气重浊向下故属阴。以水火而言,则"水为阴,火为阳",由于水性寒而润下故属阴,火性热而炎上故属阳。以物质的运动变化而言,"阳化气,阴成形",即指物质从有形蒸腾气化为无形的过程属于阳,物质由无形之气凝聚为有形物质的过程属于阴。对生命过程而言,具有推动、温煦、兴奋等作用的物质及功能,统属于阳;具有凝聚、滋润、抑制等作用的物质和功能,统属于阴。如就气血而言,气属阳,血属阴。

表 2-1 常见事物和现象的阴阳属性归类表

属性	方位	时间	季节	温度	湿度	亮度	重量	运动状态
阳	上、外	昼	春夏	温热	干燥	鲜明	轻	升、动、亢进、出
阴	下、内	夜	秋冬	寒凉	湿润	晦暗	重	降、静、衰退、入

2. 阴阳属性的普遍性和相对性 阴阳属性的普遍性是指它不局限于某一特定事物而具有更广泛的适应性,宇宙间一切事物和现象都可用阴阳属性加以区别。

事物的阴阳属性具有明显的相对性,这种相对性,一方面表现为阴阳双方在一定条件下可以向各自相反方面转化,阴可以转化为阳,阳可以转化为阴;另一方面表现为阴或阳之中可再分阴阳,即所谓阴阳之中复有阴阳。例如,昼为阳,夜为阴;上午为阳中之阳,下午为阳中之阴;前半夜为阴中之阴,后半夜为阴中之阳。

二、阴阳学说的基本内容

阴阳学说的基本内容,包括对立制约、互根互用、交感互藏、消长平衡和相互转化五个方面。

(一)阴阳对立制约

阴阳的对立,是指自然界中的一切事物或现象,都存在着相互对立的阴阳两个方面。阴阳的制约,是指相互对立的阴阳双方,大多存在着相互制约的特性。

对立即相反,如上与下、天与地、动与静、出与入、升与降、昼与夜、明与暗、水与火、寒与热等。阴阳相反导致阴阳相互制约,如温热可以驱散寒冷,冰冷可以降低高温,水可以灭火,火可以使水蒸发等。温热与火属阳,寒冷与水属阴,这就是阴阳之间的相互制约。就人体的生理功能而言,功能之亢奋为阳,抑制属阴,两者相互制约,从而维持人体功能的动态平衡,这就是人体的正常生命状态。可见,阴阳对立的两个方面并非平静且各不相关地共处于一个统一体中,而是时时刻刻在相互制约着对方,正是由于阴与阳之间的这种相互对立制约才维持了阴阳之间的动态平衡,因而促进了事物的发生发展和变化。

(二)阴阳互根互用

阴阳互根是指阴阳之间相互依存,互为根本的关系,即阴和阳任何一方都不能脱离另一方而单独存在,每一方都以对方的存在作为自己存在的前提和条件。如上为阳,下为阴,没有上也就无所谓下,没有下也就无所谓上。热为阳,寒为阴,没有热也就无所谓寒,没有寒也就无所谓热等,所以说阳依存于阴,阴依存于阳。

阴阳互用是指阴阳双方不断地资生、促进和助长对方。如气属阳,血属阴,血的正常运行要靠气的推动和统摄,气的正常运行要以血为载体。阳根于阴,阴根于阳,无阳则阴无以生,无阴则阳无以化,如果阴阳双方失去了互为存在的条件,即所谓"孤阴"和"独阳",也就不能再生化和滋长了。

（三）阴阳交感互藏

阴阳相互交感是指阴阳在运动过程中的相互感应进而交合的过程。阴阳交感是万物化生和变化的根本条件,阴阳的运动是阴阳交感得以实现的基础,如果阴阳在运动中不能交合感应,新事物和新个体就不会产生。在中医学中,强调机体的各个组成部分和各种功能活动之间,应保持功能的协调并相互为用,生命过程才能正常。

阴阳互藏,是指相互对立的阴阳双方中的任何一方都蕴含着另一方,即阴中有阳,阳中有阴。即是说宇宙中的任何事物都含有阴与阳两种属性不同的成分,属阳的事物含有阴性成分,属阴的事物也育有属阳的成分。

（四）阴阳消长平衡

阴阳消长平衡,是指阴阳在不断消长运动中维持着相对的平衡状态。消,即减少;长,即增加。阴阳之间的平衡,不是静止的、绝对的平衡,而是始终贯穿在阴阳双方消长变化之中,是运动的、相对的平衡。

阴阳消长大体可概括为四种类型。

1. **此长彼消** 即阴长阳消,阳长阴消。阴阳中的任何一方增长而强盛,势必制约对方的力量增强,从而引起对方的消减。如四季气候变化,从冬至夏,气候由寒逐渐变热,是一个"阴消阳长"的过程;由夏至冬,气候由热逐渐变寒,又是一个"阳消阴长"的过程。又如人体的病理变化,热盛则伤阴,寒盛则伤阳,即为此长彼消之故。

2. **此消彼长** 即阴消阳长,阳消阴长。阴阳任何一方不足,无力制约对方,势必引起对方的相对增长,甚至偏亢。以一日昼夜更替为例,中午至黄昏及夜半,为阳消阴长;夜半至清晨及中午,为阴消阳长。以人体病理变化为例,阴虚火旺、阳虚阴盛皆属于此类。

3. **此长彼长** 即阴长阳长,阳长阴长。这是互根互用得当的结果,即一方旺盛,则可促进另一方亦随之增长。临床上所用的补气以生血、补血以养气、阴中求阳、阳中求阴等治法,皆以此为理论基础。

4. **此消彼消** 即阴消阳消,阳消阴消。这是互根互用不及所造成的。阴阳双方中的任何一方虚弱,无力资生助长对方,结果对方亦随之消减而虚弱。临床上常见的气虚引起血虚、血虚并发气虚、阳损及阴、阴损及阳皆属此类。

（五）阴阳相互转化

阴阳转化,是指阴阳双方在一定条件下,可以各自向其相反的方向转化,即阳可以转化为阴,阴可以转化为阳。阴阳相互转化,一般都发生在事物发展变化的"物极"阶段,即所谓"物极必反"。这种条件中医学称为"重""极"或"甚"。

以季节气候变化为例,春夏属阳,秋冬属阴,春夏秋冬四季运转不已,就具体体现了阴阳的互相转化。由冬季至春季为阴转化为阳,由夏季入秋季为阳转化为阴。以人体疾病的发展变化为例,某些急性热病,由于热毒极盛,持续高热,大量耗伤机体正气,可突然出现体温下降、面色苍白、四肢厥冷、脉微欲绝等一派阴寒危象,这种病证变化即属于由阳转阴。若抢救及时,处理得当,患者四肢转温,面色转红,脉象转和,阳气渐复,转危为安,即由阴转阳。此外,临床上也常见由各种原因引起的由实转虚、由虚转实、由表入里、由里出表等阴阳转化的例证。

综上所述,阴阳的对立制约、互根互用、交感互藏、相互转化及消长平衡,是从不同的角度来说明阴阳之间的相互关系及其运动规律的,它们之间不是孤立的而是互相联系的。阴阳交感是事物存在的前提,万物就在阴阳交感中产生,没有阴阳交感,就没有新的事物。阴阳的互根互用,说明了阴阳双方彼此依存、相互为用,不可分离。对立制约是阴阳最普遍的规律,事物内部阴和阳两个方面通过对立制约而取得平衡。对立制约和互根互用是阴阳学说中最根本的原理。阴阳消长和阴阳转化是阴阳运动的两种形式。阴阳消长在一定范围内取得动态平衡。阴阳的相互转化是阴阳消长的结果。阴阳的运动是永恒的,而平衡是相对的。但是这种相对的平衡对于自然界和人类是至关重要的,如果没有这种相对平衡,世界就不可能有相对稳定的物质形态,生命现象当然也就不可能存在。

三、阴阳学说在中医学中的应用

(一)说明人体的组织结构

阴阳学说认为人体是一个有机整体,人体内部存在着阴阳的对立统一,而各个组织结构,又都可以根据其所在的部位、功能特点来划分其阴阳属性。大体而言,上部属阳,下部属阴;体表为阳,体内属阴;四肢外侧为阳,内侧为阴;背为阳,腹为阴;六腑为阳,五脏为阴;就经络而言,循于四肢外侧为阳经,内侧为阴经。脏腑之中又各分阴阳,即阴中有阳,阳中有阴。如五脏中心肺居上属阳;肝、脾、肾居下属阴。具体某一脏而言,又有阴、阳之分。如心有心阴、心阳,肾有肾阴、肾阳等。

(二)说明人体的生理功能

人体正常的生命活动,是阴阳保持协调平衡的结果。如升降出入,是人体气机运动的基本形式。阳主升,阴主降;阳主出,阴主入。气的升降出入的平衡协调是阴阳平衡协调的一种体现形式,能充分保证正常的生命活动。人体的生理功能是以物质为基础的,没有物质(阴)就不能产生功能(阳),没有一定的功能(阳),也就不能化生物质(阴)。如果阴阳不能相互为用而分离,人的生命也就会终止。

(三)说明人体的病理变化

疾病的发生、发展虽然复杂,但其本质是阴阳失去相对平衡,出现偏盛或偏衰的结果,因此,阴阳失调是一切疾病发生的基本原理之一。疾病的发生发展取决于两方面因素,一是邪气,二是正气。邪气有阴邪(如寒邪、湿邪)和阳邪(如风邪、热邪、暑邪等)之分,正气有阴精和阳气之别,它们相互作用、相互斗争的关系,可用阴阳的消长失调即偏盛偏衰来说明。

1. **阴阳偏胜** 是指阴或阳任何一方高于正常水平的病理状态。《素问·阴阳应象大论》曰"阴胜则阳病,阳胜则阴病。阳胜则热,阴胜则寒"。阳邪侵犯人体,邪并于阳而致阳亢盛,表现出一派热象,故曰"阳胜则热",阳热胜,极易耗伤阴液,引起阴液的不足,故曰"阳胜则阴病"。阴邪侵犯人体,邪并于阴而致阴亢盛,表现出一派寒象,故曰"阴胜则寒",阴寒胜,最易耗伤阳气,故曰"阴胜则阳病"。

2. **阴阳偏衰** 是指阴或阳的某一方低于正常水平的病理状态,《素问·调经论》曰"阳虚则外寒,阴虚则内热"。由于阳虚不能制阴,则阴相对偏盛而出现寒象。由于阴虚不能制阳,则阳相对偏亢而出现热象。

阴阳偏胜中的"热"和"寒",与阴阳偏衰中的"热"和"寒",有着"实"和"虚"的本质差异。前者属于亢盛有余的病理状态,后者属于虚衰不足的病理状态。

3. **阴阳互损** 阴阳之间互根互用,所以在阴阳偏衰到一定程度时,就会出现阴损及阳、阳损及阴的情况。阴损及阳指阴虚较甚,因阴虚不能滋养阳气,进一步导致阳气亦虚;阳损及阴指阳虚较甚,因阳气不足无力化生阴液,进一步出现阴液亦虚。阴阳互损是阴阳互根互用关系的失调,最终的结果是"阴阳俱损""阴阳两虚"。

4. **阴阳转化** 人体阴阳失调而出现的病理现象,还可以在一定的条件下,各自向相反的方向转化,即阳证可以转化为阴证,阴证可以转化为阳证。即所谓:"重阴必阳,重阳必阴。"

(四)用于疾病的诊断

《素问·阴阳应象大论》曰"善诊者,察色按脉,先别阴阳"。如望色中:黄色、赤色属于阳,青色、白色、黑色属于阴;闻诊中:语声高亢洪亮为阳,语声低微为阴;脉诊中:浮、数、洪、滑等为阳,沉、迟、细、涩为阴等。总之,望闻问切四诊都以分清阴阳为首要任务。

阴阳学说用于疾病的诊断,在八纲之中以阴阳为总纲,表、热、实属阳,里、寒、虚属阴,从而概括说明病变部位、性质及各种证候的属性。只有首先分清阴阳，才能抓住疾病的本质，做到执简驭繁。

（五）用于疾病的治疗

1. 归纳药物的性能　阴阳也用来概括药物的性能，作为指导临床用药的根据。药物的性能，一般地说，包括四气（性）、五味和升降浮沉，均可以用阴阳来归纳说明。如"四气"中寒、凉药属阴，温、热药属阳。"五味"中辛、甘、淡味属阳，酸、苦、咸味属阴。"升降浮沉"中，具有沉降作用的药物属阴；具有升浮特点的药物属阳。

2. 确定治疗原则　由于疾病发生发展的根本原因是阴阳失调，因此，调整阴阳，补其不足，损其有余，恢复阴阳的相对平衡，是治疗疾病的基本原则。补其不足，即阴虚当滋阴以抑阳，用"壮水之主，以制阳光"的治法；阳虚治疗当扶阳制阴，用"益火之源，以消阴翳"的治法；阴阳两虚，则用阴阳并补法治疗。损其有余，即阳邪盛而导致的实热证，用"热者寒之"的治疗方法；阴邪盛而导致的实寒证，则用"寒者热之"的治疗方法。

（六）用于指导养生防病

中医学不仅用阴阳学说来阐释养生，而且养生的具体方法也是以阴阳学说为依据的。阴阳学说认为，人体的阴阳变化与自然界四季阴阳变化协调一致，就能够延年益寿。因而主张春夏养阳，秋冬养阴，精神内守，饮食有节，起居有常，以保持机体本身以及机体与外界环境之间的阴阳平衡，达到增进健康、预防疾病的目的。

知识拓展

阴气和阳气

气与阴阳，气是物质实体，是构成宇宙天体以及天地万物的最基本元素，是世界的本源。阴阳是气的两种固有属性。按阴阳分，则世界上的气可分为阴气和阳气两类。一气分为阴阳，阴阳统一于气。《正蒙》指出："气有阴阳""一物两体，气也""气有阴阳，屈伸相感之无穷，故神之应也无穷"。气是一，万物本原为一气，但一气分阴阳，气有阴阳为两，两存在于一之中，表现为对立的两个方面。

第二节　五行学说

案例导入

患者，男，35岁，广州佛山人，2年前无明显原因出现胁肋胀痛，走窜不定，情志不舒则痛增，胸闷，善太息，嗳气则舒，舌苔薄白，脉弦。近1周除上述症状外，又出现食少，脘腹胀满，恶心等症状，经医院诊断为"胁痛"。

请思考：
1. 该患者所患疾病涉及哪两脏？这两脏在五行中分别归属于哪一行？
2. 试用五行学说解释该患者发病机制。

五行学说是中国古代的一种朴素的唯物主义哲学思想。五行学说认为，宇宙间的一切事物，都是由木、火、土、金、水五种物质元素所组成，自然界各种事物和现象的发展变化，都是这五种物质不断运动和相互作用的结果。天地万物的运动秩序都要受五行制化法则的统一支配。五行学说用木、火、土、金、水五种物质来说明世界万物的起源和多样性的统一。自然界的一切事物和现象都可按照木、火、土、金、水的性质和特点归纳为五个系统。五个系统乃至每个系统之中的事物和现象都存在一定的内在关系,从而形成了一种复杂的五行系统。

一、五行的基本概念

五行,指木、火、土、金、水五种物质及其运动变化。其中"五",是木、火、土、金、水五种物质,"行"即运动变化之意。五行最初含义与"五材"(生活、生产中最为常见的木、火、土、金、水五种有用之材)相关。经过对木、火、土、金、水五种物质的本义进行抽象演化并引申运用,并用来认识世界、解释世界并探求宇宙变化,属于古代哲学的范畴。宋代吴澄《答人问性理》言:"本是一气,分而言之则曰阴阳,又就阴阳中细分之则为五行。五气即二气,二气即一气"。《河洛原理》曰:"太极一气产阴阳,阴阳化合生五行,五行既萌,遂含万物"。

二、五行的特性和事物属性的五行归类

(一)五行的特性

五行的特性,是在对木、火、土、金、水五种物质直观观察和朴素认识的基础上,进行抽象引申而逐渐形成的概念,是用以识别各种事物五行属性的基本依据。记载五行概念最早的《尚书》提到:"水曰润下,火曰炎上,木曰曲直,金曰从革,土爰稼穑",这是对五行特性的经典解释。

1.木曰曲直 "曲",屈也;"直",伸也。"曲直"是指树木的枝条具有生长、柔和,能曲又能直的特性。引申为凡有生长、升发、条达、舒畅等性质或作用的事物,均归属于木。

2.火曰炎上 "炎",是焚烧、热烈之义;"上",是上升。"炎上"是指火具有温热、上升、光明的特性。引申为具有温热、升腾、明亮等性质或作用的事物,均归属于火。

3.土爰稼穑 春种曰"稼",秋收曰"穑"。"稼穑"是指农作物的播种和收获。土具有生化、载物的特性,故有"土载四行""万物土中生""土为万物之母"之说。引申为凡具有生化、承载、受纳等性质或作用的事物,均归属于土。

4.金曰从革 "从",由也,说明金的来源;"革",即变革。"从革"说明金是通过变革而产生的。金属多由矿石经过冶炼而成,冶炼即变革的过程,故曰"金曰从革"。金之质地沉重,且常用于杀戮,但又有随人意而更改的柔和之性。引申为凡具有沉降、肃杀、收敛等性质或作用的事物,都归属于金。

5.水曰润下 "润",即湿润、滋润;"下",即向下、下行。"润下"是指水有滋润、下行、闭藏的特点。引申为凡具有滋润、向下、寒凉、闭藏等性质或作用的事物,皆归属于水。

(二)事物的五行属性归类

事物五行属性的归类,是以五行属性为基础,运用取象比类法和推演络绎法,对人体脏腑、生理、病理现象以及与人类生活有关自然界事物或现象按照性质、作用、形态的不同分别归属于木、火、土、金、水五行之中并加以推演,借以阐述说明人体之间、人体与环境之间的联系。

1.取象比类法 从事物的现象中找出能反映本质的特有特征,以五行各自的特性为基准,以确定其五行归属的方法。如事物属性与木的特性相类似,则将其归属于木,与水的特性相类似,则将其归属于水。以方位配五行为例,日出东方,与木之升发特性相似,故东方归属于木;南方炎热,与火特性相类似,故南方归属于火;日落于西,与金之沉降相类似,故西方归属于金;北方寒冷,与水之特性相类似,故北方归属于水;中原地带,土地肥沃,万物繁茂,与土之特性相类似,故中央归属于土。

2.推演络绎法 即根据已知的某些事物的五行归属,推演归纳其他相关的事物,从而确定这些事物的五行归属。例如:已知肝属木,由于肝合胆、主筋、其华在爪、开窍于目,因此,可推演络绎胆、筋、爪、目皆属于木。

通过对事物五行属性的归类,五行学说将人体生命活动和自然界的事物和现象联系起来,形成了联系内外环境的五行系统,进一步说明了人体本身以及人与环境之间的统一性(表 2-2)。

表 2-2　事物属性的五行归类表

自然界						五行	人体					
五味	五色	五化	五气	五方	五季		五脏	五腑	五官	五体	五志	五液
酸	青	生	风	东	春	木	肝	胆	目	筋	怒	泪
苦	赤	长	暑	南	夏	火	心	小肠	舌	脉	喜	汗
甘	黄	化	湿	中	长夏	土	脾	胃	口	肉	思	涎
辛	白	收	燥	西	秋	金	肺	大肠	鼻	皮	悲	涕
咸	黑	藏	寒	北	冬	水	肾	膀胱	耳	骨	恐	唾

三、五行的生克乘侮

五行学说,以五行之间的"相生""相克"和"制化"关系来阐释宇宙中各种事物或现象之间的相互联系及协调平衡,以五行的"相乘""相侮"和"母子相及"关系来探索和阐述事物间的协调平衡被破坏后的相互影响,借以说明事物的复杂变化。

(一)五行的相生、相克和制化

正常状态下五行之间存在着有序的"相生""相克"以及"制化"关系,以此维持事物生化不息的动态平衡。

1. 五行相生　相生,即相互滋生、促进、助长。五行相生即指木、火、土、金、水之间的依序资生、促进、助长的关系,其次序是木生火,火生土,土生金,金生水,水生木(图 2-1)。在五行相生关系中,任何一行都具有"生我"和"我生"两方面的关系,"生我"者为母,"我生"者为子,这种相生关系又称为"母子关系"。如以木为例,生木者是水,故水为木之母;木生火,故火为木之子。以此类推。

2. 五行相克　相克,既相互克制、制约。五行相克,是指木、火、土、金、水之间存在着有序的间隔递相克制、制约的关系,其次序是木克土,土克水,水克火,火克金,金克木(图 2-1)。在相克关系中,任何一行都具有"克我"和"我克"两方面的关系。"克我"者为我"所不胜","我克"者为我"所胜"。如以水为例,由于水克火,故"我克"者为火,火为水之"所胜";由于土克水,故"克我"者为土,土为水之"所不胜"。

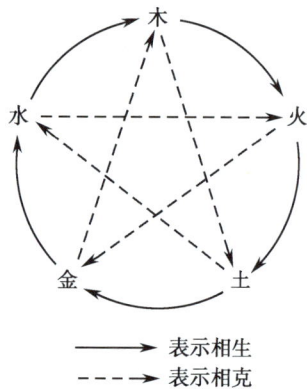

图 2-1　五行制化示意图

3. 五行制化　制,即制约、克制;化,即化生、变化。五行制化是指五行之间既相互化生,又相互制约,以维持平衡协调的关系。五行中任何一行皆有"生我""我生""克我""我克"四个方面的关系,因此对每一行来说都是克中有生,生中有克,形成五行间既相互化生,又相互制约的制化关系。以相生言之,如水生木,木生火,而水又克火,生中有制;以相克言之,如金克木,木克土,而土又生金,制中有生。五行制化是五行生克关系的结合,是不可分割的两个部分。五行相生促进事物的产生和成长,五行相克维持事物发展的平衡协调。生克相辅相成,才能既保证事物得到发展,又不使事物发展亢而为害,从而不断地推动着事物的变化和发展。正如《类经图翼·运气上》言"造化之机,不可无生,亦不可无制,无生则发育无由,无制则亢而为害"。

(二)五行的相乘、相侮和母子相及

五行的相乘和相侮,是五行之间的异常克制现象;母子相及则是五行之间相生关系异常的变化(图 2-2)。

1. 五行相乘　乘,凌也,即以强凌弱之意。五行相乘,是指五行中某一行对其所胜一行的过度克制,其次序与相克相同,即木乘土,土乘水,水乘火,火乘金,金乘木。引起五行相乘的原因主要有

两个方面:一是五行中任何一行本身过于亢盛,对被其克制一行克制太过,使被克一行虚弱。如水过于亢盛,过度克制火,火本无不足,但亦难以承受水的过度克制,进而导致火的不足,即为"水旺乘火",即以强凌弱。二是五行中的任何一行过于虚弱,使克制它的一行乘虚侵袭,使其本身更加虚弱。如水虽然处于正常水平,但由于火的不足,因而导致水克火的力量相对增强,使火更显不足。这种"相乘"现象,称为"火虚水乘",即乘虚侵袭。"相乘"与"相克"在次序上相同,两者的区别在于:相克是正常情况下五行之间递相制约的关系,相乘则是五行之间的异常制约现象;在人体,前者为生理现象,后者为病理现象。

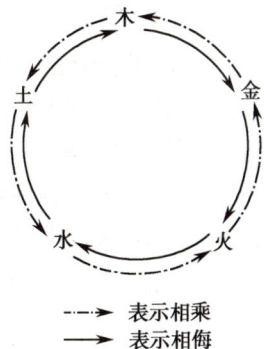

图 2-2　五行相乘相侮图

2. 五行相侮　侮为欺侮、欺凌之意。五行相侮,是指五行中某一行对其所不胜一行的反向克制,即反克,又称"反侮",其次序是木侮金,金侮火,火侮水,水侮土,土侮木。导致五行相侮原因有"太过"和"不及"两种情况。太过所致的相侮,是指五行中某一行过于亢盛,对原来"克我"的一行进行反克。如水本应该克火,由于火特别旺盛,使火不仅不受水的克制,反而对水进行反克,称为"火亢侮水"。不及所致的相侮,是指五行中某一行过于虚弱,不仅不能制约其所胜的一行,反而受到其所胜一行的反向克制。如水本应该克火,但由于水特别虚弱,不仅不能克火,反而受到火的反克,称为"水虚火侮"。

五行的相乘和相侮均为五行之间的异常相克现象,其主要区别是相乘是按五行之间相克的次序出现的,相侮则是按五行相克的反次序而出现的。两者之间的联系是当五行中任何一行的"太过"或"不及",可同时出现相乘和相侮。如木过强时,不仅可以乘土,同时反过来侮金;若木不足时,既可受到土的反侮,又可受到金乘之。《素问·五运行大论》曰:"气有余,则制己所胜而侮所不胜;其不及,则己所不胜侮而乘之,己所胜轻而侮之。"

3. 五行母子相及　"及",即连累的意思。母子相及包括母病及子和子病及母,都属于相生关系的异常。

母病及子,指五行中某一行异常,影响到其子一行,结果母子皆异常。常见母行虚弱,引起子亦不足,终致母子两行皆不足。如水生木,水为母,木为子。若水不足,无力生木,则木干枯,结果水竭木枯,母子俱衰。

子病及母,指五行中子的一行异常,会影响到母的一行,结果母子皆异常。其一般规律是:①子行亢盛,引起母行亦亢盛,结果子母两行皆盛,如心火盛延及肝致心肝火旺。②子行虚弱,累及母行,导致母行亦不足,终致子母俱虚,如肝阴虚渐及肝肾不足。③子行亢盛,损伤母行,以致子盛母衰,常称为"子盗母气",如肝火亢盛劫耗真阴(肾阴)。

四、五行学说在中医学中的应用

(一) 说明五脏的生理功能特点及其相互关系

1. 说明五脏的生理功能特点　五行学说将人体的内脏分别归属于五行,以五行的特性来说明五脏的生理功能。如木性舒展、升发、条达、顺畅,肝性主升、主动、主散,喜条达而恶抑郁,有升发疏泄的功能,故肝属木;火性温热、蒸腾、向上,心阳具有温煦之功,故心属火;土性敦厚,有生化万物的特性,脾运化水谷,化生气血以养全身,故脾属土;金性清肃、收敛、沉降,肺具有清肃之性,以肃降为顺,故肺属金;水性滋润、向下、闭藏,肾藏精主水,故肾属水。

2. 说明五脏之间的相互关系　五脏功能活动不是孤立的,而是互相联系的。五行学说用五行生克制化理论来说明脏腑功能的内在联系。如用五行相生的理论,说明五脏之间相互滋生、相互为用的关系:肝木藏血以济心,心火之热可以温养脾土,脾土运化水谷精微以养肺金,肺金肃降以助肾水,肾水藏精以滋养肝脏。用五行相克的理论,说明五脏之间相互制约、相互克制的关系:肝的疏泄功能可抑制脾土的壅塞,脾运化水湿的功能可制约肾水的泛滥,肾水上济于心以防心火的偏亢,心阳的温煦功能可抑制肺的清肃太过,肺气的肃降功能可抑制肝气的升发太过。

(二)说明五脏病变的相互影响

五脏在生理上相互联系,在病理上相互影响,一脏有病,可以传至他脏,病理上的这种相互影响称为"传变",其传变规律可分为相生关系的传变和相克关系的传变。

1. 相生关系的传变 包括"母病及子"和"子病及母"两个方面:母病及子,是指疾病从母脏传到子脏。临床特点是母脏先病,然后累及子脏,以致母子两脏同病。如肾精不足不能资助肝血而致的肝肾精血亏虚证,或肾阴不足不能涵养肝木而致的肝阳上亢证。子病及母,是指疾病从子脏传到母脏。临床特点是子脏先病,而后累及母脏,以致子母两脏同病。如因心血不足累及肝血亏虚而致的心肝血虚证,或因心火旺盛引动肝火而形成心肝火旺证。就其病情轻重而言,"母病及子"为顺,其病轻;"子病犯母"为逆,其病重。

2. 相克关系的传变 包括"相乘"和"相侮"两个方面。相乘是相克太过而为病。以肝木和脾土为例,由于肝气郁结或肝气上逆,影响脾胃的运化功能时,称为"木旺乘土"。反之,先有脾胃虚弱,不能耐受肝气的克伐时,称为"土虚木乘"。相侮,又称反侮,即反向克制而为病。如肺金本能克制肝木,由于暴怒而致肝火亢盛,肺金不仅不能制约肝木,反遭肝火之反向克制,称为"木火刑金"。而由于肺虚,清肃之令不行,继而引致肝气、肝火犯肺者,称为"金虚木侮"。就其病情轻重而言,"相乘"传变较重,"相侮"传变较轻。

(三)用于疾病的诊断

人体是一个有机整体,内脏有病可以反映到体表,故《灵枢·本脏》曰:"视其外应,以知其内脏,则知所病矣",五行学说以事物属性的五行归类和生克乘侮规律确定五脏病变的部位,包括以本脏所主之色、味、脉等来诊断本脏之病,或以他脏所主之色、味、脉等来确定五脏相兼之病。如面见青色、喜食酸味、脉弦,可以诊断为肝病;面见赤色、口苦、脉洪数者,可诊断为心火亢盛。脾虚患者,面见青色,为木来乘土;心脏病患者,面见黑色,为水来克火等。

(四)用于疾病的治疗

1. 指导脏腑用药 不同的药物,有不同的颜色与气味。药物的五色、五味与五脏有一定的联系。根据五行归属理论,如青色、酸味入肝,用白芍、山茱萸等味酸入肝经以补肝;赤色、苦味入心,用朱砂色赤入心经以镇心安神,黄连味苦入心以泻心火;黄色、甘味入脾,用白术色黄味甘入脾以补益脾气;白色、辛味入肺,用石膏色白味辛入肺经以清肺热;黑色、咸味入肾,用玄参、生地黄色黑,味咸入肾经以滋养肾阴等。但这种方法机械片面,还应该结合中药的其他性能和具体病情灵活运用。

2. 控制疾病传变 疾病的传变,多见一脏受病,累及他脏致病。因此,在治疗所病本脏的同时,还应考虑到与其相关脏腑的治疗。根据五行的生克乘侮规律,来调整其太过和不及,其太过者,泻之;不及者,补之,以控制其进一步传变。例如:肝气亢盛,可致木旺乘土,传病于脾,故在泻肝的同时要补脾,以防止其传变。正如《金匮要略》所论述:"见肝之病,知肝传脾,当先实脾。"

3. 确定治则治法 五行学说不仅用以说明人体脏腑的生理功能和病理变化、指导四诊、推断病情,而且还可以用五行之间相互滋生、相互制约的关系指导确立疾病的治疗原则和具体的治疗方法。

(1)根据五行相生规律确定治则和治法:根据相生关系确定的治则,包括"补母"和"泻子"两个方面,即"虚则补其母,实则泻其子。"虚则补其母,重点是补母。例如:滋水涵木法即滋肾阴以养肝阴的方法,适用于肾阴亏而肝阴不足,甚或肝阳上亢之证。益火补土法,温肾以补脾阳的一种方法,适用于肾阳不足而致脾阳不振之证。培土生金法,是通过健脾补气以补益肺气的方法,适用于肺气虚弱或肺气虚,同时兼见脾运不健者。金水相生法,即补肺阴以滋肾阴或者滋肾阴以补肺阴,适用于肺肾阴虚者。

(2)根据五行相克规律确定治则和治法:根据相克关系确定的治则,包括抑强和扶弱两个方面,即泻其乘侮太过,补其乘侮之不及。抑强,用于太过引起的相乘和相侮。扶弱,用于不及引起的相乘和相侮。例如:抑木扶土法,疏肝与健脾相结合治疗肝旺脾虚的一种治法,适用于木旺乘土或土虚木乘之证。培土制水法,以健脾利水治疗水湿停聚为病的一种治法,适用于脾虚不运,水湿泛滥而致水肿胀满。佐金平木法,清肃肺气以抑制肝木的一种治法,适用于肝火偏盛,影响肺金清肃之证。泻南补北法,泻心火与补肾水相结合的一种治法,适用于肾阴不足,心火偏旺,水火不济,心肾不交之证。

4. 指导针灸疗法 针灸学将手足十二经手足末端的井、荥、输、经、合五腧穴,分别配属于木、火、土、金、水五行。临床根据不同的病情用五行的生克规律进行选穴治疗。当治疗肝虚证时,根据虚则补其母的原则,取肾经的合穴(水穴)阴谷,或本经合穴(水穴)曲泉进行治疗。若治疗肝实证,根据实则泻其子的治则,取心经荥穴(火穴)少府,或本经荥穴(火穴)行间,以达到补虚泻实,恢复脏腑正常功能之效。

5. 指导情志治疗 情志治疗主要用于治疗情志疾病。五行配五脏,五脏应五志,可运用五脏五行的生克关系来指导情志疾病治疗。如怒为肝志,思为脾志,肝木克脾土,所以怒胜思;喜为心志,悲为肺志,心火克肺金,所以喜胜悲等。

综上所述,临床依据五行的生克规律指导和进行治疗,确有一定的实用价值。但是,并非所有的疾病都可生搬硬套五行生克规律来治疗。因此,既要正确地掌握五行生克规律,又要依据具体病情进行辨证论治。

> **知识拓展**
>
> ### 自然界与人体生理结构之间的五行对应关系
>
> 《素问·阴阳应象大论》曰:"东方生风,风生木,木生酸,酸生肝,肝生筋,筋生心,肝主目……南方生热,热生火,火生苦,苦生心,心生血,血生脾,心主舌……中央生湿,湿生土,土生甘,甘生脾,脾生肉,肉生肺,脾主口……西方生燥,燥生金,金生辛,辛生肺,肺生皮毛,皮毛在肾,肺主鼻……北方生寒,寒生水,水生咸,咸生肾,肾生骨髓,髓生肝,肾主耳。"气与五行均为中国古代哲学对世界本原认识的哲学范畴。气范畴说明物质世界的统一性,而五行范畴则说明物质世界的物质形态的多样性。万物本原于一气,一气分五行,五行归于一气。即气有阴阳,一气分五行,故五行也含阴阳。五行的运动也必然受阴阳的制约。阴变阳合而生五行,五行中木火属阳,金水土属阴。

第三节 藏象学说

> **案例导入**
>
> 患者,男,56 岁。平素性情暴躁,近 5 年来,经常头胀痛,头重脚轻,行动不稳,时常心悸怔忡,心烦失眠,眩晕耳鸣,肢体麻木,腰膝酸软,舌红少苔,脉弦。
>
> **请思考:**
> 该患者的临床表现与哪些脏腑有关,为什么?

一、藏象学说的基本概念

藏,是指藏于体内的内脏。象,指征象、现象,即人体内脏生理功能及病理变化反映于外的征象、现象。藏象,是指藏于体内的内脏及其表现于外的生理病理现象及与之相关的自然界应象。

藏象学说是研究人体脏腑的生理功能、病理变化及其相互关系的学说。

脏腑是人体内脏的总称,根据其功能特点,可分为五脏、六腑、奇恒之腑三类。五脏,即心、肺、脾、肝、肾,合称为"五脏";六腑,即胆、胃、小肠、大肠、膀胱、三焦,合称为"六腑";奇恒之腑,即脑、髓、骨、脉、胆、女子胞。

五脏多为实体性器官,其生理功能是化生和贮藏精气,生理特性为"藏而不泻""满而不实"。六腑多为空腔性器官,其生理功能是受盛和传化水谷,生理特性为"泻而不藏""实而不满"。奇恒之腑形体似腑多为空腔器官,生理功能似脏贮藏精气,似腑而非腑,似脏而非脏,生理特性也像脏"藏而不泻"。

藏象学说研究的内容还包括形体、官窍。形体,通常指皮、肉、筋、骨、脉等组织结构,称为五体。官,指具有特定功能的器官如耳、目、口、鼻、舌,又称五官;窍,指孔穴,是人体与外界相连通的窗口,有七窍和九窍的称谓。七窍指头面部七个孔穴,即眼、耳、鼻、口;九窍指七窍加前阴、后阴。

藏象学说的形成,源于古代的解剖知识,以及长期对人体生理、病理现象的观察和反复的医疗实践。在藏象学说形成过程中,"以表知里"的整体观察研究方法大大超越了个体解剖方法,因此藏象学说中的脏腑,名称虽然与现代医学的脏器相同,但在生理和病理的含义上却不尽相同。中医藏象学说中的一个脏腑的生理功能,包含现代解剖生理学中几个脏器的生理功能;而现代解剖生理学中一个脏器的生理功能,又可分散在藏象学说的几个脏腑的生理功能之中。如肾不但具有解剖学意义上的肾,更主要是肾具有藏精,主生长发育与生殖,主水,主纳气,主骨生髓充脑等生理功能。肾、膀胱、骨、齿、髓、脑、发、耳、二阴构成了一个肾系统。肾有病则可能出现生长发育迟缓、性功能减退、水肿、气喘、骨软、齿摇、腰酸、健忘、发白、听力下降、二便失禁等病理变化。因此,藏象学说中的脏腑,含有解剖、生理、病理学的综合含义。

藏象学说的基本特点,可概括为在阴阳五行思想指导下的以五脏为中心的整体观。主要体现在:一是以脏腑分阴阳,互为表里;二是五脏与形体各组织及器官联结成一个整体;三是五脏的生理活动与人的精神情志密切相关。以五脏为中心的整体观来研究人体生命现象及其规律,是藏象学说的基本特点。

二、五脏

五脏即肝、心、脾、肺、肾的合称。五脏是人体内最重要的脏器。五脏各有其不同的生理功能和生理特性,五脏之间相互配合、相互依存、相互制约、相互协调,共同完成人体的生命活动。五脏的生理活动与自然环境的变化及精神情志因素是密切相关的。

(一) 心

心位于胸腔偏左,膈膜之上,肺之下,圆而下尖,形如莲蕊,外有心包卫护。心在五行属火。心的主要生理功能是主血脉,主神志。心开窍于舌,其华在面,在志为喜,在液为汗。心与小肠相表里。心与自然界的夏气相通应。心的生理特性是心为五脏六腑之大主,心为阳脏和心火宜降。

1. 生理功能

(1) **主血脉**:主血脉是指心具有推动血液在脉管中运行,以营养全身的功能。全身脏腑组织器官都有赖于血液的濡养,才能发挥其正常的生理功能。心主血脉包括主血和主脉两个方面。血即血液,脉即脉管。脉为血之府,是容纳和运行血液的通道。血液能正常运行,有赖于血液的充盈和脉道的通利。心推动血液在脉管中运行,周流不息,如环无端,维持全身各脏腑的生理功能。心、血、脉三者构成人体血液循环系统,在这个系统中心起主导作用。血液的正常运行,依赖心气充沛,血液充盈,脉道通利。

心是血液运行的动力,心推动血液运行主要依赖心气的作用,心气旺盛,心血充盈,脉道通利,血液正常输布全身,则面色红润,脉搏均匀,和缓有力。心气不足,血脉不盈,脉道不利,血液运行障碍,则面色无华,脉搏细弱无力,甚则面唇青紫,心胸憋闷疼痛,脉涩结代。

(2)**主神志**:心主神志亦称心主神明、心藏神。神的含义有广义和狭义之分。广义的神是指整个人体生命活动的外在表现,可以从面色、眼神、语言、精神状态、肢体活动等反映出来。狭义的神是指心所主的神。心主神志就是指心主管人的精神、意识、思维活动。《素问·灵兰秘典论》提出"心者,君主之官,神明出焉",是指心为神明之脏,主宰人的精神、意识、思维及情志活动。《灵枢·本神》曰"所以任物者谓之心"。即是说通过人体的感觉器官,心能接受客观外界的信息,产生心理活动并做出反应。

心主血脉与心藏神的功能密切相关,血是神的物质基础,神是血的功能体现。同时,心神又必须得到心血的濡养才能正常地工作,发挥主神志的功能。心血充盈,则精力充沛,思维敏捷;心血不足,则精神萎靡,反应迟钝,健忘多梦。病邪扰心,则神志昏迷,谵语狂妄。

2.生理联系

(1)**心合小肠**:心与小肠以经络相互络属,构成表里关系,生理上互相联系,病理上互相影响。心有热可下移小肠,小肠有火,亦可上攻于心,可见心烦失眠、口舌生疮、小便短赤、疼痛不利等。

(2)**在体合脉,其华在面**:心合脉,百脉归心,心主血脉。华即光彩,面部血脉丰富,心的光彩体现在面部。心血充盈,面色红润光泽;心血不足,面色苍白无华;心脉瘀阻,面色青紫;心火亢盛,面色红赤。

(3)**开窍于舌**:心气通于舌,舌为心之苗。心的功能正常,舌体红润柔软,活动自如,语言流利,味觉灵敏。如心血不足,舌质淡白;心火上炎,口糜舌烂;心血瘀阻,舌质紫黯,或有瘀斑瘀点;心神失常,则见舌强、语謇、失语。

(4)**在志为喜**:志即情志;喜即喜悦、欢乐的情绪。喜是人们对客观外界所做出的一种良性情志反应。喜为心之志。心血充盈,喜形于色;心血不足,精神涣散;心火扰神,谵妄昏迷。

(5)**在液为汗**:汗为心之液。汗为津液所化,津液是血液的组成部分,心主血脉,故有"汗血同源"之说。汗出过多,津伤血耗,心液损伤,常出现心悸、气短、神疲乏力,甚则大汗亡阳,阴阳离决。

(6)**与夏气相通应**:五脏应四时,心与夏同属火:心与夏气相通应,是因为自然界在夏季以炎热为主,在人体则心为火脏而阳气最盛,故夏季与心相应。一般来说,心脏病证,特别是心阳虚衰患者,其病情在夏季比较容易缓解。从养生和治疗角度来看,夏季是疗养心脏疾患的较好时间段。

3.生理特性

(1)**心为五脏六腑之大主**:五脏是人体生命活动的中心,因为心具有主神志和主血脉的重要生理功能,各脏腑的功能活动依赖于心的统领和调节。心的生理功能正常,则神志安定,血脉流畅,脏腑协调。反之,心的生理功能紊乱,则心神不安,血脉不畅,脏腑失调。即所谓"心动,五脏六腑皆摇"。

(2)**心为阳脏**:心居膈上阳位,在五行属火,为阳中之阳,故为阳脏,又称"火脏"。火性光明,烛照万物,心的阳气能够兴奋精神,推动鼓舞人的精神情志活动,使人精神振奋,神采奕奕,思维敏捷。心的阳气能够推动血液运行,维持人体的生命活动,使之生机不息,故喻为人身之"日"。心脏阳热之气,既能维持本身的生理功能,又能对全身有温养作用。

(3)**心火宜降**:以脏腑气机升降的特点而言,在上者宜降,在下者宜升。心居膈上,心火必须下降于肾,温肾阳以制肾水之寒。如果心阳虚衰,不能下降温肾水,就可以导致水寒不化;如果心火不降反升,可引起心火上炎,从而出现心火亢盛的病证。

心 包

心包又称心包络,是心脏外面的包膜,具有保护心脏、代心受邪的作用。古代医家认为,心为人身之君主,不得受邪,所以若外邪侵心,则心包当先受病,故心包有"代君受邪"之功。《灵枢·邪客》云:"心者,五脏六腑之大主也,精神之所舍也,其脏坚固,邪弗能容也。容之则心伤,心伤则神去,神去则死矣。故诸邪之在于心者,皆在于心之包络"。邪气犯心,首先是心包受病。如外感热病中出现神昏、谵语等症状,常说是"热入心包",把痰浊引起的精神错乱称为"痰浊蒙蔽心包"。所以心包的功能与病变与心一致。

(二) 肺

肺位于胸腔,左右各一,在人体脏腑中位置最高,上通喉咙。肺在五行属金。肺的主要生理功能是主气,司呼吸,主宣发肃降,主通调水道,朝百脉,主治节。肺外合皮毛,开窍于鼻,在志为忧,在液为涕。肺与大肠相表里。肺与自然界的秋气相通应。肺的生理特性是肺为华盖和肺为娇脏。

1. 生理功能

(1) **主气,司呼吸**:气是人赖以维持生命活动的重要物质。肺主气是指人身之气皆由肺所主。司呼吸即掌管呼吸。肺主气包括两个方面,即主呼吸之气和一身之气。

主呼吸之气,是指肺具有主持人体呼吸的作用。肺是体内外气体交换的场所,通过肺的呼吸运动,呼出体内之浊气,吸入自然界之清气,吐故纳新,完成体内外气体的交换,以维持人体的生命活动。肺司呼吸的功能正常,则气道通畅,呼吸调匀。若病邪犯肺,影响呼吸,则会出现胸闷、咳嗽、喘促、呼吸不利等。

主一身之气,是指肺有主持、调节全身各脏腑之气的作用。其包括两个内容:一是气的生成方面,特别是宗气的生成。宗气是由肺吸入的自然界清气与脾运化的水谷精气结合在胸中而成。宗气助肺以司呼吸,助心以行气血,贯穿全身。肺的呼吸功能正常与否,直接影响宗气的生成,同时也影响全身之气的生成。二是气机的调节,气机指气的升、降、出、入运动。肺有节律的一呼一吸,带动全身之气的升、降、出、入运动,从而对全身气机起着重要调节作用。所以说肺主一身之气。若肺主一身之气的功能失常,直接影响宗气的生成和全身气机的升降出入运动,出现少气懒言、声低气怯、肢体倦怠乏力等症状。

肺主呼吸之气和一身之气,实际上都隶属于肺的呼吸功能。如果呼吸功能失常,势必影响宗气的生成和气的运行。若肺失去了呼吸功能,清气不能吸入,浊气不能排出,宗气不能生成,新陈代谢停止,人的生命活动也就终结。

(2) **主宣发肃降**:宣发,即宣通、布散,是指肺向上升宣和向外布散的作用。肃降,即清肃、洁净、下降,是指肺气的向内向下清肃通降的作用。肺气宣发的生理作用主要体现在三个方面:一是呼出体内之浊气;二是向上向体表输布水谷精微和津液;三是宣发卫气,调节腠理开合,维持人体正常的体温。肺气肃降的生理作用也体现在三个方面:一是吸入自然界之清气;二是向下向体内输布精微和津液;三是保持呼吸道的洁净。

肺的宣发与肃降,在生理上相反相成、相互依存和相互制约,对立而统一。在病理上相互影响。没有正常的宣发便没有正常的肃降,没有正常的肃降也就没有正常的宣发。宣发与肃降正常,则气道通畅,呼吸调匀,体内外气体正常交换,水谷精微输布全身。肺失宣降常见咳嗽、气喘等。

(3) **通调水道**:通,疏通;调,调节;水道,水液运行和排泄的道路。通调水道,是指肺具有疏通和调节水液运行的作用,从而推动水液输布、运行和排泄。由于肺居最高,参与了人体的水液代谢,故有"肺主行水"和"肺为水之上源"之说。

肺通调水道的功能是通过肺气的宣发和肃降来实现的。通过肺的宣发,一方面将津液输布于体表皮毛和周身,发挥其滋润的作用,另一方面将一部分机体代谢后的水液,通过呼吸、皮肤、汗孔蒸发而排出体外。通过肺的肃降,将水液向下输布,以充养滋润人体,代谢后的水液下降于肾,经肾的气化形成尿液排出体外。肺的宣发肃降功能失常,不能通调水道,则水道不利,表现为小便不利、尿少、水肿、痰饮等水液运行障碍的病变。

(4) **朝百脉、主治节**:肺朝百脉,是指全身的血液通过百脉会聚于肺,通过肺的呼吸,进行气体交换,然后将富含清气的血液输布至全身。肺具有辅助心脏运行血液的重要作用。心主血脉,全身的血和脉统属于心。心的搏动,是血液运行的动力。而血液的运行,又依赖于气的推动。肺主一身之气,贯通百脉,调节全身的气机,气行则血行,肺能协助心主持血液循环。肺气充足,则助心行血。若肺气虚衰,则影响心主血脉的生理功能,导致血行障碍,出现胸闷、心悸、短气喘息、唇舌青紫等症状。

治节,即治理、调节的意思。肺主治节是指肺辅助心,对全身之气、血、津液的治理、调节作用。如《素问·灵兰秘典论》所云:"肺者,相傅之官,治节出焉。"肺主治节的作用,主要体现在四个方面:一是肺司呼吸,治理调节呼吸功能;二是肺主一身之气,调节全身气机;三是助心行血,促进血液的运行;四是主通调水道,治理调节人体水液的输布和排泄。因此,肺主治节是对肺的生理功能的高度概括。

2. 生理联系

(1) **肺合大肠**:肺与大肠以经络相互络属,构成表里关系,生理上互相联系,病理上互相影响。肺热可下移大肠,可见咳嗽痰黄、腹胀便秘等。大肠不通也能影响肺气的宣发和肃降。

(2) **在体合皮,其华在毛**:合称肺主皮毛。皮毛,包括皮肤、汗腺、毫毛等组织,是一身之表,为抵御外邪的屏障。肺宣发卫气,输布精微温养润泽皮毛。肺气虚,皮毛枯槁不泽,抵御能力下降,易感外邪而发病。

(3) **开窍于鼻,上系于喉**:鼻与喉相通连与肺,是呼吸的门户,肺气通于鼻,"鼻为肺之窍""喉为肺之门户"。肺气正常,则鼻窍通畅,嗅觉灵敏,声音洪亮。肺病则鼻塞流涕,喉痒声哑,嗅觉失灵。

(4) **在志为忧(悲)**:悲和忧均为肺之志。悲忧都属不良情志刺激,主要损伤肺气。悲忧则气消,悲忧过度,则耗伤肺气,导致精神萎靡,意志消沉,肺气不足,少气音低。反之,肺气虚又易产生悲忧。

(5) **在液为涕**:涕为肺之液。肺宣发津液至鼻腔泌出为涕,有润泽鼻窍的作用。正常情况下滋润鼻窍不外流。肺气和则鼻窍通畅而干润适中。若肺寒则鼻流清涕,肺热则鼻流浊涕,肺燥则鼻干燥。

(6) **与秋气相通应**:五脏应四时,肺与秋同属金。时令至秋,草木凋零,而肺主清肃下行,故与秋气相应。肺与秋气相通,故肺金之气应秋而旺,肺的制约和收敛功能强盛。秋季气候特征为清凉干燥,而肺为清虚之脏,喜润恶燥,秋季常见肺燥之证,出现干咳无痰、口鼻干燥、皮肤干裂等,治疗时应注意养阴润肺。秋季治肺不宜过分发散,而应顺其敛降之性。

3. 生理特性

(1) **肺为华盖**:肺位于胸腔,居上焦,覆盖五脏六腑,因其位居最高位置,宣发卫气于体表,具有保护诸脏抵御外邪的作用。肺为华盖,是古代医家对肺在五脏中的位置最高和具有保护五脏、抵御外邪侵犯功能的高度概括。

(2) **肺为娇脏**:娇脏即娇嫩之脏。肺叶娇嫩,不耐寒热,外合皮毛,开窍于鼻,与天气直接相通。六淫之外邪入侵,皆易犯肺而致病。他脏之寒热病变,亦常累及于肺,因其不耐寒热,易于受邪,故称娇脏。

案例导入

患者,男,18岁,学生。2天前因淋雨着凉,头痛、咳嗽就诊。刻诊:咳嗽声重,气急,咽痒,咳痰色白清稀。伴头痛,鼻塞,流清水鼻涕,全身骨节酸痛,无汗。舌苔薄白,脉浮紧。

请思考:

1. 根据临床表现分析该患者的病证,并指出该患者患有何病?
2. 病在何脏? 属于何证? 如何治疗?

(三) 脾

脾位于中焦,在膈之下(腹腔),胃的左方。脾在五行属土。脾的主要生理功能是主运化,主统血。脾开窍于口,其华在唇,主肌肉四肢,在志为思,在液为涎。脾与胃相表里。脾与自然界的长夏之气相通应。脾的生理特性是以升为健和喜燥恶湿。

1. 生理功能

(1) 主运化:运即运输、运送;化即消化、吸收。脾主运化是指脾具有把食物转化为水谷精微和津液,并将其吸收、转输到全身各脏腑的生理功能。脾的运化功能包括运化水谷和运化水液两个方面。

1) 运化水谷:水谷,泛指各种食物;运化水谷是指脾能将水谷转化为水谷精微,并将水谷精微转运输送至全身的功能。食物的消化吸收,实际上是在胃和小肠进行,但必须依赖脾的运化功能才能完成。脾主运化的过程分为三阶段:一是消化,即帮助胃"腐熟",帮助小肠"化物",将食物化为精微和糟粕;二是吸收,即帮助胃肠道吸收水谷精微;三是转运输布,即通过"散精"作用,将水谷精微上输,通过肺的宣发和肃降而输布全身,以营养五脏六腑、四肢百骸、皮毛筋肉等。由于人体正常生命活动所必需的水谷精微都依赖脾的运化,饮食水谷是人出生以后主要的营养来源,也是生成气血的物质基础,所以称为"脾为后天之本""脾为气血生化之源"。若脾的运化水谷功能失常,可出现食欲缺乏、腹胀便溏、面色无华、形体消瘦。

2) 运化水液(湿):是指脾有吸收、输布水液,防止水液在体内停滞的作用。脾在运化水谷的同时,还将人体所需要的水液运送到全身各脏腑组织器官,以发挥其滋润濡养的作用。同时又把各组织器官利用后的多余水液,及时地转输至肺和肾,通过肺的宣降与肾的气化,变成汗和尿排出体外,维持人体的水液代谢的平衡。若脾失健运,水液就会潴留于体内,产生痰饮、泄泻、尿少、水肿等。故有"脾为生痰之源"和"诸湿肿满,皆属于脾"之说。

(2) 主统血:统即统摄、控制。脾主统血是指脾气有统摄血液在脉管中运行而不溢出脉外的功能。脾气统摄血液实际是气的固摄作用的体现。脾气健旺,则气血充盈,气旺则能摄血,血液在脉管中正常运行而不溢出脉外。若脾气虚弱,固摄功能减退,脾不统血,血离脉道,可见各种慢性出血的病证,如崩漏、便血、尿血、皮下出血等。

2. 生理联系

(1) 脾合胃:脾与胃以经络相互络属,构成表里关系。脾主运化,胃主受纳;脾主升清,胃主降浊;脾恶湿喜燥,胃喜润恶燥。脾与胃纳运协调,升降相因,燥湿相济,共同完成食物的消化吸收,故称脾胃为后天之本,气血生化之源。病理上脾胃常常相互影响。

(2) 在体合肉,主四肢:肉即肌肉。脾主身之肌肉,是指全身的肌肉都需要脾胃所运化的水谷精微来营养才能发达丰满。脾胃运化功能正常,营养充足,肌肉丰满壮实,四肢强劲有力;脾胃的运化功能障碍,则肌肉瘦削痿软,四肢倦怠无力,甚至痿废不用。故前人有"治痿独取阳明"之说。

(3) 开窍于口,其华在唇:开窍于口是指人的食欲、口味与脾运化功能密切相关。其华在唇是指口唇能反映脾气的盛衰。脾气通于口,脾气健运,食欲旺盛,食而知味,口唇红润光泽;脾失健运,食欲减退,口淡乏味、口甜、口腻,口唇淡白无华。

（4）**在志为思**：思即思虑、思考。脾气健运,气血旺盛,表现为多思善思,深思远虑。但思虑过度,所思不遂,则影响脾胃的功能,脾不能升清,胃不能降浊,脾胃气机结滞于中焦,则食欲减退,纳少腹胀,倦怠乏力。

（5）**在液为涎**：涎为脾之液。口内津液较清稀的部分称为涎,乃脾所化生。涎为口津,有润泽口腔、帮助消化的作用。若脾胃不和,则涎的分泌增加或者减少,可以影响口腔的滋润清洁,甚则影响食欲和脾胃的消化功能。

（6）**与长夏之气相通应**：五脏应四时,脾与长夏同属土。长夏之季,气候炎热,雨水偏多,湿为热蒸,蕴酿生化。而脾主运化,化生气血津液,故脾与长夏相通应。长夏之湿热主生化,而湿之太过,则可困脾,故夏秋之交,脾易为湿所伤,湿热交相为病,则可致身热不扬、肢体困重、纳呆、腹胀、泄泻等症。

3. 生理特性

（1）**脾气主升**：脾气的运动特点是上升,包括升清和升举内脏两方面生理作用。

1）脾主升清,是指脾气的上升和转输作用,将胃肠道吸收的水谷精微和水液上输于心、肺等脏,通过心、肺的作用化生气血,以营养濡润全身。若脾气虚衰或被湿浊所困,上升和转输功能失常,则致水谷精微和水液的输布运行失常,气血的化生和输布障碍,人体各脏腑组织器官得不到精气血津液的滋润、濡养和激发、推动作用而失去正常功能,出现各种病变。

2）脾主升举内脏,是指脾气上升能维持内脏位置的相对恒定,防止内脏下垂。若脾气虚弱不能上升,反而下降,即脾气下陷,则可出现久泄,脱肛,白带量多、清稀,或胃下垂、肾下垂、子宫下垂等。中医治疗内脏下垂,常用健脾升陷法,原理即在于此。

（2）**脾喜燥恶湿**：脾为"太阴湿土之脏",能运化水湿。脾虚不运则最易生湿,而湿邪过盛又最易困脾。故有"脾主湿而恶湿"之说。由于内湿、外湿皆易困遏脾气,导致脾阳不振、运化失常,故脾欲求干燥清爽,所以"脾喜燥而恶湿"。历代医家对脾脏治疗用药常慎用滋腻助湿之品,而多以芳香燥湿之药健脾化湿。

案例导入

患者,女,45岁。有反复眩晕史6年。体形偏胖,腹部肥满松软,眼胞微肿,身体沉重,容易困倦。头目眩晕1周。头晕目眩,头重昏蒙,视物旋转,目不能开,胸闷恶心,呕吐痰涎,不思饮食,大便不实,多寐,口中甜腻不渴。舌苔白腻,脉濡滑。

请思考：

1. 请根据临床表现分析患者的病证。
2. 该患者患有何病？病在何脏？属于何证？如何治疗？

（四）肝

肝位于腹腔,横膈之下,右胁之内,胆附其中。肝在五行属木。肝的主要生理功能是主疏泄,主藏血。肝开窍于目,主筋,其华在爪,在志为怒,在液为泪。肝与胆相表里。肝与自然界的春气相通应。肝的生理特性是体阴而用阳和喜条达而恶抑郁。

1. 生理功能

（1）**主疏泄**：肝主疏泄是指肝具有疏通、宣泄、条达、升发的特性,调畅人体全身气机的功能。气的升降出入运动的协调平衡,称为"气机调畅",是保证人体多种生理功能正常发挥的重要条件。肝主疏泄的功能主要表现在以下几个方面。

1）调畅气机:是指肝气的疏泄作用能使脏腑经络之气的运行畅通无阻。气机,即气的升降出入运动。人体脏腑、经络、组织器官等功能活动,全赖气的升降出入运动。由于肝的生理特点是主升、主动,对于气机的疏通、畅达和升发是一个重要促进作用。肝的疏泄功能正常,则气机调畅,经络通利,脏腑、经络、组织器官功能和调。若肝的疏泄失常,则会表现为肝气郁结和肝气上逆。

2)疏泄正常:气机调畅则可促进血和津液的运行。疏泄不及,气滞血瘀,则出现胸胁乳房胀痛、癥积结块等;气机郁结,津液代谢障碍,则形成水湿痰饮,出现水肿、痰核等病症。疏泄太过令肝气上逆、气血上冲,可见面红目赤、吐血、咯血、呕血甚则晕厥等。

3)调节情志:肝所调节的精神情志主要是郁和怒。肝的疏泄正常,气机调畅,气血调和,精神愉快,心情舒畅,理智开朗,既不抑郁又不亢奋。肝疏泄功能失常,若疏泄不及则精神抑郁,孤独寡欢,多愁善感,叹息嗳气,甚则沉默痴呆,表情淡漠,悲伤啼哭等;肝疏泄太过,则烦躁易怒,头胀头痛,失眠多梦,甚则妄言失态,喧闹不宁等。

4)促进消化:促进消化吸收主要体现在两个方面。其一是肝的疏泄是保证脾胃气机升降的重要条件。肝的疏泄正常可促进脾升胃降,保证食物的消化吸收。肝失疏泄,可使脾胃升降失常。脾气不升则腹胀、纳呆、泄泻;胃气不降则嗳气、呃逆、呕吐、脘腹胀痛。其二是肝的疏泄可以促进分泌、排泄胆汁以助消化。肝气郁结,影响胆汁的分泌和排泄,则胁痛、口苦、纳呆,甚可出现黄疸。

5)调理生殖:冲脉为血海,其血量依靠肝的疏泄调节;任脉为阴脉之海,与肝经脉相通。肝的疏泄直接影响冲任二脉的通利协调。肝的疏泄功能正常,任脉通利,冲脉充盈,月经应时,孕育正常。肝失疏泄,冲任失调,气血不和,则经行不畅,引发痛经、闭经、不孕等。故有"女子以肝为先天"之说。肝的疏泄对男子的排精也有影响,疏泄正常,精液排泄有度;疏泄失常,排精不畅或紊乱,直接影响生殖功能。

(2)**主藏血**:肝主藏血,是指肝具有贮藏血液和调节血量的功能。血液生化于脾,藏之于肝。肝内贮存一定量的血液,可以濡养自身,制约肝之阳气升腾勿使过亢,维持肝的疏泄功能,且能防止血随气逆而出血。人体的血液,会随不同生理情况改变血量。人动则血运于诸经,人静则血归于肝脏。当人体剧烈活动或情绪激动时,脏腑组织的血液需要量增加,于是肝脏内的血液向外周输布,以供人体活动的需要。当人体安静、休息、睡眠时,血液需要量减少,血液便归藏于肝脏。因为肝有贮藏血液和调节血量的作用,所以肝被称为"血海"。肝藏血功能失常可以表现为藏血不足,血液亏虚,视物模糊,肢体麻木,月经量少,甚至闭经;藏血失职,血液妄行,出现各种急性出血病证,如吐血、衄血、月经过多、崩漏等。

肝主疏泄,又主藏血,两者之间相辅相成,相互影响。肝主疏泄关系到人体气机的调畅,肝主藏血关系到血液的贮藏和调节,两者的关系就是气血调和的体现。肝的疏泄功能正常,气机调畅,血运通达,藏血功能才有保障。肝藏血功能正常,则能发挥血的濡养作用,不使肝气亢逆,保证全身气机疏通畅达。若肝的疏泄功能减退,肝气郁结,气滞则血瘀,则影响肝的藏血功能。只有在肝的藏血功能正常,肝血充足,肝木得养,疏泄功能才能正常发挥。所以肝的阴血不足也可致肝气升泄太过,甚或导致阳亢风动的病变。

2. 生理联系

(1)**肝合胆**:肝与胆以经络相互络属,构成表里关系。生理上互相联系,病理上互相影响。肝与胆关系十分密切,生理上肝胆同主疏泄。病理上肝病常影响胆,胆病又影响肝,临床常肝胆同病,治疗上则肝胆同治。

(2)**在体合筋,其华在爪**:筋即筋膜,包括肌腱和韧带,是联结关节、肌肉,主司关节运动的组织。筋膜有赖肝血的滋养。肝主筋,肝血充盈,筋得所养,关节活动灵活,筋腱强壮有力,能耐受疲劳,故称肝为"罢极之本",即肝是耐受疲劳的根本。肝血不足,筋失所养,可出现肢体麻木、屈伸不利、手足震颤等。

爪即指甲、趾甲。爪甲是筋的延续,故说"爪为筋之余"。爪甲有赖肝血的滋养,肝血的盛衰可影响爪甲的荣枯。肝血充盈,则爪甲坚韧明亮、红润光泽;肝血亏虚,则爪甲薄软、枯萎脆裂。

(3)**开窍于目**:肝的经脉上系于目,肝血上输濡养目窍,目才能视。肝气调和,肝血充足,肝藏血功能正常,目才能发挥视觉功能。肝血不足,则两目干涩,视物模糊,夜盲目眩;肝经风热,则目赤痒痛;肝火上炎,目赤生翳;肝风内动,目睛上吊,双目斜视。

(4)**在志为怒**:怒为肝所主,属于一种不良的精神情志活动,可使气血上逆、阳气升泄。适度有节之怒,有疏展肝气之效;肝气虚,则该怒不怒,畏怯懦弱,失去斗志;大怒则伤肝,导致肝气升发太过,表现为烦躁易怒,激动亢奋,血随气逆,可发生呕血、咯血,或中风、昏厥。治疗上,平肝乃治怒之大法。

(5)**在液为泪**:泪为肝之液。泪有濡养、滋润和保护目窍的功能。正常情况下,泪液的分泌是濡润眼窍而不外溢,但有异物侵入时,泪液即可大量分泌,能够清洁眼目,排出异物。病理情况下,泪液分泌异常。如肝血不足,则泪液分泌减少,可出现目涩目眩;风火赤眼,肝经湿热,则见目肿眵多、迎风流泪等。

(6)**与春气相通应**:五脏应四时,肝与春同属木。春季为一年之始,阳气始生,生机勃发,而人体之肝主疏泄、喜条达,故肝与春气相通应。因此春季养生,在精神、饮食、起居诸方面,都必须顺应春气的升发和肝气的条达之性。春季气候转暖而风气偏胜,肝气亦应之而旺,肝主疏泄,与精神情志活动有关,若肝失疏泄,则可引起情志活动异常。精神疾病多好发于春天,所以素体肝气偏盛、肝阳偏亢的人易于春季出现眩晕、烦躁、昏厥等,故须因时制宜,未病先防。

3. 生理特性

(1)**肝为刚脏,体阴而用阳**:肝为藏血之脏,形质阴柔,故肝体属阴。肝主疏泄,主升主动,性喜条达,气常有余,易化火生风,故其用为阳、为刚脏。临床上肝病常见肝血、肝阴之不足,肝气易上逆,肝火易上炎,肝阳易上亢,肝风易内动,肝之用(阳)有赖于肝的阴血敛之、柔之、润之。故临床治疗肝病时,正如《类证治裁》所云:"用药不宜刚而宜柔,不宜伐而宜和。"

(2)**肝气生发,喜条达而恶抑郁**:条达,是指树木枝条曲直伸展、柔和舒展畅达之象,故肝为风木之脏,肝气升发,喜条达而恶抑郁。肝气宜保持柔和舒畅、升发条达的特性,才能维持其正常的生理功能。在正常生理情况下,肝气升发、柔和、舒畅,既不抑郁也不亢奋,以冲和条达为顺。肝失条达,升发不及则表现为情志抑郁,而情志抑郁最易伤肝。肝病导致气机郁结、肝气横逆而欺凌他脏,则易变生他病。

(五)肾

肾位于腰部,脊柱两侧,左右各一,故称"腰为肾之府。"肾在五行属水。肾的主要生理功能是主藏精,主生长发育与生殖,主水,主纳气。肾主骨、生髓、充脑,其华在发,开窍于耳和二阴,在志为恐,在液为唾。肾与膀胱相表里。肾与自然界的冬气相应。肾的生理特性是肾主闭藏和肾为水火之脏。

1. 生理功能

(1)**主藏精,主生长发育与生殖**:肾藏精是指肾对精具有贮存、闭藏的功能。精即精华、精微,是构成人体、维持人体生命活动和生殖繁衍的基本物质。肾所藏的精,按其来源可分为"先天之精"和"后天之精"。先天之精,来源于先天,禀受于父母,与生俱来,是构成胚胎的原始物质,为生身之本,又称"生殖之精",所以说"肾为先天之本"。后天之精,指人出生以后从食物中获取,由脾化生的水谷之精,并灌溉五脏六腑,故又称"水谷之精""五脏六腑之精"。先天之精和后天之精,虽然来源不同,但却同归于肾,两者相互依存,相互为用,先天之精为后天之精准备了物质基础,后天之精不断供养先天之精。先天之精只有得到后天之精的补充滋养,才能充分发挥其生理效应;后天之精也只有得到先天之精的活力资助,才能源源不断地化生。这种关系,可概括为"先天生后天,后天养先天"。

肾所藏的精即为肾精,精能化气,所化之气为肾气。肾精和肾气对人体的生长发育和生殖繁衍都起着决定性的作用。肾精和肾气的不断充盛,产生一种促进性功能成熟的物质,称为"天癸"。由于"天癸"的产生,男子开始排泄精液,女子有了月经来潮,从而具备了生殖能力。进入中年,肾精和肾气渐弱,"天癸"变少,性功能和生殖能力减退直到消失,形体不再壮实。老年之后,"天癸"耗竭,性功能丧失,形体衰老。故《素问·上古天真论》云:"女子七岁,肾气盛,齿更发长;二七,而天癸至,任脉通,太冲脉盛,月事以时下,故有子。三七,肾气平均,故真牙生而长极。四七,筋骨坚,发长极,身体盛壮。五七,阳明脉衰,面始焦,发始堕。六七,三阳脉衰于上,面皆焦,发始白。七七,任脉虚,太冲脉衰少,天癸竭,地道不通,故形坏而无子也。丈夫八岁,肾气实,发长齿更。二八,肾气盛,天癸至,精气溢泻,阴阳和,故能有子。三八,肾气平均,筋骨劲强,故真牙生而长极。四八,筋骨隆盛,肌肉满壮。五八,肾气衰,发堕齿槁。六八,阳气衰竭于上,面焦,发鬓斑白。七八,肝气衰,筋不能动,天癸竭,精少,肾脏衰,形体皆极。八八,则齿发去……"由此可见,人的整个生命活动的生、长、壮、老、已的全过程,都与肾中精气密切相关。小儿生长发育迟缓,出现五迟(立迟、语迟、行迟、发迟、齿迟)、五软(头软、项软、手足软、肌肉软、口软)等,成人出现生殖功能低下以及未老先衰都与肾中精气虚衰有关。

肾精化气,称为肾气,肾气可以化生肾阴肾阳。肾阴,又称元阴、真阴、真水,对全身脏腑组织起着滋润濡养作用,肾阴是人体一身阴精的根本;肾阳,又称元阳、真阳、真火,对全身脏腑组织起着推动温煦作用,肾阳是人体一身阳气的根本。肾阴和肾阳相互依存,相互制约,平衡协调,共同维持人体正常生理活动。肾中的阴阳犹如水火一样内寄于肾,故肾有"水火之宅""水火之脏"之称,又有"五脏之阴气,非此不能滋;五脏之阳气,非此不能发"的理论。当肾阴肾阳的平衡协调关系遭到破坏,就会出现肾阴虚、肾阳虚或肾阴阳两虚的病理变化。

(2)**主水**:肾主水是指肾脏具有主持和调节全身水液输布和排泄的功能。故肾又被称为"水脏"。肾主水的功能主要是通过肾的气化作用实现。肾的蒸腾气化,以三焦为通道,将人体代谢的多余水液通过尿液排出体外。肾的气化功能正常,则膀胱开合有度,才能正常贮尿排尿。肾的气化功能失常,则开合失度。若开多合少,可出现小便清长、遗尿、尿失禁;若合多开少,则表现为尿少、小便不利、水肿。故《素问·水热穴论》曰:"肾者,胃之关也,关门不利,故聚水而从其类也,上下溢于皮肤,故为胕肿。胕肿者,聚水而生病也。"

(3)**主纳气**:纳,即固摄、受纳。肾主纳气,是指肾具有摄纳肺所吸入的自然界清气,保持肺吸气的深度,防止呼吸浅表的作用。人体的呼吸虽然由肺所主,但必须依赖肾的纳气作用。肺吸入之气,必须由肾气为之摄纳,才能保持呼吸运动的平稳和深沉,防止呼吸表浅。正常的呼吸运动是肺肾两脏相互协调作用的结果,故《类证治裁·喘证》有"肺为气之主,肾为气之根"之说。肾气充足,摄纳正常,才能使肺的气道通畅,则呼吸调匀。肾气不足,摄纳无权,可出现呼吸表浅、呼多吸少、动则气喘等,称为"肾不纳气"。

2. 生理联系

(1)**肾合膀胱**:肾与膀胱以经络相互络属,构成表里关系。生理上互相联系,病理上互相影响。生理上膀胱的气化须依赖肾的气化,肾的气化功能正常,膀胱才能正常贮尿和排尿。若肾的气化失常,势必影响膀胱的功能,出现排尿异常的病变。

(2)**在体合骨**,**生髓充脑**:肾藏精,精生髓,髓有骨髓、脊髓、脑髓之分。髓居骨中,滋养骨骼,齿与骨同出一源,"齿为骨之余",所以骨骼的生长发育、牙齿的坚固与否均与肾精密切相关。脊髓通于脑,脑为髓之海,肾精充足,髓海得养,则精力充沛,思维敏捷,记忆力强,耳聪目明;若肾精不足,髓海空虚,则神疲倦怠,反应迟钝,记忆力差,耳鸣目眩,腰膝酸软。

(3)**开窍于耳及二阴**:肾精肾气通于耳,肾精肾气充盈,髓海得养,耳能闻五音,才能听觉灵敏。肾精肾气不足,则听力下降、耳鸣耳聋。二阴指前阴(尿道和外生殖器)、后阴(肛门)。前阴主排尿、生殖,后阴主排泄粪便。肾精肾气不足,则会导致小便、大便的排泄异常;还会影响生殖功能,男子出现阳痿、早泄、少精、滑精、遗精及不育,女子则见梦交、月经不调及不孕等。

(4) **其华在发**:"发为血之余"。肾藏精,精化血,血养发,发为肾之外候,发的生长与脱落、润泽与枯槁,均与肾中精气的盛衰有关。精血充足,则头发致密、乌而润泽;肾精不足,发失所养,则须发早白、稀疏易脱而枯槁。

(5) **在志为恐**:恐即害怕、畏惧的情志。恐则气下,导致肾气不固,出现二便失禁,或遗精、早泄等。

(6) **在液为唾**:唾是口液中较稠厚的部分,有润泽口腔、滋润食物及滋养肾精的功能。唾为肾精所化,若咽而不吐,可滋养肾精;肾亏则唾少;多唾或久唾,则耗伤肾精。所以气功家常吞咽津唾以养肾精。

(7) **与冬气相通应**:五脏应四时,肾与冬同属水。冬季气候最为寒冷,自然界的物类,则静谧闭藏以度冬时。人体中的肾为水脏,以封藏为特性,故肾与冬气相通应。冬季养生、作息、饮食要顺应冬季气候以利于阳气潜藏、阴精积蓄。冬季气候寒冷,若素体阳虚,或久病阳虚,多在阴盛之冬季发病,故应注意避寒,注意温养调护。

3. 生理特性

(1) **肾主封藏**:《素问·六节藏象论》云:"肾者,主蛰,封藏之本,精之处也"。蛰即指自然界昆虫、兽类的冬眠现象。肾主蛰,喻指肾有潜藏、封藏、闭藏之生理特性。肾为封藏之本,肾主藏精,宜藏不宜泻;肾藏命火,宜潜不宜露。精藏于肾,气纳于肾,妇女月经来潮、胎儿孕育、二便排泄,均为肾主封藏特性的体现。肾精肾气越满盈则人体的生机越旺盛,因此肾脏只宜封藏不宜耗泄,故有宋医学家钱乙首倡"肾无实证,无可泻"。若肾的封藏失职,就会出现遗精、遗尿、大便滑脱不禁,女子带下不止、崩漏、滑胎等。

(2) **肾为水火之宅**:肾寓真阴真阳,为一身阴阳之根本,是五脏六腑阴阳的发源地。肾中阴阳亏损可累及五脏,五脏所伤亦"穷必及肾"。所以当临床治疗阴阳虚弱时,常用"壮水之主,以制阳光;益火之源,以消阴翳"的方法,以补真阴和真阳。

知识拓展

命 门

命门一词,始见于《灵枢·根结》谓"命门者,目也。"自《难经》始,命门被赋予"生命之门"的含义,它是先天之气蕴藏之所在,人体生化的来源,生命的根本。于是命门就成了藏象学说的内容之一,遂为历代医家所重视。就命门部位而言,历代医家争论颇多,如有右肾命门说、两肾总号命门说、两肾之间为命门说、命门为肾间动气说等。就命门的生理功能,主要有以下几种说法:命门为原气之所系,是生命的原动力;命门藏精舍神,与生殖密切相关;命门为人体阳气的根本;命门为水火之宅等。概括起来,命门是强调肾阴肾阳重要性的一种称谓,一般认为命门之火即指肾阳,命门之水即指肾阴,肾阳是一身阳气的根本,肾阴是一身阴精的根本。古代医家之所以反复论述命门,无非是在强调肾阳、肾阴的重要性而已。

三、六腑

六腑是胆、胃、小肠、大肠、膀胱、三焦的总称。主要功能特点是"传化物""泻而不藏",具有通降下行的特性。食物入口,通过食管入胃,经胃腐熟,下传于小肠,小肠泌别清浊,清者上输,布散全身,浊者下降,糟粕下移大肠,形成粪便,排出体外,多余的水液,经三焦注入肾与膀胱,生成尿液,排出体外。六腑传化的特点是虚实更替,宜通不宜滞。每一腑都必须适时排空内容物,才能保持六腑通畅、功能协调,故有"六腑以通为用,以降为顺"之说。本节主要介绍六腑的生理功能和生理特性。

(一) 胆

胆既是六腑,又为奇恒之腑。胆附于肝,位于右胁下。胆是中空的囊状体似腑,内藏胆汁似脏。胆汁是精汁,是一种清净、味苦、黄绿色的液体,有助消化的作用,所以胆有"中精之腑""清净之腑"和"中清之腑"之称。胆的主要生理功能是贮藏排泄胆汁和主决断。胆的生理特性是胆气主升和胆汁宜降。

1. 生理功能

(1) **贮存和排泄胆汁**:胆汁来源于肝,由肝之余气所化生,贮存在胆;在肝气疏泄作用下排泄入肠中,以促进食物的消化。若肝胆的功能失常,胆汁分泌排泄受阻,就会影响脾胃纳运功能,可出现胸胁胀满、食欲缺乏、腹泻便溏。若湿热蕴结肝胆,肝失疏泄,胆汁外溢,浸渍肌肤,则可发为黄疸。胆气以降为顺,若上逆,则可出现口苦、呕吐苦水等。

(2) **主决断**:胆主决断,是指胆在精神、意识、思维活动中,具有判断事物、作出决定的能力,对于防御和消除大惊大恐一类的精神刺激的不良影响,维持和控制气血的正常运行,保证脏腑间的协调关系有着重要作用。《素问·灵兰秘典论》曰:"胆者,中正之官,决断出焉。"若胆气豪壮,能勇敢应变,当机立断,判断准确;若胆气虚弱,则易惊善恐,失眠多梦,胆小怕事,遇事多疑等。

2. 生理特性 胆气主升。胆合肝,同属于木,通于春季。春气主升,万物生长,这是自然界的规律。人与天地相参,胆气升发,肝气条达,脏腑之气机则调畅。《素问·六节脏象论》有"十一脏取决于胆"之说,是指胆可助肝的疏泄,以调畅脏腑气机。但胆汁宜降,胆属于六腑,六腑以通为用,以降为顺,胆贮藏的胆汁,向下排泄于小肠以促进食物的消化。若胆气不利,疏泄失司,则胆气横逆,胆汁上溢,可出现胁痛、口苦、呕吐黄水等症状。故临床多以疏肝利胆降逆的方法治疗胆气上逆、胆胃不和、胆汁上扰之证。

(二) 胃

胃位于中焦,上口为贲门接食管,下口为幽门通小肠。胃分为上、中、下三部,胃的上部称为上脘,包括贲门;胃的中部称为中脘,即胃体;胃的下部称为下脘,包括幽门。胃的主要生理功能是主受纳和腐熟水谷。胃的生理特性是主通降和喜润恶燥。

1. 生理功能

(1) **受纳水谷**:受纳,是指接受和容纳。水谷入口,经过食管,容纳于胃,是说胃能够接受容纳所有的食物,故称胃为"太仓""水谷之海"。精、气、血、津液的化生,依赖于水谷中的营养成分,故胃又有"水谷气血之海"之说。胃主受纳,是主腐熟功能的基础,胃主受纳的强弱,取决于胃气的盛衰,通过食欲和食量反映出来。若胃有病变,胃的受纳功能减退,出现纳呆、厌食、胃脘胀闷等。

(2) **腐熟水谷**:腐熟,是指食物经过胃的初步消化形成食糜的过程。胃把所受纳的水谷进行腐熟,变成食糜,下传小肠,通过进一步消化吸收,其精微物质经脾的运化营养全身。若胃的腐熟水谷功能失常,则会出现食滞胃脘之胃脘胀痛、嗳腐吞酸等。

2. 生理特性

(1) **主通降**:是指胃气宜保持通畅下降的运动趋势。食物入胃,经胃气的受纳腐熟作用,形成食糜,下传小肠分清别浊,其浊者下移大肠,然后变为粪便排出体外。这是由胃气的通降作用完成。所以胃气贵于通降,以下行为顺。胃的通降是受纳的前提。胃保持了通降,才能不断接受和容纳食物。若胃失通降,食物和残渣不能下行,停留于胃,不仅影响胃的通降,出现纳呆、厌食、腹胀、腹痛、便秘等,也可导致胃气上逆,出现恶心、呕吐、呃逆、嗳气等。

(2) **喜润恶燥**:是指胃喜滋润而恶燥烈的特性。胃为燥土,赖水以济燥,故喜润恶燥,一方面胃气通降必依赖胃阴的濡养;另一方面与脾喜燥恶湿、阴阳互济,保证脾升胃降的动态平衡。当治疗胃病时,须密切注意滋养胃阴,不可妄施化燥伤阴之品。当需要使用苦寒清泻之剂时,应中病即止,勿过量。

(三)小肠

小肠位于腹部,上端接幽门,与胃相通,下端通过阑门与大肠相连,是食物消化吸收的主要场所。小肠的主要生理功能是主受盛化物和泌别清浊。小肠的生理特性是升清降浊。

1.生理功能

(1)**受盛化物**:受盛,即接受盛放;化物,即消化食物。其是指小肠具有接受盛放胃初步消化的食物,并在小肠内停留一定的时间,以利于小肠对食物进行再消化,将食物化为水谷精微以营养全身。若小肠受盛化物功能失常,则可见腹胀、腹泻等。

(2)**泌别清浊**:清,即水谷精微;浊,即食物之残渣糟粕和多余水液。泌别清浊,是指小肠在受盛化物的同时进行分清别浊的功能。分清,是将食物中的精微和津液吸收;别浊,一是将食物的残渣下输大肠,二是将多余的水液通过肾的气化渗入膀胱。小肠的泌别清浊功能与二便生成有关。如小肠泌别清浊功能正常,则水液和糟粕各行其道,二便正常。若小肠清浊不分,则可出现小便短少,便溏泄泻。临床治疗泄泻时常用清代医学家吴瑭《温病条辨》所谓"利小便即所以实大便"的方法,正是源于此。因小肠与人体水液代谢有关,故有"小肠主液"之说。

2.生理特性　升清降浊是小肠的生理特性。小肠化物而泌别清浊,将水谷化为精微和糟粕,精微赖脾的升清输布全身,糟粕靠小肠通降下传大肠。升降相因,清浊分别,小肠则能受盛化物。反之,升降紊乱,清浊不分,则表现为腹胀、呕吐、泄泻等。

(四)大肠

大肠位于腹中,上于阑门与小肠相接,下接肛门。大肠的主要生理功能是传化糟粕和主津。大肠的生理特性是通降为用。

1.生理功能

(1)**传化糟粕**:传化,即传导变化。大肠接受小肠下输的食物残渣及糟粕,向下传导,同时吸收其中的水液,将糟粕转变为粪便,经肛门排出体外。大肠的传导功能失调,可表现为便秘或腹泻。若湿热蕴结大肠,大肠气滞,可出现腹痛、里急后重、下痢脓血等。

(2)**主津**:大肠在传导由小肠下注的饮食残渣过程中,将其中多余的水分吸收,故有"大肠主津"之说。如大肠虚寒,无力吸收水分,可出现肠鸣、腹痛、泄泻;大肠有热,消烁水分,肠道失润,则大便秘结不通。

2.生理特性　通降为用是大肠的生理特性。大肠将小肠的饮食残渣下移并形成粪便而排出体外,始终处于"实而不满""泻而不藏"的状态,故大肠以降为顺、以通为用。若大肠不通不降,则出现腹痛、腹胀、便秘等。治疗大肠病变以"通降"为其首要大法。

> **案例导入**
>
> 患者,男,46岁,工人。出差途中,在街头排档吃饭,饭后不久即腹胀腹痛,频频如厕,泻下秽浊,痢下脓血,里急后重,肛门灼热,伴身热、小便短赤,舌质红苔黄腻,脉滑数。
>
> **请思考:**
> 1.请根据临床表现分析患者病证。
> 2.该患者患有何病? 病在何脏? 属于何证? 如何治疗?

(五)膀胱

膀胱位于小腹,上有输尿管与肾相通,下有尿道与前阴相连。膀胱的主要生理功能是贮存和排泄尿液。膀胱的生理特性是司开合。

1.生理功能

（1）**贮存尿液**：尿液为津液所化。人体代谢后的多余的津液，下归于肾，经肾的气化作用，升清降浊，清者回升体内，供人体再利用；浊者变成尿液，下输于膀胱贮存。

（2）**排泄尿液**：尿贮存于膀胱，达到一定的量，经肾和膀胱的气化作用，及时地排出体外。膀胱功能失调，主要表现为排尿异常，如膀胱湿热，则尿频、尿急、尿痛。肾气不固，膀胱失约，则尿失禁、遗尿。

2.生理特性 膀胱的生理特性是司开合。开，即排尿；合，即贮尿。膀胱的开合功能直接关系到尿液的贮藏与排泄，是维持膀胱贮尿与排尿正常功能的基本保证。肾合膀胱，开窍于二阴。膀胱司开合的贮尿和排尿作用有赖于肾的气化和固摄功能。若肾的功能失常，则膀胱气化失司，开合功能失常。开多合少，则小便清长、遗尿、尿失禁等；合多开少，则小便不利、癃闭等。

（六）三焦

三焦的概念有二。一是指六腑之一，是分布于胸腹腔的一个大腑，在人体五脏六腑中，唯三焦最大，可包容其他脏腑，无脏与之相匹配，故亦称"孤府"。明代医学家张景岳《类经·藏象类》说："然于十二脏之中，惟三焦独大，诸脏无与匹者，故名曰是孤腑也……盖即脏腑之外，躯体之内，包罗诸脏，一腔之大腑也。"二是指人体部位划分的概念，膈以上为上焦，膈以下、脐以上为中焦，脐以下为下焦。上焦包括心肺，中焦包括脾胃和肝胆，下焦包括肾、大小肠、膀胱、女子胞（胞宫）等。由于肝肾同源，生理和病理上关系密切，常将肝肾一并划归下焦。三焦的主要生理功能有通行诸气、运行水液。三焦的生理特性是上焦如雾、中焦如沤、下焦如渎。

1.生理功能 作为六腑之一的三焦，主要生理功能是通行诸气、运行水液和运行水谷。

（1）**通行诸气**：三焦是诸气上下运行的通路，肾藏的先天之精所化生的元气，自下而上至胸中，布散于全身；胸中的宗气，自上而下达于脐下，以资先天元气，合为一身之气，皆以三焦为通道。故称三焦主持诸气，总司人体的气化。

（2）**运行水液**：三焦具有疏通水道、运行水液的功能。全身水液代谢主要由肺、脾、肾三脏协同完成，但必须以三焦为通道，水液才能正常升降出入，三焦是水液升降出入的道路，三焦的水道通利，水液才能正常代谢。如果三焦水道不利，则可发生水液代谢障碍、水湿内停的病变。

（3）**运行水谷**：《难经·三十一难》曰"三焦者，水谷之道路"。三焦具有运行水谷、协助输布精微、排泄废物的作用。其中，上焦有输布精微的功能；中焦有消化吸收和转输水谷精微的功能；下焦有排泄粪便和尿液的功能。

2.生理特性 作为部位概念的三焦，各有其功能特性。

（1）**上焦如雾**：上焦主要指心、肺两脏。心主血，推动血液运行于全身。肺主气，主宣发肃降。心肺将脾运化的水谷精微变化而赤为血布散于全身。如《灵枢·决气》曰："上焦开发，宣五谷味，熏肤、充身、泽毛，若雾露之溉……"《灵枢·营卫生会》又概括为"上焦如雾"。所谓"如雾"，是形容上焦心肺敷布气血，犹如雾弥漫之状，灌溉并温养全身脏腑的作用。

（2）**中焦如沤**：是指脾胃运化水谷、化生气血的作用。沤，就是形容水谷腐熟成为食糜的状态。其主要是指中焦脾胃的消化、吸收、运化水谷精微，化生气血的功能。

（3）**下焦如渎**：是指肾、膀胱、大小肠等脏腑主分别清浊、排泄废物的作用。渎，是水道、沟渠，形容水浊不断向下、向外排泄的状态。其主要是指肾与膀胱的泌尿和肠道的排便作用。排泄尿液和糟粕，如水浊不断向下疏通和向外排泄。

藏象十二官

《素问·灵兰秘典论》曰:"心者,君主之官也,神明出焉。肺者,相傅之官,治节出焉。肝者,将军之官,谋虑出焉。胆者,中正之官,决断出焉。膻中者,臣使之官,喜乐出焉。脾胃者,仓廪之官,五味出焉。大肠者,传道(导)之官,变化出焉。小肠者,受盛之官,化物出焉。肾者,作强之官,伎巧出焉。三焦者,决渎之官,水道出焉。膀胱者,州都之官,津液藏焉,气化则能出矣。"

四、奇恒之腑

奇恒之腑包括脑、髓、骨、脉、胆及女子胞,其中胆既是六腑之一,又属奇恒之腑。因为胆排泄的胆汁有助于食物的消化,所以胆为六腑之一,但胆本身并没有受盛和传化水谷的生理功能,且藏精汁,有藏的功能,故胆又属奇恒之腑。奇恒之腑中,除胆以外,其余的都没有表里配合,也没有五行配属。这是不同于五脏六腑的一大特点。在奇恒之腑中髓、骨、脉、胆前已论述,故此处仅介绍脑与女子胞。

(一) 脑

脑位于颅腔之内,与脊髓相通,由髓汇集而成,"脑为髓之海"。脑的主要生理功能是主精神、意识、思维和感觉。

1.脑主精神、意识、思维活动 人的精神、意识、思维及情志活动等,均与脑密切相关。明医学家李时珍《本草纲目》曰"脑为元神之府"。人出生之前随形具而生之神,即为元神。元神藏于脑中,为生命的主宰。脑的功能正常,则精神饱满,意识清楚,思维敏捷,记忆力强,语言清晰,情志正常。若脑有病变,则精神、意识、思维活动异常,可出现精神萎靡,记忆力差,意识不清,思维迟钝,精神情志异常等。

2.脑主感觉功能 脑主感觉的功能正常,则视物精明,听力聪颖,嗅觉灵敏,感觉正常;若大脑感觉功能失常,则听觉失聪,视物不明,嗅觉不灵,感觉迟钝。如髓海不充,可见头晕、目眩、耳鸣,甚至痴呆。

(二) 女子胞

女子胞位于小腹,又称胞宫、子宫、子脏。其位于小腹正中,居膀胱之后,直肠之前,是女子发生月经和孕育胎儿的器官。女子胞的主要生理功能是主持月经和孕育胎儿。

1.主持月经 女子胞是女性生殖功能发育成熟后产生月经的主要器官。女子到了 14 岁左右,肾中精气旺盛,天癸至,任脉通,太冲脉盛,女子胞发育成熟,月经来潮。到 49 岁左右,肾中精气渐衰,天癸渐绝,冲任二脉的气血也逐渐衰少,月经紊乱,终至绝经。所以女子胞主持月经的功能与肾、天癸、冲任二脉关系密切并受其制约和调节。

2.孕育胎儿 月经正常来潮后,女子胞就具备了生殖和养育胎儿的能力;受孕以后,胎儿在母体子宫中发育,女子胞就聚集气血以养胎,成为保护胎元和孕育胎儿的主要器官。

精 室

女子胞为子宫,而男子之胞为精室,又称"精宫"。精室是男性生殖器官,包括睾丸、附睾、精囊腺和前列腺等,具有化生和贮藏精液、主司生育繁衍的功能。精室亦由肾所主,其功能与肾中精气的盛衰密切相关,并与冲脉、任脉、督脉有关。若肾精充足,肾气旺盛,督脉通盛,则精室功能调和,生殖功能正常。若肾精亏虚,肾气不足,督脉虚损,则精室功能失常,表现为遗精、早泄、不育等。睾丸又称外肾,因其功能与肾藏精的关系密切,为肾之外候而得名。

五、脏腑之间的关系

人体以五脏为中心，以气、精、血、津液为物质基础，通过经络的联络和沟通，将脏与脏、脏与腑、腑与腑、脏与奇恒之腑之间紧密联系成为一个有机的整体。脏腑之间的密切联系，除了形态结构上的关系外，主要表现在生理功能上的相互制约、相互依存、相互协调和相互为用的关系。

（一）脏与脏之间的关系

心、肝、脾、肺、肾五脏虽然有各自的生理功能，但五脏之间又存在着密不可分的联系。其联系除了组织结构上的联系、五行相生相克的联系外，更重要的是五脏生理功能之间、五脏阴阳气血的相互联系。本节主要介绍五脏之间在生理功能上的联系。

1. **心与肺**　心与肺之间的生理关系，主要表现为气与血的关系。心主血脉，上朝于肺；肺主宗气，贯通心脉。血的运行虽为心所主，但必须依靠肺气的推动，宗气要贯通心脉，又必须有血液的运载，才能运行输布至全身。肺朝百脉，助心行血，是血液正常运行的必要条件，而只有正常的血液循环，才能保证肺司呼吸功能的正常进行。由于宗气具有贯通心脉、行呼吸的作用，从而加强了血液循环和呼吸之间的密切联系。心与肺相互配合，血与气相互依存、相互为用，保证了气血正常运行，维持了人体各脏腑组织器官的功能活动。即所谓"气为血之帅，血为气之母"。在病理上，心肺之间也常相互影响，若肺气虚或肺失宣肃时，可导致心血运行失常、心血瘀阻，出现胸闷疼痛、唇舌青紫等；若心气虚或心阳不振，血脉瘀阻时，也会影响肺的宣肃，出现咳嗽、气喘、胸闷等。

2. **心与脾**　心与脾之间的生理关系，主要表现在血液的生成和运行方面。心主血，脾统血生血。心血依赖脾气健运以化生，而脾气的运化功能又依赖心血的滋养和心阳的温煦。脾气健运则化生血液之源旺盛，而心血自能充盈。心阳温运脾土，心主神志，调节脾的运化，有利于气血生成，心与脾在血液生成方面相辅相成。血液之所以能正常运行于经脉之中，既依赖心气的推动，又需脾气的统摄，使血行脉中而不溢出脉外。心脾配合，维持正常血运。在病理上，若思虑过度，不仅暗耗心血，而且影响脾的运化功能；若脾气虚弱，化源不足，或脾不统血，血液妄行，可致心血不足；若心血亏虚，无以滋养于脾，又可致脾气不足。最终均可导致心脾两虚，出现腹胀便溏、食少肢倦、心悸失眠、面色无华等。

3. **心与肝**　心与肝之间的生理关系，主要表现在血液和精神情志方面。心主血，推动全身血液运行；肝藏血，贮藏血液及调节血量。心肝相互配合，维持血液的正常运行。全身血液充盈，则肝有所藏，心有所主。心主血，肝主疏泄，肝的疏泄正常，血液运行通畅，有助于心血运行；而心血充足，肝血亦旺，肝得阴血濡养，疏泄方能正常。心主神志，精神之所舍；肝主疏泄，调畅精神情志。人的精神活动虽由心所主，但与肝的疏泄密切相关，只有在肝的疏泄功能正常，气机调畅的情况下，气血平和，心情舒畅，精神情志活动才能正常。血液是神志活动的物质基础，心和肝又依赖血液的滋养。故心与肝共同调节精神情志活动。在病理上，若心血虚可引起肝血虚，肝血虚可引起心血虚，最终形成心肝血虚，可见心悸、失眠、眩晕、两目干涩、肢体麻木等。心火可引动肝火，肝火亦可引发心火，最终形成心肝火旺，可见心烦失眠、哭笑无常、面红目赤、急躁易怒等。

4. **心与肾**　心与肾之间的生理关系，主要表现在水火既济、精血互化、精神互用三个方面。心居于上，主火属阳；肾居于下，主水属阴。心火必须下降于肾，与肾阳共同温煦肾阴，使肾水不寒；肾水必须上济于心，与心阴共同涵养心阳，使心火不亢。心肾阴阳升降的动态平衡，维持着心肾功能的协调，这种关系称为"水火既济""心肾相交"。心主血，肾藏精，精血之间相互滋生、相互转化。心藏神，肾藏精，精能化气生神，神能驭精役气。在病理上，若心肾阴阳升降平衡失调，就会发生病理变化。若肾阴不足，不能上济于心，导致心火偏亢，称为"心肾不交"，可见心悸失眠、多梦健忘、耳鸣腰酸等。若心阳不振，不能下温于肾，而出现水寒不化、上凌于心，称为"水气凌心"，可见心悸、小便不利、水肿等。

5. **肺与脾**　肺与脾之间的生理关系，主要表现为气的生成和水液代谢两个方面。肺司呼吸，吸入自然清气;脾主运化,化生水谷精气,两者结合生成宗气。宗气走息道司呼吸,贯心脉行气血。肺气依赖脾运化水谷精气以充养,脾运化的水谷精微则需肺气的宣降布散全身。肺主通调水道,脾主运化水液,两者分工合作,共同维持水液代谢。肺的宣发与肃降和通调水道,有助于脾的运化水液;脾转输水液于肺,是肺通调水道的前提,也是肺中津液的来源。在病理上,若脾气不足,则肺失滋养;肺气不足,也会影响脾,最终导致脾肺气虚,可见纳呆腹胀、大便溏泻、咳嗽气喘、容易感冒。另外,脾失健运,水湿停滞,聚湿成痰,阻滞于肺,则成痰饮,影响肺的宣发肃降,出现咳喘痰多等。故有"脾为生痰之源,肺为贮痰之器"的说法。

6. 肺与肝　肺与肝之间的生理关系,主要表现在气机升降和气血运行方面。肺居膈上,其气肃降;肝居膈下,其气升发。肝升肺降,升降相宜,维持人体气机的升降运动。肝藏血,调节全身血液;肺主气,调节一身之气。气血运行,虽以心为动力,而肝和肺也参与人体的血液循环。在病理上,常见肝火犯肺,肝气升发太过,或肺气肃降不及,气火上逆,出现胸胁疼痛、咳喘上气,甚则咯血。五行学说称为"木火刑金"。

7. 肺与肾　肺与肾之间的生理关系,主要表现在呼吸运动、水液代谢和阴液相互滋生方面。肺司呼吸,肾主纳气。肺的呼吸功能需要肾的纳气功能协助。肾气充盛,吸入之气才能经肺的肃降下纳于肾。故有"肺为气之主,肾为气之根"之说。肾主水,肺为水之上源。肺的宣发肃降和通调水道,依赖于肾的蒸腾气化;肾主水的功能,依赖于肺的宣发肃降和通调水道。肾阳气化,升清降浊;肺宣发肃降,通调水道。两者相互配合,共同维持水液代谢的协调平衡。所以有"其本在肾,其标在肺"。肺肾两脏的阴液相互滋生,肺属金,肾属水,金能生水,肺阴充足,输精于肾,使肾阴充盛;水能润金,肾阴为一身阴液之根本,肾阴充足,循经上润于肺,保证肺气清宁,宣降正常。在病理上,常见肺肾同病。若肾气虚衰,摄纳无权,或肺气久虚,久病及肾,肾不纳气,皆可见呼多吸少,动则气喘;若肺失宣降,通调失职,必累及于肾,肾的气化失司,关门不利,可出现尿少、水肿;肾失气化,影响肺气肃降,可见喘促、咳逆不得平卧。肾阴虚亏不能滋养肺阴,可见干咳少痰,痰中带血,潮热盗汗,腰膝酸软。

8. 肝与脾　肝与脾之间的生理关系,主要表现在疏泄与运化的相互为用,藏血与统血的相互协调方面。肝主疏泄,调畅气机,协调脾胃升降,促进脾胃纳运。脾气健运,气血化生有源,肝体得以滋养,有利于肝主疏泄。血液循环,心所主持,但是需要肝、脾的配合。肝贮藏血液,调节血量,脾主运化,统摄血液,相互配合,使得生血有源,统血有权,肝有所藏,藏泻有度,维持血液的正常运行。在病理上,若肝失疏泄,横犯脾胃,引起肝脾不调或肝胃不和,可出现胁胀太息、食少纳呆、腹胀便溏等。若脾失健运,生血不足,或脾不统血,失血过多,都可导致肝血不足而形成肝脾两虚。

9. 脾与肾　脾与肾之间的生理关系,主要表现在先天和后天相互促进及水液代谢方面。肾为先天之本,脾为后天之本。脾主运化,化生精微,有赖肾阳的温煦;肾藏精,肾精有赖脾所运化的水谷精微的培育和充养。脾与肾之间存在着"先天温养后天,后天滋养先天"的关系。肾主水液,肾阳气化,升清降浊;脾主运化水液,为水液代谢枢纽。脾主运化水液,须有肾阳温煦蒸腾气化;肾主水,依赖脾气的制约,两者协调配合,维持水液代谢的正常运行。在病理上,若肾阳不足,不能温煦脾阳,或脾阳久虚,进而损及肾阳,常见脾阳虚、肾阳虚。肾阳虚不能温煦脾阳,运化不利,可见腰膝冷痛、形寒肢冷、纳呆便溏,甚或五更泄泻。脾虚不运或肾虚不化,均可导致水液代谢障碍,可见小便不利、水肿。

10. 肝与肾　肝与肾之间的生理关系,主要表现在精血阴液相互滋生转化及藏泄互用方面。肝肾同居下焦,肝藏血,肾藏精,精血相互滋生转化。肝血有赖肾精化生,肾精也依赖肝血的滋养。精能生血,血能化精,精与血都化源于脾运化的水谷精微,故有"精血同源""肝肾同源"的说法。五行中肝属木,肾属水,"水能涵木"指的是肾阴能滋养肝阴,制约肝阳,使肝阳不亢。肝主疏泄,肾主封藏,相互为用,相辅相成,其协调作用表现在女子月经、怀孕和男子排精方面。在病理上,肝肾常相互影响,同盛同衰。若肾精亏损,可致肝阴血不足;若肝阴血不足,亦可致肾精亏损。肝肾阴虚,可见眩晕、健忘、耳鸣、腰膝酸软。若阴不制阳,则可出现头痛、失眠、急躁易怒等。

(二)脏与腑之间的关系

脏与腑的关系,是脏腑阴阳表里配合关系。脏属阴,腑属阳,阴主里,阳主表,一脏一腑,一阴一阳,一里一表,相互配合,组成了心与小肠、肺与大肠、脾与胃、肝与胆、肾与膀胱的脏腑阴阳表里关系。

1. 心与小肠　心与小肠通过经络互为络属构成表里关系。生理上,心火下行温煦小肠,有助小肠的化物功能。小肠泌别清浊,经脾转输,精微归心。病理上心火炽盛,移热小肠,则可见小便短赤涩痛。若小肠有热,亦会循经上犯于心,可出现心烦舌红、口舌生疮等。

2. 肺与大肠　肺与大肠通过经络互为络属构成表里关系。生理上肺气下降,气机调畅,津液得以布散,促进大肠传导。而大肠传导正常,亦有利于肺气肃降。病理上肺失肃降,气不下行,津不下达,可致肠燥便秘。若大肠实热,传导失常,腑气不通,亦可影响肺气宣降,出现咳喘、胸闷等。

3. 脾与胃　脾与胃通过经络互为络属构成表里关系。生理上胃主受纳,脾主运化。脾气主升,水谷精微得以上输;胃气主降,水谷糟粕得以下行。脾喜燥恶湿而胃喜润恶燥,以各自的特点完成各自的功能。脾胃纳运协调,升降相因,燥湿相济,共同完成食物的消化、吸收、传输、散精的生理过程,化生气血津液以营养全身。病理上脾失健运,可致胃失和降,出现恶心、呕吐;若胃失和降,也可致脾不升清,出现腹胀、泄泻。

4. 肝与胆　肝与胆通过经络互为络属构成表里关系。生理上肝气化生胆汁贮存于胆,胆汁排泄依赖肝气疏泄的调节。病理上若肝失疏泄,则胆汁分泌和排泄异常,可出现胁肋胀痛、纳呆呕吐,或见黄疸。若因结石等因素使胆汁排泄不畅,也会影响肝的疏泄功能。此外,肝主谋虑,胆主决断,在主情志方面密切相关。

5. 肾与膀胱　肾与膀胱通过经络互为络属构成表里关系。生理上肾主水液代谢,膀胱主贮尿排尿。膀胱的气化功能有赖于肾阳气化功能的推动和调节。肾气固摄有权,膀胱开合有度,则贮尿正常,排泄顺畅。病理上,肾阳虚衰,膀胱气化不利,可见尿少、尿闭等;肾气不固,膀胱失约,则可见尿频、遗尿、尿失禁。

(三)腑与腑之间的关系

六腑之间的关系,主要体现在食物的消化、吸收和排泄过程中的相互联系和密切配合。饮食入胃,经胃的受纳和腐熟,下传小肠。胆排泄胆汁进入小肠以助消化。小肠泌别清浊,清者为水谷精微和津液,经脾的运化和转输,以营养全身;浊者为多余的水液和食物的残渣,水液经肾的气化,一部分渗入膀胱,形成尿液,再经肾和膀胱的气化,排出体外。食物的残渣下传大肠,经大肠吸收水液并向下传导,形成粪便,排出体外。食物的消化吸收和排泄过程中,还依赖三焦的气化推动。六腑传化水谷,需要不断受纳、消化、传导和排泄,虚实更替,宜通宜降而不宜滞。故有"六腑以通为用""六腑以通为补"之说。

六腑之间在病理上亦是相互影响,胃有实热,消灼津液,则可致腑气不通、大便秘结。反之,大肠传导失司,大便不通,会导致胃失和降、胃气上逆,出现恶心、呕吐。肝失疏泄,胆火炽盛,常可犯胃,胃失和降,呕吐苦水;胆汁外溢,浸渍肌肤,发为黄疸。

> **知识拓展**
>
> ## 藏　象
>
> "藏象"二字首见于《素问·六节藏象论》。中医藏象学说是在阴阳五行思想指导下以五脏为中心的五大系统,自始至终强调以五脏为中心,配合六腑,联系肢体官窍等组织器官,并且与

人的精神情志密切相关的整体观。中医藏象学说中的一个脏腑的生理功能,包含现代解剖生理学中几个脏器的生理功能;而现代解剖生理学中一个脏器的生理功能,又可分散在藏象学说的几个脏腑的生理功能之中。藏象学说中的脏腑,不单纯是一个解剖学概念,更重要的是包含解剖、生理、病理学的综合性概念,此为中医学重要的思维模式。

第四节　精、气、血、津液学说

案例导入

患者,女,41 岁,公司职员。就诊时主诉:右少腹冷痛,月经推后 1 年。病史:近 1 年时常自觉寒冷,右侧少腹冷痛,常于受寒或行经前后发病,局部热敷疼痛明显缓解。腹部剧痛时感胁痛,头痛,恶心欲吐。月经推后或者前后无定期,经血紫黯、时有血块,白带量多,小便清长,大便尚可,手足发凉。检查:右少腹轻按痛。舌苔白润,脉沉弦。妇科检查:B 超检查显示盆腔积液。诊断为 "附件炎"。

请思考:
1. 导致疾病的病因是什么?
2. 本病病位在气还是在血? 说明诊断理由。

精、气、血、津液是构成和维持人体生命活动的基本物质。

精、气、血、津液学说是研究人体基本生命物质的生成、输布及其生理功能的学说。它从整体观念的角度来研究人体和维持人体生命活动的基本物质,揭示了人体脏腑、经络等组织器官生理活动和病理变化的物质基础。

一、精

(一) 精的基本概念

1. 精的哲学含义　精,又称精气,是气的精华,是指存在于宇宙中气的极精微物质。《管子·内业》曰:"精也者,气之精者也。" 精存在于宇宙之中,极精极微,虽然是无形可见的,但仍是物质的实在。《管子·内业》曰:"凡物之精,此则为生。下生五谷,上为列星。" 指出天上的列星、地上的五谷,都是精构成的。《吕氏春秋·下贤》也指出:"精充天地而不竭,神覆宇宙而无望。莫知其始,莫知其终,莫知其门,莫知其源,其大无外,其小无内。"

2. 精的医学含义　中医学的精,是指有形的精微物质,是构成人体和维持人体生命活动的最基本精微物质。中医学借用哲学含义的气以概括组成人体的各种基本物质,如《灵枢·决气》云:"余闻人有精、气、津、液、血、脉,余意以为一气耳",此 "一气" 即泛指组成人体的各种物质,是物质概念的同义词。若分而言之,则又可细分为精、气、津液、血、脉等,诚如张介宾《类经》所曰:"盖精、气、津、液、血、脉,无非一气之所化也。" 即精属于气的组成成分。概而言之,其义有五:

(1) **泛指构成人体和维持人体生命活动的基本物质**:《素问·金匮真言论》曰:"夫精者,身之本也。" 精包括先天之精和后天之精。禀受于父母,充实于水谷之精,而归藏于肾者,谓之先天之精;由饮食化生之精,称为水谷之精。水谷之精输送到五脏六腑等组织器官,便称为五脏六腑之精。泛指之精又称广义之精。

(2) **生殖之精,即先天之精**:系禀受于父母,与生俱来,为生育繁殖、构成人体的原始物质。《灵枢·决气》曰:"两神相搏,合而成形,常先身生,是谓精。" 生殖之精又称狭义之精。

(3) **脏腑之精,即后天之精**:脏腑之精来源于摄入的食物,通过脾胃的运化及脏腑的生理活动,化为精微,并输送到五脏六腑,故称五脏六腑之精。

（4）精、血、津液的统称：《读医随笔·气血精神论》曰："精有四：曰精也，曰血也，曰津也，曰液也。"

（5）人体正气：《素问·通评虚实论》曰："邪气盛则实，精气夺则虚。"

总之，在中医学的精、气、血、津液学说中，精是一种有形的，多是液态的精微物质。其基本含义有广义和狭义之分。广义的精，泛指构成人体和维持人体生命活动的精微物质，包括精、血、津液在内。狭义的精，指肾藏之精，即生殖之精，是促进人体生长、发育和生殖功能的基本物质。

（二）精的生成

1. 先天之精 人之始生，秉精血以成，借阴阳而赋命。父主阳施，犹天雨露；母主阴受，若地资生。男女媾精，胎孕乃成。《颅囟经》曰："一月为胞胎，精气凝也；二月为胎形，始成胚也"。

《灵枢·经脉》所谓"人始生，先成精"。《景岳全书·小儿补肾论》曰："精合而形始成，此形即精，精即形也"。父母生殖之精结合，形成胚胎之时，便转化为胚胎自身之精，此既禀受于父母以构成脏腑组织的原始生命物质。胚胎形成之后，在女子胞中，直至胎儿发育成熟，全赖气血育养。胞中气血为母体摄取的水谷之精而化生。因此，先天之精，实际上包括原始生命物质，以及从母体所获得的各种营养物质，主要秘藏于肾。

2. 后天之精 脾运化水谷之精，输送到五脏六腑而成为五脏六腑之精，以维持脏腑的生理活动，其盈者藏于肾中。《素问·六节脏象论》指出"肾者，主蛰，封藏之本，精之处也"。人体之精主要藏于肾中，虽有先天和后天之分，但《景岳全书·脾胃》曰："故命门得先天之气，脾胃得后天之气也。是以水谷之海，本赖先天之主，而精血之海，又必赖后天为之资。"两者相互依存，相互促进，借以保持人体之精充盈。

（三）精的功能

精是构成人体和维持人体生命活动的精微物质，其生理功能如下：

1. 繁衍生殖 生殖之精与生俱来，为生命起源的原始物质，具有生殖以繁衍后代的作用。这种具有生殖能力的精称为天癸。精是繁衍后代的物质基础，肾精充足，则生殖能力强；肾精不足，就会影响生殖能力。故补肾填精是临床上治疗不育、不孕等生殖功能低下的重要方法。

2. 生长发育 人之生始于精，由精而成形，精是胚胎形成和发育的物质基础。人出生之后，依赖于精的充养，才能维持正常的生长发育。随着精气由盛而衰的变化，人则从幼年而青年而壮年而步入老年，呈现出生、长、壮、老、已的生命运动规律。

3. 生髓化血 肾藏精，精生髓，脑为髓海。故肾精充盛，则脑髓充足而肢体行动灵活，耳目聪敏。精盈髓充则脑自健，脑健则能生智慧，强意志，利耳目，轻身延年。故防治老年性痴呆多从补肾益髓入手。《素问·阴阳应象大论》曰："肾生骨髓"，髓居骨中，骨赖髓以养。肾精充足，则骨髓充满，骨骼因得髓之滋养而坚固有力，运动轻捷。齿为骨之余，牙齿亦赖肾精生髓而充养，肾精充足则牙齿坚固而有光泽。

精生髓，髓可化血，《景岳全书·血证》云："人之初生，必从精始……血即精之属也。但精藏于肾，所蕴不多，而血富于冲，所至皆是。"精足则血充，故有精血同源之说。

4. 濡润脏腑 人以水谷为本，受水谷之气以生。饮食经脾胃消化吸收，转化为精，水谷精微不断地输入到五脏六腑等全身各组织器官之中，起着滋养作用，维持人体的正常生理活动。其剩余部分则归藏于肾，储以备用。肾中所藏之精，既贮藏又疏泄，如此生生不息。

二、气

（一）气的基本概念

气，是指人体内活力很强、运行不息、构成人体和维持人体生命活动的精微物质。气的运行不息，推动和调控人体的新陈代谢，维系着人体的生命进程。气的运动一旦停止，生命也就终止。中医学中的"气"，可概括为两个方面：一是指构成人体和维持人体生命活动的精微物质，如呼吸之气、水谷之气等;二是指脏腑组织的生理功能,如经络之气、脏腑之气等。两者是相互联系的,前者是后者的物质基础和动力,后者是前者的功能表现。

气机,指人体内气的正常运行机制,包括脏腑、经络等的功能活动。人体气机活动的基本形式主要为升、降、出、入,若气机的升降出入失常,则可出现气逆、气郁、气滞、气陷、气闭,甚至气机泄脱等病变。

气化,指通过气的运动而产生的各种变化。具体是指气能促使精、气、血、津液各自的新陈代谢及其相互转化。如食物转化为水谷精微,然后再化生成气、血、津液;津液经代谢,转化为汗液和尿液而排出体外;经消化、吸收后的食物残渣转化为粪便排出等,都是气化作用的具体体现。如果气化功能失常,则影响整个物质代谢的过程,从而导致各种代谢异常的病变。

(二)气的生成

气主要来源于三个方面:一是先天之气,来源于父母生殖之精;二是水谷之气,经脾的运化而生成;三是经肺吸入的自然界清气。此三者结合起来,便构成了人体之气。

由此可知,气的生成除了与先天禀赋、后天饮食营养,以及自然环境等状况有关外,还与肾、脾胃、肺等脏腑的生理功能密切相关。

1. 肾为生气之根 肾藏精,其主要成分是先天之精,受后天之精的不断充养。先天之精化生先天之气,是人体气的根本。因此,精充则气足,精耗则气衰。

2. 脾胃为生气之源 脾主运化,胃主受纳,两者纳运结合,将饮食水谷化生为水谷之气,布于全身及脏腑经络,成为人体之气的主要来源。若脾胃受纳腐熟及运化转输功能失常,则水谷之气乏源。

3. 肺为生气之主 肺主气,司呼吸。通过吸清呼浊,进行气体交换,保证气的生成和代谢;同时,吸入的清气与脾化生的水谷之气相合,聚于胸中而生成宗气,宗气上走息道司呼吸,贯心脉行气血,下丹田资元气。肺不主气,则清气吸入减少,宗气生成不足,终致一身之气减少。

肾、脾胃、肺等脏腑生理功能协调,密切配合,则人体之气的生成来源不断。

(三)气的功能

1. 推动作用 气的推动作用指气具有激发和推动作用。人体的生长发育与生殖,各脏腑、经络等组织器官的生理活动,血液的生成和运行,津液的生成、输布和排泄等均有赖于气的激发及推动作用。若气的推动作用减弱,可影响人体的生长、发育,也可使脏腑、经络等组织器官的生理活动减退,出现血液和津液的生成不足,运行迟缓,输布、排泄障碍等病理变化。

2. 温煦作用 气的温煦作用指气对机体具有温暖的作用。气属阳,是人体热量的来源。人体正常体温的维持,各脏腑、经络等组织器官的生理活动,血和津液在周身的正常环流等,都有赖于气的温煦作用。若阳气不足,温煦作用减退,常表现为体温偏低、畏寒肢冷、四肢不温、脏腑功能衰退、血和津液运行迟缓等寒象。

3. 防御作用 气的防御作用指气既能护卫肌表,防御外邪入侵;也具有与侵入人体的病邪作斗争,祛邪外出的功能。当气的防御功能正常时,邪气不易侵入;或虽有外邪侵入,也不易发病;即使发病,也易于治愈。若气的防御功能减弱,则人体抗病能力下降,外邪易于侵入人体且患病后难以痊愈。所以气的防御功能与疾病的发生、发展与预后都有着密切的关系。

4. 固摄作用 气的固摄作用指气对体内精、血、津液等液态物质具有统摄和控制,防止其无故流失的作用。具体表现在以下几个方面:一是固摄血液,可使血行脉中而不溢于脉外;二是固摄汗液、尿液、唾液、胃液、肠液等,控制其分泌与排泄,防止无故流失;三是固摄精液,使之不妄泄损耗;四是固护内脏以维持正常位置,不致下移。若气的固摄作用减弱,则有导致体内液态物质大量流失和脏器下垂的可能,如气不摄血的各种出血证;气不摄津的自汗、小便失禁;气不摄精的滑精、早泄;气虚下陷导致胃下垂、肾下垂、子宫下垂、脱肛等。

气的固摄作用与推动作用相反相成、相互协调,调节和控制着体内液态物质的正常运行、分泌和排泄。

5. 营养作用　气的营养作用是指由脾运化食物而化生的水谷之气对脏腑、经络等组织器官的营养作用。人体的气,遍布于周身各组织器官之中,是各组织器官生理活动所必需的营养物质。如气中的营气,是水谷精微中的精专部分,营气流注全身,发挥其营养作用。若营气不足,则脏腑组织器官失养,从而出现功能活动减退之病证。

(四) 气的运动

人体之气是不断运动着的、活力很强的极细微物质,流行全身,推动和激发人体的各种生理活动。气的运动称为"气机",升、降、出、入是气运动的四种基本形式。升是指气自下而上的运动,降是指气自上而下的运动,出是指气由内向外的运动,入是指气由外向内的运动。气的升、降、出、入运动,是人体生命活动的根本。

气的升、降、出、入运动,推动和激发着人体的各种生理活动,具体体现在脏腑、经络等组织的功能活动之中。如肺气之宣与降,呼吸之出与入,脾胃之气的升与降等。总体来看,人体气机升降出入是协调平衡的,这是保证生命活动正常进行的重要环节。气的运行畅通无阻,气的升降出入协调平衡,以保证气运动正常进行,称为"气机调畅"。

气的升和降,出和入,是对立统一的矛盾运动。气的升降出入是在总体上对人体气运动形式的总概括。就整个脏腑而言,气的升降出入是平衡协调的;但是,就某个特定的脏腑来说,并不是每一脏腑组织器官的生理活动,都必须具备升降出入,而是各有侧重。脏腑在气的激发、推动下所发挥的生理功能,是包括完整的升降出入的形式,还是包括部分形式,是以升降为主,还是以出入为主,则是由该脏腑的生理特性和位置等因素所决定。一般来说,五脏贮藏精气,宜升;六腑传导化物,宜降;肝、脾主升;心肺同居上焦,但肺借气道与外界相通,其生理活动就有升、降、出、入四种形式,而心不与外界相通,其生理活动仅有升、降两种形式,并以下降为主;脾胃同居中焦,脾主运化以升为主,胃主受纳以降为主;肝肾居下焦,与外界不直接相通,其生理活动主要表现为升降,且以升为主。另外,脾胃与胆、肠所主的消化过程,其间既有气的出入运动,又有气的升降运动;机体的水液代谢,是以脾胃的运化转输,肺的宣发肃降,肾的蒸腾气化和摄清排浊,来概括水液代谢的全过程,充分体现了气升、降、出、入运动的复杂过程。

气的运行受阻,升降出入运动障碍时称为"气机失调"。气的运行不畅,称为"气机不畅";气在局部发生阻滞不通时,称为"气滞";气的上升太过或下降不及时,称为"气逆";气的上升不及或下降太过时,称为"气陷";气不能内守而外逸时,称为"气脱";气不能外达而郁闭于内时,称为"气闭"。气的升降出入一旦停止,也就意味着生命活动的终止。所以中医学的治疗当中,强调调理气机,其意义也在于此。

(五) 气的分类

人体之气,由于其生成、分布、功能特点的不同,因而有不同的名称。其主要可划分为元气、宗气、营气、卫气四大类。

1. 元气　元气又称"原气""真气",是人体最根本、最重要的气,是人体生命活动的原动力。

(1) **生成**:元气根于肾,由先天之精所化生,赖后天之精来充养。故元气的盛衰,与先天禀赋及后天的调养,尤其是肾、脾的功能密切相关。

(2) **分布**:元气发于肾,以三焦为通道循行于全身,内而五脏六腑,外而肌肤腠理,无处不到。

(3) **主要功能**:元气有推动人体生长发育和生殖,激发和调节各个脏腑、经络等组织器官生理功能的作用。所以说元气是人体生命活动力的源泉,是维持生命活动的最基本物质。机体元气充沛,则脏腑、经络等组织器官的功能旺盛,机体强健而少病。若先天禀赋不足,或后天失养,或久病耗损,均可导致元气虚衰,致使人体生长发育迟缓,各脏腑、经络等组织功能低下,从而产生种种病变。

2. **宗气** 又名大气,是积于胸中之气。

(1)**生成**:是肺吸入的自然界清气与脾运化的水谷之精气为主要组成部分,相互结合而成。因此,宗气的盛衰与肺、脾胃的功能密切相关。

(2)**分布**:宗气积聚胸中,贯注心肺之脉,在胸中积聚之处称为"气海",又称"膻中"。上出于肺,循行咽喉而走息道;下蓄丹田,经气街穴注足阳明胃经而下行至足。

(3)**主要功能**:宗气的主要功能表现在三个方面:一是走息道而司呼吸。宗气具有促进肺呼吸运动的作用,故呼吸强弱、语言、声音,均与宗气盛衰有关。二是贯心脉而行气血。宗气能协助心气推动血液循环,故气血的运行,心搏的强弱、节律,皆与宗气盈亏有关。三是资助元气。宗气在肺气的肃降作用下,下蓄于丹田,资助先天之元气。

3. **营气** 营气是行于脉中且富有营养作用之气,又称"荣气"。营与血同行脉中,可分而不可离,故常"营血"并称。营气与卫气相对而言,属于阴,故称"营阴"。

(1)**生成**:营气主要来自脾运化的水谷之气中的精专部分所化生。

(2)**分布**:营气分布于血脉之中,成为血液的组成部分而循脉上下,营运于全身。

(3)**主要功能**:营气的主要功能有两个方面:一是营养全身,是脏腑、经络等生理活动所必需的营养物质。二是化生血液,是血液的组成部分。

4. **卫气** 卫气是行于脉外且具有保卫作用的气。卫气与营气相对而言,属于阳,故称"卫阳"。

(1)**生成**:卫气主要是由脾运化的水谷之气中的慓疾滑利部分所化生,《素问·痹论》曰:"卫者,水谷之悍气也。"

(2)**分布**:卫气为"慓疾滑利之气",即活动力特别强,流动迅速。卫气不受脉管约束,运行于脉外,外而肌肤腠理,内而脏腑筋骨,遍及全身。

(3)**主要功能**:卫气的主要功能有三个方面:一是护卫肌表,防御外邪的入侵。二是温养脏腑、肌肉、皮毛等。三是控制调节腠理的开合,汗液的排泄及维持体温的相对恒定。

营气和卫气,都以水谷精气为其主要的生成来源。营行于脉中,卫行于脉外;营主内守而属于阴,卫主外卫而属于阳,两者之间必须协调,才能维持正常的腠理开阖、调节体温和防御外邪的能力(表2-3)。

表2-3 气的分类归纳表

种类	概念	生成	分布	与脏腑的关系	特点	功能
元气	为人体原始之气,根本之气	以先天精气为根基,赖脾胃水谷之精气充养	藏于肾中,以三焦为通道,流行于全身	肾中精气	为人体最重要之气,是生命活动的原动力	① 推动人体生长发育 ② 温煦和激发脏腑、经络的生理功能
宗气	为聚于胸中之气	肺吸入的自然之清气与脾吸收的水谷精气在胸中结合而成	积于胸中贯注心肺上走息道下注丹田	心肺之气	积于上焦,与呼吸、心脏搏动、语言密切相关	① 走息道而司呼吸 ② 贯心脉以行气血 ③ 注丹田资助元气
营气	为行于脉中,具有营养作用之气	由中焦脾胃的水谷之精气所化生	行于脉内,营运于全身	出于中焦(脾胃)	为水谷之精气,精专柔和	① 化生血液 ② 营养周身
卫气	为行于脉外,具有保卫功能之气	由脾胃吸收的水谷之悍气所化生	行于脉外,布散于皮肤、分肉、肓膜、胸腹	本源于下焦,资生于中焦,宣发于上焦	为水谷之悍气,慓疾滑利	① 护卫肌表 ② 温养脏腑 ③ 调控汗孔

三、血

(一)血的概念

血,是指循行于脉中富有营养的红色液体,是构成人体和维持人体生命活动的基本物质之一。

血必须在脉中正常运行,才能发挥其生理功能。如果血在脉中运行受阻,或溢出脉外成为"离经之血",则不仅丧失其生理功能,还可成为致病因素。血液运行全身,发挥营养滋润作用,任何部位失去血液的供养,都会影响其正常的生理功能,造成生理功能紊乱及组织损伤,重者危及生命。

(二)血的生成

血主要由营气和津液组成。营气和津液都来源于脾所化生的水谷精微,所以说脾是气血生化之源。血的生成过程如《灵枢·决气》曰:"中焦受气取汁,变化而赤,是谓血。"这里所说的"中焦受气",指脾胃受纳水谷之气;"取汁",即食物化生水谷精微;"变化"指气化活动;"变化而赤",即水谷精微上输于肺,归之于心,经肺和心的共同作用,贯注于脉而成红色的血液。此外,肾中所藏之精也是生血的物质基础,肾精化髓,髓充于骨,骨髓为生血之器;肾精充盈,化生为血,滋养于肝,肝有所养,肝血充盛。所以《张氏医通》曰:"精不泄,归精于肝而化清血。"

血液的化生与多个脏腑相关,其中,脾胃的运化功能尤为重要。

1. 脾 脾为后天之本,气血生化之源。脾运化转输水谷精微而生成营气和津液,成为化生血液的主要物质基础。因此,脾功能是否健旺,直接影响血液的化生。若中焦脾虚,不能运化水谷精微,化源不足,往往导致血虚。

2. 心肺 水谷精微所化生之营气和津液,由脾上输于心肺,与肺吸入的清气相结合,贯注心脉,在心气的作用下变化而成红色的血液。《素问·阴阳应象大论》曰:"心生血";《灵枢·营卫生会》曰:"此所受气者,泌糟粕,蒸津液,化其精微,上注于肺脉,乃化而为血"。

3. 肾 肾藏精,精生髓,精髓是化生血液的基本物质之一。肾精充足,肾气充沛,血液生化有源;另外,肾精化生元气,促进脾胃化生水谷精微,进而奉心化赤为血。

综上所述,血是以水谷精微中的营气和津液为主要物质基础,在以脾胃为主,配合心肺、肾等脏腑的共同作用下生成的。

(三)血的运行

血液的正常循行,与心、肺、肝、脾等脏腑的功能密切相关。心主血脉,心气推动血在脉中运行全身。心脏、脉管和血构成了一个相对独立的系统。心气的充足与推动功能的正常与否在血的循行中起着主导作用。肺朝百脉,主治节,辅助心脏主管全身血脉。肺气宣发与肃降,调节全身的气机,随着气的升降而推动血运行至全身。尤其是宗气贯心脉而行血的功能,更突出了肺气在血行中的推动和促进作用。肝主疏泄,调畅气机,是保证血行通畅的一个重要环节。肝有贮藏血液和调节血量的功能,可以根据人体各个部位的生理需要,在肝气疏泄功能的协调下,调节脉道中循环的血量,维持血液循环及流量的平衡,同时,肝藏血的功能也可以防止血溢脉外,避免出血的发生。脾主统血,脾气健旺则能统摄血液在脉中运行,防止血溢脉外。

由此可见,心气的推动、肺气的宣发肃降、肝气的疏泄是推动和促进血运行的重要因素。脾气的统摄及肝气的藏血是固摄控制血运行的重要因素。而心、肝、脾、肺等脏生理功能的相互协调与密切配合,共同保证了血的正常运行。其中任何一脏的生理功能失调,都可以引起血行失常的病变。例如,心气不足,血运无力,可以形成血瘀;肺气不足,宣降失司也可以导致血瘀;脾气虚弱,统摄无力,可以产生多种出血病证;肝失疏泄,肝气上逆可致出血,抑郁不畅可致瘀血等。故《温病条辨·治血论》曰:"故善治血者,不求之有形之血,而求之无形之气。"

(四)血的功能

1. 营养和滋润 血含有人体所需的各种营养物质,通过气的推动,循着血脉运行于全身,人体各脏腑组织器官都依赖于血的营养和滋润,以维持正常的生理功能。故《素问·五脏生成》曰:"肝受血而能视,足受血而能步,掌受血而能握,指受血而能摄。"血充盈则面色红润、肌肉丰满壮实、皮肤和毛发滋润华泽、感觉和运动灵活自如。若血的生成不足或持久过度耗损,营养滋润作用减弱,可引起全身或局部血虚的病理变化,出现头晕眼花、面色不华或萎黄、毛发干枯、肌肤干燥、肢体或肢端麻木等临床表现。

2. 神志活动的物质基础 血是人体精神活动的主要物质基础。《灵枢·营卫生会》曰："血者，神气也。"人的精力充沛、神志清晰、感觉灵敏、运动自如，都有赖于血气的充盈、血脉的调和与流利。所以，无论何种原因引起的血虚、血热或血液运行失常，都可出现神疲健忘、失眠多梦，甚或精神恍惚、谵语、昏迷等神志失常的表现。《灵枢·平人绝谷》曰："血脉和利，精神乃居"。血供给充足，神志活动正常。

四、津液

(一) 津液的概念

津液，是人体内一切正常水液的总称，包括各脏腑组织器官内的液体及其正常的分泌物，如胃液、肠液及涕、泪等。津液也是构成和维持人体生命活动的基本物质之一。

津与液同属于水液，同源于饮食水谷，均有赖于脾胃而生成。但两者在性状、分布位置及其功能等方面又有所不同：性质较清稀，流动性大，布散于体表皮肤、肌肉和孔窍，并渗入血脉，起滋润作用的称为津；质地较稠厚，流动性小，灌注于骨节、脏腑、脑髓等组织，起濡养作用的称为液。《灵枢·五癃津液别》曰："津液各走其道，故三焦出气，以温肌肉，充皮肤，为其津，其流而不行者为液。"津与液之间，可以互相补充，相互转化，在病变过程中又可相互影响，一般不严格区分，故通常是津液并称（表2-4）。

表2-4 津与液的比较表

津	液
清轻稀薄，流动性大	浊重稠黏，流动性小
散布于皮肤、肌肉、孔窍并渗入血脉	灌注于关节、孔窍和脑髓等处
滋润肌肉，充养皮肤	滑利关节，濡养孔窍，补益脑髓
属阳	属阴

(二) 津液的生成、输布与排泄

津液在体内的代谢，是一个包括生成、输布和排泄等一系列生理活动的复杂过程。这一过程涉及多个脏腑的生理功能，是多个脏腑相互协调配合的结果。《素问·经脉别论》对此作了简要的概括："饮入于胃，游溢精气，上输于脾，脾气散精，上归于肺，通调水道，下输膀胱，水精四布，五经并行"。

1. 津液的生成 主要是通过胃对饮食水谷的"受纳腐熟"和小肠的"泌别清浊"，大肠吸收部分水液，经脾运化，即为津液，散精于肺而布散全身。

2. 津液的输布 主要通过脾、肺、肾、肝和三焦等脏腑生理功能的协调作用而完成的。其过程是：

(1) **肺主行水**：肺通调水道，为水之上源。肺接受从脾转输来的津液后，通过宣发作用，将津液向上、向外宣发至人体上部和形体肌表；通过肃降作用，把津液向下、向内输布至人体下部、肾和膀胱等。

(2) **脾主运化**：脾主运化水谷精微，通过其转输作用，一方面将津液上输于肺，由肺宣发肃降，使津液输布于全身，灌溉脏腑、形体和诸窍；另一方面直接向四周布散至全身。

(3) **肾主水**：肾对津液输布起着主宰作用。首先肾中精气的蒸腾气化作用，是脾的散精、胃的"游溢精气"、肺的通调水道以及小肠的"分清泌浊"等作用的动力；此外由肺下输至肾的水液，经肾的气化作用后，清者蒸腾，经三焦上输于肺而布散于全身，浊者化为尿液注入膀胱。

(4) **肝主疏泄**：肝主疏泄，调畅气机，气行则水行，推动津液的输布环流。

(5) **三焦决渎**：三焦为"决渎之官"，是津液在体内输布的通道。

3. 津液的排泄 通过肺将宣发至皮毛的津液，经阳气蒸腾气化而成汗液排出体外；肺在呼气时带走部分的水液；通过肾的蒸腾气化，将代谢后的津液化为尿液，下注于膀胱而排出体外；此外，粪便经大肠排出带走一些残余水分。

总之，津液的生成、输布与排泄，是一个复杂的生理过程，是多个脏器相互协调配合的结果，其中以肺、脾、肾三脏尤为重要。相关脏腑,尤其是肺、脾、肾的功能失调,均可影响津液的生成、输布及排泄,破坏津液代谢的平衡,从而形成伤津、脱液等津液不足,水湿、痰饮等津液环流障碍的病变。

(三) 津液的功能

津液的主要功能有以下三方面。

1. 滋润濡养 津液广泛存在于形体所有脏腑、官窍等组织器官之内和组织器官之间,含有丰富的营养物质,能润泽皮毛,滋养脏腑,润滑孔窍,滑利关节,充养骨髓、脊髓和脑髓。

2. 化生血液 津液经孙络渗入血脉之中,成为血液的组成部分之一,并有调节血液浓度的作用。

3. 调节人体阴阳平衡 津液代谢随人体体内生理状况和外界环境的变化而变化,如气候炎热或体内发热时,津液化为汗液向外排泄以散热,天气寒冷或体温低下时,津液因腠理闭塞而不外泄,从而可以调节阴阳之间的动态平衡,维持人体体温的相对恒定。

五、精、气、血、津液之间的关系

(一) 气与精的关系

"精"是构成人体和维持人体生命活动的基本物质,也是人体生长发育以及各种功能活动的物质基础。"气"既是不断运动着的、具有很强活力的精微物质,又是一切组织器官的功能活动的物质基础。

1. 精气互化 精能化气,气能生精,精与气互相资生,互相依存。如肾精和肾气互生互化,合称为肾中精气。若肾精不足,则肾气虚损;反之,肾气不足,又可使肾精亏虚,最终导致肾中精气不足。

2. 气可摄精 气的固摄作用可以防止精的无故流失。如肾气不足,固摄失职,则可导致男子遗精、滑精、早泄等症。

(二) 气与血的关系

"气为血之帅""血为气之母",气属阳,血属阴,两者相互依存,相互滋生,相互影响。

1. 气对血的关系

(1) **气能生血**:血的生成过程离不开气和气的运动变化。从摄入的食物转化为水谷精微;从水谷精微转化为营气和津液;从营气和津液转化为血,每一个转化过程都是气化的结果。此外,气为化生血的原料,主要指营气。由于气能生血,气旺则化生血的功能也强;气虚则化生血的功能也弱,所以在临床治疗血虚病证时,常常配以补气的药物以提高疗效。

(2) **气能行血**:血属阴主静,不能自行。血液的运行,有赖于气的推动,如宗气的贯心脉助血行,心气的行血,肺气的宣发敷布,肝气的疏泄条达等,此即所谓"气行则血行"。若气虚则血行无力;气滞则血行不畅;气机逆乱者,血行亦随气的升降出入异常而逆乱。因此临床治疗血行失常的病证时,常根据具体情况分别配以补气、行气、降气、升提等药物。

(3) **气能摄血**:是指气对血液有统摄和约束的作用,使其正常循行于脉管之中,而不致溢出脉外。气的这种功能是通过脾统血来完成的。如果脾气虚弱而失去了对血液的统摄作用,则血无所主,往往会导致各种出血证,故治疗时须用补气摄血之法,使血流归经,才能达到止血的目的。

2. 血对气的关系

(1) **血能载气**:即气存在于血液之中,依附于血而不致散失,赖血之运载而运行于全身。若气不附于血中,则将飘浮无根,易于流散。

(2) **血能养气**:即血在载气的同时,又不断地为气的生成和功能活动提供营养,使气不断地得到补充。人体任何脏腑、组织,一旦得不到血液的濡养,就无法进行功能活动,而气亦无由产生。所以,血虚的患者亦气虚;出血的患者气亦随之逸脱。由于"精血不能速生,元气所当急固",故临床上见大出血时,治疗当先补气,以益气固脱,挽救垂危患者。

(三) 气与津液的关系

气属阳，津液属阴，气与津液的关系，和气与血的关系相似，其表现为以下方面。

1. 气对津液的关系

(1)**气能生津**：气是津液生成的物质基础和动力，津液源于脾胃运化的水谷精微之气。脾胃之气健旺，则化生津液之力强，人体津液就充盛。所以说气能生津，气盛则津足，气衰则津少。

(2)**气能行津**：是指津液在体内升降循环、输布排泄，全靠气的升降出入运动。即通过脾气的散精和转输、肺气的宣发和肃降、肾中精气的蒸腾气化，才能促使津液运行于全身而环流不休，并将代谢后的津液转化为汗液和尿液排出体外，以维持津液在体内的平衡。气虚、气滞，可致津液停滞，称为"气不行水"；津液停聚，又可致气机不利，称为"水停气滞"，两者互为因果。故临床治疗时，常行气和利水之法并用。

(3)**气能摄津**：是指气对津液的固摄作用，即气能控制津液不致随意外泄。津液的正常代谢，有赖于气的推动作用，但维持津液在体内代谢的平衡，还有赖于气的固摄作用。如卫气固摄肌表，不使汗液过多外泄；肾气固摄下焦，能使膀胱正常贮尿、排尿等。若因气虚而固摄不力，则体内津液就会过多地排泄而流失，出现多汗、多尿、遗尿、流涎、带下等症，临床治疗时常补气摄津。

2. 津液对气的关系

(1)**津能载气**：是指津液为气的载体之一，气须依附津液而存在。若因汗、吐、下太过引起津液大量流失时，必导致气亦随之而外脱，形成"气随液脱"之危症。

(2)**津可化气**：水谷化生的津液，通过脾气升清散精，上输于肺，再经过肺主宣降通调水道，下输于肾和膀胱，在肾阳的蒸腾作用下化而为气。

(四) 精与血的关系

1. 精能生血 《景岳全书·血证》曰："血即精之属也，但精藏于肾，所蕴不多，而血富于冲，所至皆是"。肾藏精，精生髓，髓养骨，《素问·生气通天论》曰："骨髓坚固，气血皆从。"由此可见，精是化生血液的重要物质基础。精足则血足，所以肾精亏损可导致血虚。以补肾为主治疗血虚，就是以精可化血为理论依据的。

2. 血能生精 《赤水玄珠·调经门》曰："夫血者，水谷之精气也，和调于五脏，洒陈于六腑，男子化而为精，女子上为乳汁，下为经水。"《读医随笔·气血精神论》曰："精者，血之精微所成"。血流于肾中，与肾精化合而成为肾所藏之精。由于血能生精，血旺则精充，血亏则精衰。故临床上每见血虚之候往往有肾精亏损之征。

(五) 血与津液的关系

血与津液均是液态的物质，都来源于水谷之精，有滋润和濡养的作用。按其形态、性质均属于阴，故可相互渗透、相互转化。津液不断渗注于脉中，即成为血的组成部分；运行于脉中的血，渗出于脉外便化为有濡润作用的津液，所以有"津血同源"之说。

两者在病机上相互影响。如失血过多时，脉外的津液大量渗注于脉中以补偿血容量的不足，从而导致脉外的津液不足，出现口渴、尿少、皮肤干燥等现象，称为"耗血伤津"；若津液大量耗损，不仅渗入脉中的津液不足，甚至脉中的一部分津液亦可渗出于脉外，形成血脉空虚，称为"津枯血燥"。汗液为津液所化生，汗出过多则可伤津，津耗则血少，故有"血汗同源"之说。所以，失血的患者不宜采用汗法；多汗夺津或津液大量丢失的患者，亦不可轻用破血、逐瘀之峻剂。故《灵枢·营卫生会》有"夺血者无汗，夺汗者无血"之说。

气为血帅,血为气母

气属阳,主动,主煦之;血属阴,主静,主濡之。这是气与血在属性和生理功能上的区别。但两者都源于脾胃化生的水谷精微和肾中精气,在生成、输布(运行)等方面关系密切,故《难经本义》曰:"气中有血,血中有气,气与血不可须臾相离,乃阴阳互根,自然之理也。"《医学真传·气血》曰:"人之一身,皆气血之所循行。气非血不和,血非气不运,故曰气主煦之,血主濡之。"这种关系概括为"气为血之帅""血为气之母"。

第五节　情志学说

患者,男,28岁。就诊时主诉:胸胁胀闷1个月,右胁疼痛半月。病史:上个月中旬开始两胁胀闷不舒,本月初右胁胀痛,喜太息,叹气后觉舒。伴有头晕失眠,口干微苦,不欲饮食,大便不爽,精神不振。肝功检查正常,口服维生素 B_1、吲哚美辛等无效。此前因失恋而致抑郁病史。检查:舌苔薄白,脉弦。

请思考:
1. 导致患者疾病的病因是什么?
2. 该患者病位在哪? 其主要病机是什么?

情志学说早在《黄帝内经》中就有精辟的论述,经历代医家不断发展完善,形成了独具特色的理论体系。它形成了一套病因、病机、诊断、治疗与养生的系统体系,并一直有效地指导着临床实践。

一、情志的基本概念

情志是指人的精神意识对外界事物的反应,包括喜、怒、忧、思、悲、恐、惊等七种情志活动,简称七情。七情与人体脏腑功能活动有密切的关系。七情分属于五脏,以怒、喜、思、悲、恐为代表,又称五志。

情志是人对客观事物的不同反映,在正常的活动范围内,一般不会使人致病。只有突然强烈或长期持久的情志刺激,超过人体正常生理活动范围,使人体气机紊乱,脏腑阴阳气血失调,才会导致疾病的发生。

运用情志学说治疗疾病的方法古时称为"祝由"。《素问·移精变气论》云:"往古人居禽兽之间,动作以避寒,阴居以避暑,内无眷慕之累,外无伸宦之形,此恬憺之世,邪不能深入也。故毒药不能治其内,针石不能治其外,故可移精祝由而已。""祝由"就是通过分析病因以调理情志治疗疾病的方法。

二、情志与脏腑的关系

情志活动与脏腑有密切关系。心主喜,过喜则伤心;肝主怒,过怒则伤肝;脾主思,过思则伤脾;肺主悲(忧),过悲(忧)则伤肺;肾主恐,过恐则伤肾。脏腑病变可出现相应的情绪反应,而情绪反应过度又可损伤相关之脏腑。

三、情志学说在中医学中的应用

(一)情志疗法的原则

1.因人制宜　指在治疗患者过程中要注意因其个体差异而制订相应的治疗措施。

《素问·徵四失论》曰:"不适贫富贵贱之居,坐之薄厚,形之寒温,不适饮食之宜,不别人之勇怯,不知比类,足以自乱,不足以自明,此治之三失也。"《灵枢·寿夭刚柔》曰:"人之生也,有刚有柔,有弱有强,有短有长,有阴有阳……"不同的个体在禀赋寿夭、生理发育、生活方式、情志心理、发病及预后等方面各有不同。《灵枢·五变》曰:"肉不坚,腠理疏,则善病风。""五脏皆柔弱者,善病消瘅。""小骨弱肉者,善病寒热。""粗理而肉不坚者,善病痹。""皮肤薄而不泽,肉不坚而淖泽,如此,则肠胃恶,恶则邪气留止,积聚乃伤。脾胃之间,寒温不次,邪气稍至,蓄积留止,大聚乃起。"因此,在治疗患者过程中,综合考虑其性别、年龄、职业、体质等因素,详辨禀赋之强弱、气血之盛衰、体质之肥瘦寒温,能更加全面精确地掌握疾病和人体的特征,施以个性化的治疗。

2. 形神兼顾 指在治疗患者过程中要注意其情志与形体的关系。形与神是生命活动整体不可分割的两个方面。《素问·上古天真论》曰:"故能形与神俱,而尽终其天年,度百岁乃去。""独立守神,肌肉若一,故能寿蔽天地,无有终时……"《素问·口问》曰:"悲哀愁忧则心动,心动则五脏六腑皆摇……"养形安神,形健则神旺。明医学家张景岳《类经》曰:"形者神之体,神者形之用;无神则形不可活,无形则神无以生""故欲养神者,不可不谨养其形"形与神,两者相辅相成,不可分离,形健神旺是正气充沛、身体健康的标志。

(二)情志治疗的方法

1. 言语开导法 是指在治疗患者过程中用语言对其进行说服、解释、鼓励、劝告,使其摆脱或减轻心理负担,从而使病情得到改善的方法。《灵枢·师传》曰:"人之情,莫不恶死而乐生,告之以其败,语之以其善,导之以其所便,开之以其所苦,虽有无道之人,恶有不听者乎?"惧怕死亡,而希望生存是人之常情。"告之以其败",指出疾病的危害,引起患者对疾病的注意,使患者对疾病有一个正确的认识;"语之以其善",告诉患者要与医护人员好好配合,只要治疗及时,措施方法得当,是可以缓解、治愈、康复的,要增强战胜疾病的信心;"导之以其便",劝导、启发患者安心调养,并指出具体治疗的方式或方法;"开之以其苦",解除患者畏难情绪以及恐惧和消极的心理。

2. 清心静神法 清心静神法是指在治疗患者过程中通过消除其不良情志和心神活动以达到治疗的目的。《素问·上古天真论》曰:"虚邪贼风,避之有时;恬惔虚无,真气从之,精神内守,病安从来?"《素问·生气通天论》曰:"清静则肉腠闭拒,虽有大风苛毒,弗之能害"即从内外两个方面揭示了清心静神的重要原则。对外,顺应自然变化和避免邪气的侵袭;对内,谨守虚无,心神宁静,这样外御内守,真气从之,邪不能害。可见,"恬惔虚无"之要旨是保持静养,思想清静,畅达情志,使精气神内守而不散失,人体形神合一,有利于防病去疾,促进健康。《素问病机气宜保命集》曰:"神太用则劳,其藏在心,静以养之。"所谓"静以养之",主要是指静神不思、养而不用,即便用神,也要防止用神太过。《素问·痹论》曰:"静则神藏,躁则消亡。"静则百虑不思,神不过用。反之,神气的过用、躁动往往容易耗伤气血,会使身体健康受到影响。所以,《素问·上古天真论》曰:"精神内守,病安从来。"强调了清静养神的护理意义。《素问·上古天真论》曰:"是以志闲而少欲,心安而不惧,形劳而不倦,气从以顺,各从其欲,皆得所愿……所以能年皆度百岁而动作不衰者……"私心太重,嗜欲不止,欲望太高太多,达不到目的,就会产生忧郁、幻想、失望、悲伤、苦闷等不良情绪,从而扰乱清静之神,使心神处于无休止的混乱之中,导致气机紊乱而发病。如果能减少私心、欲望,从实际情况出发,节制对私欲和名利的奢望,则可减轻不必要的思想负担,使人变得心地坦然,心情舒畅,从而促进身心健康。

3. 移情易性法 移情易性法是指在治疗患者过程中使其情绪转移和改易心志以达到治疗的目的。移情,指排遣情思,使思想焦点转移他处,在治疗过程中,主要是指将患者注意力,从疾病转移到其他方面;易性,指改易心志,包括改变患者的某些不良情绪、习惯或错误认识,使其能恢复正常心态或习惯,以利于疾病的治疗。《素问·移精变气论》曰:"余闻古之治病,惟其移精变气,可祝由而已……毒药不能治其内,针石不能治其外,故可移精祝由而已。"移情的方法很多,应根据不同患者的心理特点、局部环境和条件等采取不同的措施,唐医学家孙思邈《备急千金要方》曰:"弹琴瑟,调心神,和性情,节嗜欲……"琴棋书画具有影响人的情感、转移情志、陶冶性情的作用,故应在烦闷不安、情绪不佳时,听一听音乐,欣赏一下戏剧,使苦闷顿消,精神振奋。患者可根据各自不同的兴趣和爱好,分别从事自己喜欢的活动,如书法、绘画等,用这些方法排解愁绪,寄托情怀,舒畅气机,颐养心神,有益于身体健康。

移情易性的具体办法很多,可根据不同的疾患、不同的心理状态和不同的环境条件,采取不同的措施,灵活加以运用。具体可以分为三类:一是鼓励患者投身到健康的消遣活动中去,来转移当事者的思虑目标;二是帮助患者放弃或调整原先的生活目标和行为方式,以改变其不良习性;三是建议改变工作或生活环境,使患者脱离原来的不良刺激。

4. 情志相胜法 是指在治疗患者过程中用一种情志抑制另一种情志的方法以达到治疗的目的,又称以情胜情法、五志相胜法、情态相胜法等。《素问·阴阳应象大论》曰:"人有五脏化五气,以生喜怒悲忧恐。"怒归肝属木、喜归心属火、思归脾属土、悲归肺属金、恐归肾属水。情志生于五脏,五脏分属五行,故五志之间相生相克的关系就和五行一样,五志失衡则病,五志平衡则和。五脏之病,可运用五志之间的相生相克进行治疗《素问·举痛论》曰:"百病生于气也,怒则气上,喜则气缓,悲则气消,恐则气下……惊则气乱……思则气结。"由于五志和五脏相对应,五志的变化将引发五脏的变化,进而导致疾病的产生。《素问·阴阳应象大论》曰:"怒伤肝,悲胜怒""喜伤心,恐胜喜""思伤脾,怒胜思""忧伤肺,喜胜忧""恐伤肾,思胜恐"。五志相胜疗法能够通过五种情志之间的相生相克规律,达到五志平和,协调气机和脏腑而治愈疾病的目的。

(1)悲胜怒法:悲归肺属金,怒归肝属木。怒伤于肝者,以悲胜之。怒伤肝,因怒而伤及肝之疏泄功能,导致体内气逆上窜,多表现为狂躁冲动等肝阳上亢症状。"悲则气消"正好对应"怒则气上",金医学家张子和《儒门事亲》曰:"悲可以治怒,以怆恻苦楚之言感之",以诱导患者产生悲伤情绪,用压抑的情绪抵消激怒的情绪,有效地控制或缓解因愤怒而导致的病证。

(2)恐胜喜法:恐归肾属水,喜归心属火。喜伤于心者,以恐胜之。喜伤心,肺金受邪。心藏神,若因喜太过伤及心,则神不守舍,心身涣散,多表现为神情恍惚、嬉笑不休、健忘等症状。恐则气下则有泻心火之作用。恐为肾志,喜为心志,水能制火,这就是所谓的水火既济之道。金代医学家张子和《儒门事亲》曰:"恐可以治喜,以迫遽死亡之言怖之",令患者产生恐惧心理,有效地控制或缓解因过喜而导致的病证。

(3)怒胜思法:怒归肝属木,思归脾属土。思伤于脾者,以怒胜之。思伤脾,肾水受邪。过思则气结,伤及脾的运化功能,导致脾失健运,多表现为不思饮食、胸膈满闷、神情倦怠等症状。怒则气上,肝志为怒,主疏泄,可有助于宣散气结。金医学家张子和《儒门事亲》曰:"怒可以治思,以污辱欺罔之言触之",激起患者盛怒情绪,疏通郁思气结,有效地控制或缓解因过怒而导致的病证。

(4)喜胜悲法:喜归心属火,悲归肺属金。悲伤于肺者,以喜胜之。悲伤肺,肝木受邪。过悲则气消,导致肺气耗散,多表现为少气懒言、意志消沉、食少气短等症状。金医学家张子和《儒门事亲》曰:"喜可以治悲,以谑浪亵狎之言娱之",使患者喜笑颜开,气和志达,精神重新振作,有效地控制或缓解因过悲而导致的病证。

(5)思胜恐法:恐归肾属水,思归脾属土。恐伤于肾者,以思胜之。恐伤肾,恐则气并与肾,心火受邪。过恐则气下,若长时间受到惊吓、恐惧的情志刺激,则可能造成脏腑受损,多表现为坐立不安、二便失禁、遗精滑泄、心神不宁等。金医学家张子和《儒门事亲》曰:"思可以治恐,以虑彼志此之言夺之",引导患者对有关事物进行思考,以制约其恐惧心理,有效地控制或缓解因过恐而导致的病证。

情 志

情志即七情,喜、怒、忧、思、悲、恐、惊,是人的精神、意识对外界事物的反应。作为病因是指这些活动过于强烈、持久或失调,引起脏腑气血功能失调而致病。《素问·举痛论》曰:"怒则气上,喜则气缓,悲则气消,恐则气下……惊则气乱……思则气结。"又包括某些内脏病变而继发的病态情志活动。《素问·宣明五气》曰:"精气并于心则喜,并于肺则悲,并于肝则忧,并于脾则畏,并于肾则恐,是谓五并。虚而相并者也。"《素问·调经论》曰:"血有余则怒,不足则恐。"《灵枢·本神》曰:"肝气虚则恐,实则怒。"《素问·阴阳应象大论》有着怒伤肝、喜伤心、思伤脾、忧伤肺、恐伤肾的记载。

第六节 体质学说

患者,女,45岁,自由职业者。体形肥胖,面部、鼻部油腻,面部痤疮,自觉身重困倦,痰多,小便热感色浓,大便黏滞不爽,带下量多色黄。检查:舌红苔黄腻,脉滑数。

请思考:

1. 根据《中医体质分类与判定》标准,该患者属于什么体质?
2. 依据是什么?

中医学在几千年的发展过程中,积累了丰富的医学体质学的知识。早在《黄帝内经》中,对体质的形成、分类以及体质与病机、诊断、治疗、预防的关系就有极为详细的论述。其后,历代医家又进一步丰富和发展了体质学的理论,形成了中医学的体质学说,并对养生防病和辨证论治起到重要的指导作用。

一、体质的基本概念

体质,又称禀赋、禀质、气禀、形质、气质等,即人体的质量。是指人体在先天遗传和后天获得的基础上所形成的形体和功能相对稳定的固有特性。其包括在生长、发育过程中所形成的与自然、社会环境相适应的人体形态结构、生理功能和心理因素综合相对稳定的固有特征。

二、体质与发病

中医学十分注重内因在发病学上的主导地位,认为外邪侵袭人体,但是否发病,在很大程度上取决于体质。《灵枢·论勇》曰:"有人于此,并行并立,其年之少长等也,衣之厚薄均也,卒然遇烈风暴雨,或病或不病,或皆病,或皆不病,其故何也?"又如《灵枢·五变》曰:"人之有常病也,亦因骨节皮肤腠理之不坚固者,邪之所舍也,故常为病也。"《灵枢·百病始生》说:"风雨寒热不得虚,邪不能独伤人,卒然逢疾风暴雨而不病者,盖无虚,故邪不能独伤人。此必因虚邪之风,与其身形,两虚相得,乃客其形。"进一步指出了单纯的风雨寒暑六淫之邪乘人身正气之虚,方能侵入机体引起疾病,即"邪之所凑,其气必虚"之谓。

三、体质的特点

(一)儿童体质特点

儿童是指出生至18岁年龄段的人群。《灵枢·逆顺肥瘦》指出:"婴儿者,其肉脆、血少、气弱",《温病条辨》曰:"小儿稚阳未充,稚阴未长者也。"概括了小儿脏腑娇嫩、形气未充的体质特点,同时也说明了其发育阶段中的体质特点。稚阴稚阳就是说小孩体内精、血、津液及脏腑、筋骨、脑髓、血脉、肌肤等有形之质尚未发育成熟(稚阴),脏腑的各项生理功能尚未完善(稚阳),仍处于生长发育的动态过程中。所以《诸病源候论》曰："小儿脏腑之气软弱。"《小儿药证直诀》曰："小儿五脏六腑成而未全……全而未壮。"《育婴家秘》言："小儿气血未充,肠胃脆弱……神气怯弱。"儿童的体质特点即为纯阳之体、稚阴稚阳之体、五脏有余不足。

1. 纯阳之体 "纯阳"指小儿的生命活力,如初升太阳,阳气生长迅速旺盛,身高、体重快速增长,脏腑组织功能日趋完善,呈现蓬勃向上的生机。小儿"纯阳之体"意义有二:一是小儿受邪之后,容易热化;二是小儿脏腑组织修复能力强,患病后较成人易于康复。

2. 稚阴稚阳之体 小儿脏腑娇嫩,形气未充,所以对疾病的抵抗力差,外易为六淫所侵,内易为饮食所伤。

3. 五脏有余不足 明代儿科医家万全曾指出小儿五脏的生理特点是肝常有余,脾常不足,肾常亏虚,心火有余,肺脏娇嫩。小儿处于快速生长发育阶段,对饮食营养需求日益增多,而尚未成熟的脾胃难以适应,故小儿脏腑中以脾胃不足最为突出。肺本为娇脏,易受邪侵,所以小儿易患感冒、咳嗽等病。小儿先天不足,肾气亏虚,可发生"五迟""五软"等病证。小儿感受外邪,容易从阳化热,热盛易致神昏,或动风抽搐等,这是心常有余、肝常有余的表现。

(二)成年体质特点

成年是指 18~60 岁年龄段的人群。《素问·上古天真论》中提到女子为"五七,阳明脉衰,面始焦,发始堕。六七,三阳脉衰于上,面皆焦,发始白";男子为"五八,肾气衰,发堕齿槁。六八,阳气衰竭于上,面焦,发鬓斑白"。其指出了女子从 35 岁开始,男子从 40 岁开始,机体表现出多方面开始衰退的现象,提示了中年时期进行调理养生的必要性。

1. 青年体质 青年时期,气血旺盛,机体发育趋于成熟,是人体生长发育的至盛时期。其主要表现为体魄强壮,内脏坚实,气血充盛,精力充沛。在心理及情感发展方面,两极性突出,欢快时兴高采烈,失意时垂头丧气。这个时期的人容易发生一些心理问题。

2. 中年体质 中年阶段,人体的脏腑经络功能,都达到了最佳状态,但也是在此阶段,人体体质出现转折征兆,脏腑气血由盛极而转向渐衰。所以从中年时期开始,适时注意身体调摄,对防止早衰,有效保持健康至关重要。

(三)老年体质特点

老年是指 60 岁以上的人群。《素问病机气宜保命集》提出老年人"精耗血衰,血气凝泣""形体伤惫……百骸疏漏,风邪易乘"。《灵枢·天年》有"六十岁,心气始衰,苦忧悲,血气懈惰,故好卧。七十岁,脾气虚,皮肤枯。八十岁,肺气衰,魄离,故言善误……"的说法。即人到老年,其体质特点表现为肾精亏虚、气血运行不畅。

1. 肾精亏虚 老年人脏腑功能衰退,阴阳气血俱虚,尤其肾精亏虚是老年人体质的基本特点。肾虚可见骨质疏松、头发花白、皮肤松弛、牙齿脱落、耳聋失聪、行动缓慢等。心虚可见失眠健忘、反应迟钝等。肺虚可见语声低微、毛发不润、多汗、易感冒等;脾虚可见食少纳呆、大便不调等;肝虚可见肢体麻木、头晕目眩、视力下降等。

2. 气血运行不畅 人到老年,气血衰少,脉道艰涩。"老年多瘀"是这一时段体质的又一大特点。

四、体质分类

2009 年 4 月 9 日中华中医药学会颁发了《中医体质分类与判定》标准,将体质分为 9 个类型。

(一)平和质(A 型)

体态适中,唇色、面色及肤色皆红润,目光有神,精力充沛,感觉灵敏,不易疲劳,耐寒热,睡眠好,胃纳佳,二便调。体形均匀健壮,性格随和开朗。临床舌脉诊察常见舌淡红,苔薄白,脉缓和有力。对自然环境和社会环境适应能力较强。

(二)气虚质(B 型)

声音低弱,气短懒言,少气乏力,易出汗,常觉心慌,头晕,肌肉松软不实,性格内向,喜欢安静。

临床舌脉诊察常见舌淡红,边有齿痕,脉弱。不耐受风、寒、暑、湿邪,易患感冒、内脏下垂等病,病后康复缓慢。

(三)阳虚质(C型)

畏寒肢冷,冬季尤甚,胃脘部、背部或腰膝部冷痛感觉最为明显,喜热饮食,受凉或进食生冷后,易发腹泻。临床舌脉诊察常见舌淡胖嫩,脉沉迟无力。易患感冒、痰饮、肿胀、泄泻等病。

(四)阴虚质(D型)

两颧潮红,五心烦热,口渴喜冷饮,潮热盗汗,虚烦不寐,体形偏瘦,小便短赤,大便干燥,性情急躁,外向好动,活泼。临床舌脉诊察常见舌红少津,脉细数。易患虚劳、失精、不寐等病。耐冬不耐夏,不耐受暑、热、燥邪。

(五)痰湿质(E型)

体形肥胖,胸闷胀满,腹部肥满松软,身体沉重,口黏痰多,自觉咽喉部异物感,性格多温和、稳重,善于忍耐。临床舌脉诊察常见舌苔腻,脉滑。易患消渴、中风、胸痹等病。对梅雨季节及湿重环境适应力差。

(六)湿热质(F型)

心烦急躁,面部、鼻部油腻,易生痤疮,口苦或口中异味,身重困倦,小便短黄灼热,大便黏滞不爽,女性带下量多色黄,男性常阴囊潮湿。临床舌脉诊察常见舌红苔黄腻,脉滑数。易患疮疖、黄疸、热淋等病。对湿热气候难以适应。

(七)血瘀质(G型)

面色、唇色暗滞,皮肤青紫瘀斑,常见固定部位疼痛,女子痛经,月经量少,夹有血块。临床舌脉诊察常见舌紫黯有瘀斑瘀点,舌下脉络紫黯、增粗,脉涩。易患癥积、痛证、血证等病。不耐寒邪。

(八)气郁质(H型)

闷闷不乐,郁郁寡欢,焦虑不安,胁肋、乳房胀闷疼痛,善太息,咽喉如有异物,性格内向不稳定,敏感多疑。临床舌脉诊察常见舌淡红、苔薄白,脉弦。易患脏躁、梅核气、郁证等病。对精神刺激适应能力较弱。

(九)特禀质(I型)

易过敏,喷嚏、鼻塞、流涕、咳喘,易患荨麻疹或因过敏出现紫癜。过敏体质一般无特殊体型,先天禀赋异常者常见畸形或有生理缺陷。过敏体质易患哮喘、荨麻疹、花粉症及药物过敏等;也易患遗传性疾病如唐氏综合征、血友病等。对外界环境适应能力较差。

知识拓展

《黄帝内经》体质分类

《灵枢·通天》中根据人体阴阳盛衰的多少,将体质分为5类,即"多阴而无阳"的"太阴之人","多阴少阳"的"少阴之人","多阳而少阴"的"太阳之人","多阳少阴"的"少阳之人"以及"阴阳之气和"的"阴阳和平之人"。《灵枢·阴阳二十五人》运用阴阳五行学说,根据人的皮肤颜色、形态特征、生理功能、行为习惯、心理特征、对环境的适应调节能力、对某些疾病的易罹性和倾向性等各方面的特征,划分出"木""火""土""金""水"5种基本体质类型。此外,还在五行属性分类的基础上,又与五音(角、徵、宫、商、羽)相结合,根据五音、阴阳属性以及手足三阳经的左右上下、气血多少的差异,将上述木、火、土、金、水五型中的每一类型再分为5个亚型,即成为"五五二十五"种体质类型,即"阴阳二十五人"。

(潘韦韦　李有波　张立峰)

1. 五行的特性是什么？
2. 脏腑的生理功能和生理特性是什么？
3. 气、血、津液之间相互关系是什么？

练习题

第三章 | 病因、发病与病机

ER 3-1
教学课件

ER 3-2
思维导图

学习目标

1. 掌握：病因病机的概念及发病的原理；外感六淫、内伤七情的致病特点。
2. 熟悉：疠气、饮食失宜、劳逸失度、痰饮、瘀血的致病特点。
3. 了解：邪正盛衰、阴阳失调和气血津液失常的病机类型。
4. 能根据疾病的临床表现分析并寻求病因，具备对临床病证进行病机分析的基本技能。
5. 理解"外因通过内因"起作用的辨证之理，进一步提升自身正气和自我防护意识，增强自身抗御外邪的能力。

案例导入

患者，男，18岁。因汗出当风，次日开始恶寒，发热不明显，无汗，头身疼痛，骨节酸痛，鼻塞声重，喷嚏，流清涕，伴咳嗽，痰白质稀，苔薄白，脉浮。

请思考：
1. 请根据患者的临床表现寻求病因。
2. 简述判断其病因的依据。

人体是一个有机的整体，人体内环境与外环境之间维持着相对的平衡状态，破坏人体自身与外环境之间的平衡状态就会引发疾病，而引发疾病的原因就是病因。病因学，是研究病因的性质、致病特点及临床表现的学说。疾病的发生，即发病，是由致病因素引起的一种复杂而有一定表现形式的病理过程。发病学是研究疾病发生、发展及转归的普遍规律和机制的科学。病机，即疾病发生、发展与变化的机制。病机学是研究和探讨疾病发生、发展、变化和结局的基本规律的学说。

第一节 病 因

病因又称致病因素，泛指破坏人体相对平衡状态，而引起疾病发生的原因。

对病因的分类，历代医家提出了不同的分类方法。《黄帝内经》将病因分为阴阳两类，即把风、雨、寒、暑等，归属于阳；把饮食、居处、喜怒等，归属于阴。宋代陈无择明确地提出"三因学说"，即六淫侵袭，为外所因；七情所伤，为内所因；饮食劳倦，跌仆金刃以及虫兽所伤，为不内外因。

近年来，中医学将病因分为外感病因、内伤病因、病理产物性病因和其他病因四类，主要包括六淫、疠气、七情内伤、饮食失宜、劳逸过度、痰饮瘀血、结石外伤、虫兽伤、先天因素、医源因素和药源因素等。

一、外感病因

外感病因，是指来源于自然界，多从肌表或口鼻侵入人体，引起外感性疾病的致病因素。外感病因，又称之为"外邪"，包括六淫和疠气等。

(一)六淫

1.六淫的概念 是风、寒、暑、湿、燥、热(火)六种外感病邪的统称。淫,即太过、侵淫之意。六淫由六气转变而来,六气与六淫具有相对性。

六气,指风、寒、暑、湿、燥、热(火),六种不同的自然界正常气候变化,是万物生、长、化、收、藏的必要条件。正常的六气变化,一般不会使人致病。如果气候变化异常,六气发生太过或不及,或非其时而有其气,如春天当温而反寒,秋季当凉而反热;或气候变化过于急骤,超过了一定的限度,使人体不能与之适应,就会导致疾病的发生。此时的六气,就称为六淫。

2.六淫致病的共同特点 六淫致病具有外感性、季节性、地域性、相兼性和转化性。

(1)**外感性**:六淫为病,多从肌表或口鼻侵入,故有"外感六淫"之称。六淫所致之病,称为外感病。外感病的初起阶段,一般表现为表证,以恶寒发热、舌苔薄白、脉浮为主要临床特征。

(2)**季节性**:六淫致病,多有明显的季节性,与气候变化密切相关。如春季多风病,夏季多暑病,长夏多湿病,秋季多燥病,冬季多寒病等。但是,也可因非其时而有其气,而导致多种邪气共同致病。

(3)**地域性**:六淫致病,常与居住工作地区,或生活环境密切相关。如西北高原地区,多寒病和燥病;东南沿海地区,多热病和湿病;久居潮湿之地,多患湿病;高温之下作业,多患燥病。

(4)**相兼性**:六淫邪气,既可单独侵袭人体而致病,如外感燥邪而致口鼻干燥;又可两种或两种以上邪气相兼,同时侵犯人体而致病。如风热感冒、风寒感冒、湿热泄泻、寒湿泄泻、风寒湿痹等。

(5)**转化性**:六淫致病,虽各有特点,但可以相互影响,且在一定的条件下,其病理性质可以发生转化。如寒邪郁久,可以入里化热;暑湿日久,可以化燥伤阴;六淫之气,皆可以化火等。

3.六淫的性质及其致病特点 邪气的性质反映其基本特征。由于邪气性质不同,致病特点因之而异,故分析病因时,通常以性质变化来推论致病特点。一般来说,风、暑、燥、热(火)为阳邪,寒、湿为阴邪。六淫的性质和致病特点,常作为外感病辨证求因的理论依据。

(1)**风邪**:自然界中,凡具有轻扬开泄、善动不居等特点的外邪,称为风邪。风邪侵犯人体,多从皮毛而入。风邪为病,称为外风病。风为春季的主气,而四季皆有风。故风邪致病,以春季多见,但四季皆有。风邪的性质及致病特点如下:

1)风为阳邪,其性开泄,易袭阳位:风具有轻扬、向上、向外、升散之性;风邪侵犯人体,可使腠理疏泄而汗孔开张。表现为汗出恶风之症;风为阳邪,易袭阳位,故风邪致病,就病位而言,多侵犯人体的上部、肌表、腰背等部位。

2)风性善行而数变:善行,是指风具有善动不居、行无定处的特点。如风痹之关节疼痛,游走不定。数变,是指风邪致病,具有发病急、变化快的特点。如中风患者突然发生口眼㖞斜、活动不利;如荨麻疹患者,皮疹时隐时现,瘙痒时轻时重。

3)风性主动:风性主动,是指风邪致病,具有动摇不定的特点。如破伤风患者四肢抽搐、角弓反张等。

4)风为百病之长:长者,始也,首也。六淫之中,风邪居于首位。风为百病之长,一是指风邪为外邪致病的先导,且常兼夹其他邪气致病;二是指风邪致病广泛,且常居诸邪之首。如寒、湿、燥、热等邪气,多依附于风而侵袭人体。

(2)**寒邪**:在自然界中,凡具有寒凉、凝滞、收引等特性的外邪,称为寒邪。寒为冬季的主气,故寒邪为病,以冬季为多见,也可见于其他季节。淋雨涉水、贪凉饮冷或气温急剧下降等,均可使人体感受寒邪。

寒邪为病,称为外寒病。外寒致病,根据寒邪侵犯部位的深浅,有伤寒和中寒之别。寒邪伤于肌表,郁遏卫阳者,则称为"伤寒";寒邪直中于里,伤及脏腑阳气,则称为"中寒"。寒邪的性质及致病特点如下:

1）寒为阴邪,易伤阳气:寒邪病性属阴,寒偏盛即阴偏盛,阴盛则寒,阴盛则阳病。故寒邪侵犯人体,可致阴寒偏盛的实寒证,且最易损伤人体的阳气。感受寒邪,阳气受损,失于温煦,故全身或局部,可出现明显的寒象。如寒邪侵袭肌表,郁遏卫阳,则见恶寒;如寒邪损伤脾阳,则脘腹冷痛;如寒邪直中少阴,则恶寒踡卧。

2）寒性凝滞:凝滞,即凝结、阻滞不通。气血津液的正常运行,有赖于阳气的温煦推动。寒性凝滞,寒邪侵犯人体,则使阳气受损,失其温煦和推动作用,导致经脉气血运行迟缓,甚至凝结阻滞不通,而不通则痛,故寒邪侵犯人体,多表现出疼痛的症状。如寒袭肌表,凝滞经络,则头身疼痛;寒客肢体关节,气血凝滞不畅,则发为痛痹;寒邪直中于里,阻滞气机,则脘腹冷痛。

3）寒性收引:收引,即收缩牵引之意。寒邪侵犯人体,可使气机收敛,腠理闭塞,经脉收缩挛急。如寒袭肌表,则腠理闭塞,可见恶寒无汗;如寒客经络关节,则筋脉收引拘急,关节屈伸不利;如寒客厥阴经脉,则经脉凝滞,可致少腹拘急不仁。

（3）暑邪:在自然界中,凡具有炎热、升散、兼湿等特性的外邪,称为暑邪。暑为夏季的主气,具有明显的季节性。凡夏至以后立秋之前,天气温度过高,或烈日下作业,或生活环境闷热,皆易感受暑热之邪。暑邪致病,有伤暑和中暑之别。起病缓慢,病情较轻者,为伤暑;发病急骤,病情较重者,为中暑。暑邪致病,只有外感,而无内生,故无内暑之说。暑邪的性质和致病特点如下:

1）暑为阳邪,其性炎热:暑为火热之气所化,是夏季的主气,具有炎热之性,火热属阳,故暑为阳邪。暑邪致病,多表现出一派阳热之象,如高热心烦、面赤、脉洪大等。

2）暑性升散,易伤津耗气:升散,即上升、发散之意。暑为阳邪,其性升发,暑邪侵犯人体,易使腠理开泄而多汗。汗出过多,耗伤津液,津液亏损,则可见口渴喜饮、唇干舌燥、尿少短赤等症;汗出过多,气随津泄,易致气虚,甚至气脱。故伤于暑者,往往伴有气短乏力,甚则突然昏倒、不省人事。

3）暑多夹湿:夏季炎热,且多雨潮湿,致热蒸湿动,湿热弥漫,故暑邪致病,多兼夹湿邪,见暑湿夹杂证候。临床除发热、烦渴等暑热表现外,常兼见四肢困倦、胸闷呕恶、大便不爽等湿滞症状。

（4）湿邪:在自然界中,凡具有重浊、黏滞、趋下特性的外邪,称为湿邪。湿为长夏的主气,长夏处于夏秋之交,阳热下降,水气上腾,湿气最盛,故长夏多湿病。此外,居处潮湿、水上作业、冒雨涉水等,均可感受湿邪。

湿邪为病,称为外湿病。外湿病与内湿病,应相互区别。外湿病,多因感受湿邪而发。内湿病,多因脾虚湿聚所致。同时,外湿与内湿,在发病过程中可以相互影响。外邪侵袭人体,可致脾失健运、水湿停聚;脾虚失运,水湿不化,则易感受外湿。湿邪的性质和致病特点如下:

1）湿为阴邪,易阻遏气机,损伤阳气:湿性类水,水属于阴,故湿为阴邪。湿邪侵犯人体,留滞脏腑经络,最易阻滞气机,导致气机失常。如湿阻胸膈,气机不畅,则气短胸闷;如湿困脾胃,脾失健运,胃失和降,则食少纳呆、脘痞腹胀;如湿阻下焦,则小便滞涩,排出不畅。湿为阴邪,阴盛则阳病,故湿邪可损伤阳气。五脏之中,脾为阴土,喜燥而恶湿,故湿易困脾,使脾阳不振,运化不利,水湿停聚,发为泄泻水肿、小便短少等症。

2）湿性重浊:重,即沉重、重着。故湿邪致病,具有沉重、重着的特点。如湿邪袭表,则可见头重如裹、四肢沉重;湿邪留滞经络关节,则可见关节重着、屈伸不利。浊,即污浊、秽浊。故湿邪致病,其分泌物和排泄物,多秽浊不清。如湿浊在上,则面色垢、眼眵多;如湿滞大肠,则大便溏泄、黏腻不爽;如湿浊下注,则小便浑浊、妇女带下、质稠腥秽;湿邪浸淫肌肤,则可见疮疹流脓、渗出溢液。

3）湿性黏滞:黏,即黏腻。滞,即阻滞。湿性黏滞,是指湿邪致病,具有黏腻和阻滞的特点,这主要表现在两个方面,一是指症状的黏滞性,湿邪致病,其分泌物和排泄物,多黏滞不清或黏腻不爽,如大便溏泄或黏腻,小便淋漓或滞涩;二是指病程的缠绵性,湿邪致病,多反复发作,时起时伏,缠绵难愈,如湿疹和湿痹,都具有病程较长,反复发作,迁延难愈的特点。

4）湿性趋下,易袭阴位:湿性类水,水性趋下,故湿性趋下。湿邪侵犯人体,有下行趋低之势,易于伤及人体下部,或下部症状较为明显。如水湿所致的浮肿,以下肢水肿为多见。如小便浑浊、泄泻下痢、妇女带下等,多由湿邪下注所致。

(5)**燥邪**:自然界中,凡具有干燥、清肃、收敛等特性的外邪,称为燥邪。燥为秋季的主气,秋季气候干燥,故燥邪致病,多见于秋季,但四季均有。燥邪为病,有温燥和凉燥之分。初秋有夏热之余气,燥与热相合,而侵犯人体,则发为温燥。深秋有近冬之凉气,燥与寒相合,而侵犯人体,则发为凉燥。燥邪的性质及致病特点如下:

1)燥性干涩,易伤津液:燥邪具有干燥涩滞之性,易使水分减少而失于润泽。故燥邪侵犯人体,最易耗伤人体的津液,形成阴津亏损的病变,表现出各种干涩的症状。如口唇干燥、鼻咽干燥、皮肤干燥、小便短少、大便干燥等,故有"燥胜则干"之说。

2)燥易伤肺:燥为秋令的主气,五脏中与肺相应。肺为娇脏,喜润恶燥,开窍于鼻,外和皮毛,主气而司呼吸。而燥邪伤人,多从口鼻而入,故燥邪最易伤肺。燥邪伤肺,使肺津受损,肺失滋润,宣肃失职,从而出现干咳少痰,或痰黏难咯,或痰中带血,甚至喘息胸痛等症。而肺与大肠相表里,燥邪伤肺,还可致大肠传导失职,表现为大便干燥不畅等症。

(6)**火(热)邪**:自然界中,凡具有火之炎热特性的外邪,称为火(热)邪。温、热、火三者,异名而同类,其性均属阳,仅程度不同,无本质区别,常相提并论,如温热之邪、火热之邪等。一般认为,温为热之渐,火为热之极。热邪多属外感,火则常自内生。热归于邪气,如风热、暑热、湿热等。火既可指维系生命之少火,也可指使人致病之壮火。火邪的性质及致病特点如下:

1)火为阳邪,易伤津耗气:火性属阳,火热之邪,具有燔灼、升散之性,故火热之邪侵犯人体,常表现为一派阳热之象,如壮热、面赤、烦躁、舌红、脉洪数等。另外,火邪致病,除表现热象显著外,因其既消烁津液,又逼迫津液外泄,故常伴有身体多汗、口渴喜饮、咽干口燥、小便短赤、大便秘结等伤津症状。加之热迫津出,气随津而泄,还可出现体倦乏力、少气懒言等气虚症状。

2)火性炎热上行:火热之邪,具有燔灼、升腾、向上的特性。故火邪致病,主要在人体的上部。如火热上壅,则可见头痛面红、咽喉红肿、牙龈肿痛等症。

3)火邪易生风动血:火热之邪侵犯人体,易引起肝风内动。火热亢盛,燔灼肝经,劫耗阴液,使筋脉失养,可引动肝风,出现动风证候,称为"热极生风",可见高热神昏、躁扰如狂、两目上视、牙关紧闭,甚至四肢抽搐、角弓反张等症状。火热之邪侵犯人体,不仅易起肝风内动,还可使血行加速,甚至灼伤脉络,导致血液妄行,引起各种出血病证,如皮肤发斑、吐血、衄血、便血、崩漏等。

4)火邪易扰心神:心在五行属火,心藏神主神志。火热之性躁动,与心气相通应,火热入于营血,易扰乱心神,表现出心烦失眠,狂躁不安,甚至神昏谵语等症。

5)火邪易致肿疡:火热之邪,入于血分,可聚于局部,腐肉败血,而发为疮疡痈肿,多表现出红、肿、热、痛等症。

总之,六淫为外来之邪,是外感病的致病因素,属于病因范畴。在疾病变化过程中,由于脏腑、经络、气血、阴阳失调所致的,类似于风、寒、湿、燥、热(火)致病特点的五种病理变化,故称为"内生五邪"。其性质虽与六淫相似,但不属于外来之邪,为病自内生,属于病机范畴。其详细内容,将在病机篇予以介绍。

(二) 疠气

1. 疠气的概念 疠气是指具有强烈传染性和流行性的外感病邪的统称。在中医文献中,疠气又称为"疫毒""戾气""异气"等。疠气引起的疾病,称为"疫病""瘟病""瘟疫病",如大头瘟、疫痢、白喉、霍乱、鼠疫等。

疠气与六淫均为外感病邪,但疠气具有特异性,其传染性极为强烈。疫气发病,既可大面积流行,也可散在发生。疠气所引起的疾病,实际上包括了现在医学的许多烈性传染病。

2. 疠气的性质和致病特点 疠气具有发病急骤、病情危笃,传染性强、易于流行,一气一病、症状相似的性质和致病特点。

(1)**发病急骤,病情危笃**:疠气致病,发病急骤,来势凶猛,变化多端,病情危笃。在发病过程中,常出现热盛伤津扰神,以及动血生风等病变,预后不良,死亡率高,甚至朝发夕死,顷刻而亡。

(2)**传染性强,易于流行**:疠气致病,可通过空气和食物等多种途径传播,故具有强烈的传染性和流行性,这是疠气有别于其他病邪的显著特征。处在疠气流行地区的人群,无论男女老少和体质强弱,只要接触疠气都可能发生疫病。

(3)**一气一病,症状相似**:疠气种类繁多,不同的疠气,所引起的疾病,具有一定的特异性,一种疠气引起一种疫病,即所谓"一气一病"。故当疠气流行时,临床症状基本相似。如痄腮,无论男女老幼,都表现为耳下腮部肿胀。

3.**疠气的形成和疫病流行的因素** 主要有气候因素、环境污染、饮食不当、预防不力和社会因素等。

(1)**气候因素**:自然界气候的反常变化,如久旱酷热、水灾洪涝、湿雾瘴气等,均可滋生疠气,导致疫病发生。

(2)**环境污染**:环境卫生条件差,如水源和空气污染,也会滋生疫疠之气,而引起疫病的发生。

(3)**饮食不当**:食物污染和饮食不洁,也可引起疫病发生。如疫痢、疫黄等疫病,多为疫毒随饮食进入人体而发病。

(4)**预防不力**:因疠气具有强烈传染性,只要接触都可能发生疫病。故卫生防疫制度不健全,预防隔离措施不力,均可使疫病发生或流行。

(5)**社会因素**:疫病的发生和流行,与社会因素密切相关。如战乱连年不止,社会动荡不安,工作环境恶劣,生活极度贫困等,均易导致疫病发生和流行。

二、内伤病因

内伤病因,是指由于人的情志或行为不循常度,导致气血津液失调或脏腑功能失常,而直接伤及内脏的致病因素。内伤病因,是相对于外感病因而言,其邪气来源、侵入途径和致病特点等,与外感病因有所不同。内伤病因,通常包括内伤七情、饮食失宜和劳逸失度等。

(一)内伤七情

内伤七情为内伤病因之一,是指突然、强烈或持久的情志刺激,超过了人体的心理承受和调节能力,引起脏腑气血功能紊乱的致病因素。

一般情况下,七情为人体对内外环境变化所表现出的正常情感反应,即喜、怒、忧、思、悲、恐、惊七种情志变化。正常的情志变化,在人体生理活动的适应范围内,一般不会导致疾病。七情致病,需要在一定的条件下发生,且因人而异,与个体体质、心理特征和身体素质有关。

1.**七情与脏腑气血的关系** 七情以五脏气血为物质基础,脏腑功能异常可致情志异常,情志异常可致脏腑功能紊乱。

(1)**七情以五脏气血为物质基础**:情志活动的物质基础,是五脏的气血阴阳。情志活动与五脏相对应,即心在志为喜,肝在志为怒,脾在志为思,肺在志为忧,肾在志为恐。

(2)**脏腑功能异常可致情志异常**:正常的情志活动,以五脏气血为基础,故脏腑功能的异常,也会影响情志的变化。如血有余则怒,血不足则恐;如肝气实则怒,肝气虚则恐。

(3)**情志异常可致脏腑功能紊乱**:喜怒不节则伤脏,脏伤则百病由生。也就是说异常的情志变化,也可导致脏腑功能的紊乱。如怒则伤肝、喜则伤心、思则伤脾、忧则伤肺、恐则伤肾。

2.**七情的致病特点** 七情致病,具有皆从心发、直接伤及内脏、影响脏腑气机、影响病情变化的特点。

(1)**七情皆从心发**:心主血脉,心主神志,心为五脏六腑之大主。七情所伤,虽五脏各有所属,但无不从心而发。七情致病,首先影响心的功能,同时影响相应脏腑的功能。如怒伤肝,喜伤心,思伤脾,忧伤肺,恐伤肾。另外,七情所伤,影响五脏,可单独发病,也可相兼为病。如忧思过度伤肺脾;思虑过度伤心脾;大惊卒恐伤心肾等。

(2) **直接伤及内脏**:七情致病,皆由内生。人有七情,对应五脏。不同的情志刺激,对五脏有不同影响。心主血而藏神,肝藏血主疏泄,脾为气血之源、气机升降枢纽,故五脏情志所伤,以心肝脾为多见。如惊喜伤心,心不藏神,可见心悸怔忡,失眠多梦,甚至精神失常等;郁怒伤肝,肝气郁结,可见郁郁寡欢,胁肋胀痛,甚至癥瘕积聚等;思虑伤脾,脾失健运,可见恶心嗳气,腹胀便溏,甚至萎弱消瘦等。

(3) **影响脏腑气机**:七情内伤致病,可影响脏腑的功能,引起气机升降失调,而出现相应的症状。即怒则气上,喜则气缓,悲则气消,恐则气下,惊则气乱,思则气结。

1) 怒则气上:气上,即气机上逆。怒为肝之志,过怒则伤肝,影响肝的疏泄,导致肝气上逆,血随气逆,并走于上,可见面红目赤、头晕头痛,甚至呕血、昏厥等症。

2) 喜则气缓:气缓,有缓和、涣散之意。喜为心之志,正常情况下,喜是一种良性刺激,能调和气血,使营卫通利,心情舒畅。过喜则伤心,使心气涣散,神不守舍,可见心神不宁,甚至失神、狂乱症。

3) 思则气结:气结,即气机郁结。思为脾之志,过思则伤脾,使脾气郁结,脾失健运,可见纳呆呃逆、脘腹痞闷、大便溏泻等症。过度思虑,不仅伤脾,还可伤心,故还可见失眠多梦之症。

4) 悲则气消:气消,指肺气消耗。悲为肺之志,过悲则伤肺,使肺气消散,可见呼吸气短、声低息微、乏力懒言等症。

5) 恐则气下:气下,即气机下陷。恐为肾之志,过恐则伤肾,使肾气不固,气陷于下,可见二便失禁、遗精滑泄,甚至昏厥等症。

6) 惊则气乱:气乱,指气机紊乱。突然受惊,则心气紊乱,气血失调,使心无所倚、神无所归,可见惊恐不安、心神不宁,甚至神志错乱等症。

七情内伤,影响脏腑气机,虽然有一定规律,但不可一概而论。一种情志过激,可伤及多脏;多种情志异常,也可共伤一脏,应综合考虑病情,具体情况具体分析。

(4) **影响病情变化**:七情本为正常的情志活动,积极的情绪可使气和志达,有利于身心健康和疾病恢复。反之,不良的情志变化,则能使气血失调,脏腑功能紊乱,使病情加重或变生他病。如高血压患者,由于过于愤怒,常致血压急剧升高,病情突然加重。有心脏病的患者,也常因情绪波动,使病情加重,或迅速恶化。

(二) 饮食失宜

饮食是人类生存的物质基础,饮食所化生的水谷精微,能够维持人体的生命活动,因此合理饮食非常重要。饮食与脾胃关系最为密切,脾胃为气血生化之源。如饮食失宜,如饮食不节、饮食不洁、饮食偏嗜等,会损伤脾胃,影响脾胃的运化功能,导致脾胃纳运失调,气血津液生化不足,并可聚湿生痰化热,甚至变生多种疾病。

1. 饮食不节　是指进食数量和时间没有节制和规律。饮食以适时定量为宜,以满足需要为度。如饮食无度,或食无定时,最易损伤脾胃,导致疾病发生。

(1) **饥饱无常**:饮食过饥或者过饱,均可导致疾病发生。过饥则摄食不足,气血生化乏源,久之身体虚弱,可见面色无华,神疲乏力,甚至面黄肌瘦,毛发干枯等。或因正气不足,抗病能力低下,导致疾病发生。过饱则摄食过量,导致宿食停滞,脾胃功能损伤,运化功能失常,可见厌食恶食,脘腹胀满,嗳腐吞酸等,故有"饮食自倍,肠胃乃伤"之说。此外,小儿脾胃较弱,饮食不能自制,多为饮食所伤。饮食过少,则影响生长发育;饮食过多,则造成乳食积滞,甚至形成"疳积",可见手足心热、心烦易哭、面黄肌瘦、毛发干枯等。

(2) **食无定时**:定时而有规律地进食,有利于胃肠虚实更替,更好地发挥运化功能。食无定时则损伤脾胃,导致脾胃运化功能失常。此外,在疾病过程中,饮食不加节制,还可使病情复发,或者迁延不愈,称为"食复"。如在热性病中,疾病初愈,脾胃尚虚,饮食过量,或过食肥甘厚味,常可导致食郁化热,而引起疾病复发。

2.饮食不洁 是指食用不清洁的、腐败变质的、有毒的食物。若进食不清洁的食物,会导致多种胃肠疾病,可见腹痛吐泻等症;或引发寄生虫病,可见时常腹痛、面黄肌瘦等症。若进食腐败变质,或有毒性的食物,则可致食物中毒,可见剧烈腹痛、呕吐泻泄,甚至昏迷死亡。

3.饮食偏嗜 是指饮食结构不合理,或五味不调和,或寒热不适中,或有所偏嗜等。若饮食偏嗜,可致阴阳失调或某些营养缺乏而引发多种疾病。饮食偏嗜主要包括五味偏嗜、寒热偏嗜和饮酒偏嗜。

(1)**五味偏嗜**:饮食五味,即酸、苦、甘、辛、咸。人之气血,皆由五味资生。五味与五脏,各有其所喜,具有亲和性。如酸先入肝,苦先入心,甘先入脾,辛先入肺,咸先入肾。长期偏嗜某种食物,则可引起五脏偏胜,脏腑之间生克乘侮,破坏平衡协调关系,最终导致疾病发生。

味过于酸,则肝盛而乘脾;味过于咸,则肾盛而乘心;味过于甘,则脾盛而乘肾等。偏嗜肥甘厚味,则易积湿生痰,令人内热中满,导致胸闷纳呆,形肥气短,甚至引发痈疽疔疮。因此,饮食五味应当适宜,病时更应注意饮食。"药补不如食补",如食与病相宜,则能辅助治疗,促进疾病好转,反之则病情加重。

(2)**寒热偏嗜**:食物有四性,即寒热温凉。饮食应寒热适中,而不应有所偏嗜。若偏食生冷寒凉,则损伤脾胃阳气,致使寒湿内生,出现畏寒、腹痛、泄泻等病。若偏食辛温燥热,则可致胃肠积热,进而化燥伤阴,出现口渴欲饮,口舌生疮,腹胀便秘等症。

(3)**饮酒偏嗜**:酒可食用,也可药用。适量饮酒,可宣通血脉,舒筋活络,助阳祛寒。若偏嗜饮酒,则损伤肝胆脾胃,导致疾病发生。酒性既热且湿,偏嗜饮酒,易于内生湿热,出现恶心呕吐、纳呆腹胀、口苦苔腻等症,若长期过量饮酒,可引起酒精中毒,严重者危及生命。

(三) 劳逸过度

适当的劳动,有利于气血畅通,增强体质。适当的休息,有利于消除疲劳,恢复体力。若过度劳累,或过度安逸,即劳逸过度,则会成为致病因素,导致脏腑功能减弱,引起疾病发生。

1.过劳 过劳即过度劳累,包括劳力过度、劳神过度和房劳过度三个方面。

(1)**劳力过度**:是指持久地从事繁重的体力劳动,或超负荷的体力劳作,或用力过度与不当,以致过度耗气与伤筋,而使身体造成损伤。劳力过度主要表现在两个方面,一是内伤脏腑气血,二是外伤形体筋骨。劳则喘息汗出,气内出而外越,耗伤人体精气,出现肢体困倦,精神疲惫,少气懒言等症,即所谓"劳则气耗"。因肺主气而司呼吸,脾为气血生化之源,故劳力过度,尤其耗伤肺脾之气。

另外,形体劳倦日久,不但耗气伤筋,也伤脏腑精血,出现腰膝酸软,肢体肿痛,活动受限等症,即所谓"久视伤血,久立伤骨,久行伤筋,久坐伤肉"。五脏之中,因肝主筋而肾主骨,脾主肌肉与四肢,故劳力过度耗伤筋骨,以肝脾肾的损伤为主。

(2)**劳神过度**:是指长期思虑太过,心脾气血耗伤。心主血脉,主神志。脾主运化,在志为思。若思虑太过,劳心太过,则耗伤心脾气血,以致心神失养,脾气亏虚,出现心悸健忘,失眠多梦,或纳呆腹胀、便溏消瘦等症。此外,因肝藏血肾藏精,精血同源互化。故劳神过度,还可导致心肝血虚,或肝肾不交等症。

(3)**房劳过度**:是指恣情纵欲,房事不节,肾精耗伤。肾为封藏之本,精为肾之所藏,不可过度耗伤。若房劳过度,则耗伤肾中精气,出现腰膝酸软,眩晕耳鸣,精神不振等症,甚至发为虚劳。男子还可见遗精滑精,阳痿早泄,女子还可见月经不调、不孕不育。

2.过逸 即过度安逸,多静少动,四肢不勤,无所用心。虽说生病起于过用,但过逸同样可以致病。脾主肌肉与四肢,若过度安逸,则可使脾气亏虚,脾主运化功能失常,气血运行不畅。如进一步发展,可引起水湿内停,气滞血瘀,出现心悸气喘,纳呆腹胀,肌肉松软,形体虚胖等症,故有"久卧伤气"之说。

总之,过劳或过逸,都不利于身心健康。只有劳逸结合,方能维持人体正常的生理活动。

三、病理产物性病因

病理产物,是指人体在发病过程中因为脏腑功能的失调而产生的一些不利于脏腑气血活动的有害物质,如水湿、痰饮、瘀血和结石等。这些病理产物一经产生,又可作为致病因素引发新的病症,故称为病理产物性病因,又称为继发性病因。也就是说,在疾病的发生和发展过程中,原因和结果可以相互转化。

(一)痰饮

痰饮是人体津液在输布和排泄过程中,发生障碍所形成的病理产物。而痰饮一旦形成,则阻滞气血运行,影响水液代谢,易于蒙蔽神明。

1. 痰饮的分类 痰饮虽可分为痰和饮,但二者同源而异流,均是人体水液代谢障碍所形成的病理产物。痰和饮在很多情况下并不能截然分开,故常统称为痰饮。

痰,就其性质而言较为稠浊,可分有形之痰和无形之痰。有形之痰,视之可见,闻之有声,触之可及,如可视之痰液,可闻之痰鸣,可触之痰核等。无形之痰,视之不见,闻之无声,触之难及,只见其症,不见其形,如梅核气之痰、癫狂之痰、经络之痰等。无形之痰,虽隐伏难见,却有征可察。临床上,可通过辨证求因的方法来确定。

饮,就其性质而言较为清稀,多停留于人体脏器组织间隙,或肌肉比较疏松的部位,如肠胃、胸胁、胸膈、肌肤等。因流动性较大,根据其停留部位和临床表现的不同,可分为痰饮、悬饮、溢饮、支饮,统称为"四饮"。

2. 痰饮的形成原因 痰饮多因外感病因,或内伤七情,或饮食劳逸等,导致脏腑功能失调,水液代谢失常,水液停聚而形成。而脏腑之中,肺、脾、肾、肝、三焦和膀胱,与水液代谢关系最为密切。

脾主运化水谷,脾主运化水湿,为生痰之源;肺主宣发肃降,肺主通调水道,为贮痰之器;肾主蒸腾气化,肾有水脏之称,为水液代谢之本;肝主疏泄调畅气机,有利于水液输布;三焦主运行水液,为"决渎之官";膀胱主贮尿排尿,为"州都之官"。若上述诸脏腑功能失调,均可导致水液代谢失常,使水液停聚而生痰成饮。

3. 痰饮的致病特点 痰饮致病,具有阻滞气血运行、影响水液代谢、易于蒙蔽神明、症状变化多端、病程缠绵而长、苔滑腻脉弦滑的特点。

(1)**阻滞气血运行**:痰饮为有形的病理产物,如果痰饮停滞于体内,则阻滞气机阻碍血行,导致气血运行受阻,脏腑生理功能失常。如痰饮停留于肺,使肺失宣降,则可见咳嗽喘息、胸闷气促等症;痰饮流注经络,使经络阻滞,气血运行不畅,则可见肢体麻木、屈伸不利、半身不遂等症;痰饮阻滞不行,结聚于局部,则可见痰核、瘰疬、阴疽等症。饮停留于胃肠,气机升降失常,则见恶心呕吐、腹胀肠鸣等症;饮停留于胸胁,使气机阻滞,则见胸胁胀满、咳唾引痛等症。

(2)**影响水液代谢**:痰饮为水液代谢障碍,而形成的病理产物,但又可作为致病因素,导致相应脏腑功能失调,使水液代谢进一步紊乱。如寒饮阻肺,则肺失宣降,水失通调;痰湿困脾,则脾失健运,水失运化;阻于下焦,则抑遏肾阳,气化失司,水液停蓄。

(3)**易于蒙蔽神明**:痰随气而升,气因痰而阻。痰浊内扰于心,则易蒙蔽神明,出现神志异常。如痰浊上蒙清窍,则可见头昏目眩,精神不振等症;痰火扰及神明,则可见神志迷乱,神昏谵妄等症,甚则引发癫痫发狂等。

(4)**症状变化多端**:痰饮为病理产物,可随气而升降。上可达于头,下可至于足,内至五脏六腑,外达皮肉筋骨,无所而不至,且致病种类广泛,病症变化多端,故有"百病多由痰作祟"之说。痰饮为病,常表现为咳喘水肿,恶心呕吐,肠鸣泄泻,心悸眩晕,皮肤麻木,皮下肿块等症。另外,还有"怪病多痰"之说。如气郁痰阻咽喉所致的梅核气,常表现为咽中如有异物梗塞,吐之不出而咽之不下。

(5)**病程缠绵而长**:痰饮为水液停聚而成,其性属阴与湿邪类似,具有重浊黏滞的特性。故痰饮致病病势缠绵,病程较长难以速愈。如痰饮所致的咳喘、眩晕、癫痫、中风、瘰疬、瘿瘤、阴疽、流注等,多反复发作而缠绵难愈,故有"顽痰"之说。

(6)**苔滑腻脉弦滑**:痰饮致病种类广泛,病症复杂变化多端。但观其舌苔和脉象,却发现有独特之处。即舌苔多见滑腻苔,脉象多见弦滑之脉。这在辨证求因和论治中,具有非常重要的意义。

(二)瘀血

瘀血是指血液运行障碍而停滞于体内不能正常循行所形成的病理产物。其既包括积于体内的离经之血,也包括血脉内运行不畅的血液。由于瘀血不仅失去正常血液的功能,而且可作为致病因素引发新的病症,故又称为"蓄血""恶血""败血""衃血"。

瘀血和血瘀含义不同,瘀血为病因学概念,血瘀为病机学概念。瘀血既是血液运行障碍而形成的病理产物,又是可引发新病症的致病因素。血瘀是指血液运行不畅,或瘀滞不通的病理状态。

1.瘀血的形成原因 瘀血的形成,主要是因为外邪、七情、饮食、劳逸及外伤等作用于人体,引起脏腑功能失常,气血功能失调,血液运行不畅,血液淤积而致。因为血液的正常运行,除有赖于脉道的完整性和通畅性外,还有赖于脏腑功能的正常发挥,特别是心肺肝脾等的密切配合。

(1)**气虚致瘀**:气和血关系密切,气为血之帅,血为气之母。气能行血和摄血,血液的正常运行,有赖于气的温煦、推动和固摄。气虚无力推动血液,则血行迟缓而致瘀;气虚无力统摄血液,则血逸脉外而致瘀。

(2)**气滞致瘀**:气为血之帅,气行则血行,气滞血亦滞。故气滞不能推动血行,则血行不畅而致瘀。感受外邪,情志郁结,痰饮壅塞,结石梗阻等,皆可导致气机不畅,而影响血的运行。

(3)**血寒致瘀**:气属阳血属阴,血得温则行,而得寒则凝。若外感寒邪,或阴寒内盛,血液温运无力,则血液凝滞不行,瘀积不散而致瘀。

(4)**血热致瘀**:外感火热邪气,或体内阳热太盛,若热入营血,煎灼津液,则使血液黏滞,运行不畅而致瘀;若热伤脉络,迫血妄行,则使血逸脉外,蓄积体内而致瘀。

(5)**外伤致瘀**:各种外伤,如跌打损伤、闪挫扭伤、金刃创伤等,外可伤及肌肤,内可伤及脏腑,使脉络破损,血逸之脉外,而形成瘀血。

(6)**津亏致瘀**:由于高热、烧伤,或大汗、剧烈吐泻等因素,可导致津液亏损而血液黏稠,血液运行不畅,亦使瘀血形成。此外,中医学有"久病必瘀""久病从瘀"之说,也就是所谓的"初病在气,久病在血"。临床上各种病证久治不愈,势必影响血液运行而致瘀。

2.瘀血的致病特点 瘀血形成后,不仅失去正常血液的滋润濡养之功,而且作为致病因素又会影响气的运行,故有"血瘀必兼气滞"之说。另外,瘀血还有碍脏腑气血的生化,导致瘀血不去而新血不生。虽然瘀血致病广泛,症状复杂变化多端,但也有其共同特点。

(1)**疼痛**:瘀血所致的疼痛,其特点多为刺痛,痛有定处而拒按,以夜间为甚,或久痛不愈,反复发作。

(2)**肿块**:瘀血积于体表,可见青紫肿胀;瘀血淤积体内,则见癥瘕痞块,按之有形而质硬,推之不移而固定,或有轻度压痛。

(3)**出血**:瘀血所致的出血,血色多紫黯,或夹有血块。

(4)**发绀**:瘀血致病,可见面色黧黑、肌肤甲错、唇甲青紫等。

(5)**舌紫黯**:瘀血致病,舌质紫黯,或有瘀点瘀斑,或舌下静脉曲张。

(6)**脉细涩**:瘀血致病,所见脉象,细涩沉弦,或结代等。

(三)结石

结石是指体内湿热浊邪蕴结不散,或久经煎熬而形成的病理产物。因其形状为砂石样,故称之为结石。结石,既是疾病过程中形成的病理产物,又可成为某些疾病的致病因素,故属于继发性病因。结石可发生于机体的许多部位,以胆结石、肾结石、膀胱结石、胃结石为常见。

1. 结石的形成原因 结石的形成原因比较复杂,常与饮食情志、服药不当及体内寄生虫等因素有关。

(1)**饮食失宜**:嗜食辛辣,或过食肥甘,或嗜酒太过,酿成湿热,影响肝胆的疏泄,胆汁排泄不利,蕴结日久,则形成胆结石。若湿热下注,蕴结下焦,日久煎熬,则形成肾结石,或膀胱结石。若空腹进食大量柿子等,则影响胃的受纳通降,而易形成胃结石。此外某些地域的水质,也可促使结石的形成。

(2)**情志内伤**:情志失调,气机郁滞,则肝失调达,疏泄不利,胆汁郁滞化热,煎熬日久,可形成肝胆结石。

(3)**服药不当**:钙镁铋类药物,长期或大量服用,则影响胃的受纳和通降,而形成胃结石。磺胺类药物,或碱性药物,长期或大量服用,则影响肾和膀胱的气化,使水道不利,而形成肾结石。

(4)**寄生虫感染**:蛔虫侵入胆道,引起感染或梗阻,使胆汁疏泄不利,则促进结石形成。在我国,蛔虫已被公认为引起胆结石的原因之一。另外,结石的发生还与年龄、性别、个人体质、生活习惯等有关,也可因受其他疾病的影响而形成。

2. 结石的致病特点 结石致病,具有多发于空腔脏器,阻滞气机、损伤脉络、梗阻通道、导致疼痛,病程较长,轻重不一等特点。

(1)**多发空腔脏器**:结石多发于空腔性脏器,如胆、胃、输尿管和膀胱等。这些脏器若传导失常,浊物内停而阻滞气机,则易形成各类结石。

(2)**阻滞气机损伤脉络**:结石为有形之邪,停留在脏腑器官,则易于阻滞气机,影响脏腑的生理功能。另外,结石移动过程中,也易于损伤脉络,导致出血等症状。如胃有结石,则影响胃的腐熟,使水谷运化失常;胆道有结石,则影响肝的疏泄,使胆汁排泄不利,甚则出现黄疸;肾或膀胱有结石,则影响肾或膀胱的气化,使尿液排泄不畅,甚则损伤脉络,而出现血尿。

(3)**梗阻通道导致疼痛**:结石停留体内,气血运行受阻,导致不通则痛。结石引起的疼痛,一般表现为绞痛。绞痛时疼痛难忍,部位常固定不移,或向邻近部位放射。如胆结石发作时,右上腹绞痛难忍,并牵涉及右肩部;当肾或输尿管结石发作时,腰及少腹部剧烈绞痛,并放射至两股内侧。另外,结石引起的疼痛,可因结石的移动,而程度有所变化。

(4)**病程较长轻重不一**:结石多因湿热内蕴,日久煎熬而形成。故结石致病,一般病程较长,结石大小不等,停留部位不一,临床表现各异。结石过小,则病情较轻,甚至没有症状;结石过大,则病情较重,症状复杂明显。

四、其他病因

其他病因包括外伤、虫兽伤、寄生虫、药邪和医过等,它们非外感病因、内伤病因和病理产物性病因,而是除六淫疠气、内伤七情、饮食劳逸、痰饮瘀血和结石之外的致病因素,故中医学中称之为其他病因。

(一)外伤

外伤是指由于外力或其他外在因素所致的损伤,主要包括跌打损伤、持重努伤、枪弹伤、金刃伤、烧烫伤、冷冻伤、虫兽伤和电击伤等。

1. 外力损伤 是指机械暴力所致的损伤,如跌扑坠落、撞击压扎、负重努责、枪弹金刃等所伤。这种损伤直接作用于人体,轻者伤及皮肉血脉,可见局部青紫瘀斑,疼痛而拒按,出血肿胀等。重者伤及筋骨脏腑,可见关节脱臼,或发生骨折,或内脏破损等,若出血过多,可气随血脱,而危及生命。

2. 烧烫伤 包括烧伤和烫伤,是指由于火毒为患所引起的损伤,如蒸气沸水、热油烈火和雷电等,作用于人体所造成的损伤。轻者伤及皮肤肌表,可见局部红肿热痛,伴有烙痕或起水疱;重者伤及肌肉筋骨,局部创面呈皮革样,颜色蜡白或焦黄,甚或炭化样改变。严重的烧烫伤,除创面较大外,常可因热毒炽盛,而致火毒内攻脏腑,出现神昏谵语等症,甚至因伤津脱液,出现亡阴和亡阳。

3. **冻伤**　是指由于遭受低温所造成的损伤,在我国北方的冬季冻伤较为常见。冻伤的程度与温度、时间及部位等直接相关。遭受温度越低,受冻时间越长,冻伤程度越重。冻伤可分为局部性冻伤和全身性冻伤。

(1)**全身性冻伤**:多因环境温度过低,阴寒太盛,阳气受损,失于温煦,血行凝滞。初起面色苍白,寒战、四肢厥冷、感觉麻木或丧失,严重者呼吸微弱,脉沉细弱,甚至昏迷亡阳而危及生命。

(2)**局部性冻伤**:多发生于暴露部位,如手足、耳郭和颜面等。寒性凝滞收引,气血运行不畅。初起皮肤苍白,摸之寒凉,青紫肿胀,坚硬麻木,或灼热痒痛,或出现水疱,甚至缺血坏死,形成溃疡瘢痕。

4. **溺水**　是指人体因淹没于水中,导致气道壅塞、肺气闭塞。轻者及时救治而复苏,重者则危重导致死亡。

5. **雷电伤**　是指雷电作用于人体而引起的损伤,包括意外的触电事故,或遭受雷击所造成的损伤。其是电效应、热效应和机械效应等多重因素而造成的损伤,可造成肌肤灼伤、内脏破裂、神志昏迷,甚至亡阴亡阳等。

(二) 虫兽伤

虫兽伤是指虫螫伤、蛇咬伤以及犬猫等动物所伤。轻者局部疼痛,肿胀出血;重者可损伤内脏,导致出血过多,或邪毒内陷,而波及全身,出现中毒症状,如高热神昏、神志恍惚、肢体抽搐等,严重者可致死亡。虫兽伤因有明确的病史,故诊断并不困难,关键是判断伤情,并及时进行处置。

虫螫伤,常见的有蜂螫伤、蝎螫伤和蜈蚣咬伤。虫类可通过毒刺、毒毛或口器刺吮人体而致病。蛇咬伤,有无毒和有毒之分,无毒蛇咬伤,主要为局部外伤。有毒蛇咬伤,通过毒牙咬伤局部,并注入毒液而致病。兽咬伤,在现代以犬咬伤为常见。犬咬伤不一定发生狂犬病,关键是否感染狂犬病毒。

(三) 寄生虫

寄生虫,常见的有蛔虫、蛲虫、绦虫、钩虫、血吸虫等。寄生虫病的发生与饮食失宜密切相关。如饮食不洁,或食用生冷食物,或恣食肥甘厚腻等,均易滋生寄生虫。同时,还与人体正气有关。如人体的正气亏虚,脏腑功能失调,则为寄生虫滋生提供了内在环境。寄生虫寄居于人体,不仅消耗营养物质,还能损伤脏腑,发生毒性反应。

(四) 药邪

药邪,是指因用药不当而导致疾病发生的一类致病因素。药物有四气五味、用法用量、毒副作用、配伍禁忌等,可治病也可致病。如医生不合理使用药物,或患者不遵照医生的指导盲目使用药物,不但治不好疾病,反而可导致疾病发生,甚至发生药物中毒。药邪致病,主要因用药过量、炮制不当、配伍不当、用法不当和滥用补药等。

1. **用药不当**　可引发毒副反应。即使无毒性药物,因用药剂量过大,或用药时间过长,也会产生毒副作用。若使用有毒药物,还可引起药物中毒。

2. **炮制不当**　含有毒性的药物,经过适当的炮制后,可中和或减轻毒性。如乌头蜜制,半夏姜制,附子水煮等,可以减轻毒性。反之,若炮制不当,或未经炮制,则可致中毒。

3. **配伍不当**　药物使用讲究配伍,合理配伍,可加强疗效,并减低副作用;但药物配伍不当,则会使毒性增加。如中药的"十八反""十九畏",就是对药物配伍禁忌的概括。

4. **用法不当**　用药还需讲究用法,如煎煮方法、服用方法、禁忌事项等。用法不当也会致病。如乌头等有毒药物,久煎后可降低毒性,煎煮时间不够可导致中毒。

5. **滥用补药**　补药用之得当,有益于健康长寿。若用之不当,则会助邪而益疾。虚证可适当进补,但最好在医生指导下进行。未虚不可滥用补药,以防因性味之偏,而导致疾病发生。

(五)医过

医过是指由于医生的过失而导致贻误病情或致生他疾的一类致病因素。多因医生医术不精、临床经验缺少等而致贻误病情或致生他疾等。如辨证施治不准确,处方用药不规范,抢救治疗不及时等,都会对患者造成不应有的损害,甚至造成医疗差错或事故。

第二节 发 病

发病,即疾病的发生,包括疾病的复发。当人体在一定的致病因素作用下,机体出现正气与邪气之间的斗争,导致脏腑经络等组织器官生理功能异常,阴阳气血失去相互之间的平衡协调,就会出现各种临床症状从而产生疾病。

一、正邪与发病

疾病发生,是在一定条件下正邪斗争的反映。中医发病学认为,正气不足,是发病的内在因素;邪气亢盛,是发病的重要条件。

(一)正气不足是发病的内在因素

正气简称为"正",是一身之气相对邪气时的称谓,主要指人体的生理功能对外界环境的适应能力、抗病能力以及康复能力。从疾病的发生看,人体脏腑功能正常,正气旺盛,气血充盈,卫外固密,病邪就难于侵入;即使邪气侵入,亦能祛邪外出,疾病也就无从发生。即"正气存内,邪不可干。"

从发病程度看,正气未衰,即使受邪也较轻浅,病情较轻;正气虚弱,即使轻微受邪,亦可发生疾病或病情较重。从发病时间看,正气旺盛,不一定立即发病,而只有正气不足时,才能立即发病。总之,只有在人体正气相对虚弱,卫外不固,抗邪无力的情况下,邪气才能乘虚侵入,使人体阴阳失调,脏腑功能紊乱,而发生疾病。只有在正气虚弱,抗邪能力低下时,邪气才乘虚而入,导致病理性损害,而使人发生疾病。即"邪之所凑,其气必虚"。

(二)邪气亢盛是发病的重要条件

邪气简称为"邪",泛指各种致病因素。其包括存在与外界或由人体内产生的种种具有致病作用的因素,如六淫、疠气、七情内伤、饮食劳逸、外伤虫兽,以及痰饮、瘀血、结石等。这些因素都具有一定的致病性,不同程度地损伤人体的正气,破坏脏腑组织的功能活动。

正气虽然在发病中具有主导地位,但邪气也是疾病发生的重要条件,而且在一定条件下可发挥主导作用。一些不可抗拒的邪气入侵,如疠气、雷电、外伤、虫兽伤等,都是导致发病的直接因素。在这种情况下,即使正气再旺盛,也不免受其伤害。故中医学有一种预防措施,称之为"避其毒气",可防止病邪对人体的侵害。

(三)正邪相争的胜负决定发病与否

正气与邪气斗争的胜负,不仅决定疾病的发生与否,而且关系发病的轻重缓急。

1.正能胜邪,则不发病 邪气侵袭人体时,正气即奋起抗邪。若正气旺盛,正能胜邪,则邪气难于侵入;或即使邪气侵入,正气也有能力,奋力驱邪外出,则疾病无从发生。

2.正不胜邪,则会发病 在正邪相争过程中,若邪气偏胜,正气相对不足,正不能胜邪,便可导致疾病发生。如感邪较轻,或正气尚强,病位多浅,病变多轻;感邪较重,或正气较弱,病位多深,病变多重。

二、内外环境影响

疾病的发生与内外环境都有着密切关系。内环境包括体质因素和精神状态等。内环境决定人体正气的强弱。外环境包括自然与社会环境。外环境关系到不同病邪的形成,也常干扰人体的正气,从而导致疾病的发生。

（一）外环境与发病

外环境包括气候因素、地域因素、生活工作环境和社会环境等。

1. 气候因素 自然界气候的异常变化，是六淫疠气等邪气形成的条件。而且不同的季节，有不同的易感之邪。如春易伤风、夏易中暑、秋易病燥、冬易感寒等。气候的反常，如高温酷暑，久旱久涝，湿雾瘴气等，又可致疠气暴发和流行。而且不同的季节，会有不同的疠气。如冬春季节，多发生麻疹、痄腮、百日咳等；夏秋季则易患痢疾。另外，气候变化还可诱发或加重疾病。如哮喘和胸痹患者，多在冬季发病或加重。

2. 地域因素 不同的地域，气候特点不同，水土性质不同，生活习俗也有差异，故可以发生地域性多发病和常见病。一般来说，地处北方，天寒地冻，易感寒邪，而致寒病；东南之地，热而潮湿，易感湿热，湿热为病；内陆山区，水土缺碘，易患瘿病。此外，出门远足，初到异地，水土不服，正气受伐，易感外邪。

3. 生活工作环境 不良的居住和工作环境，也常为疾病发生的因素。如久居阴暗潮湿之地，易伤于寒湿而成痹证；夏季炎热，冒暑劳作，易中暑；冬季严寒，野外工作，易感于寒，而致冻伤。现代社会，劳动生产中，易产生废气、废液和粉尘等，污染了大气、水源和食物，均伤及人体的正气，而引起疾病的发生，或造成机体中毒。

4. 社会环境 人不仅是自然人，而且也是社会人。所以，人在社会中的政治地位、经济状况、文化程度、家庭情况、境遇变迁和人际关系等，也与疾病的发生有一定的关系。各种不利的社会因素，均影响人的情志活动。如不能自行调节适应，则可促使疾病的发生，或成为疾病的诱发因素。

知识拓展

社会环境与人民健康

张仲景在《伤寒论》序言中关于宗族败落有一段描述："余宗族素多，向余二百，建安纪年以来，犹未十稔，其死亡者，三分有二。"意思是说，他同宗同族的人口本来很多，大约有二百多人。从建安元年以来，还不到十年时间，其中死亡的人，就有三分之二。东汉末年，社会环境不安定，军阀混战，瘟疫流行，民不聊生，故人口锐减，人均预期寿命较低。新中国成立后，人民生活在安定的社会环境中，不论物质生活还是精神生活，都得到了相应的提高，医疗保障条件也逐步完善，人均预期寿命逐渐上升。

（二）内环境与发病

内环境，主要指人体内部的差异性，包括体质特点、精神状态等。内环境决定人体正气的强弱。

1. 体质因素 不同体质类型的个体，对不同的致病因素易感性和耐受性不同，故对疾病的易患倾向也不同。一般来说，体质强壮者对邪气的耐受性较强，不易发病；体质虚弱者，对邪气的耐受性较差，则易发病。体强者患病多为实证，体弱者发病多为虚证。阳虚之体易感寒邪，阴虚之质易感热邪。又如，胖人多痰易病中风，瘦人多火易患痨嗽等。

2. 精神状态 精神状态的好坏，影响人体的正气，故能影响发病。若情志舒畅，精神愉快，气血调和，脏腑功能正常，则正气强盛，邪不可干，而健康少病；若情志异常，气机紊乱，气血失调，脏腑功能异常，则正气不足，邪气易侵，而发生疾病。故调摄精神，使精神内守，气血和调，则可以增强人体的正气，减少和预防疾病的发生。

第三节 病 机

病机，是指疾病发生、发展变化及其转归的机制。它着重研究疾病发生和人体产生病理反应的全过程及其规律,因此,研究病机是认识疾病和指导诊断治疗的前提。各种致病因素作用于人体,破坏了机体的阴阳平衡,导致脏腑功能失调,气血津液代谢紊乱,可产生多种病理变化。尽管疾病种类繁多,而且病理变化多样,但疾病的基本病机,主要有邪正盛衰、阴阳失调、气血失常、津液代谢失常等。

一、邪正盛衰

邪正盛衰是指在疾病发生发展过程中,致病邪气与人体正气之间,相互斗争所发生的盛衰变化。邪气侵入人体后,一方面是邪气对机体损害的过程,另一方面,是正气对邪气的抗损害过程。这种邪正之间相互斗争的过程,必然伴随着邪正双方力量的消长变化。邪正双方力量的消长盛衰,不仅影响着疾病的发生发展,也影响着疾病的虚实变化,并关系着疾病的转归预后。

(一)邪正盛衰与疾病的虚实变化

在疾病的发展变化过程中,正气和邪气之间不断地进行斗争,导致邪正双方力量发生消长变化,机体呈现或虚或实的病理状态,即所谓邪气盛则实而精气夺则虚。

1.虚实病机 包括虚证病机、实证病机。

(1)**虚证病机**:虚主要是指正气不足,这是一种以正气虚损为矛盾主要方面的病理反应。精气夺则虚,这里的精气,泛指人体的气血津液。由于气血津液的不足,导致脏腑的功能减退,抗御疾病的能力下降,而此时邪气也不亢盛,正气与邪气之间的斗争,未出现剧烈的病理反应,而出现虚弱和不足的证候表现,也即所谓的虚证。虚证,多见于素体虚弱,或年老虚损者,或外感病后期,或慢性消耗性疾病,或大汗、大吐、大下、大失血之后,临床可见精神倦怠、神疲乏力、声低息微、心悸气短、自汗盗汗、畏寒肢冷、脉虚无力等证。

(2)**实证病机**:实主要是指邪气亢盛,以邪气盛为矛盾主要方面的一种病理反应。邪气盛则实,这里的邪气,泛指致病的邪气。此时的邪气虽亢盛,但人体正气尚未衰,能积极与邪气抗争,故邪正相搏,斗争较剧烈,反应较明显,而出现亢奋有余的证候表现,也即所谓的实证。实证,多见于外感病的初期和中期,或由于痰饮、瘀血、宿食等有形实邪,滞留于体内而引起的内伤疾病,临床可见精神亢奋、壮热狂躁、声高气粗、疼痛拒按、二便不通、脉实有力等证。

2.虚实变化 邪正的消长盛衰,不仅可以产生单纯的虚实病理变化,而且在某些慢性或复杂的疾病发展过程中,邪正双方斗争的力量经常发生变化,因而会出现多种复杂的虚实病理变化,如虚实错杂、虚实转化和虚实真假等。

(1)**虚实错杂**:是指在疾病过程中邪气与正气相争,邪盛与正衰同时存在的一种病理状态。多因邪气盛损及正气,或正气虚致实邪内生,或复感外邪而导致,一般包括虚中夹实和实中夹虚两类。

虚中夹实,是指以正虚为主,兼有实邪滞留于体内的病理变化。如因脾虚失运,水湿内停,泛溢肌肤,而引起的水肿病证,以食少神疲、四肢不温、腹胀水肿等为主要表现,即属此类。

实中夹虚,以邪实为主,兼有正气虚损的病理变化。如因外感热邪,邪热炽盛,煎灼津液,而导致的津液耗损,以高热烦渴、尿少便干、齿舌干燥等为主要表现,即属此类。

(2)**虚实转化**:是指在疾病的发展变化过程中,若邪正双方力量对比发生变化,并达到能够互易其位的程度时,则疾病的虚实性质,也会发生根本性变化,或由实转虚,或因虚致实。这种转化,是指病机性质的转化。病机性质的转化,大都是有条件的。或因实邪久留而致正气亏虚,或因正气亏虚而致实邪滞留。虚实转化,主要有由实转虚和因虚致实两类。

由实转虚,是指先有实邪为病,继而耗伤人体正气,邪气虽去而正气大伤,疾病性质发生转化,由之前的邪实为主,转化为以正虚为主。如湿邪伤人日久,耗伤脾胃阳气,可致阳气虚衰,运化无力,症见以纳呆泄泻等为主要表现者,即属此类。

因虚致实,是指先有正气不足,脏腑功能减退,导致邪气滞留于体内,则可由之前的以正虚为主,转化为以邪实为主的病理变化。如心阳不足,运血无力,血行迟滞,可致心脉痹阻,阳气不通,症见以心痛憋闷等为主要表现者,即属此类。

(3)**虚实真假**:是指在某些特殊情况下,由于邪正斗争的复杂性,疾病过程中也常会出现,疾病的本质和外在表现不相一致的病理变化。因此分析病机的虚实变化,还必须透过现象看本质,才能准确地把握疾病性质,全面了解疾病的盛衰变化。虚实真假,主要有真实假虚和真虚假实两类。

真实假虚,是指疾病的本质为实,而表现于外的假象为虚。多因邪气内盛,阻滞经络,使气血不能外达所致。如热结肠胃的实证,既可见大便秘结,腹痛拒按,潮热谵语等真实之状,也可见精神萎靡,面色不华,肢体倦怠等假虚之象,即所谓"大实有羸状"。

真虚假实,是指疾病本质为虚,而表现于外的假象为实。其多由于正气虚弱,脏腑功能减退,激发推动无力所致。如脾气不足,运化无力,既可见纳呆食少,神疲体倦,脉虚无力等真虚之象,也可见腹部胀满,时腹自痛等假实之状,即所谓"至虚有盛候"。

(二)邪正盛衰与疾病转归

邪正斗争是疾病过程中的基本矛盾,邪气与正气之间的相互斗争,必然导致邪正的消长盛衰变化。而邪正的消长盛衰变化,从病理演变的角度来分析,除影响疾病的虚实变化外,也关系到疾病的转归预后。

1. 正胜邪退　是指在邪正消长盛衰变化过程中,疾病趋于好转和痊愈的一种转归。由于患者正气充盛,机体的抗邪能力较强,能够较快地驱邪外出;或由于治疗及时得当,正气逐渐得到了恢复,机体的阴阳两个方面,趋于相对的动态平衡,疾病因而能够痊愈。

2. 邪胜正衰　是指在邪正消长盛衰变化过程中,疾病趋于恶化和死亡的一种转归。由于机体正气不足,抗御病邪能力较弱;或由于邪气过于亢盛,严重耗伤人体的正气,以致病情日趋恶化,甚至引起死亡。

3. 邪去正虚　是指疾病后期,邪气虽已祛除,但正气已大伤,有待逐渐恢复的一种转归。这种转归,多见于急重病的恢复期。由于正气损伤的程度不同,其恢复所需的时间也不一。若此时注意调养,正气逐渐充盛,损伤得到修复,疾病便可痊愈。若此时不注意调养,或重感外来之邪,则易致疾病复发。

4. 正虚邪恋　是指疾病后期,正气已有亏虚,而余邪尚未尽,正气驱邪无力,邪气留恋不去,病势缠绵难愈的一种转归。这种转归,多见于疾病的后期。另外,临床上有多种疾病,常由急性转为慢性,日久不愈反复发作,或留下某些后遗症,正虚邪恋是主要原因。

二、阴阳失调

阴阳失调,是阴阳之间失去平衡协调的简称;是指在疾病发生发展过程中,由于各种致病因素的影响,以及邪正之间的相互斗争,使阴阳失去了相对的平衡,从而形成阴阳的偏胜、偏衰、互损、格拒、转化、亡失等病理变化。阴阳失调,是人体各种病理改变的高度概括,也是机体各种病变的最基本病机。

(一)阴阳偏胜

阴阳偏胜,是指人体阴或阳亢盛所出现的病理状态,主要见于"邪气盛则实"的实证。病邪侵袭人体各从其类,阳邪侵袭可使人体阳偏盛,阴邪侵袭可使人体阴偏盛。阴阳偏胜,可表现出或寒或热的症状,即阳胜则热和阴胜则寒。由于阴和阳相互制约,所以阳偏胜必然制约阴,导致不同程度的阴偏衰;阴偏胜必然制约阳,导致不同程度的阳偏衰。若阴阳偏盛达到一定程度,还可出现阴阳性质的转化,即重阴必阳和重阳必阴。

1. 阳偏胜　是指机体在疾病过程中所表现出的阳气偏盛,功能亢奋,热量过剩的病理状态。形成阳偏胜的原因,多由于感受温热之邪,或感受寒湿等阴邪,从阳而化热;由于情志内伤,五志过极而化火;因过食辛辣厚味,郁而化火;因食积痰浊等郁而化热所导致。阳偏胜的病机特点,多表现为阳盛而阴未虚的实热证。

由于阳是以热、动和燥为特点,故机体阳偏胜时,即出现与此相关的病理征象,而反映于临床,则多见热象及躁动之象,如壮热烦躁、面赤口渴、舌红脉数等,即所谓"阳胜则热"。而热易伤阴,阳热亢盛日久,必然会导致不同程度的阴液耗损,使人体出现阴津不足的症状,如口舌干燥、小便短少、大便燥结等,即所谓"阳胜则阴病"。

虽然阳盛所致的实热证,其早期出现热象的同时,会出现阴津不足的症状,但矛盾的主要方面,仍是以阳胜为主的实热。若病程进一步发展,人体的阴液大伤,由相对不足转为严重虚亏,即会转为实热兼阴虚证,或转为单纯的虚热证。

2. 阴偏胜　是指机体在疾病过程中所表现出的以阴气偏盛,脏腑功能障碍或减退,产热不足,以及病理产物积聚的病理状态。形成阴偏胜的原因,多由于感受寒湿阴邪、过食生冷之物、阴寒性病理产物积聚,导致寒阻阳气,使阳不能制阴,而致阴寒内盛。阴偏胜病机特点,多表现为阴盛而阳未虚的实寒证。

由于阴以寒、静和湿为特点,故机体阴偏胜时,即出现与此相关的病理征象,而反映于临床,则多见寒、静和湿之象。如形寒肢冷、脘腹冷痛、身体蜷缩、舌淡脉迟等症,即所谓"阴胜则寒"。而寒易伤阳,阴寒偏胜日久,必然会导致不同程度的阳气受损,使人体出现寒盛伤阳的表现,如面色苍白、小便清长、大便稀溏等,即所谓"阴胜则阳病"。

虽然阴盛所致的实寒证,在早期出现寒象的同时,会出现寒盛伤阳的表现,但矛盾的主要方面,仍是以阴胜为主的实寒。若病程进一步发展,人体的阳气大伤,由相对不足转为严重虚损,即会转为实寒兼阳虚证,或转为单纯的虚寒证。

(二) 阴阳偏衰

阴阳偏衰是指阴或阳亏虚所出现的病理状态,主要见于"精气夺则虚"的虚证。正常情况下,阴阳相互制约相互为用,维持着相对的动态平衡。因此,当阴或阳一方衰少不足时,必然不能制约另一方,而导致对方的相对偏盛,从而形成"阴虚则热""阳虚则寒"的病理变化。

1. 阳偏衰　是指机体阳气虚损,功能活动减退,产热不足的病理状态。阳偏衰的形成原因,多由于先天禀赋不足,或后天失于调养,或饮食劳倦内伤,或久病损伤阳气所致。阳偏衰的病机特点,多表现为阳气不足,阳不制阴,阴相对偏盛的虚寒性病理变化。

阳气不足,一般以脾肾阳虚为多见,尤其是以肾阳虚为主,因为肾为一身阳气的根本。当阳气偏衰时,多表现为温煦、推动和振奋等功能减退,机体产热不足。临床上不仅可见面色苍白、畏寒肢冷、舌淡脉迟等寒象,还可见倦怠懒言、精神萎靡、脉虚无力等虚象。

阳虚则寒与阴胜则寒不同,阳虚则寒,是以阳虚为主的虚寒;阴胜则寒,是以阴胜为主的实寒。

2. 阴偏衰　是指机体阴液亏耗,阴不能制阳,导致阳相对偏盛,功能活动虚性亢奋的病理状态。阴偏衰的形成原因,多由于外感阳邪伤阴,或五志过极化火伤阴,或过食燥热之品伤阴,或精血津液等流失过多,或久病伤阴等所致。阴偏衰的病机特点,多表现为阴液不足,阴不制阳,阳相对亢盛的虚热证。

阴液不足,一般以肝肾阴虚为多见,尤其是以肾阴虚为主,因为肾阴为一身之阴的根本。当阴偏衰时,其制约阳气的功能,滋润和宁静的功能,都不同程度地减退,而出现虚热、干燥及虚性兴奋等现象。临床上可见到形体消瘦、潮热盗汗、心烦失眠、口燥咽干、小便短少、大便干结等症。

阴虚则热与阳胜则热不同,阴虚则热,是以阴虚为主的虚热,阳胜则热,是以阳胜为主的实热。

(三) 阴阳互损

阴阳互损是指阴或阳任何一方虚损的前提下,病变发展影响到相对的一方,形成阴阳两虚的病理状态。其中,在阴虚的基础上,继而导致阳虚,称为阴损及阳;在阳虚的基础上,继而导致阴虚,称为阳损及阴。

由于肾所藏之肾阴肾阳,为全身脏腑阴阳的根本,任何脏腑的阴或阳,虚损到一定程度时,均会损及肾阴肾阳,所以无论阴虚或阳虚,多是在累及肾阴或肾阳,或肾本身阴阳失调的情况下,才发生阴阳互损的病理变化。

1. 阴损及阳　是指阴虚到一定程度,累及阳气生化不足,或无所依附而耗散,形成以阴虚为主阴阳两虚的病理变化。如肝肾阴虚,水不涵木,肝阳上亢,可见腰膝酸软、眩晕耳鸣、头重脚轻、头目胀痛、急躁易怒等症。若随着病情发展,肾阴进一步亏损,继而可损及肾阳,出现面白灰黯、畏寒肢冷、小便清长等阳虚症状,就发展为阴损及阳的阴阳两虚证。

2. 阳损及阴　是指阳虚到一定程度,累及阴液化生不足,或阳不摄阴而阴液流失,形成以阳虚为主阴阳两虚的病理变化。如肾阳不足,温煦失司,气化失常,可见畏寒肢冷、少气懒言、尿少水肿等症,若随着病情发展,肾阳进一步亏损,继而可损及肾阴,出现形体消瘦、口燥咽干、五心烦热等阴虚症状,就发展为阳损及阴的阴阳两虚证。

（四）阴阳格拒

阴阳格拒是阴阳失调病机中比较特殊的一种类型,是指在某些致病因素作用下,致使阴阳中的一方偏盛至极,或阴阳中的一方极度虚弱,阴阳双方力量盛衰悬殊,盛极的一方盘踞于内,衰弱的一方被格于外,阴阳之间不能相互维系,从而出现复杂的病理变化,如真寒假热和真热假寒等。

阴阳格拒,多见于疾病过程中的极盛阶段,有阴盛格阳和阳盛格阴两种类型。

1. 阴盛格阳　是指体内阳气极虚,阳不制阴使阴盛于内,逼迫衰极之阳浮于外,阴阳相互格拒的病理状态。阴盛格阳病机,导致真寒假热证的出现。如临床表现身热、面红、口渴、脉大等,状如热证,但身热而欲盖衣被,口渴而不喜多饮,脉大而按之无力,面红而游移不定。同时可见四肢厥冷、下利清谷、小便清长、舌淡苔白等真寒症状。

如极度虚寒的患者,本来表现为面色苍白、畏寒蜷卧、四肢厥冷,在病情危重的情况下,突然出现颧红如妆、言语较多、烦热口渴等假热之象,这就是阴盛格阳的真寒假热证,这是一种向阴阳离决发展的危证。

2. 阳盛格阴　是指体内邪热极盛,阻遏阳气不能外达,而格阴于外的病理状态,阳盛格阴病机,导致真热假寒证的出现。如临床表现四肢厥冷,脉象沉伏,状似寒证,但肢冷而不欲近衣,烦渴而喜冷饮,脉沉数而有力,同时可见胸腹灼热、小便短赤、大便秘结、舌红苔黄等真热症状。

如外感热病,邪热炽盛,本来表现为壮热烦躁、面红气粗、口渴喜饮等阳热症状,在病情危重的情况下,突然出现手足厥冷、面色苍白、脉象沉伏等寒象,这就是阳盛格阴的真热假寒证。

（五）阴阳转化

阴阳转化是指在疾病的发展过程中,由于阴阳盛衰达到一定程度,各自向其相反的方向转化,从而导致疾病的性质向相反方向转化的过程。阴阳转化,包括由阴转阳和由阳转阴两个方面。

1. 由阳转阴　是指原来病症性质属阳,在一定的条件下,向阴转化的病理过程。即重阳而必阴,热极而生寒。由阳转阴,乃邪热亢盛至极,病变性质由阳转阴,由热而转寒。如急性温热病,由于热毒极盛,大量耗伤机体阳气,在持续高热的情况下,由于阳气骤虚而暴脱,可突然出现面色苍白、四肢厥冷、冷汗淋漓等阴寒危象。而这种病理变化,即称为由阳转阴,表现为热证转寒证。

2. 由阴转阳　是指原来病症的性质属阳,在一定的条件下,向阴转化的病理过程。即重阴而必阳,寒极而生热。由阴转阳,乃阴寒亢盛至极,病变性质由阴而转阳,由寒而转热。如外感寒邪,初起见恶寒无汗、头身疼痛、舌淡苔白等,如因素体阳盛,或失治误治,或寒郁化热等,可见高热口渴、尿少色黄、舌红苔黄等阳热证候。而这种病理变化,即称为由阴转阳,表现为寒证转热证。

（六）阴阳亡失

阴阳亡失,是指阴液或阳气突然大量亡失,导致机体功能活动严重衰竭,生命垂危的一种病理状态。由于机体的阴和阳有着互根互用的关系,任何一方都不能脱离另一方而单独存在。阴亡则阳无以生,阳亡则阴无以化。故亡阴可迅速导致亡阳,亡阳也可迅速导致亡阴,最终阴阳离决而精气乃绝。

1.亡阳 是指在疾病过程中,机体的阳气突然大量脱亡,而致全身功能严重衰竭的病理状态。引起亡阳的原因有多种,或因邪气太盛正不敌邪,而致阳气突然大量脱失;因素体阳虚正气不足,而致疲劳过度耗气过多,或因过用汗吐下之法,而致阳随阴泄而外脱,或因慢性消耗性疾病,而致阳气长期大量耗损等。当亡阳时,属于阳的推动、激发、温煦、固摄、卫外等功能严重衰竭,故多表现为面色苍白、四肢逆冷、精神萎靡、大汗淋漓、脉微细欲绝等危重征象。

2.亡阴 是指在疾病过程中,机体的阴液突然大量脱失,而致全身机能活动严重衰竭的病理状态。引起亡阴的原因有多种,或因邪热炽盛或久留,大量煎灼阴液,或因汗吐下之法太过,直接消耗大量阴液,或因慢性消耗性疾病,而致阴液大量耗竭等。当亡阴时,属于阴的滋润、宁静、制阳、内守等功能严重衰竭,故多表现为面色潮红、烦躁不安、气喘口渴、大汗欲脱,脉数疾无力等危重征象。

三、气血失常

气血失常是指气与血的亏损不足、运行失常、功能失常及气血关系失调等病理变化。人体的气血是脏腑经络等组织器官功能活动的物质基础。若气血失常,必然影响到机体的生理功能,而导致各种疾病的发生。同时,脏腑功能正常也是气血生成和运行的基本条件。脏腑发生病变,也会引起全身气血的病理变化。所以,气血失常的病机,既是脏腑器官各种病理变化的基础,也是分析研究各种临床疾病病机的基础。

(一) 气的失常

气的失常主要包括气虚和气机失调两个方面。若气的生成不足或耗损太多,则形成气虚的病理状态。若气的运动失常,则形成气机失调的病理状态。

1.气虚 是指由于气的不足,而导致脏腑功能减退,抗病能力下降的病理状态。引起气虚的原因有多种,主要是由于先天禀赋不足,或后天失于调养,或脏腑功能失调,而致气的生成不足。也可因久病劳损等,而致气的耗损太多。

气虚的病理表现,涉及全身各个方面。气虚的临床特点,主要为少气懒言、倦怠乏力和脉虚无力等。但气有不同的分类,不同的气功能不同,气虚的表现也不同。若卫气虚,卫外功能不固,则怕冷、自汗、易感;若元气虚,生理活动减弱,则生长发育迟缓;若脾气虚,运化功能减退,则面黄、纳呆、腹胀;若肾气虚,固摄功能减退,则腰酸、尿频、遗尿等。

另外,气和血及津液的关系密切。气能生血、行血和摄血,气能生津、行津和摄津,故气虚还可影响血和津液,导致血和津液的生成不足、运行迟缓、失于固摄等。

2.气机失调 是指在疾病过程中,由于致病邪气的干扰,或脏腑功能的失调,导致气的升降出入失常,而引起的各种病理变化,如气滞、气逆、气陷、气闭、气脱等。

(1)**气滞**:是指气运行不畅而郁滞的病理状态。气滞的原因,主要是由于情志抑郁,或痰湿、食积、瘀血等有形邪气阻滞,而影响到气的运行,使局部或全身的气机不畅,或阻滞不通,从而导致某些脏腑经络的功能障碍。气滞的病变,最常见的临床表现是闷、胀和痛。

若局部气滞,可见胀满和疼痛,甚至形成痰饮和瘀血等病理产物。若脏腑气滞,临床表现各不相同。因肝主疏泄调畅气机,脾胃为气机升降枢纽,故脏腑气滞,以肝郁气滞和脾胃气滞为多见。若肝郁气滞,可见情志不舒、月经不调等;若脾胃气滞,可见胃脘胀痛,嗳腐吞酸等。

(2)**气逆**:是指气的升降运动失常,上升太过或下降不及,以致气逆于上的病理状态。气逆的原因,主要是由于情志所伤,或因饮食不当,或因痰浊壅阻,或因外邪侵犯所致,较少有因虚而致者。

气逆病变,以肺、胃和肝等脏腑最为多见。如肺气上逆,可见咳嗽、气喘、咳痰等;胃气上逆,可见恶心、呕吐、嗳气、呃逆等;肝气上逆,可见头目胀痛、眩晕耳鸣、面红目赤、吐血衄血,甚至昏厥等。

(3)**气陷**:是指在气虚的基础上,表现以气的升举无力为主要特征的病理状态。气陷,多由气虚进一步发展而来。故气陷病变,以内脏下垂和气虚证共见为特征。由于脾胃居于中焦,为气血生化之源,气机升降的枢纽,脾气有升清作用,所以气陷与脾气虚关系最为密切,故常称为"中气下陷"或"脾气下陷"。

人体头目清窍的滋润荣养,有赖于脾的运化和升清,人体内脏器官的位置恒定,有赖于脾气的升提和固摄。脾气亏虚升清不足,水谷精微和清阳之气,不能充分上输于头目,可见头晕眼花,少气倦怠,耳鸣耳聋等。脾气亏虚升举无力,气不上行反陷于下,脏腑器官位置下移,可见直肠脱垂,子宫下垂和胃下垂等,并伴有腹部坠胀,便意频频,久泻久痢等症。此外,由于气陷多由气虚发展而来,故气陷病变还可兼见气虚症状,如神疲乏力,气短声低,面色无华和脉弱无力等。

(4)**气闭**:是指气机郁闭,气不外达,出现突然闭厥的病理状态。气闭,主要是气的出入障碍,多因情志过极,气郁于内,不得外达,或外邪痰浊,阻滞气机,气道不通所致。

气闭病变大都病情较急,如触冒秽浊之气的闭厥,突然遭受巨大精神创伤的气厥,突然遭受强烈疼痛刺激的痛厥等。如气机闭郁,壅于心胸,可见突然昏厥,不省人事;不能外达,可见面色苍白,四肢厥冷;气道不畅,可见呼吸困难,面青唇紫;腑气不通,可见纳呆腹胀,二便不通等。

(5)**气脱**:是指气不内守而大量外泄,导致全身性严重气虚不足,出现功能突然衰竭的病理状态。气脱,多因疾病过程中,邪气过盛,正不敌邪,正气骤伤,或慢性疾病,长期消耗,正气衰竭,以致气不内守,而外散脱失;或因大出血、大汗出、频繁吐泻等,以致气随血脱,或气随津泄等。

气脱,是各种虚脱性病变的主要病机。气脱病变,因全身之气的严重不足,脏腑功能的突然衰竭,常表现为面色苍白、汗出不止、目闭口开、全身弛缓性瘫痪(软瘫)、手撒遗尿、脉微欲绝等危重征象。

(二) 血的失常

血的失常主要包括血虚、血瘀和出血三个方面。血虚,是因血的生化不足,或是因为耗伤太过。血瘀和出血,是因血的运行失常。若运行迟缓可致血瘀,若加速妄行可致出血。

1. **血虚** 是指血液不足,血的营养和滋润功能减退的病理变化。血虚的原因:一是由于各种急慢性出血,致使体内血液丢失过多,新生之血来不及补充;二是由于饮食营养不足,或脾胃虚弱生化乏源,或肾精亏损精不化血,以致血液化生不足;三是由于久病不愈,以致营血暗耗;四是由于瘀血阻滞,新血不生所致。

血不仅具有营养滋润全身的功能,而且是神志活动的物质基础。因此血虚会出现全身或局部失养,脏腑组织器官功能活动减退,机体精神活动衰惫等病理变化。血虚的临床表现,主要有形体瘦弱,面色苍白,唇舌淡白,爪甲苍白,头晕眼花,心悸失眠,手足发麻,脉细无力等。此外,因血为气之母,血虚则气也少,故血虚之人,常伴有气虚的症状。

2. **血瘀** 是指血液运行迟缓和瘀滞不畅的一种病理变化。血瘀的原因:多是由于气滞不畅而使血行不畅;气虚推动无力而使血行迟缓;寒邪侵入血分而致血凝不流;邪热煎灼津血而致血稠难流;痰浊阻于脉道而致血行受阻,或外力挫伤脉络而致血流受阻。

血瘀的病变,主要表现为血行不畅。它既可发生于全身,亦可发生于局部。血瘀的临床表现,主要有局部刺痛,痛处不移,痛而拒按,夜间加剧,面色黧黑、肌肤甲错、唇舌紫黯、脉沉细涩等。

3. **出血** 是指血液不循于常道,逸出脉外的一种病理变化。出血的原因:主要由于火热迫血妄行,或气虚不能摄血;瘀血阻滞血行;外力损伤脉络等,以致血逸脉外而出血。

由于出血原因不同,故出血的表现各异。如火热迫血妄行,或外力损伤脉络,一般出血较急,而且血色鲜红,血量也比较多;气虚所致的出血,一般病程较长,而且血色浅淡,出血量也较少;瘀血所致的出血,一般血色紫黯,或夹有血块等。

(三) 气血关系失调

气与血之间,有着密切关系。气对于血,具有推动、温煦、化生和统摄的作用;血对于气,则具有濡养和运载等作用。在生理上,气与血相互滋生、相互依存和相互为用,在病理上,气与血也常相互影响和相互为病。气血关系的失调,主要表现在气滞血瘀、气虚血瘀、气不摄血、气随血脱和气血两虚等几个方面。

1. 气滞血瘀 是指因气机郁滞而致血液运行障碍,气滞与血瘀并存的病理状态。引起气滞血瘀的原因,主要是情志抑郁,气机阻滞而致血瘀;或跌仆闪挫,伤及气血而致血瘀。气滞和血瘀,常互为因果而同时并存。

血液的正常运行,有赖于气的推动。首先,气行则血行,气滞则血瘀。五脏之中,肝主疏泄,可调畅气机。故气滞血瘀与肝失疏泄密切相关。其次,心主血脉,心气可推动血行;肺主气,可助心行血,所以当心肺的功能失调时,也可形成气滞血瘀的病变。气滞血瘀的病变,以胀满疼痛、咳喘心悸、痞聚癥积、唇舌青紫等为临床特征。

2. 气虚血瘀 是指气虚行血无力而导致血行瘀滞,气虚与血瘀并存的病理状态。引起气虚血瘀的原因,主要是气虚推动无力。气为血之帅,血液的正常运行,有赖于气的正常推动。若气虚无力行血,则血液运行迟缓,甚至停留而为瘀。

由于血液的运行,主要靠心气的推动,故气虚而致的血瘀,较多见于心气不足。气虚血瘀的病变,以气虚和血瘀的证候表现为临床特征,临床常见神疲乏力和少气懒言等气虚的症状,又有瘫痪萎废和麻木窜痛等血瘀的表现。另外,老年人多血瘀且多气虚,故气虚血瘀病机,在老年病中具有重要意义。

3. 气不摄血 主要是指由于气虚不足,统摄血液的功能减退,血不循常道逸出脉外,而致各种失血的病理变化。引起气不摄血的原因,主要是久病气虚无力摄血,或慢性失血气随血耗,转而气虚不能摄血所致。

因脾主统血,故气不摄血,主要与脾气亏虚,而统血无权有关,但与其他脏腑之气的盛衰有一定的关系。如肝主藏血,若肝气不足,肝失所藏,则血液外溢,也可致出血。气不摄血的病变,主要表现为咯血吐血、便血尿血、肌衄发斑和崩漏等,同时兼见面色不华、倦怠乏力、少气懒言、脉虚无力等气虚的表现。

4. 气随血脱 是指在突然大量出血的同时,气也随着血的流失而急剧散脱,从而形成气血并脱的危重病理状态。引起气随血脱的原因,主要是各种大失血。如外伤失血,呕血和便血,妇女的崩漏,产后大出血等。因血为气的载体,血脱则气失去依附,故气也随之散脱而亡失。因此,气随血脱,又称血脱气脱。

气随血脱的病变,以精神萎靡、眩晕晕厥、冷汗淋漓、四肢不温、脉芤微细等为临床特征。气为血之帅,血为气之母,气能够摄血,血能够载气,故血脱易致气虚,气虚又加速血脱,两者常互为因果。气随血脱,由于出血过多,气无所依附,而阳气暴脱,如及时救治,可转危为安,表现为气血两虚的病理状态。如病情恶化,可出现亡阴亡阳,发展为阴阳离决而死亡。

5. 气血两虚 为气虚和血虚同时存在的病理变化。引起气血两虚的原因,主要是久病不愈,气血两伤所致;或突然大量失血,而致气随血脱;或气虚不能生血,而致血液日渐亏少。因气虚可致血虚,血虚也可致气虚,故气血两虚的病变,气虚和血虚的症状同时存在。

因气主煦之、血主濡之,若气血两虚,脏腑经络形体官窍失之濡养,各种机能失之推动及调节,故临床上主要表现为肌体失养,以及感觉运动失常的病理征象,如面色淡白或萎黄,形体瘦弱、神疲乏力,少气懒言,自汗眩晕、心悸失眠、肢体麻木,甚至痿废不用等。

四、津液代谢失常

津液的代谢包括津液的生成、输布和排泄。津液代谢的平衡,要靠气化功能,气的升降出入运动,以及肺脾肾等脏腑的协调配合。气化功能健旺,则津液的生成、输布与排泄才能正常。气的升降出入运动正常,则津液在体内的运行、吸收和排泄才能正常。

脏腑在津液代谢中的作用,尤以肺的宣发肃降、脾的运化转输、肾的蒸腾气化最为重要。任何原因导致的气的运动及气化功能异常,以及肺脾肾三脏的功能失调,均可引起津液代谢失常,形成体内津液不足,或致津液蓄积于体内,而生痰饮水湿等病变。

(一)津液不足

津液不足,是指体内津液亏少,脏腑组织官窍等得不到充分濡润滋养,而产生的干燥失润的病理变化。引起津液不足的原因,一是热盛伤津,如外感燥热之邪,或五志化火,消灼津液等。二是津液丢失过多,如大汗吐泻、多尿失血等。三是过食辛燥,或久病耗伤,而致津液不足。

津液不足的病理变化,有伤津和脱液之分。一般来说,轻者为伤津,重者为脱液。如炎夏多汗或高热时,而见口渴引饮,或气候干燥时而见皮肤干燥等,均以伤津为主;如热病后期,或久病伤阴,而见形瘦肉脱,毛发枯槁,手足震颤等,均以脱液为主。但津和液本为一体,在生理上相互为用,病理上也相互影响。伤津乃脱液之渐,脱液乃津伤之甚。

(二)津液的输布和排泄障碍

津液的输布障碍,是指津液不能正常地转输和布散,在体内运行迟缓或滞留于局部,使水湿内生而酿痰成饮的病理变化。引起津液输布障碍的原因,主要是肺失宣降、脾失健运、肝失疏泄及三焦水道不利等,但其中与脾的运化功能关系最为密切。

津液的排泄障碍,主要是指津液转化为汗液和尿液的功能减退,从而导致津液停蓄而内生水湿的病理变化。引起津液排泄障碍的原因,主要是肺的宣发功能和肾的气化功能减弱,同时也与脾、胃、大肠的生理功能有关。虽然以上脏腑功能减退均可引起水液的停留,但肾的蒸腾气化功能在水液代谢中起主宰作用。

总之,津液的输布和排泄是津液代谢的重要环节。津液的输布和排泄障碍,是导致水湿痰饮等病理产物的根本原因。津液的输布障碍和排泄障碍虽然有别,但结果都是导致津液在体内的停滞,内生痰饮水湿等病理产物,而且病变常相互影响和互为因果。

知识拓展

病机十九条

诸风掉眩,皆属于肝。诸寒收引,皆属于肾。诸气膹郁,皆属于肺。诸湿肿满,皆属于脾。诸热瞀瘛,皆属于火。诸痛痒疮,皆属于心。诸厥固泄,皆属于下。诸痿喘呕,皆属于上。诸禁鼓栗,如丧神守,皆属于火。诸痉项强,皆属于湿。诸逆冲上,皆属于火。诸胀腹大,皆属于热。诸躁狂越,皆属于火。诸暴强直,皆属于风。诸病有声,鼓之如鼓,皆属于热。诸病胕肿,疼酸惊骇,皆属于火。诸转反戾,水液浑浊,皆属于热。诸病水液,澄澈清冷,皆属于寒。诸呕吐酸,暴注下迫,皆属于热。

——《素问·至真要大论》

(闫玉慧)

思考题

1. 何谓六淫?六淫致病的共同特点是什么?
2. 邪正盛衰如何影响疾病的发展与转归?
3. 何谓气机失调?其病机特点及主要病理变化有哪些?

ER 3-3

练习题

第四章 ｜ 养生、预防、治则与康复

ER 4-1
教学课件

ER 4-2
思维导图

学习目标

1. 掌握：治则、治法的概念；治病求本、扶正祛邪、调整阴阳等治则的概念和基本内容；标本缓急、正治反治等治则的应用规律。
2. 熟悉：养生的基本原则和方法。
3. 了解："未病先防""既病防变"的预防措施；康复的基本原则。
4. 具有正确运用治则确定治法的能力，能结合前面所学知识进行辨证论治。
5. 能与患者及家属进行沟通，开展健康教育；帮助和指导患者进行养生、预防及康复。

案例导入

患者，女，66 岁。半年前行蛛网膜下腔出血开颅手术，住院 21 天，恢复良好。出院至今，大便粪质并不干硬，也有便意，但临厕排便困难，需努挣方出，汗出短气，便后乏力，体质虚弱。常自感心慌气短，少气懒言，语声低微，神疲肢倦，舌淡苔白，脉弱。

请思考：
1. 分析该患者存在的主要矛盾是什么？
2. 根据中医养生与治疗原则制订养生方法。

养生就是根据生命发展的规律，采取能够保养身体，减少疾病，增进健康，延年益寿的手段所进行的保健活动。预防是指采取各种防护措施，避免疾病的发生与发展。治则，即治疗疾病的法则。康复是指在伤残、病残、慢性病、老年病、急性病缓解期等促进疾病恢复过程中的理论、原则及方法。中医学在长期的医疗实践中，形成了一套比较完整的养生、预防、治疗及康复理论，其基本原则在健康保健及疾病的防治中具有重要的指导意义。

第一节　养　生

养生，又称摄生、道生等，即保养生命之义。生命是具有生长、发育活力，并按自然规律发展变化的过程。《素问·宝命全形论》曰："人以天地之气生，四时之法成"，是说人类生命的起源，源于天地日月，还要适应四时阴阳变化的规律才能发育成长。"生、长、壮、老、已"是人类生命的自然规律。养生就是采取各种方法保养身体，增强体质，预防疾病，增进健康，延缓衰老，是一种综合性的强身益寿活动。

一、养生的意义

中医养生是在中医理论的指导下，探索和研究中国传统的颐养身心、增强体质、预防疾病、延缓衰老的理论和方法。

（一）增强体质

增强体质是养生的重要目的。体质的形成关系到先天和后天两方面的因素，先天因素即禀赋，取决于父母;后天因素包括饮食营养、生活起居、劳动锻炼等。体质反映机体内阴阳运动形式的特殊性,这种特殊性由脏腑盛衰所决定,并以气血为基础。如《灵枢·寿夭刚柔》所言"人之生也,有刚有柔,有弱有强,有短有长,有阴有阳"。体质是相对稳定的,一旦形成不易很快改变,但也绝不是一成不变的,是可以通过养生调摄的方法进行改善的。尤其是先天禀赋薄弱之人,若后天摄养得当及加强身体锻炼,可促使体质由弱变强,弥补先天之不足而获得长寿。如《景岳全书》所载"人之自生至老,凡先天之有不足者,但得后天培养之力,则补天之功亦可居其强半"。

(二) 预防疾病

疾病可以削弱人体的脏腑功能,耗散体内的精气,缩短人的寿命。疾病的发生是因人体正气相对不足,邪气乘虚而入,破坏了体内相对平衡状态所致。通过养生调摄方法,一方面可以保养正气,提高机体抵御病邪的能力;另一方面,"动作以避寒,阴居以避暑",以防止邪气的侵袭,从而预防疾病的发生。正如《素问·上古天真论》所说:"虚邪贼风,避之有时,恬淡虚无,真气从之,精神内守,病安从来。"

(三) 延缓衰老

人类具有相对固定的寿命期限,有着生、长、壮、老、已的生命过程,衰老是不可抗拒的自然规律。"天年",是我国古代对人之寿命提出的一个具有重要意义的命题。人的自然寿命谓之天年,亦即天赋之年寿,早在《黄帝内经》中就认为人的"天年"可达百岁以上,如《素问·上古天真论》所言:"上古之人,春秋皆度百岁"。但在实际生活中人的平均寿命距离自然寿限相差甚远。这种现象,除了先天禀赋差异外,与社会因素、自然环境、精神刺激等对人体不良影响及劳逸失度密切相关。因此,在日常生活中能够持之以恒地注重自我养生保健,可延缓衰老的进程。

二、养生的基本原则

中医养生有着丰富的实践基础,养生方法颇多,但其基本原则,可归纳为以下几个方面。

(一) 顺应自然

人以天地之气生,四时之法成。人生于天地之间,依赖于自然而生存,同时受自然规律的支配和制约,即人与天地相参,与日月相应。这种天人相应或称天人合一学说,是中医效法自然、顺时养生的理论依据。人与自然界息息相通:一方面要依靠自然提供的物质条件;另一方面要适应四时阴阳的变化。顺应自然,就是要求人的生命活动,要遵循自然界的客观规律,顺乎自然界的运动变化而主动地采取各种养生措施,以适应其改变,达到避邪防病的目的。如《素问·四气调神大论》提出的"春夏养阳,秋冬养阴"的顺时摄养方法,就是顺应四时阴阳消长节律进行养生,从而使人体生理活动与自然界变化的周期同步,保持机体内外环境的协调统一。这种根据四时气候变化而保健调摄的方法,就是天人相应、顺乎自然养生原则的体现。

(二) 形神共养

形,即人的形体;神,主要指人的精神活动。形神合一,又称形与神俱,形神相因,是中医学的生命观。形者神之质,神者形之用;形为神之基,神为形之主。形与神俱,方能尽终天年。中医养生学非常重视形体和精神的整体调摄,提倡形神共养。所谓形神共养,即不仅要注意形体的保养,而且还要注意精神的调摄,使得形体健壮,精神健旺。只有做到形神共养,才能保持生命的健康和长寿。其中,养神又为首务,神明则形安。中医养生学主张静以养神,动以养形。调神摄生,首贵静养。《黄帝内经》曰:"静则神藏,躁则消亡。"静以养神,就是通过清静养神、修性怡神、气功练神等方法,以保持神气的宁静及乐观平和的精神状态。动以养形是指通过形体锻炼、劳动、散步、导引、按摩等,以运动形体,疏通经络,促进气血流畅。形体运动与锻炼的要点有三:一是适可有度,做到"形劳而不倦";二是因人而异,根据自身的年龄、性别、体质、爱好等选择运动项目;三是持之以恒,长期坚持不懈方有成效。如此动静结合,适度而持久,就能起到形神共养的作用。

（三）调养脾胃

脾胃为后天之本、气血生化之源,故脾胃强弱是决定人之健康与否和寿夭的重要因素。明代医家张景岳认为:"土气为万物之源,胃气为养生之主。胃强则强,胃弱则弱,有胃则生,无胃则死,是以养生家当以脾胃为。"脾胃功能健旺,水谷精微化源充足,则精气充足,脏腑功能强盛,体健神旺。因此,中医养生学十分重视调养脾胃,采用饮食调节、药物调节、精神调节、针灸推拿等手段进行调摄,其中调养脾胃的关键是饮食调节,做到寒热适中,饥饱有度,营养全面,清洁卫生,以达到健运脾胃,调养后天的目的。

（四）保精护肾

精是构成和促进人体生长发育的基本物质。精、气、神乃人身"三宝",精化气,气生神,神御形,精是气、形、神的基础,为健康长寿的根本,也是养生保健的关键。《类经》明确指出:"善养生者,必宝其精,精盈则气盛,气盛则神全,神全则身健,身健则病少,神气坚强,老而益壮,皆本乎精也。"先天之精与后天之精贮藏于肾,形成肾中精气,是为人体生长发育和生殖功能的本源物质。因此,保精重在保养肾精。保护肾精的关键在于节欲,做到房事有节,不妄作劳,从而使肾精充盈,气足神旺,以利于身心健康。保精护肾的主要方法有药物补益肾之精气、节欲养精以益肾、食疗补肾、导引补肾、按摩益肾等,通过这些方法达到养精护肾的目的。

先天之本在肾,后天之本在脾,先天促后天,后天养先天,两者相互依存,相互促进,相得益彰。调补脾肾是培补正气之要旨,也是养生延年的重要途径。

三、养生的方法

养生的方法包括体质养生、精神养生、环境养生、起居养生、睡眠养生、饮食养生、房事养生、运动养生、娱乐养生、经络养生、药物养生等。本节只介绍体质养生。

（一）平和质

平和质是正常体质。日常养生需要饮食有节制,不要常吃过冷、过热或不干净的食物,粗细粮食要合理搭配。

（二）气虚质

气虚质人不耐受风、寒、暑、湿邪,易患感冒、内脏下垂等病,病后康复缓慢。故日常养生需多食具有益气健脾作用的食物,如黄豆、白扁豆、鸡肉等。少食空心菜、生萝卜等。

（三）阳虚质

阳虚质人易患感冒、痰饮、肿胀、泄泻等病,感邪易从寒化。平时可多食牛肉、羊肉等温阳之品,少食梨、西瓜、荸荠等生冷寒凉食物,少饮绿茶。

（四）阴虚质

阴虚质人耐冬不耐夏,不耐受暑、热、燥邪。易患虚劳、失精、不寐等病。日常需多食瘦猪肉、鸭肉、绿豆、冬瓜等甘凉滋润之品,少食羊肉、韭菜、辣椒、葵花子等性温燥烈之品。其适合太极拳、太极剑、气功等项目。

（五）痰湿质

痰湿质人对梅雨季节及湿重环境适应力差。易患消渴、中风、胸痹等病。饮食应以清淡为主,可多食冬瓜等。因体形肥胖,易于困倦,故应根据具体情况循序渐进,长期坚持运动锻炼。

（六）湿热质

湿热质人对湿热气候难以适应,易患疮疖、黄疸、热淋等病。饮食以清淡为主,可多食赤小豆、绿豆、芹菜、黄瓜、藕等甘寒的食物。其适合中长跑、游泳、爬山、各种球类、武术等运动。

（七）血瘀质

血瘀质人不耐寒邪,易患癥积、痛证、血证等病。饮食方面多食山楂、醋、玫瑰花等,少食肥肉等滋腻之品。其可参加各种舞蹈、步行健身法、徒手健身操等活动。

（八）气郁质

气郁质人对精神刺激适应能力较弱,易患脏躁、梅核气、郁证等病。日常多食黄花菜、海带、山楂、玫瑰花等具有行气、解郁、消食、醒神作用的食物。其可多参加群众性的体育运动项目。

（九）特禀质

特禀质人表现多样,其中过敏体质的人易对药物、食物、气味、花粉、季节过敏。多食益气固表的食物,少食荞麦(含致敏物质荞麦荧光素)、蚕豆等。居室宜通风良好。保持室内清洁,被褥、床单要经常洗晒,可防止对尘螨过敏。

四、决定寿夭的因素

影响人类生命的基本因素,有先天禀赋,也有后天形成,既有内在机制,也有外在体征。一般地说,禀赋强者多长寿,禀赋差者多早夭。但后天调养是否得当,对人的寿命也有着重要影响,即"先天生后天""后天养先天"。这为疾病防治、优生优育提供了重要的理论依据。

知识拓展

《素问·上古天真论》节选

乃问于天师曰:余闻上古之人,春秋皆度百岁,而动作不衰;今时之人,年半百而动作皆衰者,时世异耶?人将失之耶?岐伯对曰:上古之人,其知道者,法于阴阳,和于术数,食饮有节,起居有常,不妄作劳,故能形与神俱,而尽终其天年,度百岁乃去。今时之人不然也,以酒为浆,以妄为常,醉以入房,以欲竭其精,以耗散其真,不知持满,不时御神,务快其心,逆于生乐,起居无节,故半百而衰也。

第二节　预　防

预防是指采取一定的措施,防止疾病的发生与发展。"预防为主"是我国卫生工作方针政策之一。中医学对疾病的预防非常重视,早在两千多年前,《素问·四气调神大论》即曰:"圣人不治已病,治未病;不治已乱,治未乱……夫病已成而后药之,乱已成而后治之,譬犹渴而穿井,斗而铸锥,不亦晚乎?"这些论述,较为明确地反映了"治未病"的预防思想及其重要性。所谓治未病,包括未病先防和既病防变两方面的内容。

一、未病先防

未病先防,就是在疾病未发生之前,采取各种措施来防止疾病的发生。

疾病的发生,关系到邪正两个方面。邪气是发病的重要条件,正气不足是发病的内在根据。因此,治未病必须从这两个方面着手。

（一）培育正气,提高抗病能力

《素问·刺法论》曰:"正气存内,邪不可干"。只有在正气不足、抗邪无力的情况下,邪气方能乘虚入侵而发病。因此,培育正气,提高机体抗病能力,是预防疾病发生的关键所在。正气的强弱,由体质所决定。体质壮实者,正气充盛;体质虚弱者,正气不足。所以,增强体质,提高机体的抗病能力,就是培育正气,从而预防疾病的发生。增强体质,常从以下方面做起。

1. 调摄精神　中医学认为,人的精神活动与机体的生理功能、病理变化密切相关。不良的情志刺激,可使人体气机逆乱,气血失调,脏腑功能失常,从而产生疾病。在疾病过程中,情志波动又能使病情加重,或急剧恶化。而注意精神的调养,避免社会心理因素的干扰,保持心情舒畅,可使机体气机调畅,五脏安和,正气充沛、抗邪有力,防止疾病的发生。

2. 加强锻炼　经常锻炼身体可以增强体质,减少或防止疾病的发生。远在春秋战国时代,已应用"导引术"和"吐纳术"来防治疾病;汉代华佗又以"流水不腐,户枢不蠹"的恒动观,模仿虎、鹿、熊、猿、鸟五种动物运动状态创立"五禽戏",作为防病强身的健身运动。而后世不断演变的"太极拳""八段锦""易筋经"等多种健身方法,不仅能调畅气机,疏通经脉,强劲筋骨,增强体质,还对多种慢性疾病有一定的调治作用。

3. 顺应自然　人与自然息息相关,自然界的四时气候变化,地理环境的变迁,必然会影响人体,使之发生相应的生理和病理反应。因此,顺应自然规律,主动地采取各种养生防护措施,从而使机体的内外环境协调统一,以培护正气,避免外邪侵袭,防止疾病的发生。

4. 注意饮食起居　人的饮食要有规律和节制,生活起居必须遵循自然规律,适应自然的变化。《素问·上古天真论》就明确指出:"其知道者……饮食有节,起居有常,不妄作劳,故能形与神俱,而尽终其天年,度百岁乃去。"假若饮食起居没有规律,就会扰乱脏腑气机,损伤人体的正气,甚至诱发疾病。如《素问·上古天真论》所言:"以酒为浆,以妄为常,醉以入房,以欲竭其精,以耗散其真,不知持满,不时御神,务快其心,逆于生乐,起居无节,故半百而衰也。"

5. 药物预防及人工免疫　药物、人工免疫是增强人体正气、提高免疫能力,预防传染病的重要手段。我国很早就开始用药物来预防疾病,如《素问遗篇·刺法论》有"小金丹……服十粒,无疫干也"的记载。早在16世纪中叶我国就发明了人痘接种法预防天花,成为世界医学"人工免疫法"的先驱。近年来运用中药预防疾病的方法很多,如用贯众消毒饮用水;板蓝根、大青叶等预防流感;大蒜、马齿苋预防肠道疾病;茵陈、山栀预防肝炎等,都是简便易行,且行之有效的预防方法。

(二)防止病邪的侵害

病邪是导致疾病发生的重要原因,防止病邪侵害是指平时要讲究卫生,保护环境,防止空气、水源和食物受到污染;顺时避害,做到"虚邪贼风,避之有时";当疫病发生之时,要"避其毒气";加强劳动保护,制订防范意外伤害措施等有效方法。

二、既病防变

未病先防,是最理想的积极措施。但若疾病已经发生,则应争取早期诊断、早期治疗,以防止疾病的发展与传变。

(一)早期诊治

疾病初期,病情较轻,早期诊治,可防止病邪深入而加重病情。《素问·阴阳应象大论》指出:"故善治者治皮毛,其次治肌肤,其次治筋脉,其次治六腑,其次治五脏。治五脏者,半死半生也。"即强调了早诊早治的重要性。

(二)控制疾病的传变

传变是指脏腑组织病变的转移变化,又称传化。对于不同的疾病有不同的传变途径与发展规律。如外感热病多以六经传变、卫气营血传变或三焦传变;而内伤杂病则多以五行生克制化规律传变,以及经络传变等。根据疾病传变规律,先安未受邪之地,是治病防变的重要措施。如《金匮要略》提出"见肝之病,知肝传脾,当先实脾",即临床上治疗肝病时,常兼用健脾和胃之法,可以防止肝病传脾,控制肝病的传变。

知识拓展

传染病分类

《中华人民共和国传染病防治法》是由中华人民共和国第七届全国人民代表大会常务委员会第六次会议于1989年2月21日通过,自1989年9月1日起施行。

2020年10月2日,国家卫健委发布了《中华人民共和国传染病防治法》修订征求意见稿,明确提出甲乙丙三类传染病的特征。甲类传染病包括鼠疫、霍乱。乙类传染病包括严重急性呼吸综合征(传染性非典型肺炎)、艾滋病、病毒性肝炎、脊髓灰质炎、人感染高致病性禽流感、麻疹、流行性出血热、狂犬病、流行性乙型脑炎、登革热、炭疽、细菌性和阿米巴性痢疾、肺结核、伤寒和副伤寒、流行性脑脊髓膜炎、百日咳、白喉、新生儿破伤风、猩红热、布鲁氏菌病、淋病、梅毒、钩端螺旋体病、血吸虫病、疟疾、人感染 H7N9 禽流感、新型冠状病毒感染。丙类传染病包括流行性感冒、流行性腮腺炎、风疹、急性出血性结膜炎、麻风病、流行性和地方性斑疹伤寒、黑热病、棘球蚴病(包虫病)、丝虫病,除霍乱、细菌性和阿米巴性痢疾、伤寒和副伤寒以外的感染性腹泻病、手足口病。

第三节　治　则

治则是治疗疾病的法则。它是在中医学的整体观念和辨证论治理论指导下制订的,是用以指导治疗方法的总则,对临床治疗、处方、用药等具有普遍指导意义。

治则与治法不同,治则是用以指导治疗方法的总则,而治疗方法是治则的具体化,治法是从属于治则的。例如,疾病的发生、发展,都是由正邪双方力量的消长而决定的,正胜邪却则疾病向愈,邪胜正衰则病势加重。因此,扶正祛邪就是治疗疾病必须遵循的一个重要法则。在这一原则的指导下,根据具体病情,所采取的滋阴、补阳、益气、养血等治法,就是扶正的具体方法;而发汗、清热、攻下等治法,则是祛邪的具体措施。

临床遵循的治疗法则有治病求本、扶正祛邪、调整阴阳等。

一、治病求本

治病求本,就是临床治疗疾病时,必须抓住疾病的本质,并针对疾病的本质进行治疗。因而《素问·阴阳应象大论》曰:"治病必求于本。"

疾病在发生与发展过程中,有各种错综复杂的原因,它通过若干症状和体征表现出来。但是这些显露于外的现象,并不是疾病的本质。必须从诸多复杂的表象中进行综合分析,透过疾病的表面现象,找出疾病发生的根本原因,然后针对其本质进行治疗。如头痛,它可由外感、血虚、痰湿、肝阳上亢、瘀血等多种原因引起,治疗就不能简单地采取对症治疗,而应在辨证基础上,找出病因所在,分别采用解表、养血、燥湿化痰、平肝潜阳、活血化瘀等法进行治疗。这就是"治病求本"的原则。

临床运用治病求本这一法则时,必须注意"治标与治本""正治与反治""病治异同"三种情况。

(一)治标与治本

"标",指表象;"本",指本质。标本是一个相对的概念,常用来概括说明事物的本质与现象、因果关系及病变过程中矛盾的主次等。因此,分清标本,才能抓住疾病的本质,予以正确的治疗。分辨标本的方法,如以正邪而言,正为本,邪为标;就病因和症状而言,病因为本,症状为标;从病变部位来分,内脏为本,体表为标;按病程来说,旧病为本,新病为标。一般来说,"本"代表疾病过程中占重要地位和起主要作用的方面;"标"代表疾病过程中居次要地位和起次要作用的方面。但这种标本主次关系并不是不变的,在特殊的情况下"标"也可能转化为主要的方面。因此,在治疗上就应该分清先后缓急,或先治其标,或先治其本,或标本兼治,灵活处理疾病过程中的不同矛盾。

1.急则治其标　急则治其标指在标病危急,如若不先治其标病,就会危及患者生命或影响对本病的治疗时,所采取的一种暂时急救措施。如各种原因引起大出血,将危及患者生命时,当首先止血以治其标,而后针对病因以治其本。再如慢性腹泻患者因感冒而发热时,也应先治外感发热之标病,后治慢性腹泻之本病。急则治标的最终目的,就是为了创造治本的条件,更好地治疗本病。

2.缓则治其本　缓则治其本指病势较缓时,针对疾病本质进行治疗的原则。临床上在治本的同时,标病也随之消失。例如阴虚发热伴咳嗽患者,发热、咳嗽为标,阴虚为本,采用滋阴治本法,待阴虚平复后,发热、咳嗽自然缓解。又如脾虚泄泻患者,脾虚为本,泄泻为标,治疗时应用健脾益气之法治其本病,脾气健运则泄泻自止。此法对慢性病或急性病恢复期的治疗具有较好的指导意义。

3. 标本同治 标本同治指标病本病俱急的情况下,采用标本兼治,以提高疗效,缩短病程的一种方法。如临床表现为身热、腹硬满痛、大便燥结、口干渴、舌燥苔焦黄,此属实热内结为本,阴液受伤为标,用增液承气汤标本兼顾治之,泻其实热可以存阴,滋阴润燥有利于通下,达到标本同治的目的。

(二) 正治与反治

正治与反治,是指所用药物性质的寒热、补泻效用与疾病的本质、现象之间的从逆关系而言,即《素问·至真要大论》提出"逆者正治,从者反治"两种方法,都是中医"治病求本"这一法则的具体应用。

1. 正治 是逆其证候表现而治的一种常用治疗方法,又称"逆治"。逆,是指采用方药的性质与疾病证候性质相反。它适用于病证的现象与本质相一致的情况。如寒证见寒象,热证见热象,虚证见虚象,实证见实象,在治疗时分别采用"寒者热之""热者寒之""虚者补之""实者泻之"的不同治法。

(1)**寒者热之**:指寒证出现寒象,用温热性质的方药来治疗。如表寒证用辛温解表的方药治疗,里寒证用辛热温里的方药等。

(2)**热者寒之**:指热证出现热象,用寒凉性质的方药来治疗。如表热证用辛凉解表方药治疗,里热证用苦寒清热的方药等。

(3)**虚者补之**:指虚证出现虚象,用补益性质的方药来治疗。如阴血不足用滋阴养血的方药治疗,阳气虚弱用扶阳益气的方药等。

(4)**实者泻之**:指实证出现实象,用攻邪泻实的方药来治疗。如瘀血病证用活血逐瘀的方药治疗,食滞病证用消食导滞的方药等。

2. 反治 是指在病证的临床表现与本质相反的情况下,顺从疾病的假象而治的一种治疗方法,又称"从治"。从,是指所采用方药的性质与病证表面假象相一致。究其实质,仍是针对病证本质进行的治疗。如寒证表面见热象,热证表面见寒象,虚证表面见实象,实证表面见虚象,在治疗时分别采用"热因热用""寒因寒用""塞因塞用""通因通用"的方法。

(1)**寒因寒用**:是以寒治寒,用寒性药物治疗假寒症状的病证。其适用于"真热假寒"证的治疗。如热厥证,里热极盛,格阴于外,出现四肢厥冷(胸腹部扪之灼热,不欲近衣被)、脉沉的假象时,依其在外的假象而用寒性药治疗。这种以寒治寒的方法,亦是针对其热甚的本质而治。

(2)**热因热用**:是以热治热,用热性药物治疗假热症状的病证。其适用于"真寒假热"证的治疗。如《伤寒论》"少阴病,下利清谷,里寒外热,手足厥逆,脉微欲绝,身反不恶寒其人面赤色……通脉四逆散主之"即是热因热用的范例。这种以热治热的方法,亦是针对其寒甚的本质而治。

(3)**塞因塞用**:是以补开塞,用补益的药物治疗闭塞不通的病证。其适用于因虚而闭阻的真虚假实证的治疗。如气血亏虚所致的经闭,用补气养血的方法治疗,气充血足,经血自来。这种以补开塞的方法,亦是针对其虚甚的本质而治。

(4)**通因通用**:是以通治通,用通利的药物治疗有通泄症状之实证。如食积腹泻、瘀血崩漏、湿热痢疾等病证,分别治以消导泻下、活血祛瘀、清利湿热之法。这种以通治通的方法,亦是针对其邪实的本质而治。

总之,正治与反治虽然概念有别,在方法上有逆从之分,但两者都是针对疾病的本质而治的,均属于"治病求本"的范畴。

(三) 病治异同

病治异同,包括"同病异治"与"异病同治"两个方面。

二、扶正祛邪

疾病过程,是正气与邪气矛盾双方相互斗争的过程。邪正斗争的胜负,决定着疾病的进退。邪胜于正则病进,正胜于邪则病退。因而治疗疾病的一个基本原则,就是要扶助正气,祛除邪气,改变邪正双方的力量对比,使疾病向痊愈方向转化。扶正祛邪是指导临床治疗的一个重要法则。

扶正,就是扶助正气,增强体质,提高抗病能力的一种治疗原则,主要适用于以正虚为主要矛盾,而邪气也不盛的虚性病证,即"虚者补之"。临床上可根据患者的具体情况,分别运用益气、养血、滋阴、壮阳、填精、增液等治法。扶正多用补益的药物及针灸、气功、体育锻炼等,而精神的调摄和饮食营养的补充,对扶正也具有重要的作用。

祛邪,即祛除邪气,削弱或祛除病邪的侵袭和损害的一种治疗原则,主要适用于邪实为主要矛盾,而正气未衰的实性病证,即"实则泻之"。临床上可根据患者的具体情况,分别运用发汗、攻下、清热、散寒、利湿、消导等治法。祛邪多使用攻泻、祛邪的药物或运用针灸、手术等其他疗法以祛除病邪。

在运用扶正祛邪原则时,要全面分析正邪双方消长盛衰的情况,根据正邪在疾病发生、发展及其变化和转归中所处的地位,区别主次、先后、灵活应用。单以扶正为主或单以祛邪为主;先扶正后祛邪或先祛邪后扶正;攻补兼施,两者并重。但总的原则是"扶正而不留邪,祛邪而不伤正"。

三、调整阴阳

疾病的发生,从根本上说即是阴阳的相对平衡遭到破坏,出现偏盛偏衰的结果。对此,《素问·至真要大论》指出"谨察阴阳所在而调之,以平为期"。因此,调整阴阳,损其偏盛,补其偏衰,促使其阴平阳秘,恢复相对的协调平衡,是临床治疗的根本法则之一。

(一)损其有余

对于阴阳的偏盛,即阴或阳的一方过盛、有余的病证,临证时采用"损其有余"的方法治疗。阴或阳的一方偏盛,多因邪实所引起,故损其有余属于泻法。如阳热亢盛的实热证,用"热者寒之"的方法治疗,以清泄其阳热;阴寒内盛的实寒证,用"寒者热之"的方法治疗,以温散其阴寒。由于阳热亢盛易于耗伤阴液,阴寒偏盛易于损伤阳气,故在调整阴或阳的偏盛时,应注意是否有相应的阳或阴偏衰情况的存在,若已引起相对一方偏衰时,则当兼顾其不足,配合以扶阳或益阴之法。

(二)补其不足

对于阴阳的偏衰,即阴或阳的一方或双方偏衰不足的病证,临证时可采用"补其不足"的方法治疗。如阴虚不能制阳,常表现为阴虚阳亢的虚热证,此非火热之有余,乃水之不足,则应滋阴以制阳,即"壮水之主,以制阳光";若阳虚不能制阴,而致阳虚阴盛的虚寒证,此非阴邪之有余,乃火之不足,应补阳以制阴,即"益火之源,以消阴翳";若属阴阳两虚,则应阴阳双补。由于阴阳是相互依存、互根互用的,因此,在治疗阴阳偏衰病证时,还应注意"阳中求阴"或"阴中求阳"的方法,即在补阴时适当配合补阳药,补阳时适当配合补阴药,故《景岳全书》曰:"善补阳者,必于阴中求阳,则阳得阴助,而生化无穷;善补阴者,必于阳中求阴,则阴得阳升,而泉源不竭。"

阴阳是辨证的总纲,疾病的各种病理变化均可以用阴阳的变化来说明,凡病理上的表里出入、上下升降、寒热进退、邪正虚实、气血不和等,均为阴阳失调的具体表现。因此,从广义来讲,解表攻里、升清降浊、寒热温清、补虚泻实、调理气血和调和营卫等治法,均属于调整阴阳的范畴。

第四节 康 复

康复,即恢复健康之意。中医康复学,是以中医理论为指导,研究各种有利于疾病康复的方法和手段,使伤残者、慢性病者、老年病者及急性病缓解期患者的身体功能和精神状态最大限度地恢复健康的综合性学科。中医康复学历史悠久,有着完整而独立的、丰富多彩且行之有效的康复方法,对帮助伤残者消除或减轻功能障碍,帮助慢性病、老年病等患者祛除病痛,恢复身心健康,重返社会发挥重要作用。中医康复的基本原则如下：

一、形体保养和精神调摄相结合

形体保养和精神调摄相结合，即形神合一。养形，一是重视补益精血，即所谓"欲治形者，必以精血为先"；二是注重适当运动，促进气血运行，增强抗病能力。调神，主要是通过语言疏导、以情治情、娱乐等方法，使患者摒除一切有害情绪，创造良好的心境，保持乐观开朗、心气平和的精神状态，避免病情恶化。形体健康能够减轻精神负担，精神和谐可促进形体恢复。形体健康，精神健旺，两者相互协调，即能达到形神兼具、身心康复的目的。

二、药物治疗和饮食调养相结合

药物治疗和饮食调养相结合，即药食结合。药物治疗是康复医疗的主要措施。但恢复期患者大多病情复杂，病程较长，服药时间过久，既难以坚持，又可能损伤脾胃，还可能出现副作用或不良反应。饮食虽不能直接祛邪，但能通过调节脏腑功能以补偏救弊，达到调整阴阳、促进疾病康复的目的。因此在辨证论治的基础上，有选择地服用某些食物，做到药物治疗与饮食调养相结合，不仅能够增强疗效，还可能减少药量，防止药物的副作用，缩短康复所需时间。即所谓"毒药攻邪，五谷为养，五果为助，五畜为益，五菜为充，气味合而服之，以补益精气"。

三、内治方法与外治方法相结合

内治方法与外治方法相结合，即内外结合。内治法，主要指药物、饮食等内服的方法，通过内治方法可调整脏腑阴阳气血，恢复和改善脏腑组织的功能活动；外治法，主要包括针灸、推拿、药物外用、传统体育等多种方法，外治方法能通过经络的调节作用，疏通体内阴阳气血的运行。故内外结合并用，综合调治，促进患者的整体康复。一般来说，病在脏腑者，以内治为主，外治为辅；病在经络者，以外治为主，内治为辅；若脏腑经络同病，则内治外治并重。

四、自然康复与治疗康复相结合

自然康复是借助自然因素对人体的影响，来促进人体身心健康的逐步恢复。大自然中存在着许多有利于机体康复的因素，包括自然之物与自然环境，如日光、空气、花草、森林等。在运用药物、针灸等治疗康复方法的同时，可以有选择性和针对性地结合自然康复方法，如空气疗法可使人头脑清醒，心胸开阔；日光疗法能温养阳气，改善血运等，利用这些自然因素对人体不同的作用，提高康复效果。

五、早期介入与持之以恒相结合

早期介入强调的是在病情稳定情况下即可进行康复训练，尤其针对中枢神经系统疾病时，早期介入能够最大限度地促进神经再生，从而达到功能恢复的目的。持之以恒是要求患者康复治疗需要一定的时间才能获得显著效果，停止治疗后康复效果将逐步消退，因此，许多康复治疗需要长期持续，甚至维持终生。早期介入与持之以恒相结合，可全面、持久、最大限度地达到康复治疗效果。

思考题

1. 中医养生的基本原则是什么？
2. 何谓"正治"与"反治"，如何正确使用？

ER 4-3

练习题

第五章 | 诊法与辨证

教学课件　思维导图

学习目标

1. 掌握：诊法的主要内容及临床意义；八纲辨证和脏腑辨证常见证型的临床表现和辨证要点。

2. 熟悉：诊法的诊察方法和基本内容；八纲辨证和脏腑辨证的概念及特点。

3. 了解：诊法诊察病证的原理及意义；八纲辨证和脏腑辨证各辨证方法之间的关系。

4. 能够用诊察技术进行基本诊疗的操作和收集病情资料，会运用中医常用的辨证方法进行疾病诊断。

5. 具有良好的职业道德和敬业精神，形成良好的中医辨证思维模式，具备将来进一步学习中医和从事中医临床工作的能力，明确全心全意为人类健康服务的目的。

中医诊断是中医学的重要组成部分，根据中医学理论来研究诊法、诊病、辨证的基础理论、基本知识和基本技能。中医学在长期医疗实践中形成了独特的诊断疾病的理论、方法、技术以及实物，体现了鲜明的中国传统文化和地域特征，其潜在的科技与人文文化内涵，随着医学科学的发展和中外文化的广泛交流，发挥着越来越大的作用。

第一节　诊　法

案例导入

患者，女，17 岁，5 月 20 日初诊。患者诉 2 天前出现发热、咳嗽，未曾治疗，自觉症状未见缓解。今早出现咽喉肿痛，口干，发热，微恶寒，微有汗出。饮食睡眠可，大小便正常。舌边尖红，苔薄黄，脉浮数。

检查：咽喉及扁桃体红肿，体温 38.2℃；血常规示白细胞 8.8×10^9/L。

请思考：

1. 请诊察病情，对疾病的病名做出判断。

2. 请归纳主诉。

诊法，是中医诊察了解，收集病情资料的基本方法和手段，主要包括望、闻、问、切四诊。

中医学认为，人体是一个有机的整体，以脏腑为中心，以经络衔接内外，人体外部的征象与内在的脏腑功能密切相关，局部的病变可影响全身，内脏的病变也可从五官四肢等体表组织反映出来。通过目望、耳闻、鼻嗅、口问和触摸按压等诊察方法审察其反映于外的各种疾病现象，在医学理论的指导下进行分析和判断，明确病因、病性、病位等，便可求得对疾病本质的认识，从而为辨证论治提供可靠的依据。

《难经·六十一难》曰："望而知之谓之神，闻而知之谓之圣，问而知之谓之工，切而知之谓之巧。"

神、圣、工、巧就是要求医生通晓诊法理论,掌握诊法技巧。四诊各有长短之处,必须综合应用,也就是要"四诊合参",才能得出正确的结论,否则就会导致诊断的片面性,甚至造成误诊。

一、望诊

望诊,是医生运用视觉对患者整体和局部、舌象及排出物等进行有目的的观察,以获得并收集病情资料的一种诊察疾病的方法。其主要内容包括望神、望色、望形态、望舌、望局部、望排泄物和望小儿食指络脉等。

在临床诊病过程中,医生一定要仔细观察,在望诊实际操作过程中要注意以下几个方面:一是注意光线。望诊要在充足的自然光下进行,避开有色光。二是注意温度。诊室温度适宜,患者的皮肤、肌肉自然放松,气血运行畅通,疾病的征象才可能真实地显露出来。三是注意受检部位要充分暴露,以便完整、细致地进行观察。另外要注意排除可能影响检查的因素。四是要注意保护患者的隐私。五是要根据病情结合其他三诊,有重点有步骤地仔细观察。对于个别与整体病情不相符的征象应认真分析,排除假象。

(一)望神

望神是通过观察人体生命活动的整体表现来判断病情的方法。神,有广义和狭义之分。广义之神是指人体生命活动的一切外在表现;狭义之神是指人的精神、意识、思维、情感活动。神以精气为物质基础,以形体为载体,而神是精气形的外在表现。所以,通过望神可以了解人体生命状态,精充、气足、形健说明脏腑气血功能比较旺盛,神与精气同盛同衰,所以望神可了解患者的脏腑盛衰、正气存亡、病情轻重、预后善恶。

神主要通过目光、面色、神情和体态四个方面表现出来,其中尤以目光为重点。其表现形式主要概括为五点(表5-1)。

表5-1 得神、少神、失神、假神鉴别表

观察项目	得神	少神	失神	假神
目光	目光明亮,转动灵活	两目暗淡,目光乏神	目光晦暗,眼神呆滞	原本目光晦暗,突然浮光外露
面色	面色荣润,含蓄不露	面色少华,色淡不荣	面色无华,晦暗暴露	两颧泛红如妆
神情	神志清楚,表情自然	精神不振,反应迟钝	意识模糊或昏迷	神志似清,但躁扰不宁
语言	言语清晰,对答如常	声低懒言	语声低微,呼吸微弱	本不言语,突然言语不休
体态	肌肉不削,反应灵敏	肌肉松软,动作迟缓	形体羸瘦,反应迟钝	久病卧床不起,忽思活动
饮食	饮食如常	食欲缺乏	毫无食欲	本久不能食,突然索食

1. **得神** 又称有神,为健康的表现,即使有病,也病轻,预后好。

2. **少神** 又称神气不足,多见于轻病或疾病恢复期,体质虚弱者及正常人过劳之后亦可见。

3. **失神** 是精气亏损、神气严重衰败的表现,临床有虚、实之分。正虚失神,为脏腑精气衰竭,正气大伤,多见于久病重病之人,其病情深重、预后不良。邪盛失神,为邪陷心包,扰乱神明;肝风挟痰,蒙蔽清窍。同样为病情危重。

4. **假神** 是垂危患者出现的精神暂时好转的假象,表明病情恶化,脏腑精气将绝,阴不敛阳,虚阳外越,预后不良。古人喻为"残灯复明""回光返照"。

5. **神志失常** 神志失常又称"神乱",包括烦躁不安、神昏谵妄以及焦虑恐惧、狂躁不宁、淡漠痴呆和猝然昏倒等。

医生望神时要注意以下事项:一是一会即觉。神的表现在患者无意之时流露最真。因此,医生应训练自己观察力敏捷,当观察患者时第一时间平心静气,聚精会神,快速准确掌握患者神的情况,

做到一会即觉。二是神形合参。需把患者神的情况和形体强弱胖瘦结合起来,综合考虑。通常情况下,神与形的表现是一致的,体强则神旺,体弱则神衰。但也要注意特殊情况,如久病形羸色败,虽神志清醒,也属失神;新病昏迷,虽形体丰满,亦非佳兆。三是注意假神与病情好转的区别。假神见于生命垂危患者,其"好转"的特点是突然"好转",局部"好转"现象与整体病情恶化不相符合,且为时短暂,病情恶化迅速。病情好转多表现为重病经治疗后逐渐好转,并与全身状况好转一致,好转呈持续恢复。

(二) 望色

望色,又称"色诊",是医生观察患者全身皮肤(主要是面部皮肤)色泽变化来诊察病情的方法。色即皮肤的颜色,包括青、赤、黄、白、黑五种色调变化,可以反映气血的盛衰和运行情况,判断疾病的不同性质和不同脏腑的病症;泽即皮肤的光泽、荣枯的变化,可以反映脏腑精气的盛衰。

面色分"常色"和"病色"。常色指人在生理状态时的面部色泽。中国人正常面色是红黄隐隐,明润含蓄。常色提示精神充沛,气血津液充足,脏腑功能正常。病色指人在疾病状态时面部的异常色泽,主要表现为青、赤、黄、白、黑五色,分别提示不同脏腑和不同性质的疾病(表5-2)。

表 5-2　五色主病归纳表

病色	五脏	五行	主病
青	肝	木	寒证(淡青)、痛证(青黑)、血瘀(青灰)、气滞、惊风(青)
赤	心	火	实热(通红);阴虚火旺(两颧潮红);戴阳证(两颧泛红如妆)
黄	脾	土	脾虚(萎黄);湿证(黄胖或黄疸)
白	肺	金	气血虚(淡白);阳虚(㿠白);实寒证、失血证(苍白)
黑	肾	水	肾阳虚(淡黑);肾阴虚(黑而干焦);血瘀(黧黑)

1. **青色**　主寒证、痛证、血瘀、气滞、惊风。青色为气血不通,经脉瘀阻的表现。青色五行属木,主病以肝经和厥阴经的病证为主,常见于面部、口唇、爪甲、皮肤等部位。

面色淡青,多属寒邪外袭;面色青黑,多为实寒证、剧痛;面色青灰,口唇青紫,伴心胸憋闷疼痛,肢凉脉微,为心阳虚衰,心血瘀阻;小儿高热、眉间、鼻柱、唇周色青,多属惊风或惊风先兆;妇女面青,伴有少食多怒,或月经不调,多由肝郁脾虚,木旺乘土。面色青黄(又称苍黄)见于肝郁脾虚的患者。

2. **赤色**　主热证,有实热与虚热之分。实热多因邪热亢盛,虚热多因阴虚火旺。亦见于真寒假热的戴阳证。赤色五行属火,火热内盛,鼓动气血上荣于面所致,或虚阳浮越所致,常见于颜面、唇、舌、皮肤等部位。

满面通红,目赤,口唇红赤,多属外感发热或脏腑火热炽盛的实热证;午后两颧潮红,多属阴虚阳亢的虚热证;久病重病患者,面色苍白,突然出现两颧泛红如妆,游移不定,为戴阳证,是脏腑精气衰竭殆尽,阴盛格阳,虚阳浮越所致,属病危。

3. **黄色**　黄色主脾虚、湿证、黄疸。黄色五行属土,多为脾失健运,水湿不化,湿邪内蕴或气血乏源,面部失荣所致,常见于面部、皮肤及白睛等部位。

面色淡黄,晦暗无光为萎黄,多属脾胃气虚,气血生化不足;面色淡黄而虚浮为黄胖,属脾气虚弱,湿邪内盛,泛溢肌肤;面、目、尿一身俱黄为黄疸:鲜明如橘皮色为阳黄,乃湿热熏蒸所致,多属肝胆湿热或脾胃湿热;晦暗如烟熏色为阴黄,乃寒湿困阻所致。小儿面色青黄,或乍黄乍白,腹大青筋,肌肉瘦削,为疳积。

4. **白色**　主虚证、寒证、失血证。白色五行属金,为气血不足或失血,阳气虚衰、血行无力、气血不荣于面所致,常见于颜面、口唇、舌及皮肤、爪甲、眼眦等部位。

面色淡白无华,伴唇舌色淡,多属气血不足或失血证;面色㿠白而虚浮,多为阳虚水泛;面色苍白,伴冷汗淋漓,四肢厥逆,多属阳气暴脱之亡阳证,或见于大失血之人;面色苍白伴剧烈疼痛,多为阴寒内盛,寒邪凝滞,血行不畅所致。

5. 黑色 主肾虚、寒证、水饮、血瘀、疼痛。黑色五行属水,为肾阳虚衰,血失温养,运行不畅或肾精亏虚,肌肤失于精气荣养所致。其常见于面部、口唇及眼眶。

面色淡黑,多属肾阳虚,血失温煦,运行不畅;面黑干焦,多属肾阴亏虚,虚火灼伤阴津,肌肤失于润养所致;面色黧黑,肌肤甲错,多为瘀血日久所致。眼眶周围发黑,多属肾虚水饮或寒湿带下。

望色时需注意以下事项:一是知常达变,善于区分常色和病色。二是色与脉症互参分析。通常情况下,疾病表现的色、脉、症是一致的,如发热患者,面色红赤,脉亦数而有力,伴见口干、尿黄、便秘等症,辨证当属实热证。但若患者虽面色红,脉却浮大而数,按之空虚无根,伴见发热反欲近衣被,口干反欲热饮等症,当属真寒假热证。因此,在诊病过程中,必须全面观察、综合分析,特别是在病情表现复杂时,更需色、脉、症互参,方能做出准确判断。三是注意非疾病因素的影响。人与自然界相统一,气候、光线、昼夜、情绪、饮酒、饮食、化妆等因素对面色均有影响,望色时需注意这些因素导致的面色变化。

(三) 望形态

望形态,是医生观察患者形体的强弱胖瘦以及活动情况来诊察疾病的方法。形体的强弱主要从肌肉、骨骼、皮毛三个方面进行判断。

1. 形体强壮 肌肉充实、筋骨强健,骨骼健壮,皮肤润泽、精力充沛,是脏腑坚实气血充盛的征象,虽病多易治,预后较好;

2. 形体衰弱 肌肉瘦削、筋骨不坚;骨骼细小;皮肤不荣、疲倦乏力,是脏腑虚弱精气亏虚的征象,病多虚证难治,预后较差。

患者的姿态动者、强者、仰者、伸者,属表、热、实、阳;静者、弱者、俯者、屈者,属里、虚、寒、阴。

(四) 望舌

望舌又称为舌诊,是指通过观察舌质、舌苔的变化,了解机体生理功能和病理变化的诊察方法。舌质也称舌体,是舌的肌肉脉络组织;舌苔是附于舌面的一层苔垢,由胃气上蒸而成。正常的舌象是"淡红舌,薄白苔"。舌诊是望诊的重要内容,是中医特色诊法之一。

舌通过经络与脏腑相联系,脏腑的精气直接或间接的上荣于舌,脏腑的病变也必然影响精气的变化反映于舌。前人在长期临床实践中发现舌的一定部位与脏腑相关,舌尖多反映上焦心肺病变,舌中部多反映中焦脾胃病变,舌根部多反映下焦肾的病变,舌两侧多反映肝胆的病变(图5-1)。

望舌时应注意光线充足,以自然光线为佳。患者伸舌时尽量张口使舌体充分暴露,自然将舌伸出口外,舌体放松,舌面平展,舌尖略向下。望舌的顺序是先望舌质,后望舌苔,并注意辨别染苔;具体先望舌尖,再望舌中、舌侧,最后望舌根部。

1.**望舌质** 舌质的变化主要反映气血的盛衰和脏腑的虚实,现代研究则发现与血液流速、血液黏稠度、血管的舒缩、血液的量有关。望舌质主要观察舌质的颜色和形态的变化。

(1)舌色:常见舌色有淡红、淡白、红、绛、青紫五种。

1)淡红舌:舌色淡红润泽。为正常舌色,亦可见于外感病轻浅阶段,尚未伤及气血及内脏。

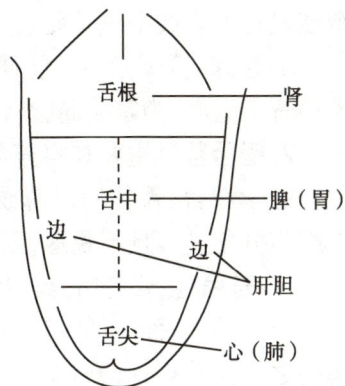

图5-1　舌诊脏腑部位分属图

2)淡白舌:淡白舌较正常人浅淡,主虚证、寒证或气血两虚。

3)红舌:舌色较正常舌色红,呈鲜红者,称为红舌。主热证。舌鲜红而起芒刺,或兼黄厚苔,为实热证;鲜红而少苔,或有裂纹,或光红无苔,则为虚热证。

4)绛舌:较红舌更深或略带黯红色者,谓之绛舌。主热盛,病有外感与内伤之分。外感病多由红舌进一步发展而成。若舌绛或有红点、芒刺,为温病热入营血,热盛耗伤营阴,血液浓缩而成;内伤杂病若舌绛少苔或无苔,有裂纹,则是阴虚火旺。

5)青紫舌:全舌呈现紫色,或局部有青紫斑点。因气血运行不畅而致,需辨别寒热之不同。紫舌可由淡白舌或红绛舌发展而来,故其主病是在此基础上出现气血运行不畅。热盛伤津,气血壅滞,多表现为绛紫而干枯少津。寒凝血瘀或阳虚生寒,舌淡紫或青紫湿润。

(2)舌形:舌体的形质包括老嫩、胖瘦、点刺、裂纹等方面特征。

1)老嫩:辨虚实的关键。舌质粗糙、坚敛苍老,舌色较黯者,为苍老舌,多见于实证;舌质细腻、浮胖娇嫩,或边有齿痕,舌色浅淡者,为娇嫩舌,多见于虚证。

2)胖瘦:舌体较正常舌大且厚,伸舌满口,称胖大舌;舌体瘦小而枯薄者,称为瘦薄舌。胖大舌多主水湿、痰饮内停。若舌淡白胖嫩,舌苔水滑,属脾肾阳虚,津液不化,以致积水停饮;舌体肿胀满口而色深红,多属心脾热盛,热毒上壅。瘦薄舌多主气血两虚、阴虚火旺。若舌体瘦薄色淡,属气血两虚,舌失濡养所致;瘦薄色红绛,舌干少苔或无苔者,多属阴虚火旺,津液耗伤。

3)芒刺:舌乳头增大,高起如刺,为芒刺舌,多属邪热内盛。舌尖生芒刺,多为心火亢盛;舌边有点刺,多属肝胆火盛;舌中生点刺,多为胃肠热盛。

4)裂纹:舌面上有各种形态的裂纹、裂沟,深浅不一,多少不等,称为裂纹舌,多为精血亏虚或阴虚火旺、脾虚湿侵。舌质红绛而有裂纹,多属热盛伤津;舌质淡白而有裂纹,多属气血不足。

5)齿痕:舌体边缘有牙齿压迫的痕迹,称为齿痕舌,常与胖大舌并见,多由脾虚或水湿内盛所致。舌淡红而有齿痕,多是脾虚;舌淡白湿润而有齿痕,则属寒湿壅盛。

(3)舌态:观察舌体活动时的状态。

1)强硬:舌体板硬强直,屈伸不灵,或不能转动,甚者语言謇涩,称为强硬舌。其主热入心包、热盛伤津、风痰阻络。舌强硬而色红绛少津者,为热入心包,灼伤津液;舌强语言謇涩,口眼㖞斜,伴肢体麻木、眩晕者,多为中风征兆。

2)痿软:舌体软弱、不能随意伸缩回旋,称为痿软舌。其主气血俱亏、阴液耗竭。新病舌干红而痿,是热灼津液;若久病舌淡而痿,多因气血虚极;久病舌绛而渐痿,为肝肾阴亏已极。

3)颤动:舌体震颤不定、不能自主为颤动舌。其多主肝风内动。舌红绛而震颤者,多为热极生风,或见于酒精中毒;舌淡白而震颤者,多为血虚动风。

4)歪斜:伸舌时舌体偏向左侧或右侧,称为歪斜舌。其多见于风中经络,或风痰阻络。

5)吐弄:舌伸出口外、不能立即回缩者,为吐舌;舌微露出口又立即收回,或不时舐口唇上下者,称为弄舌。其多主心脾有热。若全舌青紫而吐舌者,多见于疫毒攻心或正气已绝;弄舌常见于小儿智能发育不全或中风先兆。

6）短缩：舌体紧缩不能伸长，为甚者伸舌难于抵齿，为短缩舌。其主寒凝、痰阻、血虚、津伤。若舌淡青而湿润，为寒凝筋脉；舌短缩胖苔腻，为痰浊内阻；舌红干短缩，是热盛津伤。

2. 望舌苔 主要观察苔色、苔质的变化，用来判断感受外邪的深浅、轻重，以及胃气的盛衰。以现代医学而言，舌苔的厚薄或剥脱取决于舌乳头的状况，舌乳头萎缩则舌苔剥脱，舌乳头角化的上皮细胞分化过多且不脱落，则舌苔变厚。

（1）**苔色**：主要有白、黄、灰黑三种舌苔颜色的变化。

1）白苔：舌面上的舌苔呈现白色，是最常见的苔色。白苔为正常舌苔，亦主表证、寒证。白苔有厚薄之分。苔白而薄，透过舌苔可看到舌体者，是薄白苔；苔白而厚，舌体被遮盖而无法透见者，是厚白苔。苔薄白而润，可为正常舌象，或表证初起；苔厚白者，多为寒证；苔白腻者，多为湿浊内停或食积；苔白如积粉，为暑湿秽浊之邪内蕴或瘟疫初起；苔白燥裂，提示燥热伤津。

2）黄苔：舌苔呈现黄色。其主热证、里证。黄苔有淡黄、深黄和焦黄苔之别，苔色愈黄，邪热愈甚。薄黄苔常为风热在表或风寒化热入里，多由薄白苔转化而来。苔深黄为热重，焦黄苔为热极，苔黄腻为湿热、痰饮化热或食积化热。

3）灰黑苔：苔色浅黑为灰苔，苔色深黑为黑苔，并称灰黑苔。其主阴寒内盛，或里热炽盛等。灰黑苔多由白苔或黄苔转化而成，多在疾病持续一定时日、发展到相当程度后才出现。其中苔色深浅与苔质润燥是鉴别灰黑苔寒热属性的重要指征。灰黑色浅而润多属寒，色深而燥多属热。苔黑而燥裂，甚则生芒刺，多为热极津枯。

（2）**苔质**：主要观察舌苔的厚薄、润燥、腐腻、剥脱等变化。

1）厚薄：苔质的厚薄以"见底"和"不见底"为标准。苔薄者多为邪气在表，病邪轻浅；苔厚者多邪入脏腑，病邪深重。

2）润燥：反映津液盈亏和输布情况。舌苔润泽有津，干湿适中，称为润苔；舌面水分过多、伸舌欲滴、扪之湿而滑，称为滑苔；舌苔干燥、扪之无津，甚则舌苔干裂，称为燥苔；苔质粗糙、扪之碍手，称为糙苔。

3）腐腻：苔质颗粒细腻致密，融合成片，黏滑不易刮去为腻苔，多为湿浊内盛，阳气被遏，湿浊、痰饮上泛舌面所致；颗粒粗大，疏松而厚，形如豆腐渣堆积舌面，刮之易去为腐苔，多因邪热有余，蒸腾胃中腐浊之气上泛，聚积于舌所致。其主食积胃肠，或痰浊内蕴。

4）剥脱：舌苔全部或部分剥落，剥落处舌面光滑无苔者，称为剥苔。观苔之剥落，可测胃气、胃阴之存亡，判断疾病的预后。舌苔全部退去，不再复生以致舌面光洁如镜，称为镜面舌，多为胃阴枯竭，胃气将绝。其中舌苔多处剥落，舌面仅斑驳片存少量舌苔者，称为花剥苔；舌苔大片剥落，边缘突起，界限清楚，剥落部位时时转移，称为地图舌。

3. 舌象的综合分析 舌诊对判断正气盛衰、辨病位深浅、区别病邪性质、推断病势进退、测知病情预后等都有十分重要的意义。在疾病的发生发展过程中，舌质与舌苔的变化是正邪斗争的反应。一般情况下舌质与舌苔的变化是一致的，主病是两者的综合。如实热证多见舌红苔黄；虚寒证多见舌淡苔白；热邪内盛津液耗伤者，则舌干苔燥；寒湿内停者，则舌润苔滑。当临床上见舌质与舌苔变化不相一致时，应结合全身症状，进行综合分析，做出正确判断。

4. 望舌的注意事项 一是注意光线影响。望舌时需要充足的自然光线。光线强弱与色调，对舌色影响很大。如光线过暗可使舌色黯滞，白炽灯等黄光下可使舌苔偏黄色。二是注意饮食或药物对舌象的影响。进食辛辣使舌色偏红；多吃甜食使舌苔厚腻；长期服用某些抗生素，可产生黑腻苔或霉苔。另外，某些食物与药物，可使舌苔染色，称为"染苔"。染苔与进食有关，如饮用牛奶、豆浆等可使舌苔变白变厚，进食蛋黄、橘子等，可使舌苔染成黄色；中药、咖啡等使舌苔变成灰色或灰褐色，其他有色食物也常会影响舌苔的颜色。望舌时应注意询问患者饮食及服药情况，以防染苔造成假象。三是注意口腔及牙齿的影响。牙齿残缺,可造成同侧舌苔偏厚。镶牙可使舌边留下齿印等。应注意这些因素所引起的舌象异常,应与病理现象作鉴别。

(五) 望局部

局部望诊包括望头部、五官、皮肤等。

1. 望头颈 望头时,主要观察头的外形、大小、动态和头发的色泽变化来诊察疾病的方法。

头为精明之府,内藏脑髓;髓为肾精所化;头又为诸阳之会,手足三阳经及督脉皆上行于头,脏腑精气可通过经脉上行至头。肾之华在发,发为血之余;故望头部情况可以诊察肾、脑的病变和脏腑精气的盛衰。

(1)**望头颈**:头形过大或过小,伴有智力发育不全者,多属先天不足。小儿囟门下陷,多属吐泻伤津、髓海不足之虚证;囟门高突,多属痰热内蕴或温病火邪上攻之实证;囟门迟闭,多为肾精不足、发育不良。头颈无力抬起,多为虚证或病重;头颈强直,多由温病火邪上攻引起;头摇不能自主,多是风动之象。颈前喉结处有肿块突起,随吞咽上下移动者,称为瘿瘤,多因肝气郁滞,气结痰凝所致,或与地方水土有关。颈侧颔下等部位肿块如豆,推之可移,累累如串珠者,称为瘰疬,多由肺肾阴虚,虚火炼液为痰,或外感风火时毒,气血壅滞,结滞于颈部所致。

(2)**望头发**:发黑浓密润泽,是肾气盛、精血足的表现。头发稀疏易落,发黄干枯无泽,多为肾气亏虚,精血不足;突见片状脱发,显露圆形或椭圆形光亮头皮,称为"斑秃",多属血虚受风所致。青壮年头发稀疏易落,若兼眩晕、健忘、腰膝酸软者为肾虚;若兼头皮发痒、多屑、多脂者,为血热;青少年发白,或老年发黑,是禀赋不同,不作疾病论;小儿发结如穗,常见于疳积病。

2. 腮肿 痄腮是腮部以耳垂为中心肿起,边缘不清,皮色不红,疼痛或触之有痛感,多为双侧,不会化脓,是温毒入侵所致。

3. 望五官

(1)**望目**:目为肝之窍,心之使,五脏六腑之气皆上注于目,故目的异常可以反映肝、心、肾及其他脏腑的病变。正常人眼睛黑白分明,两眦红润,视物清晰,转动灵活,神采内含。目赤红肿,多属肝经风热上攻;两眦赤痛,多属心火上炎;白睛发红,多为肺火;白睛发黄,为黄疸的主要标志;目眦淡白,属血虚、失血,是血少不能上荣;眼泡浮肿,多为水肿;眼窝下陷,多为伤津脱液;小儿睡眠露睛,多为脾虚;瞳孔散大,多属精气衰竭;两目上视、斜视、直视,均属肝风内动。

筋之精为黑眼,血之精为络,其窠气之精为白眼,肌肉之精为约束……"后世医学将其发展为"五轮学说",即瞳仁属肾,称为水轮;黑睛属肝,称为风轮;两眦血络属心,称为血轮;白睛属肺,称为气轮;眼睑属脾,称为肉轮(图5-2)。

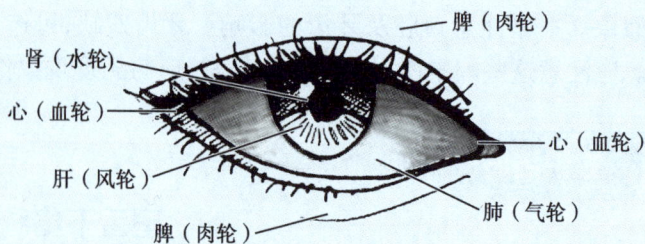

图 5-2 "五轮学说"中目部的五脏归属

(2)**望鼻**:鼻为肺之窍,属脾,且足阳明胃经循行于鼻旁。鼻主要反映肺、脾胃的情况。鼻端微黄明润,见于正常或轻证;色白为气血亏虚;色赤为肺脾蕴热;色黄为有湿热;色青为阴寒腹痛;小儿山根青筋,多因肝经气滞寒凝、肝脾不和、乳食积滞所致。鼻头色红伴见丘疹、脓疱,称为"酒渣鼻",属肺胃蕴热,瘀血凝滞。鼻流浊涕,多属风热;鼻流清涕,多属风寒;鼻久流浊涕而有腥臭味的,为"鼻渊",多为外感风热,或胆经蕴热上攻于鼻所致;鼻腔出血,称为"鼻衄",为风热、燥热或脾虚不能统摄血液。个别妇女经期鼻衄随月经周期而作,称为"倒经",多因肝郁化火犯肺,或阴虚肺热所致。

(3)**望耳**:耳为肾之窍,手足少阳经脉布于耳,主要反映肾与肝胆的情况。正常人耳轮色泽红润为肾精充足的表现。耳轮肉薄干枯则为肾精不足;耳轮淡白多属气血亏虚;耳轮青黑多属阴寒内盛或有剧痛患者;耳轮红肿疼痛多属热毒上攻或肝胆湿热;耳中疼痛,耳聋流脓者为肝胆湿热或风热上扰;久病血瘀可见耳轮甲错。若小儿耳背见有红络,伴耳根发凉,多为麻疹先兆。

(4)**望口唇**:口为饮食通道,脾开窍于口,其华在唇,手足阳明经环绕口唇。故望口与唇,可诊脾胃之病。唇色红润有光泽为气血充足,营卫调和。小儿口角流涎多因脾虚湿盛,成人则多见中风口歪。口腔内膜出现黄白色如豆大、表浅的小溃疡点,周围红晕,局部灼痛,称为"口疮""口糜"或"口疡",多为心脾积热或阴虚火旺。唇色淡白,为血虚或失血;口唇青紫,多属阳气虚衰或血瘀;唇色深红而干,为热盛伤津;口唇糜烂,为脾胃湿热。

(5)**望齿龈**:正常人牙齿洁白、润泽、坚固,齿龈淡红而润泽,是肾气旺盛,胃气充足,津液充足,气血调畅的表现。若牙齿干燥,甚者齿如枯骨,为胃阴已伤,或肾阴枯竭,精不上荣所致,可见于温热病的晚期,属病重。牙齿松动,甚者脱落残缺,齿根外露,多为肾虚。牙关紧急,多属肝风内动。睡中咬牙啮齿,多因胃热,或虫积,或胃有积滞所致。齿龈红肿疼痛,多为胃火亢盛,循经上熏所致。龈肉萎缩,齿根外露,多属肾虚。齿龈出血,称为齿衄,兼齿龈红肿疼痛者,为胃火灼伤龈络;兼齿龈不红不痛微肿者,属脾虚血失统摄,或肾阴亏虚,虚火上炎所致。

(6)**望咽喉**:咽为饮食纳入之道,喉为气体出入之路,与肺、脾胃密切相关。足少阴肾经循喉咙、夹舌本,与咽喉密切相关。望咽喉主要可以诊察肺、胃、肾的病变。咽喉红肿痛多属肺胃实热;咽部嫩红,痛不剧,为阴虚火旺;咽喉有灰白色假膜,迅速扩大,剥落出血,可见于白喉。

4. 望皮肤 皮肤为一身之表,内合于肺,卫气循行皮肤间,能抵御外邪、保护机体。因此,望皮肤可了解邪气的性质和气血津液的盛衰,测知内在脏腑的病变,判断疾病的轻重和预后。

(1)**色形变化**:正常人皮肤荣润而光泽,是精气充沛的征象。皮肤色泽变化的一般规律同五色诊法。皮肤虚浮肿胀,按有压痕,多属水湿泛滥;皮肤干瘪枯槁者是津液耗伤;皮肤粗糙如鱼鳞,抚之涩手者,称为肌肤甲错,是血虚夹瘀所致。

(2)**斑与疹**:斑疹是指出现于皮肤表面的红色或紫色片状、点状的皮疹。斑疹多由外感热邪失于透泄,邪郁于肺胃,深入营血所致,斑从肌肉而出,疹由皮肤血络而出。斑与疹不同:斑点大成片,平摊于皮下,压之不褪色,摸之不碍手者;疹点小如粟,高于皮面,压之褪色,扪之碍手。疹主要见于麻疹、风疹及隐疹等。斑疹的色泽,以红润为顺,淡滞为逆。斑疹以分布均匀,稀疏者为邪浅病轻;稠密,或根部紧束,为热毒深重之象;疏密不均,或先后不齐,或见而即隐,多为邪气内陷之象。

（3）**疮疡**：是指各种致病因素侵袭人体后引起的体表化脓性疾病,中医认为是火毒壅盛所致。其主要有痈、疽、疔、疖等。红肿高大,根盘紧束,灼热疼痛,并能形成脓疡的疾病为痈,具有未脓易消,已脓易溃,疮口易敛的特点,属阳证。多因湿热火毒蕴结、气血壅滞所致;漫肿无头,皮色不变的疾病为疽,具有难消、难溃、难敛,溃后易伤筋骨的特点,多指无头疽,属阴证。多因气血亏虚,寒痰凝滞而发;形小如粟,根深如钉,根脚坚硬,麻木疼痛,漫肿灼热的疾病为疔,多发于颜面和手足,多为火毒、疫毒或竹木刺伤所致;疖为形小而圆,红肿热痛不甚,根浅、脓出即愈的疾病。多发于皮肤浅表部位,因外感火热毒邪或湿热蕴结所致。

5.望排泄物　是指医生观察患者的分泌物、排泄物及所排出的病理产物,了解相关脏腑的病变及邪气性质,以诊察疾病的方法。分泌物是人体官窍所分泌的液体,具有濡润官窍作用,如涎、涕、唾、泪等;排泄物是人体排出的代谢产物,即二便、经、带、汗液、脓液等,观察其色、质、量及其变化情况,是进行辨证分析的必要参考资料。一般而言,排出物与分泌物色泽清白,质地清稀者,多为寒证、虚证;若色泽黄赤,质地稠黏者,多属热证、实证。

望小儿食指络脉

　　望小儿食指络脉,是指观察3岁以内小儿两手食指掌侧前缘部浮露的浅表络脉的变化,以诊察病情的一种方法。

　　1.**诊病原理**　小儿食指络脉为手太阴肺经的分支,与寸口脉同属于手太阴肺经,从其形态、色泽的变化,也可反映寸口脉的变化,故望小儿食指络脉诊病的原理与诊成人寸口脉的原理基本相同。

　　2.**三关定位**　将小儿食指按指节分为三关:风关、气关、命关。食指第一节为风关(掌指横纹至第二节横纹之间),食指第二节为气关(第二节横纹至第三节横纹之间),食指最后一节为命关(即第三横纹至指端)(图5-3)。

　　3.**诊察方法**　当观察小儿食指络脉时,需家长抱小儿于光亮处,医生先用左手拇指和食指轻握小儿食指末端,找到食指络脉后,再以右手拇指指腹从小儿食指指尖向指根部推擦几次,力度适中,使食指络脉显现,然后观察络脉的形色变化。

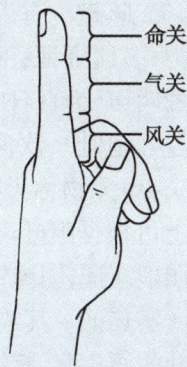

图 5-3　小儿食指络脉三关定位图

　　4.**正常食指络脉**　小儿正常食指络脉在食指掌侧前缘,隐现于掌指横纹附近,纹色浅红隐隐,粗细适中,其形态多为斜形、单支不分叉。络脉一岁以内最长,随年龄增长缩短或不显。皮肤薄嫩者较显而易见;皮肤较厚者常模糊不显。肥胖儿络脉较深而不显;体瘦儿络脉较浅而易显。天热则脉络扩张增粗变长;天冷则脉络收缩变细缩短。因此,望小儿食指络脉应排除相关因素的影响,方能做出正确诊断。

　　5.**食指络脉的形色变化及临床意义**　望小儿食指络脉应观察其浮沉、色泽、形态、长短等内容。其辨证要领可概括为浮沉分表里,红紫辨寒热,淡滞定虚实,三关测轻重。

二、闻诊

　　闻诊是医生通过听声音和嗅气味来诊察疾病的方法。听声音是指听患者的语言、呼吸、咳嗽、喷嚏、嗳气、呃逆、肠鸣等各种声响;嗅气味是指嗅患者的口气、体味、排泄物及病室等异常气味。

（一）听声音

1.**语声**　语声包括语声的强弱和语言的错乱等情况。

（1）**语声强弱**：一般而言,声音高亢,烦躁多言,多为阳证、实证、热证;声音低微,少气懒言,多为阴证、虚证、寒证。语声重浊,常见于外感和鼻炎,亦见于湿浊阻滞,为肺气失宣所致。声音嘶哑,不能发音,称为"失声",分虚实,实者多因外感风寒、风热,致肺气不宣,为"金实不鸣";虚者多肺肾精气虚衰、失于濡养所致,为"金破不鸣"。

(2)**语言错乱**:语言异常多属心神的病变,主要为谵语、郑声、独语、错语、狂言等。

谵语:神志不清、语无伦次、声高有力。其多属热扰心神之实证。

郑声:神志不清、语言多重复、声低音弱、时断时续。其属心气大伤,神无所倚之虚证。

独语:自言自语、喃喃不休、见人语止、首尾不续。其多因心气不足,精神散乱而引起,或由气郁痰结,阻蔽心窍所致,常见于郁证、癫病。

错语:神志清楚,语言表述时有错乱,语后自知言错。证有虚、实之分,虚证多因气血不足,心神失养,或肾精亏虚,脑髓失养所致,多为久病体虚或老年脏器衰微者;实证多由气郁、痰浊、瘀血等阻遏心神所致。

狂言:精神错乱、言语粗暴、狂躁妄动、哭笑无常,多因肝郁化火,痰火互结,扰乱神明,属于阳证、实证,常见于狂病、伤寒蓄血证。

2. 呼吸　呼吸困难,短促急迫,甚则鼻翼扇动,或张口抬肩不能平卧的,称为喘;呼吸急促,喉间及肺部均可听到如鸣笛样声音,称为哮。哮必兼喘,但喘不一定有哮鸣音。呼吸气粗,声高息涌,脉实有力为实喘,多为外邪袭肺、痰热壅肺或痰饮停肺,肺失宣肃,肺气上逆;喘声低微,息短不续,动则喘甚,脉虚无力为虚喘,多为肺肾亏虚,摄纳无权。哮分为寒哮和热哮,痰白为寒哮,痰黄为热哮。

3. 咳嗽　有声无痰为咳,有痰无声为嗽,有痰有声为咳嗽。咳声重浊有力,多属实证;咳声低微无力,多属虚证;干咳无痰或咳少量稠痰,多属燥邪伤肺或阴虚肺燥;咳嗽阵发,连声不绝,终止时作鹭鸶叫声,为百日咳;小儿咳声嘶哑,如犬吠,见于白喉。

4. 呕吐　饮食、痰涎等胃内容物上涌,由口中吐出的症状为呕吐。呕指有声有物,吐指有物无声,有声无物称干呕,但临床上难以截然分开,故一般统称为呕吐,是胃失和降,胃气上逆所致。临床上可根据呕吐声音的强弱和吐势的缓急,以辨别疾病的寒热虚实。吐势徐缓声低,呕吐物清稀者,多属虚寒证,因脾胃阳虚,脾失健运,胃气上逆所致。吐势较猛声高,呕吐物呈黏痰黄水,或酸或苦者,多属实热证。其常因邪热犯胃,胃气上逆所致。呕吐呈喷射状,提示热扰乱神明,或见于脑部外伤者。呕吐酸腐食糜,脘腹胀满者,为饮食停滞。呕吐痰涎,兼见头晕目眩,脘闷,心悸者,多属痰饮内阻。朝食暮吐或暮食朝吐,古称"胃反",多属脾胃阳虚。吐利并见,猝然发作者,为霍乱或类霍乱,因感受暑湿、寒湿秽浊之气及饮食不慎所致。集体进餐后皆发呕吐泄泻,多兼有腹泻,多为食物中毒。

5. 呃逆、嗳气　呃逆和嗳气均为胃气上逆所致。呃逆(俗称打嗝)是指气从咽喉部冲出,发出的不由自主的冲击声,声短而频,呃呃作响的症状。由胃失和降,上逆动膈所致。嗳气是指胃中气体上出咽喉而发出的长而缓的声音。古称噫,是胃气上逆的表现。

(二)嗅气味

嗅气味是指嗅辨病体气味与病室气味以诊察疾病的方法。病体气味包括患者的排出物与分泌物。一般气味酸腐臭秽者,多属实热;气味偏淡或微有腥臭者,多属虚寒。

1. 口气　指从口中散发出的异常气味。口气酸臭,兼见食欲缺乏、脘腹胀满者,多属食滞胃肠。口气臭秽者,多属胃热。口气腐臭,或兼咳吐脓血者,多内有溃腐脓疡。口气臭秽难闻,牙龈腐烂者,为牙疳。

2. 二便之气　大便臭秽难闻者,多为肠有郁热;大便溏泄而腥者,多属脾胃虚寒;大便泄泻臭如败酱,或夹有未消化食物,矢气酸臭者,为伤食或湿热证。小便黄赤混浊,臊臭异常者,多属膀胱湿热;尿甜并散发出烂苹果样气味者,多属消渴病。

3. 经带之气　妇女月经臭秽者,多属热证。经血味腥者,多属寒证。带下臭秽而黄稠者,多属湿热;带下腥臭而清稀者,多属寒湿。崩漏或带下奇臭,兼见颜色异常者,应进一步检查,以判别是否为癌症。产后恶露臭秽者,多属湿热或湿毒下注。

4.病室之气 病室有血腥气味,患者多为失血症。病室有尿臊气味,患者多为水肿病晚期。病室有烂苹果气味,患者多为消渴病晚期。病室有蒜臭气味,患者多为有机磷中毒。病室臭气触人,多为瘟疫类疾病。

三、问诊

问诊是医生通过对患者或陪诊者进行有目的的询问,了解与疾病有关的情况,以诊察疾病的一种方法。

问诊为医患之间直接用语言交流获取疾病发生、发展及治疗过程的信息采集方法,因此,在疾病诊察过程中具有十分重要的作用。临床中用好问诊,必须熟练掌握问诊的内容,此外应掌握问诊方法与沟通技巧,以提高效率,获取全面、准确的病情资料。问诊时要做到:①关爱患者,态度和蔼。医生对患者要有仁爱之心,问诊时做到严肃认真,和蔼可亲,耐心细致地倾听患者的叙述,思想上与患者共鸣,让患者感到亲切、信任,增强治疗疾病的信心。②抓住重点,分清主次。在倾听患者叙述时抓准主诉,并围绕主诉进行有目的、有步骤深入细致地询问,既重点突出,又详尽全面。③语言通俗易懂。不宜使用患者不易理解的医学术语,如遇到患者对病情叙述不够清楚,可适当给予启发,但要避免暗示和套问。此外,对危重患者,应扼要询问,要以抢救为先,待病情稳定后再详细询问。④问辨结合。问诊时,结合望、闻、切三诊的信息,对患者主诉进行思考、分析,以便进一步有目的地询问,并追问新的线索,同时结合中医辨证理论,对疾病做出正确的诊断。

(一) 问诊的内容

问诊包括问一般情况、主诉、现病史、既往史、个人生活史、家族史等。

1.一般情况 包括患者的姓名、性别、年龄、婚姻状况、民族、职业、籍贯、工作单位、现住址等。其意义一是便于医生与患者或家属进行联系和随访;二是获取与疾病有关的资料,为当前疾病诊治提供依据。

2.主诉 是指患者就诊时最感痛苦的症状、体征及持续时间。抓准主诉,就等于抓住了当前疾病的主要矛盾,对准确诊治疾病提供重要线索。主诉记录要简洁精练。

3.现病史 是指患者从起病到此次就诊时疾病的发生、发展及其诊治经过、现在症状。了解患者的既往诊治情况,对当前的诊治有重要的参考和借鉴作用。尤其是现在症状,就是患者就诊时所感到的痛苦和不适,是问诊的重要内容,是辨病和辨证的重要依据。

4.既往史 包括患者平素身体健康状态以及曾患疾病情况,尤其是与现在疾病有密切关系的内容,对诊断现患疾病有一定的参考价值。

5.个人生活史 包括生活经历、精神情志、饮食起居、婚姻生育状况等,以便判断现患疾病是否与此相关。

6.家族史 是指患者家庭成员的健康和患病情况,对诊断传染病和遗传病有重要意义。

(二) 问现在症

问现在症是指医生询问患者就诊时所感受的痛苦和不适,以及与病情相关的全身情况。其反映了疾病当前病理变化,是诊病、辨证的主要依据,中医历来非常重视对现在症的问诊。

知识拓展

十 问 歌

明·张景岳著有《景岳全书》,内有"十问篇",清·陈修园在此基础上编成了"十问歌",即一问寒热二问汗,三问头身四问便,五问饮食六胸腹,七聋八渴俱当辨,九问旧病十问因,再兼服药参机变,妇人尤必问经期,迟速闭崩皆可见,再添片语告儿科,天花麻疹全占验。

1. **问寒热**　是指询问患者有无怕冷或发热的感觉。寒,指患者感到寒冷,有恶寒、畏寒。恶寒是指患者怕冷,加衣被或近火取暖仍不能缓解,多由外感引起。畏寒是指患者感到寒冷,加衣被或近火取暖则能缓解,多由机体阳虚所致。热,即发热,也有两方面的含义:一指患者的体温升高,也就是超过了正常的体温就是发热;二是体温正常,但患者自觉全身或某一局部发热。问寒热可以反映病邪的性质、判断阴阳的盛衰。

(1)**恶寒发热**:指恶寒与发热并见的症状。其多见于外感病初期,是表证的特征。由于外邪侵袭肌表,卫阳被遏,肌腠失于温煦,则恶寒;正气奋起抗邪,正邪相争,卫阳失于宣发,则郁而发热。"有一分恶寒,便有一分表证。"恶寒重发热轻,为外感风寒所致;发热重恶寒轻,为外感风热所致;发热轻而恶风自汗,则多为外感风邪所致。

(2)**但寒不热**:患者只觉寒冷而不发热者,称为但寒不热,多属里寒证。患者病初即感觉怕冷,四肢不温或呕吐泄泻或腹部冷痛,脉沉紧,为里实寒证;患者经常怕冷,四肢凉,得温则减,伴面色苍白、肢冷蜷卧,为虚寒证。

(3)**但热不寒**:患者只感发热,不觉怕冷,甚或反恶热者,多属阳盛或阴虚所致里热证。临床常见以下几种情况。

1)壮热:身发高热(体温 39℃以上),持续不退,不恶寒,反恶热者,称为壮热,常兼有面赤、大汗出、烦渴饮冷、脉洪大等症,是由里热亢盛,蒸腾于外所致。

2)潮热:患者发热如潮汐之定时,或定时热甚,称为潮热。①阳明潮热:热势较高,每于日晡(下午 3~5 时)甚,兼见腹满、便秘,属阳明腑实证。②阴虚潮热:午后或入夜低热,兼有五心烦热,骨蒸、盗汗、颧红、舌红少苔等,属阴虚内热或瘀热互结。③湿温潮热:午后发热明显,并见身热不扬(肌肤初扪不觉热,扪之稍久,即感灼手者)为特征,其病多在脾胃,因湿遏热伏,热难透达,所以身热不扬,多伴有胸闷、呕恶、头身困重、便溏、苔腻等。

3)低热:即微热,指患者的热势不高,体温一般不超过 38℃,或仅自觉发热的症状。临床多见于阴虚潮热、气虚发热。

(4)**寒热往来**:恶寒与发热交替而作,称为寒热往来,是半表半里证的特征,为邪正分争、互为进退的表现。其可见于少阳病和疟疾。

2. **问汗**　汗是由阳气蒸化津液从玄府(汗孔)达于体表而成。正常汗出有调和营卫、调节体温、滋润皮肤的作用。若当汗出而无汗,不当汗出而多汗,或仅见身体的某一局部汗出,均属病理现象。

(1)**有汗无汗**:无汗、恶寒重、发热轻者,多属风寒表证。出汗、恶风、微热,苔薄白,脉浮缓多属风寒表虚证;有汗,发热微恶寒,伴有咽痛,舌边尖红苔薄黄,脉浮数是风热表证。大汗、壮热烦渴者属里实热证。

(2)**特殊汗出**

1)自汗:不因外界环境影响,日间汗出不止,活动之后更甚者,称为自汗,常见于气虚证和阳虚证,常伴见气短乏力、畏寒等症。

2)盗汗:不因外界环境影响,睡时汗出,醒则汗止者,称为盗汗,常见于阴虚证,常伴见两颧潮红、潮热、五心烦热、舌红少苔等症。若气阴两虚,常自汗与盗汗并见。

3)绝汗:病情危重的情况下,出现大汗不止,又称脱汗,是亡阴、亡阳的表现。

3. **问疼痛**　疼痛是临床上最为常见的一种自觉症状,可见于患病机体的不同部位,可分为虚实两类。实证疼痛多因感受外邪,或气滞血瘀,或痰浊凝滞,或食积、虫积等,阻滞了脏腑经络气机,使气血运行不畅,"不通则痛",其痛势较剧,持续时间长,痛而拒按;虚证疼痛多因气血不足,或阴精亏损,使脏腑、组织、经络失养,"不荣则痛",其痛势较缓,时痛时止,痛而喜按。问疼痛,主要询问疼痛的部位、性质、程度和持续时间等。重点讲述疼痛性质。

(1)**疼痛的性质**:引起疼痛的病因、病机不同,则疼痛的性质也有所差异。

1）胀痛：疼痛伴有胀满感，多为气滞。

2）刺痛：疼痛如针刺之状，为瘀血所致。

3）走窜痛：痛处游走不定，或走窜攻痛。胸胁、脘腹疼痛而走窜不定，多因气滞；肢体关节疼痛而游走不定，多见于风邪偏胜所致之行痹。

4）固定痛：痛处固定不移。其发于胸胁脘腹多为血瘀；发于关节为痹证。

5）冷痛：疼痛而有发凉的感觉，因寒邪阻络所致。

6）灼痛：疼痛处有灼烧感，多为邪热亢盛。

7）绞痛：疼痛剧烈如刀绞，多因有形实邪阻闭气机，或寒邪凝滞气机所致。

8）隐痛：疼痛不甚剧烈，尚能忍耐，但绵绵不休，多为虚证。

9）空痛：疼痛有空虚感，喜温喜按。其常见于头部、腹部，多因肾精不足，或气血亏虚，组织器官失养所致。

10）重痛：疼痛伴有沉重感，多因湿邪困阻气机所致。

11）掣痛：痛由一处而连及他处，抽掣牵扯作痛，多因筋脉失养而拘急或经脉阻滞不通所致。

（2）疼痛的部位：分头、胸、胁、脘、腹、腰、四肢、全身等。

1）头痛：由于经脉在头部的循行部位不同，故根据头痛的不同部位，可判断其病变属于何经。一般说来，头痛连及项背，属太阳经；痛在前额或连及眉棱骨，属阳明经；痛在两颞或太阳穴附近，属少阳经；头痛而重，腹满自汗，属太阴经；头痛连及脑齿，指甲微青，属少阴经；痛在巅顶，属厥阴经。

2）胸痛：指胸部正中或偏侧疼痛。胸为心肺所居，故心肺的病变，均可导致胸部疼痛。如左胸心前区憋闷作痛，时痛时止者，多因痰、瘀等阻滞心脉所致，见于胸痹等病证；胸痛，咳喘气粗，壮热面赤者，多因热邪壅肺，肺络不利，见于肺热病。

3）胁痛：指胁的一侧或两侧疼痛。胁肋为肝胆所居之处，多与肝胆病关系密切，可见于肝郁气滞、肝胆湿热、肝胆火旺、瘀血阻络及水饮内停等病证。

4）胃脘痛：指上腹部胃所在部位疼痛的症状。脘乃胃腑所居之处。胃脘常会出现冷、热、隐、刺、胀闷疼痛等。因寒、热、气滞、瘀血、食积所致者，为实证；因胃阴虚或胃阳不足，胃失所养所致者，属虚证。

5）腹痛：腹部分为大腹、小腹、少腹三部分。脐以上为大腹，属脾胃；脐以下为小腹，属肾、膀胱、大小肠及女子胞；小腹两侧为少腹，属足厥阴肝经及大肠。大腹隐痛，喜温喜按，为脾胃虚寒或寒客腹中；小腹胀痛，小便不利者，是膀胱气化不利，属癃闭；少腹冷痛，牵引阴部，为寒滞肝脉；绕脐痛，有块状物或条状物，按之可移者，为虫积。

6）腰痛：腰为肾之府，腰痛多见于肾的病变。腰部冷痛沉重，阴雨天加重，多属寒湿侵袭；腰部刺痛，固定不移，多为瘀血阻滞；腰部突然剧痛，向少腹部放射，尿血者，多因结石阻滞。

7）四肢痛：指四肢肌肉、筋脉、关节等部位疼痛。其常见于风、寒、湿三邪合而侵袭人体所致的痹病。风邪偏盛，疼痛游走窜痛者为行痹；寒邪偏盛，剧痛喜热者为痛痹；湿邪偏盛，重着而痛者为湿痹；热邪偏盛，红肿疼痛者为热痹。足跟或胫膝酸痛者，多为肾虚。

8）周身痛：指头身、腰背、四肢等部位均感疼痛者。新病周身疼痛，多为实证，以感受风寒湿邪居多；久病卧床不起而周身作痛，则属虚证，为气血亏虚、失其荣养所致。

（三）问饮食口味

问饮食口味指询问患者口渴与饮水、食欲与进食量及口中味觉等情况。可以了解体内津液与水谷精气的盈亏及输布是否正常，识别脾胃及相关脏腑功能的盛衰，对临床诊断具有重要意义。

1.食欲与食量　食欲是指进食的要求和进食的欣快感，食量是指实际的进食量。食欲和食量与脾胃、肝胆等脏腑功能密切相关。临床常见食欲减退、厌食、消谷善饥、饥不欲食、偏嗜食物等异常情况。

(1) **食欲减退**:又称食欲缺乏、不欲食、纳呆、纳少。食欲减退,伴厌食脘胀、嗳腐吞酸,舌苔厚腻,多是饮食积滞。

(2) **厌食**:指厌恶食物或恶闻食气的症状。其多因食滞或湿邪困阻脾胃所致。厌食脘胀、嗳腐吞酸,多是食停胃脘;油腻、胁胀呕恶,可见于肝胆湿热、横逆犯胃。

(3) **消谷善饥**:指食欲亢进,进食量多,食后不久即感饥饿的症状,又称多食易饥。多为胃火炽盛,伴有多饮多尿者,可见于消渴病。

(4) **饥不欲食**:指患者虽饥但不想进食,或进食不多,常因胃阴不足,虚火内扰所致。

(5) **偏嗜食物或异物**:指偏嗜某种食物,如泥土、生米等,多见于小儿虫积、疳积之征。

(6) **噎膈**:指患者自觉吞咽艰涩、进食梗噎不顺、胸膈阻塞、饮食难下,甚至食入即吐,多因脏腑功能失调,痰、气、血互结渐致食管狭窄不通所致。

(7) **食量变化**:在疾病过程中,食量渐增,示胃气渐复;食量渐减,常为脾胃功能衰竭的表现。但久病重病,厌食日久者,突然思食、索食、多食,多为脾胃之气将绝之"除中"证,属"回光返照"之象。

2. 口渴与饮水 口渴是指口中干渴的感觉,饮水是指实际饮水的多少。口渴与饮水密切相关,口渴与否,是体内津液盛衰和疏布情况的反映。

(1) **口不渴饮**:口不渴而不欲饮水,提示津液未伤,见于寒证、湿证。

(2) **口渴欲饮**:口干渴欲饮水,提示津液损伤,见于热证、燥证。口干微渴,兼发热微恶风寒、咽喉肿痛者,多见于外感热病初期;口大渴喜冷饮,兼壮热面赤、汗出、脉洪数者,见于里热炽盛,津液大伤;渴喜热饮为寒湿内停,气化受阻。

(3) **渴不多饮**:指口中干渴,但饮水不多或不欲饮水,或水入即吐者,可见于痰饮水湿内停,或湿热困阻,水津不能上承;口干,但欲漱水不欲咽者,多为内有瘀血。

3. 口味 问口味即询问患者口中有无异常味觉。口淡多见于脾胃气虚;口苦多见于肝胆火旺、心火炽盛;口中酸腐味多见于饮食积滞;口甜或黏腻多见于脾胃湿热;口咸多见于肾虚及寒水上泛。

(四) 问耳目

患者突发耳鸣,声大如潮声,按之鸣声不减,属实证,多为肝胆火盛,上扰清窍。若渐发耳鸣,声小如蝉鸣,按之鸣声减轻或暂止,属虚证,多为肝肾阴虚,肝阳上扰或耳失濡养所致。患者突发耳聋,属实证,多为肝胆火逆,上壅于耳,清窍失灵。久病耳渐聋,属虚证,多因精气虚衰,清窍失充所致。目赤肿痛,羞明多眵者,多属风热上袭;目微痛微赤,时痛时止而干涩者,多属阴虚火旺。

(五) 问睡眠

睡眠是维持机体阴阳平衡的重要生理活动。问睡眠主要询问睡眠时间的长短、入睡难易、有无多梦等情况。睡眠失常主要分为失眠和嗜睡两类。

1. 失眠 经常不易入睡,或易惊醒,甚至彻夜不眠者为失眠,又称不寐或不得眠,为阳不入阴,神不守舍所致。其原因有虚实之分,虚者或为心血不足,心神失养,或阴虚火旺,内扰心神;实证可由邪气内扰,或气机失调,或痰热食滞等所致。

2. 嗜睡 经常时时欲睡,眠而不醒,精神不振,神疲困倦,实证多见于痰湿内盛,湿阻清阳;虚证多见于阳虚阴盛或气血不足。而热性病出现高热昏睡,为热入心包之象。

(六) 问二便

大小便是水谷代谢的产物。询问大小便状况,不仅可以了解机体消化功能强弱、水液代谢的情况,而且是判断疾病寒热虚实的重要依据。询问患者的二便情况,应注意了解大小便的性状、颜色、气味、时间、量的多少及排便的次数、感觉与兼症等。

1. 大便 健康成人一般每日或隔日大便1次,为黄色成形软便,排便顺畅,便内无脓血、黏液及未消化的食物。询问大便应注意便次、便质及排便感的异常。

（1）**便秘**：大便难以排出，或每次排便时间延长，或便次减少等症状，称为便秘。有寒热虚实之分。实证便秘者，多因邪滞胃肠，腑气不通所致。如热结肠道，或寒凝肠腑。虚证便秘者，多因气血阴阳不足，肠失濡润，推动乏力所致。亦有因气机郁滞，或气虚传送无力，或阳虚寒凝，以致腑气不畅而便秘者。

（2）**泄泻**：便次增多，便质稀薄，甚至便稀如水样者，称为泄泻。一般新病急泻者，多属实证；久病缓泻者，多属虚证。泻下清稀如水多为寒湿；泻下黄褐、热臭、肛门灼热多为湿热；泻下酸臭为食积；完谷不化、便稀溏薄、迁延日久，多为脾虚泄泻；黎明前腹泻作痛，泻后则安，伴形寒肢冷、腰膝酸软者，为"五更泄"，多为肾阳虚，阴寒湿浊内积所致；大便脓血，伴里急后重，多为痢疾；腹痛作泻、泻后痛减，伴有情绪抑郁，脉弦者为肝郁乘脾。

2. 小便　健康成人新鲜尿液呈淡黄色透明。一般日间排尿 3~5 次，夜间 0~1 次，每昼夜总尿量 1 000~1 800ml。临床应重点询问尿量、尿次、排尿感觉有无异常等。

小便色黄赤短少者，多属热证；尿色白而清长者，多属虚寒证；多尿、多饮、消瘦者，多属消渴；尿频、尿急、尿痛而色赤，多为膀胱湿热；尿频量多色白、遗尿或尿失禁，多为肾气不固，膀胱失约。小便不畅，点滴而出为癃；小便不通，点滴不出为闭，合称癃闭。多因脾肾虚弱，或血瘀、湿热、结石阻滞所致。

四、切诊

切诊包括脉诊和按诊，是医生用手指或手掌对患者体表某些病变部位进行触、摸、按、压，从而了解病情，诊察疾病的方法。古代切诊原专指脉诊，经后世发展，现包括脉诊和按诊。

（一）脉诊

脉诊又称切脉、按脉、诊脉、把脉、摸脉，是医生用手指切按患者身体某些特定部位的浅表动脉，感知脉动应指的形象，以探查病情、判断病证的诊察方法。

1. 脉象形成的原理　脉象是脉动应指的综合形象。脉象的形成与心脏的搏动、脉道的通利、气血的盈亏和脏腑协调功能直接相关。

2. 诊脉的部位与方法　诊脉部位历来有多种，主要是遍诊法、三部诊法和寸口诊法，现在常用的是寸口诊法。诊脉方法主要包括布指、运指。

（1）**诊脉的部位**：寸口诊法，寸口又称脉口，或气口，其位置在腕后高骨（桡骨茎突）内侧桡动脉搏动处。因此处肌肤薄，脉易显露，便于切按，故为诊脉的理想部位。且寸口位于手太阴肺经的原穴太渊穴部位，十二经脉之气汇聚于此，被称为"脉之大会"；肺朝百脉，脏腑气血通过百脉皆聚会于此，因此，寸口脉气可以反映脏腑气血的生理病理变化。

每侧寸口又分寸、关、尺三部，通常以桡骨茎突为标记，其内侧部位即为关，关前（腕端）为寸，关后（肘端）为尺，两手各有寸关尺三部，合而为六部脉。关于它们分候的脏腑，历代医家有所争议，现在临床上划分为左寸候心，右寸候肺，并统括胸以上及头部的疾病；左关候肝胆，右关候脾胃，并统括膈以下至脐以上部位的疾病；两尺候肾，并包括脐以下至足部的疾病（图5-4）。

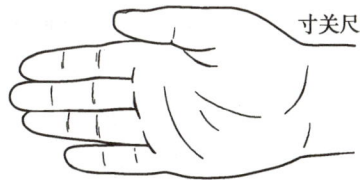

图 5-4　诊脉寸关尺示意图

（2）**诊脉的时间**：《素问·脉要精微论》认为清晨是诊脉的最佳时间，因为清晨尚未进食及活动等，体内外环境都比较安定，气血经脉受到的干扰因素最少，故可诊得患者的真实脉象。

（3）**诊脉的体位**：诊室保持安静，患者取正坐位或仰卧位，手臂自然向前平展，与心脏近于同一水平，手腕伸直，手掌向上，手指自然放松，腕背关节垫上脉枕，使寸口部位充分暴露伸展，保证气血畅通无阻，以便切脉。

（4）**诊脉的方法**：医患均应呼吸自然均匀，一呼一吸谓之一息。医生用自己的呼吸计算患者脉搏的至数，此即"平息"。

（5）**五十动**：指每次按脉时间，每侧脉搏跳动不应少于五十次。其意义有二：一是可以了解五十动中有无促、结、代脉，防止漏诊。如果第一个五十动仍辨不清楚，可延至第二个或第三个五十动，必须以辨清脉象为目的。二是提醒医生诊脉时态度要严肃认真，细致耐心，切不可三举两按草率从事。现代临床上诊脉时间，每手不少于 1 分钟，两手以 3 分钟左右为宜，必要时延至 3~5 分钟。

（6）**布指**：首先选指。医生和患者应侧向坐，医生用左手切按患者右手脉，右手切按患者左手脉。选用食指、中指和无名指三指指目进行诊察，指目是指尖与指腹交界隆起之处，是手指触觉较为灵敏的部位。三指平齐，手指略呈弓形，与受诊者体表约呈 45° 为宜，使指目紧贴于脉搏搏动处。其次定三关。先用中指定关，中指按于掌后高骨内侧动脉处，然后食指按在关前（腕侧）定寸，无名指按在关后（肘侧）定尺。根据患者的高矮适当调整三指布指疏密。

（7）**运指**：医生布指之后，运用指力的轻重、挪移及布指变化以体察脉象。常用的指法有举、按、寻、循、总按和单诊等。①举法：诊脉时以较轻指力按在寸口脉搏跳动部位以体察脉象，又称"浮取"或"轻取"。②按法：指力较重，甚至按到筋骨间以体察脉象，又称"沉取"或"重取"。指力适中，按至肌肉以体察脉象的方法称为"中取"。③寻法：医生指力从轻到重，从重到轻，左右前后推寻，以寻找脉动最明显的特征。寸、关、尺三部，每部有浮、中、沉三候，合称三部九候。诊脉时应细心体会举、按、寻之间的脉象变化。④循法：是指切脉时三指沿寸口脉长轴循行，诊察脉之长短，比较寸关尺三部脉象的特点。⑤总按：三指同时用力诊脉的方法。可总体掌握寸、关、尺三部和左右两手脉象的形态、脉位浮沉等。⑥单诊：用单指诊察一部脉象的方法，主要用于分别了解寸、关、尺各部脉象的形态特征。临床上总按、单诊常配合使用。

3. 脉诊注意事项　一是环境安静。诊脉时应注意诊室内外环境安静，避免因环境嘈杂给医生和患者带来干扰。二是静心宁神。医生诊脉时应心平气和，全神贯注于指下，认真体察脉象，一般不同时问诊，以免分散精力。三是正确体位。诊脉时避免让患者坐得太低或太高，以保证手掌与心脏在同一水平。

4. 脉象要素　脉象的辨识主要依靠手指的感觉，包括了脉象的部位、至数、长度、宽度、力度、均匀度、流利度、紧张度 8 个方面，是体察脉象的基本要点。

部位：指脉动显现部位的浅深。脉位的深浅主要是通过指力的轻重来体会。

至数：指脉搏搏动的频率。正常人一息四至。四~五至为平脉，一息五至以上为数脉，一息不足四至为迟脉。

长度：指脉动应指的轴向范围长短。

宽度：脉动应指的径向范围大小，即指下感觉到脉道的粗细。

力度：指脉搏搏动的强弱。

均匀度：一是脉动节律是否均匀，有无停歇；二是停歇的至数、时间是否规则。

流利度：指脉搏来往的流利通畅程度。

紧张度：指脉管的紧急和弛缓程度。

5. 正常脉象　又称平脉，是指正常人在生理条件下出现的脉象。平脉形态是寸、关、尺三部皆有脉，一息四~五至（相当于 72~80 次/min），不浮不沉，不大不小，从容和缓，柔和有力，节律一致，尺脉沉取有一定力量，并随生理活动和气候环境的不同而有相应正常变化。平脉的特点为有胃、有神、有根。

此外，少数人的脉搏不见于寸口，而从尺部斜向手背，为斜飞脉；若脉出现在寸口的背侧，为反关脉。两者均为桡动脉解剖位置的变异，不属于病脉。

6. 常见病脉与主证　疾病反映于脉象的变化，即为病脉。病脉分类很多，历代各有不同。如《脉经》提出 24 种，《濒湖脉学》分为 27 种，《诊家正眼》增疾脉成 28 种。现将临床常见的 18 种脉象特征及其主病分述如下。

(1)**浮脉**

[脉象特征]轻取即得,重按反减。举之有余,按之不足。

[临床意义]主表证,亦主虚证。

[机制分析]为外邪侵袭肌表,卫阳奋起抵抗外邪,鼓动脉气于外故脉浮;但久病体虚,也有见浮脉的,多浮大无力,不可误作外感论治。生理性浮脉可见于形体消瘦,脉位表浅者。夏秋阳气升浮,也可见浮脉。

(2)**沉脉**

[脉象特征]轻取不应,重按始得。举之不足,按之有余。

[临床意义]主里证。沉而有力为里实,沉而无力为里虚。

[机制分析]邪气郁于里,气血内困则脉沉有力,为实证;若脏腑虚弱,气血不足,或阳虚气弱,脉气鼓动乏力,则脉沉无力。生理性沉脉可见于肥胖之体,脉管深沉者。冬季气血内敛,脉象也偏沉。

(3)**迟脉**

[脉象特征]脉来缓慢,一息不足四至。

[临床意义]主寒证,有力为寒积,无力为虚寒。

[机制分析]寒凝气滞,阳失健运,故脉象见迟。若里实寒者,多属阴寒凝滞,脉迟有力;里虚寒者,多属阳气衰微,脉迟而无力。此外,若阳明腑实证,亦见迟脉,但迟而有力且伴有热结之象。

(4)**数脉**

[脉象特征]脉来急促,一息五~六至。

[临床意义]数脉主热证,有力为实热,无力为虚热。

[机制分析]邪热亢盛,气血运行加速,故见数脉;久病阴虚,虚热内生,脉数而无力;若阳虚外浮而见数脉,则数大而无力,按之豁然而空。

生理性数脉可见于婴儿和儿童。正常人在运动和情绪激动时,脉率也会加快。

(5)**虚脉**

[脉象特征]三部脉举之无力,按之空虚。

[临床意义]主虚证。

[机制分析]气虚不足以推动血行,故脉来无力;血亏不足以充养脉道,则按之空虚,故虚脉包括气血两虚及脏腑诸虚。

(6)**实脉**

[脉象特征]三部脉举按均有力。

[临床意义]主实证。

[机制分析]邪气亢盛而正气不虚,正邪相搏,气血壅盛,脉道坚满,故应指有力。

(7)**洪脉**

[脉象特征]脉形宽大,应指浮大而有力,来盛去衰,状若波涛汹涌。

[临床意义]主气分热盛,亦主邪盛正衰。

[机制分析]内热炽盛,气盛血涌,脉道扩张,故见洪脉;若久病气虚或虚劳、失血、久泄等病证见洪脉,则多属邪盛正衰的危候。

(8)**细脉**

[脉象特征]脉细如线,但应指明显。

[临床意义]主气血两虚,诸虚劳损,又主湿病。

[机制分析]营血亏虚不能充盈脉道,气虚则无力推动血行,故脉体细小而软弱无力;湿邪阻遏脉道,气血运行不利,也见细脉;若温热病昏谵见细数脉,为热邪深入营血或邪陷心包的证候。

（9）滑脉

［脉象特征］往来流利,如珠走盘,应指圆滑。

［临床意义］主痰饮、食滞、实热。

［机制分析］实邪壅盛于内,气实血涌,故脉来往甚为流利,应指圆滑。生理性滑脉可见于妇女妊娠,是气血充盛而调和的表现。

（10）涩脉

［脉象特征］脉细而缓,往来艰涩不畅,如轻刀刮竹。

［临床意义］主伤精,血少,气滞血瘀,夹痰,夹食。

［机制分析］精亏血少,不能濡养血脉,血行不畅,脉气往来艰涩,故脉涩而无力;气滞血瘀或食痰胶固,气机不畅,血行受阻,则脉涩而有力。

（11）弦脉

［脉象特征］端直以长,如按琴弦。

［临床意义］主肝胆病,诸痛,痰饮,疟疾;亦主虚劳,胃气衰败。

［机制分析］邪气滞肝,疏泄失常,气机不利;诸痛,痰饮,阻滞气机,脉气因而紧张,则出现弦脉。

（12）紧脉

［脉象特征］脉来绷急,状如牵绳转索。

［临床意义］主寒证、痛证、宿食。

［机制分析］寒邪侵袭,阻碍阳气,寒邪与正气相搏,致脉道紧张而拘急,故见紧脉。寒邪在表,脉见浮紧;寒邪在里,脉见沉紧。剧痛、宿食之紧脉,也是寒邪积滞与正气相搏的缘故。

（13）缓脉

［脉象特征］一息四至、来去缓怠。

［临床意义］主湿病,脾胃虚弱。

［机制分析］湿性黏滞,气机为湿所困,或脾胃虚弱,气血不足以充盈鼓动,故脉见缓怠无力,弛纵不鼓。有病之人脉转和缓,是正气恢复之征。

（14）弱脉

［脉象特征］极软而沉细。

［临床意义］主气血不足。

［机制分析］为气血不足,阳虚气弱所致。血虚脉道失养,则脉细;气虚则脉搏乏力,脉气不能鼓动,则脉位深沉、软弱无力。病后正虚,见脉弱为顺;新病邪实,见脉弱为逆。

（15）濡脉

［脉象特征］浮而细软,搏动力弱,不任重按,按之则无。

［临床意义］主诸虚,又主湿。

［机制分析］因气虚脉道失于内敛、阴虚不能敛阳则脉浮软,精血不充则细弱。湿气阻遏脉道,也见濡脉。

（16）促脉

［脉象特征］脉来数而时一止,止无定数。

［临床意义］主阳盛实热,气血痰饮宿食停滞,亦主脏气虚弱,阴血衰少。

［机制分析］阳盛实热,阴不和阳,故脉来急数有力而时见脉歇止;气血痰饮宿食停滞,脉气不相续接而时见歇止。若真元亏虚,脏气虚衰,阴血衰少,则脉促而细小无力。

（17）结脉

［脉象特征］脉来缓而时一止,止无定数。

［临床意义］主阴盛气结,寒痰血瘀,亦主气血虚衰。

［机制分析］阴盛而阳不和，故脉缓慢而时一止；寒痰瘀血，气郁不疏，脉气阻滞，结脉而有力。久病虚损，气血虚弱，脉气不续，多见结而无力。

（18）代脉

［脉象特征］脉来中止，止有定数，良久方来。

［临床意义］主脏气衰微；亦主风证、痛证、七情惊恐、跌打损伤。

［机制分析］脏气衰微，气血亏损，元气不足，以致脉气不能衔接而止有定数。

7. 相兼脉与主病　凡脉象由两种或两种以上的单因素脉同时出现，复合构成的脉象即称为"相兼脉"或"复合脉"。相兼脉的主病，往往就是各单一脉象主病的综合。

（二）按诊

按诊是医生用手对患者的肌肤、手足、脘腹、腧穴等部位进行触摸按压，以诊察疾病的方法。按诊包括按虚里、按肌肤手足、按脘腹、按腧穴等。

1. 按虚里　虚里位于第4、5肋间，左乳下心尖搏动处。反映宗气的盛衰。宗气是脾胃化生的水谷精气与肺吸入的自然界清气结合于胸中所生成，为心肺之气。而虚里是心肺的外围，心肺之气的盛衰表现于虚里。正常情况下，虚里搏动不显。若动而应衣，为宗气外泄；若洪大不止或绝而不应，多属危重之象。

2. 按肌肤、手足　主要了解手足的寒热温凉等情况。手心、足心发热，多见于阴虚内热。手足发凉，多见脏腑阳气不足，肢体失去温煦所致。若手足凉，但胸腹灼热，舌红苔黄，为真热假寒。

3. 按脘腹　按脘腹也称腹诊，是按诊中最常见、最重要的内容。

（1）**腹诊方法**：首先是患者的体位，平卧位，两腿屈曲，两脚平放在诊床上，确保腹部肌肉放松。其次，医生按诊由轻到重，逐渐用力，由下到上，从肚脐以下开始，慢慢向上移动，直至肋下。

（2）**腹诊的意义**：腹诊主要检查脘腹有无压痛及包块。按之发凉，为寒证；按之发热，为热证。患者感觉脘腹疼痛，按压反觉舒服，局部柔软的，多属虚证；若按之局部坚硬疼痛加剧，甚至拒按的，则多属实证。如腹部按之濡软，腹痛喜按者，多因脾胃虚弱所致；腹部痞满，腹痛拒按，按之痛加剧，多因实邪聚结胃肠所致。

4. 按腧穴　通过按压某些特定腧穴，发现结节、条索状物、压痛或敏感反应点，可以作为判断脏腑病变的辅助诊断。如肺病：中府、肺俞、太渊；心病：巨阙、膻中；肝病：期门、肝俞、太冲；脾病：章门、脾俞；肾病：肾俞、气海；胃病：胃俞、足三里；胆病：日月、胆俞；大肠病：天枢、大肠俞；小肠病：关元、小肠俞；膀胱病：中极。

第二节　辨　证

案例导入

患者，男性，62岁，工程师。3年前因工作紧张，出现头痛、头晕，并逐渐加重，曾服中西药物治疗，但效果不显。最近眩晕耳鸣、头痛且胀，面红目赤，急躁易怒，口苦咽干，腰膝酸软、头重脚轻，步履不稳，舌红少苔，脉弦，细数有力。

请思考：

1. 用八纲辨证方法如何对患者的病情进行辨证，请写出辨证依据和辨证结论。

2. 用脏腑辨证方法如何对患者的病情进行辨证，请写出辨证依据和证候名称。

辨证，即分析和辨别疾病的证候。即在中医基本理论的指导下，从中医的整体观念出发，将四诊所收集的病情资料，如症状、体征和病史等，加以分析、综合和归纳，找出疾病发生的原因，判断病变的部位、疾病的性质和邪正的盛衰，以及病情发展的趋势等，从而做出正确的疾病诊断，得出完整的疾病证名,为疾病治疗提供可靠依据的诊断思维过程。这是中医认识和诊断疾病的方法,也是中医治疗疾病的前提和依据。

证是中医学特有的诊断学概念。证即证候,是辨证所得的结果,是对疾病当前阶段病理本质的认识,是疾病发展过程中某一阶段的病理概括。辨证的过程就是疾病诊断的过程。中医有多种辨证方法,常用的有八纲辨证、脏腑辨证、气血津液辨证、卫气营血辨证和三焦辨证等。其中,八纲辨证是各种辨证的总纲,脏腑辨证是各种辨证的基础。考虑到临床医学的专业特点和岗位工作要求,本章主要介绍八纲辨证和脏腑辨证,其他辨证方法以知识拓展的方式穿插呈现。

一、八纲辨证

八纲,是指阴、阳、表、里、寒、热、虚、实八个辨证的纲领。八纲辨证,是指根据四诊所收集的病情资料,运用八纲进行综合分析,辨别疾病的性质、病变部位、病势的轻重、邪正的盛衰和病症的类别,归纳为阴、阳、表、里、寒、热、虚、实八类不同证候的基本辨证方法。

临床上的疾病,尽管其临床表现错综复杂,但基本上都可以用八纲加以归纳。如疾病的类别,可分为阴证和阳证;病位的浅深,可分为表证和里证;疾病的性质,可分为寒证和热证;邪正的盛衰,可分为实证和虚证。因此,八纲是其他各种辨证的总纲。而在八纲中,阴阳两纲能统领其他六纲。即表证、实证、热证均属于阳;里证、寒证、虚证均属于阴。因此,阴阳又为八纲辨证的总纲。

(一)表里辨证

表里是辨别疾病病位深浅和病势趋向的一对纲领。表里辨证在外感病辨证中具有重要意义。通常认为,外邪侵犯人体肌表,病在皮毛肌腠,部位较浅者,属于表证;病在脏腑、血脉、骨髓,部位较深者,属于里证。但表证和里证,其出现的先后顺序,不是固定不变的,临证时当注意辨析。如病变初起,可能是表证或里证;或先为表证,后转化为里证;或表证未罢,里证又起;或病变在里,而及于表等。但一般认为,病邪由表入里,则为病进,病邪由里出表,则为病退。

1. 表证 是指病变部位在表,外邪从皮毛口鼻侵入人体肌表所反映的证候。

[证候表现]常见恶风寒,或恶寒发热,头身疼痛,鼻塞流涕,咳嗽喷嚏,咽喉痒痛,微有气喘,舌淡红,苔薄白,脉浮。

[证候分析]外感六淫,侵犯肌表,邪正相争,则见发热;邪犯肺卫,卫气被遏,不能温煦肌表,则见恶风寒;邪郁肌表经络,气血运行不畅,则见头身疼痛;肺主皮毛,邪犯皮毛,肺窍不利,则见鼻塞流涕,咽喉痒痛;外邪犯肺,肺气失宣,则见咳嗽,微有气喘;邪气在表,尚未入里,病属轻浅,则见舌淡红,苔薄白;正邪相争于表,脉气鼓动于外,则见脉浮。

[证候特点]多见于外感病的初期,具有起病急、病位浅和病程短的特点。

[治疗方法]治宜辛温解表。

2. 里证 是指病变部位在内,由脏腑、气血和骨髓受病所反映的证候。里证的成因,多为外邪不解,内传入里;或外邪直接入里,侵犯脏腑等部位;或七情内伤,劳逸过度,饮食失宜等因素,直接损伤脏腑,使脏腑功能失调所致。

[证候表现]由于病因病位的不同,可出现不同的证候表现,很难用几个症状或体征全面概括,其详细内容见各章辨证。如外感发病,传变入里所出现的里证,则多是热证和实证。其主要证候表现,如壮热或潮热,不恶寒反恶热,或烦渴,腹胀或腹痛,或呕恶,小便黄赤短少,大便干结或热臭,或神昏烦躁谵语,舌质红苔黄厚,或白厚而腻,脉洪数或沉数有力等。

[证候分析]表邪入里,从阳化热,热邪炽盛,则见肌肤壮热;热盛伤津,则见烦渴欲饮,小便黄赤短少;热壅大肠,则见腹胀或腹痛,大便干结或热臭;热扰胃腑,胃气上逆,则见恶心呕吐;热扰神明,则见烦躁,或神昏谵语。舌质红苔厚腻,脉洪数或沉数有力,均为里热实证之征。

[证候特点]多见于外感病中后期或内伤疾病,一般以脏腑受损或功能失调为主要临床表现,具有病情较重、病位较深和病程较长的特点。

［治疗方法］由于里证范围较广,故治法也多种多样,应根据具体证候,进行辨证论治。

3. 表证和里证的鉴别 辨别表证和里证,主要是审察其寒热、舌象脉象等变化。一般来说,表证多见浮脉,发热恶寒并见,舌苔多无明显变化,一般起病急、病位浅、病程短;里证多见沉脉,发热不恶寒,或但寒不热,舌苔多有明显变化,一般病情重、病位深、病程长。表证和里证的鉴别见表5-3。

表5-3　表证和里证的鉴别表

项目	表证	里证
寒热	发热和恶寒并见	发热不恶寒,或但寒不热
舌象	舌苔多无明显变化	舌苔多有明显变化
脉象	浮脉	沉脉或其他脉象
病程	起病急,病位浅,病程短	病情重,病位深,病程长

4. 表证和里证的关系

(1)表里出入:包括表证入里和里证出表两种形式。表证入里,是指表邪不解,而内传入里。如表证发热恶寒,现不恶寒反恶热,并伴有烦渴多饮,便干尿赤,舌红苔黄等症,即是表证入里。里证出表,是指某些里证,病邪由里透达于肌表。如里证内热烦躁,经过合理的施治,内热烦躁减轻,或见斑疹透露,即是里证出表。

(2)半表半里:是指病变既非完全在表,而又未完全入里,病位在表里进退变化之中所表现的证候。半表半里证,在六经辨证中通常称为少阳证。其多为外感病邪由表入里的过程中,由于邪正相争枢机不利而导致,以寒热往来,胸胁苦满,心烦喜呕,默默不欲饮食,口苦咽干目眩,苔白脉弦等为主要临床表现。

(3)表里同病:是指表证和里证在同一时期出现。表里同病一般多见于表证未解又及于里;或本病未愈又兼标病。如先有内伤又加外感,或现有外感又有内伤等,既有发热恶寒、鼻塞流涕等表证,又有腹痛腹胀、腹泻呕吐等里证。

总之,表证入里和里证出表的相互转化,主要取决于邪正双方斗争的胜负。表证入里是病势加重的表现。一般多由于正气衰弱,机体抗邪能力下降,或失治误治,或护理不当等。里证出表是病势减轻的表现。一般多由于正气旺盛,机体抗邪能力增强,或治疗及时,护理得当等。

(二)寒热辨证

寒热是辨别疾病性质的一对纲领。寒证和热证反映机体阴阳的偏盛与偏衰。寒证为阳虚阴盛或感受寒邪所表现出来的证候;热证为阴虚阳盛或感受热邪所表现出来的证候。

1. 寒证 是指外感寒邪,或阳虚阴盛,机体功能活动衰减所表现的证候。寒证多由外感寒邪、过食生冷寒凉、内伤久病而致阳气亏耗、阴寒内盛所致。

由于阴盛或阳虚都可表现为寒证,故临床上寒证有实寒和虚寒之分。一般因外感寒邪,或过食生冷寒凉,起病急骤,体质壮实者,多为实寒证;因内伤久病,阳气虚弱,阴寒偏盛者,多为虚寒证。

［证候表现］不同类型的寒证,证候表现不尽一致,但常见的有恶寒,或畏寒喜暖,面色苍白,口淡不渴,肢冷蜷卧,局部冷痛,痰涕涎液清稀,小便清长,大便稀溏,舌质淡,苔白而润,脉迟或紧等。

［证候分析］阳气不足,或寒邪伤阳,温煦功能失常,则见恶寒,或畏寒喜暖,肢冷蜷卧;阳虚阴盛,寒不消水,津液未伤,则见口淡不渴;阳不化津,水液代谢失司,则见痰涕清冷,小便清长;寒伤脾阳,运化无权,则见大便稀溏;外寒阻遏阳气,或机体阳气不足,气血不能上荣于面,则见面色苍白;阳气不足,运血无力,血行迟缓,则见迟脉;寒伤阳气,寒性收引,则见紧脉;寒伤阳气,阳虚不化,内生寒湿,则可见舌质淡,苔白而润。

［证候特点］以冷、白、稀、润、静为特点。

［治疗方法］治宜温经散寒,或温以祛寒。

2. 热证 热证是指感受热邪,或阳盛阴虚,机体功能活动亢进所表现的证候。热证,多由外感阳热火邪,或寒湿郁而化热,或七情过激,五志化火,或饮食不节,积蓄为热,或房劳过度,耗伤阴精,阴虚阳亢所致。

由于阳盛或阴虚都可表现为热证,故热证有实热证和虚热证之分。一般因阳热过盛所致,起病急骤,体质壮实者,多为实热证;因内伤久病,阴液耗损,阳气偏亢者,多为虚热证。

[证候表现]不同类型的热证,证候表现不尽一致。但常见的有发热,恶热喜冷,口渴欲饮冷,面红目赤,烦躁不宁,痰涕黄稠,小便短赤,大便干结,舌红少津,苔黄燥,脉数等。

[证候分析]阳热亢盛,蒸达于外则见发热,或恶热喜冷;火性炎上,则见面红目赤;阳热亢盛,热扰心神,则见烦躁不宁;热盛伤津,则见渴喜饮冷,小便短赤,大便干结;舌红苔黄燥,均为热象。苔燥少津,是阴伤,阳热亢盛,血行加速,则见数脉。

[证候特点]以热、红(黄)、稠、干、动为特点。

[治疗方法]治宜清热泻火或滋阴降火。

3. 寒证和热证的鉴别 辨别寒证和热证,要根据疾病的证候表现,综合分析和判断。尤其是寒热的喜恶,口渴的与否;面色的赤白,四肢的凉温,以及二便,舌象、脉象等,更应细致观察。寒证一般表现为恶寒喜热,口淡不渴,面色青白,四肢厥冷,小便清长,大便稀溏,舌淡苔白,脉迟或紧;热证一般表现为恶热喜冷,口渴喜饮,面色红赤,手足烦热,小便短赤,大便燥结,舌红苔黄,脉数。寒证和热证的鉴别要点见表5-4。

表 5-4 寒证和热证鉴别表

项目	寒证	热证
寒热	恶寒喜热	恶热喜冷
口渴	口淡不渴	口渴喜饮
面色	面色青白	面色红赤
四肢	手足厥冷	手足烦热
二便	小便清长、大便稀溏	小便短赤、大便干结
舌象	舌淡苔白	舌红苔黄
脉象	脉迟	脉数

4. 寒证和热证的关系 寒证和热证,虽然有阴阳盛衰的区别,但它们又是相互联系的。既可表现为寒热错杂,也可以发生寒热转化,甚至可出现寒热真假。

(1)寒热错杂:是指寒证和热证在患者身上同时出现。常见的类型有上热下寒、表寒里热、表热里寒等。

1)上热下寒:即上部为热、下部为寒的证候。如患者既有胸中烦热,口干舌燥的上热证,又有腹痛喜温,大便稀溏等下寒证。

2)表寒里热:即寒在于表、热在于里的证候。如患者既有心烦口干,尿赤便干的里热证,又有恶寒发热,头身疼痛的表寒证。

3)表热里寒:即热在于表、寒在于里的证候。如患者既有四肢厥冷、下利清谷等里寒证,又有头痛发热、咽痛口渴等表热证。

(2)寒热转化:是指寒证和热证,在一定条件下发生相互转化。寒证与热证的转化,关键是邪正双方,力量的对比变化。一般由寒转热,是正气充实,阳气亢盛,以致邪气,从阳化热;而由热转寒,是正不胜邪,阳气耗伤,以致邪气,从阴化寒。

1)由寒转热:即先见寒证,后出现热证,热证出现后,寒证即消失。如外感风寒,初起恶寒发热,头身疼痛,苔薄白,脉浮紧,病情进一步发展,寒邪入里化热,恶寒等症,而发热明显,咽痛口渴,舌红苔黄等证相继出现,即是寒证转化为热证。

2)由热转寒:即先见热证,后出现寒证,寒证出现后,热证即消失。如患者先见身热大汗,口渴喜饮,面色红赤等热象,突然出现四肢厥冷,面色苍白,脉沉迟细等寒象,即是热证转化为寒证。

(3)寒热真假:是指在疾病的危重阶段,出现与疾病本质不相符的假象。常见的类型有真热假寒和真寒假热。

1)真热假寒:即内有真热而外见假寒的证候。如患者虽四肢厥冷,脉象沉伏,状似寒证,但肢冷而身热,脉沉而有力,不恶寒反恶热,烦躁口渴,小便短赤,大便干结,舌红苔黄。此时的寒是假寒之象,而热才是疾病的本质。真热假寒证的出现,是因机体内热过盛,阳气被闭阻于内,而格阴于外所致,故又称阳盛格阴证。

2)真寒假热:即内有真寒而外见假热的证候。如患者虽身热面红,口渴脉大,状似热证,但身热而欲盖衣,面红而游移如妆,口渴而不欲饮,脉大而无力,且同时可见,四肢厥冷,尿清便溏,舌淡苔白等症。此时的热为假热之象。而寒才是疾病的本质。真寒假热证的出现,是因机体阴寒内盛,而格阳于外所致,故又称阴盛格阳证。

(三)虚实辨证

虚实是辨别邪正盛衰的一对纲领。虚是指正气不足;实是指邪气过盛。即所谓邪气盛则实,精气夺则虚。

1.虚证 是指正气虚弱,脏腑功能衰退所表现的证候。虚证的形成原因,一方面是先天不足,一方面是后天失养,但以后天失养为主。如饮食失调、七情内伤、房劳过度、久病不愈等,均可耗伤人体正气,而引起虚证的发生。虚证一般起病慢,病程较长。

[证候表现]因气血阴阳亏虚程度的不同,虚证有气虚、血虚、阴虚和阳虚之分。

1)气虚证:神疲乏力,少气懒言,畏风自汗,活动后加重,舌淡苔白,脉虚弱。

2)血虚证:面色无华,口唇淡白,指甲苍白,眩晕肢麻,舌淡苔白,脉沉细。

3)阴虚证:形体消瘦,颧红盗汗,五心烦热,虚烦不寐,咽干口燥,舌红少苔或无苔,脉细数。

4)阳虚证:形寒肢冷,面色苍白,口淡不渴,小便清长,大便稀溏,舌淡胖嫩,或有齿痕,脉沉迟。

[证候分析]气血阴阳的亏虚,其证候各不相同,现分别分析如下。

1)气虚证:气虚不足,机体功能减退,则见神疲乏力,少气懒言;气虚不足,卫表不固,则见畏风自汗,活动后诸症加重;舌质淡胖,脉虚无力,均为气虚之象。

2)血虚证:血虚不足,肌肤失养,则见面色苍白或萎黄,手足麻木,口唇爪甲淡白;血虚不足,脑失所养,则见头晕目眩,失眠心悸;舌质淡,脉细弱无力,均为血虚之征。

3)阴虚证:阴液不足,虚火内生,则见颧红盗汗,五心烦热;阴液不足,虚火扰神,则见虚烦不寐;阴亏津少,口咽失润,则见咽干口燥;舌红少苔或无苔,脉细数,均为阴虚内热之象。

4)阳虚证:阳气亏虚,失于温煦,则见形寒肢冷,面色苍白;阳气亏虚,阴寒内生,水湿不化,则见小便清长,大便稀溏;舌淡胖嫩或有齿痕,脉沉迟。皆为阳虚之征。

[证候特点]一般起病慢而病程长,主要表现在伤阴或伤阳两个方面,以不足、松弛和衰退为症状特征。

[治疗方法]治宜补虚为主,临床根据气血阴阳亏虚程度的不同,分别采用补气、补血、滋阴和温阳之法。

2.实证 是指邪气过盛而正气未衰,邪正斗争激烈所表现的证候。实证的形成,多由外邪侵犯人体,或脏腑功能失调,使有形实邪停留所致,一般起病急,病程较短。

[证候表现]由于实证的病因不同,临床表现也极不一致。常见的有发热烦躁,胸闷气粗,痰涎壅盛,神昏谵语,脘腹胀满,疼痛拒按,大便秘结,舌苔厚腻,脉实有力等。

[证候分析]邪气亢盛,正气未衰,正邪相争,则见发热烦躁;若痰饮阻肺,宣降失常,则见胸闷气促,痰涎壅盛;若痰蒙心窍,神志失常,则见神昏谵语;若邪积肠胃,腑气不通,则见脘腹胀满,疼痛拒按,大便秘结;若水湿内停,膀胱气化失司,则见小便不利;若湿浊内盛,上蒸于舌,则见舌苔厚腻;邪正相争,搏击于脉,则见脉实有力。

[证候特点]一般起病急、病程短,主要表现为邪盛而正不虚,以有余、亢盛和停聚为症状特征。

[治疗方法]治宜泻实为主。

3.虚证和实证的鉴别 从虚证和实证的临床表现来看,有一些症状既可见于实证,也可见于虚证。如腹满腹痛,虚证和实证均可以发生。因此,要鉴别虚实,必须四诊合参,通过望形体、观舌象、闻声息、问起病、按胸腹、诊脉象等,多方面进行综合分析,才能做出正确的判断。虚证和实证的鉴别要点见表 5-5。

4.虚证和实证的关系 实证和虚证虽然有本质的不同,但又是相互联系和相互影响的。既可以出现虚实夹杂,也可以发生虚实转化,还有虚实真假的变化。

(1)**虚实夹杂**:是指患者在同一时期,存在虚实两方面的病变。如表实里虚,上实下虚等。虚实夹杂,一般有两种情况,一是实中夹虚,二是虚中夹实。其中,以实证为主者,称为实中夹虚;以虚证为主者,称为虚中夹实;也有虚实并重者,如病见痰涎壅盛、咳喘胸满的实证,同时又有神疲乏力、心悸气短的虚证。临床上必须仔细辨别,邪正虚实的轻重缓急,才能做出正确的判断,并制订有效施治方案。也可虚实并重。

(2)**虚实转化**:虚实转化包括实证转虚和因虚致实两种情况。

1)实证转虚:多因失治误治等,导致邪去正伤,病情迁延不愈,损伤正气而致。如病见身热汗出、口渴喜饮的实热证,因治疗不当,病久未愈,导致津伤气耗,而见面色无华、神疲乏力等气虚之象,此时病证已由实转虚,治法也应以补虚为主。

2)因虚致实:即本为虚证,因正气不足,脏腑功能失调,实邪凝结,出现实证。如病见神疲乏力、喘咳气短的虚象,因疾病迁延日久,脏腑功能减退,痰饮水湿内停,又出现咳吐痰涎、尿少浮肿等实证。而在此过程中,正虚是一直存在的,故又称虚中夹实,仍属于虚实夹杂。

(3)**虚实真假**:虚实真假包括真虚假实和真实假虚两种情况。辨别虚实真假,应重点观察舌象脉象、言语发声和体质强弱等。另外,发病原因、疾病的新久和治疗经过等,均需详细询问。

1)真实假虚:即疾病的本质是"实",而表现于外的假象是"虚",多因邪气内盛,阻滞经络,气血不能外达所致。如本是热结肠胃,痰食壅滞的实证,却出现精神萎靡、肢体倦怠等虚象。但仔细观察,其人虽精神萎靡,但语声高亢,呼吸气粗。说明痰食热结,是疾病的本质,而其虚证之象,是外在的假象,此乃真实假虚证,即所谓"大实有羸状"。

2)真虚假实:即疾病的本质是"虚",而表现于外的假象是"实",多由于正气虚弱,脏腑功能减退,激发推动无力所致。如本是脾气不足,运化无力的虚证,却出现腹部胀满、腹部疼痛等实象。但仔细观察,虽胀满腹痛,却喜按喜揉,并时有缓解。说明脾气不足,是疾病的本质,而实证之象,是外在的假象,此乃真虚假实证,即所谓"至虚有盛候"。

总之,当出现"大实有羸状"或"至虚有盛候"的情况时,一定要根据实证的表现特点综合分析、仔细辨别,特别应注意脉象的有力无力,舌质的胖嫩与苍老,言语发声的响亮与低怯,患者体质的强弱、发病的原因、病症的新久和治疗的经过等。

(四)阴阳辨证

阴阳是概括疾病证候类别的一对纲领。因为阴阳是八纲的总纲,故察色按脉先别阴阳。通常所指的阴证,主要是指虚寒证;通常所指的阳证,主要是指实热证。临床上,尽管疾病的表现错综复杂,但归纳起来,不外乎阴证和阳证两大类。此外还有一些病证,根据它们的不同特点,也可归属于阴阳之中。如气病腑病属阳证,血病脏病属阴证等。

1.阴证 主要是指机体阳气虚衰,阴气偏盛所表现的证候。八纲中的里证、虚证和寒证,即属于阴证的范畴。

[证候表现]不同的疾病所表现的阴性证候也不尽相同。常见的有形寒肢冷,面色苍白,神疲乏力,气短懒言,口淡不渴,小便清长,大便稀溏,舌淡苔白,脉沉迟无力等。

[证候分析]阳气衰弱,阴寒内盛,脏腑功能衰退,则见神疲乏力,气短懒言;阳气衰弱,气血运行无力,不能上荣于面,则见面色苍白;阳气衰弱,不能温养形体,形体失温,则见形寒肢冷;阳气衰弱,

表 5-5 虚证和实证鉴别表

项目	虚证	实证
精神	精神萎靡	精神亢奋
寒热	畏寒微热	恶寒壮热
动态	喜静蜷卧	喜动仰卧
声息	声低气微	声高气粗
疼痛	隐痛喜按	剧痛拒按
舌象	舌淡胖嫩	舌红苍老
脉象	脉虚无力	脉实有力
病程	病程较长	病程较短

不能运化水湿,水湿不化,则见口淡不渴,小便清长,大便稀溏;舌淡苔白,脉沉迟无力,均为阳虚阴盛之征。

[证候特点]脏腑功能低下,症状比较隐晦,病情变化较慢。

[治疗方法]治宜温补散寒。

2.阳证 主要是指邪热炽盛,机体阳气偏亢所表现的证候。八纲中的表证、实证和热证,即属于阳证的范畴。

[证候表现]不同的疾病所表现的阳性证候也不尽相同。常见的有精神烦躁,面红目赤,声高气粗,渴喜冷饮,肌肤灼热,小便短赤,大便干结,舌红苔黄,脉数有力等。

[证候分析]阳热亢盛,热扰心神,则见精神烦躁;阳气亢盛,气血上涌,则见面红目赤,声高气粗;阳热亢盛,蒸达于外,则见肌肤灼热;阳热亢盛,热盛伤津,则见口渴饮冷,小便短赤,大便干结;舌红苔黄,脉数有力,均为阳热亢盛之征。

[证候特点]脏腑机能亢进,症状比较明显,病情变化较快。

[治疗方法]治宜清泻实热。

3.阴证和阳证的鉴别 一般来说,凡见抑制、沉静、衰退、晦暗等表现的病证,均属阴证的范畴;凡见兴奋、躁动、亢进、明亮等表现的病证,均属阳证的范畴。阴证和阳证的鉴别主要从望闻问切几个方面进行。阴证和阳证的鉴别要点见表5-6。

表5-6 阴证和阳证鉴别表

项目	阴证	阳证
望诊	面色苍白,精神萎靡,舌淡苔润	面色通红,精神亢奋,舌红苔黄
闻诊	气短声低,静而少言,呼吸怯弱	语声高亢,烦而多言,呼吸气粗
问诊	口淡不渴,小便清长,大便稀溏	口干烦渴,小便短赤,大便干结
切诊	腹痛喜按,身寒足冷,脉迟无力	腹痛拒按,身热足暖,脉数有力

4.阴证和阳证的关系 阴证和阳证在一定的条件下是可以相互转化的。临床上常见的由表入里、由里出表、由实转虚、由虚转实等病证的变化,都是阴阳转化的例证。

另外,在疾病的危重时期还可能出现亡阴、亡阳等。亡阴和亡阳是疾病的危险证候,一般出现于阴液或阳气迅速亡失的情况下,如高热大汗,或发汗太过,或剧烈吐泻,或失血过多等。由于阴阳互根互用,亡阴则阳无所依附;亡阳则阴无以化生,所以亡阴亡阳,难以截然分开,但有先后主次的不同。

(1)**亡阴证**:是指体内的阴液大量消耗,而表现出阴液衰竭的一种危重证候。

[证候表现]常见汗热而黏,面红气促,身热烦躁,渴喜冷饮,舌红而干,脉细数无力。

[证候分析]邪热炽盛,耗伤津液,则见汗热而黏,面红气促,渴喜冷饮;邪热熏蒸,内扰心神,则见身热烦躁;舌红而干,脉细数无力,均为津伤阴竭之象。

[辨证要点]以汗热黏腻,身热肢温,舌质红干,脉细数无力等为特征。

[治疗方法]治宜滋阴生津。

(2)**亡阳证**:是指体内阳气严重耗损,而表现出阳气虚脱的一种危重证候。

[证候表现]常见冷汗淋漓,面色苍白,精神淡漠,气息微弱,形寒肢冷,口不渴喜热饮,舌质淡滑,脉微细欲绝。

[证候分析]阳气虚脱,失于温煦固摄,则见冷汗淋漓,面色苍白,精神淡漠,气息微弱,形寒肢冷;阴阳互根互用,亡阳则阴无以化,阴液枯竭,则见口渴喜热饮;舌淡脉微细欲绝,均为阳气虚脱之象。

[辨证要点]以汗冷如珠,畏寒肢冷,舌质淡滑,脉微细欲绝为特征。

[治疗方法]治宜回阳救逆。

总之,八纲辨证是各种辨证的总纲。八纲虽有各自不同的证候特点,但它们是互相联系不可分割的。这主要表现在以下几个方面：一是临床上的疾病，会出现错综复杂变化，如表里同病，寒热错杂，虚实夹杂等。二是在一定条件下，它们可以相互转化，如表里出入、寒热转化、虚实转化等。三是疾病发展到一定阶段，还可出现表现于外的假象，如寒热真假、虚实真假等。四是疾病的危重时期，还可能出现亡阴和亡阳等。因此，临床上进行八纲辨证，需要熟练掌握各证候的特点，认真分辨各证候之间的关系，才能做出正确的判断。

二、脏腑辨证

脏腑辨证是指根据脏腑的生理功能和病理表现，对疾病的证候进行分析归纳，以判断病变的部位和性质，以及邪正盛衰的一种辨证方法。

脏腑辨证主要应用于脏腑疾病。脏腑疾病是内脏功能失调的反映。由于各脏腑生理功能不同，故其反映出的病证也不同。因此在应用脏腑辨证时，要求能够熟练掌握脏腑的生理功能和病理变化，以及它们之间的相互关系。另外，还要注意从整体观念出发，不能只局限于某一个脏腑，这样才能全面地把握病情，从而做出较为正确的判断。

脏腑辨证包括脏病辨证、腑病辨证和脏腑兼病辨证。其中的脏病辨证，是脏腑辨证的主要内容。单纯的腑病临床较为少见，且多与相关的脏病有关，故一般将腑病辨证，列在脏病辨证之中。如心与小肠病辨证，肺与大肠病辨证，脾与胃病辨证，肝与胆病辨证，肾与膀胱病辨证，脏腑兼病辨证等。

（一）心与小肠病辨证

心主血脉、神志。心合小肠，在体合脉，其华在面，在液为汗，在志为喜。故心的病证，主要表现为血脉和神志的异常，以及与腑、体、窍、液、志的关系方面。常见的症状有心悸心痛，心烦失眠，健忘多梦，神昏发狂等。小肠主受盛化物，分清泌浊。故小肠的病证，主要表现为受盛化物、泌别清浊功能的异常。常见的症状有腹胀腹痛，肠鸣腹泻，或小便赤涩疼痛，小便混浊等。

心的病证有虚实之分。虚证多为心气和心阳的受损，心血和心阴的亏耗，常见的有心气虚证、心阳虚证、心阳暴脱证、心血虚证、心阴虚证；实证多由火热痰阻、气郁血瘀等病邪所致，常见的有心火亢盛证、心脉痹阻证、痰蒙心窍证、痰火扰心证。小肠的病证虽有实热和虚寒之分，但以小肠实热证为多见。

1. **心气虚证** 是指心气不足，功能减退所表现的证候。本证多由素体虚弱，久病失养，劳倦过度，年高气衰或先天不足等因素所致，以心悸怔忡及气虚症状为主要表现。

［证候表现］常见心悸怔忡，胸闷气短，神疲自汗，活动后诸症加重，面白，舌淡，脉虚细。

［证候分析］心气亏虚，鼓动无力，心动失常，则见心悸怔忡；心气亏虚，宗气衰少，功能减退，则见胸闷气短，神疲体倦；动则耗气，则见活动后诸症加重；气虚卫外不固，则见神疲自汗；气虚运血无力，则见面白，舌淡，脉虚细。

［辨证要点］以心病的常见症状与气虚证共见为辨证要点。

［治疗方法］治宜补益心气。

2. **心阳虚证** 是指心阳虚衰，温运失司，虚寒内生所表现的证候。本证多由心气虚进一步发展而来，或因其他脏腑病证损伤心阳而致，以心悸怔忡，或心胸疼痛及阳虚症状为主要表现。

［证候表现］常见心悸怔忡，形寒肢冷，胸闷气短，或心胸疼痛，畏寒肢冷，面色㿠白，或面唇青紫，舌淡胖嫩，或舌色紫黯，苔白滑，脉细微或结代。

［证候分析］在心气虚的基础上，病情进一步发展，可气虚及阳，使心阳受损。心阳虚衰，温运无力，心动失常，则见心悸怔忡；心阳虚衰，宗气衰少，胸阳不展，则见胸闷气短；阳虚寒盛，寒凝心脉，心脉痹阻，则见胸痛憋闷；心阳虚衰，温煦失职，则见畏寒肢冷，面色㿠白或青紫，舌紫黯；阳虚水湿不化，则见舌淡胖嫩，苔白滑；阳虚寒凝，血行不畅，则见脉细微或结代。

［辨证要点］在心气虚证的基础上出现虚寒的症状为辨证要点。

［治疗方法］治宜温补心阳。

3. 心阳暴脱证 是指心脏阳气骤然亡失所表现的证候。本证多因心阳虚进一步发展形成，也可因寒邪暴伤心阳，或痰瘀阻塞心脉引起，也可因失血亡津，气无所依附，心阳随之亡脱而致，以心悸胸痛，冷汗肢厥，脉微欲绝为主要表现。

［证候表现］在心阳虚的基础上突然出现冷汗淋漓，四肢厥冷，面色苍白，呼吸微弱，或心悸胸痛，唇舌青紫，神志模糊或昏迷，脉微欲绝。

［证候分析］在心阳虚的基础上，病情进一步发展，心阳衰败而暴脱。心阳衰亡，不能固外，则见冷汗淋漓；心阳衰亡，不能温煦肢体，则见四肢厥冷；心阳衰亡，宗气外泄，不司呼吸，则见呼吸微弱；心阳衰亡，阳气外脱，脉道失充，则见面色苍白；心阳衰亡，血脉失于温通，则见心痛剧烈，唇舌青紫；心阳虚衰，心神涣散，则见神志模糊，甚至昏迷；脉微欲绝，也是阳气衰亡之象。

［辨证要点］在心阳虚证的基础上出现虚脱亡阳的症状为辨证要点。

［治疗方法］治宜回阳救逆。

临床上，心气虚证、心阳虚证和心阳暴脱证须注意进行鉴别。心气虚证、心阳虚证和心阳暴脱证的鉴别要点见表5-7。

表 5-7　心气虚证、心阳虚证、心阳暴脱证的鉴别要点

证型	相同之处	不同之处
心气虚证	均有心气不足，功能减退的证候表现，如心悸怔忡，胸闷气短，自汗，动则诸症加剧等	以心气不足，鼓动无力的证候表现为主，如面色淡白，神疲体倦，舌淡苔白，脉细弱等
心阳虚证		以心阳虚衰，鼓动温煦无力的证候表现为主，如形寒肢冷，面色苍白，心胸憋闷疼痛，舌淡胖嫩或紫黯，脉细弱或结代
心阳暴脱证		以心阳骤然亡失的证候表现为主，在心阳虚的基础上，突然出现冷汗淋漓，四肢厥冷，呼吸微弱，口唇青紫，神志模糊或昏迷，脉微欲绝等

4. 心血虚证 是指心血亏虚，心失濡养所表现的证候。本证多由思虑过度，或失血过多，或久病伤及营血而引起，也可因脾失健运，或肾精亏损，血液生化不足而致，以心悸失眠多梦及血虚症状为主要表现。

［证候表现］常见心悸失眠，健忘多梦，头晕眼花，面色淡白，或面色萎黄，唇舌色淡，脉细无力。

［证候分析］心血亏虚，心失所养，心动失常，则见心悸；心血亏虚，血不养心，神不守舍，则见失眠多梦；心血亏虚，不能上荣头面，则见头晕眼花，健忘，面色苍白或萎黄，唇舌色淡；心血不足，脉道不充，则见脉细无力。

［辨证要点］以心悸、失眠多梦与血虚证共见为辨证要点。

［治疗方法］治宜补血养心。

5. 心阴虚证 是指心阴不足，虚热内扰所表现的证候。本证多由思虑劳神太过，暗耗心阴，或温热火邪，灼伤心阴，或肝肾阴亏，累及心阴而致，以心悸、心烦、失眠及阴虚症状为主要表现。

［证候表现］常见心悸心烦，失眠多梦，口燥咽干，形体消瘦，五心烦热，潮热盗汗，两颧潮红，舌红少津，脉细数。

［证候分析］在心血虚的基础上，病情进一步发展，可血虚及阴，使心阴亏虚。心阴亏虚，心失濡养，心动失常，则见心悸；心阴亏虚，虚热内生，热扰心神，神不守舍，则见心烦，少寐多梦；心阴亏虚，阴液不足，身失滋养，则见口燥咽干，形体消瘦；心阴亏虚，阴不制阳，虚热内生，则见五心烦热，潮热盗汗，两颧潮红；舌红少津，脉细数，均为阴虚内热之象。

［辨证要点］以心悸失眠多梦等与阴虚证共见为辨证要点。

［治疗方法］治宜滋养心阴。

临床上,心阴虚证和心血虚证须注意进行鉴别。心血虚证和心阴虚证的鉴别要点见表 5-8。

表 5-8　心血虚证与心阴虚证的鉴别要点

证型	相同之处	不同之处
心血虚证	均有营血亏乏、阴津耗伤的证候表现,如心悸,失眠,多梦等	以心血不足,心失濡养的证候表现为主,如头晕眼花,健忘多梦,面色淡白或萎黄,唇舌淡白,脉细无力等
心阴虚证		以心阴不足,虚热内扰的证候表现为主,如口燥咽干,形体消瘦,五心烦热,颧红盗汗,舌红少津,脉细数等

6.心火亢盛证　是指心火内炽,扰乱心神所表现的证候。本证多由七情内伤,气郁化火,或热邪内侵,或过食辛辣肥甘,或过用烟酒温补,久而化热生火所致,以心烦失眠,面赤,口舌生疮,尿赤涩痛,吐衄及火热症状为主要表现。

［证候表现］常见身热面赤,心烦不寐,口渴喜饮,或口舌生疮,溃烂疼痛,或小便短赤,灼热涩痛,舌尖红绛,舌苔黄,脉数有力,甚则吐血衄血,狂躁谵语。

［证候分析］心火亢盛,火热循经上扰,则见口舌生疮,甚至溃烂疼痛;心火亢盛,身热面赤,热盛津伤,则见口渴,大便干结;心与小肠相表里,火热循经下移小肠,则见小便短赤,灼热涩痛;热盛迫血妄行,则见吐血衄血;心火亢盛,热扰心神,则见心烦失眠,甚则神志不清,狂躁谵语;舌绛苔黄,脉数有力,均为里热之象。

［辨证要点］以心及舌脉等有关组织,出现火热内炽的症状为辨证要点。

［治疗方法］治宜清心泻火。

7.心脉痹阻证　是指心脏脉络在各种致病因素的作用下,导致气血运行不畅甚至心脉阻滞不通所表现的证候。本证常继发于心气或心阳亏虚之后,多因年老体弱或久病正虚,瘀血、痰浊、寒凝气滞等因素所致,以心悸怔忡,心胸憋闷疼痛为主要表现。

［证候表现］因致病因素不同,证候表现也不同。其共有的症状为心悸怔忡,心胸憋闷疼痛,痛引肩背内臂,时发时止。

1)瘀阻心脉证:在共有症状的基础上,兼见胸痛如针刺,舌紫黯或有瘀点瘀斑,脉细涩或结代。

2)痰阻心脉证:在共有症状的基础上,兼见胸痛满闷,体胖痰多,身体困重,舌苔白腻,脉沉滑。

3)寒凝心脉证:在共有症状的基础上,兼见胸痛暴作,遇寒加重,得温痛减,形寒肢冷,舌淡苔白,脉沉迟或沉紧。

4)气滞心脉证:在共有症状的基础上,兼见胸痛而胀,每于情绪波动则发作,舌淡红,苔薄白,脉弦。

［证候分析］心气不足,心阳亏虚,心失温养,则见心悸怔忡。心气不足,心阳亏虚,血行无力,易发生瘀阻痰聚、寒凝气滞等病理变化,导致心脉痹阻不通,则见心胸憋闷疼痛。手少阴之脉,直行上肺下循内臂,则见经脉循行之处疼痛。

1)瘀阻心脉证:常见胸痛如针刺,伴见舌紫黯,或有瘀点、瘀斑,脉细涩或结代等瘀血内阻之征。

2)痰阻心脉证:常见胸痛满闷,伴见体胖痰多,身体困重,舌苔白腻,脉沉滑等痰浊内盛之征。

3)寒凝心脉证:常见胸痛暴作,遇寒加重,得温痛减,伴见形寒肢冷,舌淡苔白,脉沉迟或沉紧等阴寒内盛之征。

4)气滞心脉证:常见胸痛而胀,伴随情绪波动而发作,舌淡红,苔薄白,脉弦。

［辨证要点］心脉痹阻证,以心胸憋闷疼痛,痛引肩背内臂,时发时止为辨证要点。

1)瘀阻心脉证:以刺痛为特点,伴见瘀血内阻的症状。

2)痰阻心脉证:以闷痛为特点,伴见痰浊内盛的症状。

3)寒凝心脉证:以冷痛为特点,伴见阴寒内盛的症状。

4)气滞心脉证:以胀痛为特点,常随情绪波动而发作。

[治疗方法]心脉痹阻证,治宜通阳散寒,化痰祛浊。

临床上,心脉痹阻各证须注意进行鉴别,心脉痹阻各证的鉴别要点见表5-9。

表5-9 心脉痹阻各证的鉴别要点

证型	相同之处	不同之处
瘀阻心脉证	心悸怔忡,胸闷心痛,痛引肩背内臂,时发时止	胸痛如针刺,舌紫黯,或有瘀斑瘀点,脉细或结代
痰阻心脉证		胸闷满闷,体胖痰多,身体困重,苔白腻,脉沉滑
寒凝心脉证		胸痛暴作,形寒肢冷,舌淡苔白,脉沉迟或沉紧
气滞心脉证		胸痛而胀,发作与情绪有关,舌淡红苔薄白,脉弦

8.痰蒙心窍证 是指痰浊蒙蔽心包,以神志昏蒙为主要表现的证候。本证多由湿浊酿痰,或情志不畅,气郁生痰,或痰浊内盛,夹肝风上扰,致痰浊蒙蔽心窍所致,以神志抑郁错乱,痴呆昏迷及痰浊症状为主要表现。

[证候表现]常见面色晦暗,脘闷呕恶,神志痴呆,意识模糊,语言不清,甚则昏不知人;或表情淡漠,精神抑郁,喃喃自语,举止失常,或突然昏扑,不省人事,手足抽搐,口吐痰涎,喉有痰声,舌苔白腻,脉滑。

[证候分析]痰浊内阻,气机不畅,则见面色晦暗;痰浊中阻,胃失和降,则见脘闷呕恶;痰浊上蒙心窍,自主失常,则见语言不清,神志痴呆,意识模糊,甚则昏不知人;肝失疏泄,气郁生痰,蒙蔽心神,则见精神抑郁,表情淡漠,喃喃自语,举止失常;痰浊内盛,引动肝风,肝风挟痰,蒙蔽心窍,则见突然昏仆,不省人事,手足抽搐,口吐痰涎;痰蒙心神,肝气上逆,痰气相搏,则见喉有痰声。苔白腻,脉滑,均为痰浊内盛之象。

[辨证要点]以神志抑郁错乱,或痴呆昏迷,与痰浊症状共见为辨证要点。

[治疗方法]治宜涤痰开窍。

9.痰火扰心证 是指痰火扰乱心神,神志异常所表现的证候。本证多由精神刺激,忧思郁怒,气郁化火,炼液为痰,扰乱心神,或外感热病,邪热挟痰,内扰心神所致,以狂躁神昏及痰热症状为主要表现。

[证候表现]常见身热气粗,面红目赤,喉间痰鸣,痰黄黏稠,神昏谵狂;心烦失眠,头晕目眩,胸闷痰多,狂躁妄动,言语错乱,哭笑无常,打人毁物,不避亲疏,登高而歌,弃衣而走,力逾常人,舌红苔黄腻,脉滑数。

[证候分析]外感热邪,里热炽盛,则见身热气粗,面红目赤;热盛灼津成痰,则见喉间痰鸣,痰黄黏稠;七情化火,炼液为痰,痰火扰心,神志不安,轻则心烦失眠,重则狂躁妄动,哭笑无常,言语错乱,打人毁物,不避亲疏;火为阳邪,主动,火热为病,则见登高而歌,弃衣而走,力逾常人;痰阻清窍,则头晕目眩;痰阻气道,则胸闷痰多。舌红苔黄腻,脉弦滑有力,均为痰热内盛之象。

[辨证要点]如外感热病中,以高热痰盛、神志不清为辨证要点;如内伤杂病中,以烦躁不宁、失眠多梦,或神志狂乱、神昏谵语,与痰热内盛症状共见为辨证要点。

[治疗方法]治宜清心豁痰。

临床上,痰蒙心窍证和痰火扰心证须注意鉴别。痰蒙心窍证和痰火扰心证的鉴别要点见表5-10。

表 5-10 痰蒙心窍证和痰火扰心证的鉴别要点

证型	相同之处	不同之处
痰蒙心窍证	均可由情志所伤引起,皆与痰有关,皆可出现神志和意识的异常	以痰浊蒙蔽心窍的证候表现为主,如意识模糊,或抑郁、错乱、痴呆等,兼见苔腻脉滑等痰浊内盛的症状,无明显火热证的表现
痰火扰心证		既有痰又有火,以狂躁谵语等动而多燥的证候表现为主,除了兼见苔腻脉滑等痰浊内盛的表现以外,还兼见舌红苔黄,脉数等火热症状

10. 小肠实热证　小肠实热证是指小肠里热炽盛,泌别清浊功能失职所表现的证候。本证多由心火下移于小肠,导致小肠里热炽盛所致,以尿赤涩痛,心烦口渴,口舌生疮及实热症状为主要表现。

〔证候表现〕常见心烦口渴,口舌生疮,脐腹胀痛,小便短赤,灼热涩痛,甚则尿血,舌红苔黄,脉数。

〔证候分析〕心火旺盛,扰乱心神,则见心烦;心火旺盛,热盛伤津,则见口渴;心火旺盛,火热上炎,则见口舌生疮;心火旺盛,下移小肠,热迫膀胱,气化失司,则见小便短赤,灼热涩痛;小肠气机失调,则见脐腹胀痛;小肠热盛,热伤血络,迫血妄行,则见尿血;舌红苔黄,脉数,均为实热之象。

〔辨证要点〕以心火炽热的症状及小便赤涩灼痛为辨证要点。

〔治疗方法〕治宜清心利尿。

(二) 肺与大肠病辨证

肺主气司呼吸,肺主宣发肃降,肺主通调水道。肺合大肠,在体合皮,其华在毛,开窍于鼻,在液为涕,在志为忧。故肺的病证,主要表现为呼吸功能、卫外功能和水液代谢的异常,以及与腑、体、窍、液、志的关系方面。常见症状有咳嗽气喘、咳痰咯血、胸闷胸痛、咽喉疼痛、声音嘶哑、鼻塞流涕和喷嚏等。

大肠主传化糟粕,与肺为表里关系。故大肠的病证,主要表现为传化功能的异常,常见症状有便秘泄泻、下痢便血等。

肺的病证有虚实之分,虚证多见肺气虚证和肺阴虚证;实证多由邪气侵袭,或痰湿阻肺所致,多见风寒犯肺证、风热犯肺证、燥邪犯肺证、肺热壅盛证、痰湿阻肺证等。大肠病证也有虚实之分,虚证多见大肠津亏证,实证多见大肠湿热证。

1. 肺气虚证　肺气虚证是指肺气亏虚,功能衰退所表现的证候。本证多由咳喘日久,迁延不愈,耗伤肺气,或气的生化不足,肺失充养所致,以咳喘无力、痰液清稀伴气虚症状为主要表现。

〔证候表现〕常见咳喘无力,咳痰清稀,少气懒言,语声低微,动则益甚,神疲体倦,或自汗易感,舌淡苔白,脉虚无力。

〔证候分析〕肺气亏虚,宣降失职,气逆于上,则见咳喘无力,少气懒言,语声低怯,神疲体倦;动则耗气,则见动则益甚;肺气亏虚,津液不布,停聚上逆,则见咳痰清稀;肺气亏虚,失于宣发,卫表不固,则见自汗易感。舌淡苔白,脉虚无力,均为气虚之象。

〔辨证要点〕以咳喘无力,痰液清稀及气虚证症状共见为辨证要点。

〔治疗方法〕治宜补益肺气。

2. 肺阴虚证　肺阴虚证是指肺阴亏虚,虚热内生所表现的证候。本证多由内伤杂病,久咳耗阴伤肺,或燥邪伤肺,或痨虫伤肺所致,以干咳无痰,或痰少而黏不易咳出及阴虚症状为主要表现。

〔证候表现〕常见干咳无痰,或痰少而黏不易咳出,或痰中带血,声音嘶哑,口燥咽干,伴五心烦热,形体消瘦,两颧潮红,舌红少苔,脉细数。

〔证候分析〕肺阴亏虚,失于清润肃降,则见干咳无痰;肺阴不足,虚热内生,炼液为痰,则见痰少质黏不易咳出;热伤肺络,则见痰中带血;阴虚津亏,咽喉失润,则见声音嘶哑,口燥咽干;阴虚津亏,肌肤形体失于濡养,则见形体消瘦;虚热内炽,则见五心烦热,潮热盗汗,两颧潮红。舌红少苔,脉细数,均为阴虚内热之象。

[辨证要点]以干咳无痰,或痰少难咳与阴虚证症状共见为辨证要点。

[治疗方法]治宜滋阴润肺。

3. 风寒犯肺证 风寒犯肺证是指外感风寒,肺气被束,宣降不利所表现的证候。本证多因生活起居调护不当,感受风寒肺失宣降所致,以咳嗽及风寒表证为主要表现。

[证候表现]常见咳嗽,痰稀色白,胸闷气喘,鼻塞流清涕,恶寒发热,无汗,头身疼痛,苔薄白,脉浮紧。

[证候分析]风寒犯肺,宣降失职,肺气上逆,则见咳嗽,或胸闷气喘;风寒犯肺,宣肃失职,津液不布,则见痰稀色白;风寒束肺,肺气失宣,鼻窍不利,则见鼻塞,流清涕,打喷嚏;风寒束表,卫气郁遏,肌表失温,则见恶寒;风寒束表,正气抗邪,则见发热;风寒束表,腠理闭塞,则见无汗;寒邪凝滞经脉,气血运行不畅,则见头身疼痛。苔薄白,脉浮紧,均为外感风寒之象。

[辨证要点]以咳嗽,痰稀色白与风寒表证症状共见为辨证要点。

[治疗方法]治宜疏风散寒,宣肺止咳。

临床上,风寒犯肺证和风寒表证须注意进行鉴别。风寒犯肺证和风寒表证的鉴别要点见表5-11。

表 5-11　风寒犯肺证和风寒表证的鉴别要点

证型	相同之处	不同之处
风寒犯肺证	均可见卫气被遏,肺气失宣的证候表现,如咳嗽、鼻塞流涕、恶寒发热,苔薄白、脉浮紧等	病位主要在肺卫,偏重于肺,症状以咳嗽为主,或兼见表证
风寒表证		病位主要在表,为外感疾病的初起阶段,以恶寒发热为主,或兼有咳嗽

4. 风热犯肺证 风热犯肺证是指外感风热,肺失宣降,卫气失调所表现的证候。阴虚津亏,多因风热邪气侵犯肺卫所致,以咳嗽及风热表证症状为主要表现。

[证候表现]常见咳嗽,痰黄黏稠,鼻塞流浊涕,发热,微恶风寒,口干咽痛,舌尖红,苔薄黄,脉浮数。

[证候分析]风热犯肺,肺失清肃,则见咳嗽;风热犯肺,灼津为痰,则见痰黄黏稠;风热犯肺,肺失宣发,鼻窍不利,则见鼻塞;风热熏蒸,伤及津液,则见流黄浊涕;风热犯肺,邪伤肺卫,正邪相争,则见发热;风热袭肺,卫气被遏,则见微恶风寒;风热上犯,耗伤津液,则见口干咽痛。舌尖红,苔薄黄,脉浮数,均为风热犯肺之象。

[辨证要点]以咳嗽、痰黄稠,与风热表证症状共见为辨证要点。

[治疗方法]治宜疏风散热,宣肺止咳。

临床上,风热犯肺证和风热表证须注意鉴别。风热犯肺证和风热表证的鉴别要点见表5-12。

表 5-12　风热犯肺证和风热表证的鉴别要点

证型	相同之处	不同之处
风热犯肺证	均可见肺失宣降,卫气失调的证候表现,如咳嗽发热、微恶风寒、口干咽痛,舌尖红,苔薄黄,脉浮数等	病位主要在肺卫,偏重于肺,症状以咳嗽为主,或兼见表证
风热表证		病位主要在表,症状以发热恶寒为主,或兼有咳嗽

5. 肺热壅盛证 肺热壅盛证是指热邪壅肺,肺失清肃所表现的证候。本证多因外感温热之邪,或风寒犯肺,郁而化热,热邪内壅于肺所致,以咳嗽气喘息粗及痰热症状为主要表现。

[证候表现]常见咳嗽,痰黄黏稠,气喘息粗,甚则鼻翼扇动,或痰中带血,胸痛,咳吐脓血腥臭

痰,或发热口渴,烦躁不安,小便短赤,大便干结,舌红苔黄,脉滑数。

[证候分析]热邪壅肺,肺失清肃,则见咳喘息粗;热邪壅肺,灼津为痰,则见痰黄黏稠;热邪壅肺,气道不利,则见鼻翼扇动;热邪壅肺,伤及肺络,络损血溢,则见痰中带血;热邪壅肺,肺气不利,则见胸痛;热邪壅肺,气滞血瘀,血败肉腐为脓,则见咳吐脓血腥臭痰;热邪壅肺,里热炽盛,蒸达于外,则见壮热烦躁;热邪壅肺,耗伤津液,则见口渴,小便短赤,大便干结。舌红苔黄,脉滑数,均为痰热内盛之象。

[辨证要点]以咳嗽气喘息粗与痰热症状共见为辨证要点。

[治疗方法]治宜清肺泻热,止咳平喘。

临床上,肺热壅盛证和风热犯肺证须注意进行鉴别。肺热壅盛证和风热犯肺证的鉴别要点见表 5-13。

表 5-13　肺热壅盛证和风热犯肺证的鉴别要点

证型	相同之处	不同之处
肺热壅盛证	均属肺热实证,均可见肺失宣降的证候表现,症状以咳嗽为主,伴见发热	以热邪壅肺,肺失清肃的证候表现为主,咳喘并重,发热明显,兼有里实热证
风热犯肺证		以肺失宣降,卫气失调的证候表现为主,咳嗽较重,喘不明显,发热尚轻,兼有表证

6. 痰湿阻肺证　痰湿阻肺证是指痰湿阻滞于肺,肺失宣降所表现的证候。本证多因素有痰疾,复感寒邪,内客于肺,或因寒湿之邪,侵袭于肺,或中阳受困,寒从内生,聚湿生痰,上干于肺所致,以咳嗽气喘痰多色白及寒证症状为主要表现。

[证候表现]常见咳嗽气喘,痰多色白,痰稠或清稀,或喉中哮鸣,胸闷,形寒肢冷,舌淡,苔白腻或白滑,脉濡缓或滑。

[证候分析]痰湿阻肺,肺失宣降,肺气上逆,则见咳嗽气喘;肺失宣降,津聚为痰,则见痰多色白;痰气搏结,上涌气道,则见喉中痰鸣;痰湿阻肺,肺气不利,则见胸闷;痰湿阻滞,阳气被郁,温煦失司,则见形寒肢冷;舌淡苔白腻,脉滑,均为痰湿内盛之象。若痰稀色白,则为寒饮停肺;若痰稠,寒痰阻肺;若咳嗽气喘,痰多色白,则为痰浊阻肺。

[辨证要点]以咳嗽气喘与寒痰症状共见为辨证要点。

[治疗方法]治宜燥湿化痰,止咳平喘。

7. 燥邪犯肺证　燥邪犯肺证是指感受燥邪,肺津耗伤所表现的证候。本证多由感受燥热之邪(在秋季或身处燥热环境),或风温伤津化燥所致,以干咳无痰,或痰少质黏,及口鼻干燥症状为主要表现。

[证候表现]常见干咳无痰,或痰少而黏,不易咳出,或痰中带血,甚至咳嗽胸痛,口唇鼻咽舌干燥,或见鼻衄,或发热恶寒,有汗或无汗,舌红,苔薄少津,脉浮数或浮紧。

[证候分析]燥邪犯肺,肺失清肃,则见咳嗽;肺气失宣,津液不布,则见干咳无痰,或痰少而黏,不易咳出,燥邪犯肺,灼伤肺络,则见痰中带血,咳嗽胸痛;燥邪犯肺,燥性干涩,津伤失润,则见口唇鼻咽舌干燥;燥邪犯肺,卫气被遏,则见发热恶风寒。若初秋感受燥邪,夹有夏热之余气,则见发热,微恶风寒,脉浮数,故称之为温燥;若深秋感受燥邪,夹有近冬之寒气,则见恶风寒,微发热,脉浮紧;舌红苔薄少津,均为燥邪犯肺之象。

[辨证要点]以干咳少痰,或痰少而黏与表热证共见为辨证要点。

[治疗方法]治宜清肺润燥。

临床上,燥邪犯肺证和肺阴虚证须注意鉴别。燥邪犯肺证和肺阴虚证的鉴别要点见表 5-14。

表 5-14　燥邪犯肺证和肺阴虚证的鉴别要点

证型	相同之处	不同之处
燥邪犯肺证	均以干咳、少痰难咯为主症,均可兼见津液亏少的证候表现,如口唇鼻咽舌干燥,舌红苔薄少津等	属外感新病,病程短,多发于秋季,或干燥环境,以燥邪伤津的症状为主,可兼见恶寒发热、苔薄脉浮等表证
肺阴虚证		属内伤久病,病程长,无季节性,兼有虚热内扰的证候表现,如形体消瘦、颧红盗汗,舌红少苔,脉细数等,无表证

8. 大肠湿热证　大肠湿热证是指湿热蕴结大肠,导致大肠传导失常所表现的证候。本证多由时令暑湿热毒侵袭肠胃,或饮食不洁,湿热秽浊积于大肠,伤及肠道气血所致,以腹痛、泄泻及湿热症状为主要表现。

[证候表现]常见腹痛腹泻,肛门灼热,或暴注下泄,色黄而臭,或下痢赤白脓血,里急后重,口渴,小便短赤,或恶寒发热,或但热不寒,舌红苔黄腻,脉滑数或濡数。

[证候分析]湿热侵袭肠胃,壅阻气机,则见腹痛;湿热内迫肠道,大肠传导失常,则见腹泻、肛门灼热;湿热蕴结大肠,热迫津液下注,则见暴注下泄,色黄而臭;湿热熏灼肠道,肠道脉络损伤,血腐成脓,则见下痢脓血;湿热蒸迫肠道,肠道气机阻滞,则见里急后重;湿热蕴结大肠,热盛津伤,则见口渴。湿热蕴结大肠,水液从大便外泄,则见小便短赤。若表邪未解,则见恶寒发热;若热盛于里,则见但热不寒;舌红苔黄腻,脉滑数,均为湿热内盛之象。

[辨证要点]以腹痛腹泻与湿热证症状共见为辨证要点。

[治疗方法]治宜清热化湿。

9. 大肠津亏证　大肠津亏证是指津液不足,肠失濡润,传导失职所表现的证候。本证多由素体阴津不足,或年老阴津亏损,或嗜食辛辣之物,燥热伤津,或汗吐下太过,伤及津液,或妇女产后,失血过多,或热病后期,耗伤阴液等所致,以大便燥结难下与津亏症状为主要表现。

[证候表现]常见大便干结,状如羊屎,难于排出,数日一行,腹胀作痛,口干咽燥,或伴见口臭头晕,舌红少津,苔黄燥,脉细涩。

[证候分析]大肠津亏,阴津不足,肠失濡润,传导不利,则见大便干结,难于排出,状如羊屎,数日一行;燥屎结聚,气机阻滞,则见腹胀作痛,或左下腹包块;大肠津亏,阴津不足,濡润失职,则见口干咽燥;大肠津亏,便结日久,腑气不通,浊气上逆,则见口臭头晕;舌红少津,苔黄燥,脉细涩,均为阴亏津损之象。

[辨证要点]以大便干结与津液不足状共见为辨证要点。

[治疗方法]治宜润肠通便。

(三) 脾与胃病辨证

脾主运化升清,脾主统摄血液。脾合胃,在体合肉,其华在唇,开窍于口,在液为涎,在志为思。故脾的病证,主要表现在运化失职,清阳不升,统血无力,以及与腑、体、窍、液、志的关系方面,常见症状有倦怠乏力,纳呆腹胀,腹痛泄泻,浮肿出血等。

胃主受纳腐熟水谷,胃主通降喜润恶燥,胃与脾为表里关系。故胃的病证,主要表现在受纳腐熟功能的异常,以及胃失和降等方面,常见症状有胃脘疼痛,纳少呕吐,嗳气呃逆等。

脾与胃的病证,均有虚实之分。脾胃之虚,常为阳气与阴津的亏损。如脾病虚证,多见脾气虚证,脾气下陷证,脾阳虚证,脾不统血证;胃病虚证,多见胃气虚证,胃阳虚证,胃阴虚证。脾胃之实,多为寒湿、燥热、食积等外邪困扰所致。如脾病实证,多见湿热蕴脾证,寒湿困脾证;胃病实证,多见寒滞胃脘证,胃热炽盛证,食滞胃脘证。

1. 脾气虚证　脾气虚证是指脾气亏虚,运化失职所表现的证候。本证多由饮食不节,或劳倦过度,或忧思日久,或素体脾虚,或年老体衰,或久病耗伤,调养失慎等所致,以纳少腹胀便溏及气虚症状为主要表现。

[证候表现]常见食少纳呆,腹胀便溏,食后尤甚,神疲乏力,少气懒言,四肢倦怠,或伴浮肿,或有消瘦,或者肥胖,面色萎黄,舌淡苔白,脉缓或弱。

[证候分析]脾气虚弱,运化无力,水谷不化,则见食少纳呆,腹胀便溏;饮食之后,脾气愈困,则见食后尤甚;脾气虚弱,推动乏力,则见神疲乏力,少气懒言;脾气虚弱,气血生化不足,肌肤失养,则见四肢倦怠;形体消瘦,面色萎黄;脾气虚弱,水湿不运,泛溢肌肤,则见肢体浮肿,或形体肥胖;舌淡,脉缓或弱,均为脾气虚弱之象。

[辨证要点]以纳少腹胀便溏及气虚证共为辨证要点。

[治疗方法]治宜益气健脾。

2. 脾虚气陷证　脾虚气陷证是指脾气虚弱,升举无力,反而下陷所表现的证候。因脾位居中焦,脾气也称中气,故脾气下陷,又称"中气下陷"。本证多由脾气虚进一步发展,或久泄久痢,或劳累太过,或妇女多产,失于调护等损伤脾气,清阳下陷所致,以眩晕、久泄,脘腹重坠,内脏下垂伴气虚症状为主要表现。

[证候表现]常见头目眩晕,或久泄不止,脘腹坠胀,食后益甚,或小便混浊如米泔,便意频繁,肛门重坠,甚或内脏下垂,或脱肛阴挺,神疲乏力,气短懒言,食少纳呆,形体消瘦,面色无华,舌淡苔白,脉缓或弱。

[证候分析]脾气亏虚,水谷不运,头目失养,则见头目眩晕;脾气亏虚,精微不输,水湿不化,清浊混杂,下注肠道,则见泄泻;脾气亏虚,精微失输,前走膀胱,则见小便混浊,状如米泔;脾气亏虚,升举无力,气陷于下,则见脘腹重坠作胀;饮食之后,气被食困,则见食后尤甚;脾气亏虚,内脏失举,则见便意频繁,肛门重坠,或内脏下垂,或脱肛阴挺;脾气亏虚,失于健运,则见食少纳呆;脾气亏虚,气血生化乏源,则见神疲乏力,气短懒言,面色无华;舌淡苔白,脉缓或弱,均为脾气亏虚之象。

[辨证要点]以脘腹重坠、内脏下垂与气虚证共见为辨证要点。

[治疗方法]治宜补中益气。

临床上,脾虚气陷证与脾气虚证须注意进行鉴别。脾虚气陷证与脾气虚证的鉴别要点见表5-15。

表 5-15　脾虚气陷证与脾气虚证的鉴别要点

证型	相同之处	不同之处
脾气虚证	均有脾气不足,功能减退的证候表现,如纳少,腹胀,便溏等	以脾气亏虚的证候表现为主,如神疲乏力,气短懒言,面色萎黄,舌淡苔白,脉缓或弱等
脾虚气陷证		以脾气虚弱,升举无力,而反下陷的证候表现为主,如眩晕泄泻,脘腹重坠,内脏下垂等

3. 脾阳虚证　脾阳虚证是指脾阳虚衰,温运无力,阴寒内生所表现的证候。本证多由脾气虚进一步发展而来,或饮食失调,过食生冷,过用苦寒,损伤脾阳,或肾阳不足,命门火衰,火不暖土所致,以纳少腹胀,腹痛便溏及阳虚症状为主要表现。

[证候表现]常见纳少腹胀,腹痛隐隐,喜温喜按,口淡不渴,大便稀溏,畏寒肢冷,或肢体浮肿,或小便短少,或带下清稀,色白量多,舌淡胖,或有齿痕,舌苔白滑,脉沉迟无力。

[证候分析]脾阳亏虚,运化无权,则见纳少腹胀,大便稀溏;脾阳亏虚,阴寒内盛,寒凝气滞,则见腹痛隐隐,喜温喜按;脾阳亏虚,水湿不运,则见口淡不渴;脾阳亏虚,温煦失职,则见畏寒肢冷;脾阳亏虚,水液不化,泛溢肌肤,则见肢体浮肿,小便短少;脾阳亏虚,水湿下注,带脉不固,则见带下清稀,色白量多;舌淡胖,或有齿痕,苔白滑,脉沉迟无力,均为脾阳虚衰,阴寒内盛,水湿内停之象。

[辨证要点]以腹胀腹痛、大便清稀与阳虚症状共见为辨证要点。

［治疗方法］治宜温中散寒。

临床上，脾阳虚证与脾气虚证须注意进行鉴别。脾阳虚证与脾气虚证的鉴别要点见表5-16。

表5-16　脾阳虚证与脾气虚证的鉴别要点

证型	相同之处	不同之处
脾气虚证	均有脾运失健，功能减退的症候表现，如纳少，腹胀，便溏等	以脾气亏虚，运化失职的证候表现为主，如神疲乏力，气短懒言，面色萎黄，舌淡苔白，脉缓或弱等
脾阳虚证		以脾阳虚衰，温运无力的证候表现为主，如畏寒肢冷，腹痛隐隐，舌淡胖，苔白滑，脉沉迟无力等

4. 脾不统血证　脾不统血证是指脾气亏虚，统血无权，血溢脉外，血失统摄所表现的证候。本证多由久病脾气亏虚，或劳倦伤脾等因素所致，以各种出血及脾气虚症状为主要表现。

［证候表现］常见各种出血，如呕血，便血，尿血，肌衄，鼻衄，月经过多，甚或崩漏等，伴见神疲乏力，气短懒言，食少便溏，面色萎黄，舌淡苍白，脉细弱。

［证候分析］脾气亏虚，统血无权，则血溢脉外，而见各种慢性出血。若逸于胃肠，则见呕血便血；逸于膀胱，则见尿血；逸于肌肤，则见肌衄；逸于鼻，则见鼻衄齿衄；脾气亏虚，冲任不固，则见月经过多，甚或崩漏；脾气亏虚，运化失健，则见食少便溏；脾气亏虚，推动无力，则见神疲乏力，气短懒言；脾气亏虚，气血乏源，又反复出血，营血愈亏，则见面色萎黄；舌淡苔白，脉细弱，均为脾气亏虚之象。

［辨证要点］以各种出血与脾气虚证症状共见为辨证要点。

［治疗方法］治宜益气摄血。

5. 寒湿困脾证　寒湿困脾证是指寒湿内盛，困阻脾阳，运化失职所表现的证候。本证多由饮食不节，过食生冷，或冒雨涉水，居住潮湿，或过食肥甘，生冷，内湿素盛，以致寒湿内盛，脾阳失运所致，以脘腹痞闷，纳呆便溏，肢体困重与寒湿症状为主要表现。

［证候表现］常见脘腹痞闷，腹痛便溏，泛恶欲呕，口腻纳呆，头身困重，面色晦黄，或身目发黄，或妇女带下，色白量多，或肢体浮肿，小便短少，舌淡胖，苔白腻，脉濡缓，或脉沉细。

［证候分析］寒湿困脾，运化失司，气滞中焦，则见脘腹胀闷，或腹胀腹痛；寒湿困脾，脾失健运，水谷不化，则见纳呆食少；寒湿困脾，脾失健运，水湿下渗，则见大便溏泄；寒湿内盛，湿邪上犯，则见口中黏腻；寒湿困脾，脾失健运，影响及胃，胃失和降，则见泛恶欲呕；寒湿困脾，郁遏清阳，清阳不升，则见头身困重；寒湿困脾，气血失畅，则见面色晦黄；寒湿困脾，影响肝胆，肝胆疏泄失职，胆汁外溢肌肤，加之气血不畅，则见身目发黄，色如烟熏；寒湿下注，带脉不固，则见妇女带下，色白量多；寒湿困脾，水湿不化，则见肢体浮肿，小便短少；舌淡胖，苔白腻，脉濡缓，均为寒湿内盛之象。

［辨证要点］以脘腹痞闷，纳呆便溏，肢体困重，与寒湿症状共见为辨证要点。

［治疗方法］治宜温中燥湿。

临床上，寒湿困脾证与脾阳虚证须注意鉴别。寒湿困脾证与脾阳虚证的鉴别要点见表5-17。

表5-17　寒湿困脾证与脾阳虚证的鉴别要点

证型	相同之处	不同之处
脾阳虚证	均有脾运失健，水湿不化的证候表现，如纳呆便溏，腹胀腹痛，肢体浮肿，带下清稀等	以脾阳虚衰，温运无力的证候表现为主，如畏寒肢冷，腹痛隐隐，喜温喜按，舌淡胖或有齿痕，苔白滑，脉沉迟无力等
寒湿困脾证		以寒湿内盛，困阻脾阳的证候表现为主，如泛恶欲呕，腹部冷痛，身目发黄，舌淡胖苔白腻，脉濡缓或沉细等

6. 湿热蕴脾证 湿热蕴脾证是指湿热蕴结脾胃,纳运失职所表现的证候。本证多由感受湿热之邪,或饮食不节,过食肥甘,过用酒酪等,酿湿生热,内蕴脾胃所致,以腹胀、纳呆、便溏及湿热症状为主要表现。

［证候表现］常见脘腹痞闷,呕恶纳呆,口苦口黏,渴不多饮,肢体困重,大便不爽,小便短赤,或面目发黄,或皮肤瘙痒,或身热起伏,汗出热不解,舌质红,苔黄腻,脉濡数。

［证候分析］湿热蕴脾,纳运失职,气机阻滞,升降失常,则见脘腹痞闷,纳呆呕恶;湿热蕴脾,上蒸于口,则见口苦口黏,渴不多饮;湿热蕴脾,留滞肌肉,阻滞经气,经脉不畅,则见肢体困重;湿热蕴脾,熏蒸肝胆,肝失疏泄,胆汁外逸,泛溢肌肤,则见身目发黄,色泽鲜明;湿热蕴脾,则见皮肤瘙痒;湿热蕴脾,郁蒸肌肤,湿遏热伏,热不得散,则见身热起伏,汗出热不解;湿热蕴脾,下迫大肠,则见大便不爽;湿热蕴脾,下迫膀胱,则见小便短赤。舌红苔黄腻,脉濡数,均为湿热内蕴之象。

［辨证要点］以腹胀纳呆便溏与湿热症状共见为辨证要点。

［治疗方法］治宜清热化湿。

临床上,湿热蕴脾证与寒湿困脾证须注意鉴别。湿热蕴脾证与寒湿困脾证的鉴别要点见表5-18。

表 5-18　湿热蕴脾证与寒湿困脾证的鉴别要点

证型	相同之处	不同之处
湿热蕴脾证	均有湿邪困脾,气机阻滞的证候表现,如脘腹胀闷,纳呆食少,便溏不爽,肢体困重,苔腻脉濡等	以湿热蕴结脾胃,脾胃纳运失职的证候表现为主,如身目发黄,色泽鲜明,如橘皮色,口苦,身热不扬,舌红苔黄等
寒湿困脾证		以寒湿内盛,困阻脾阳,运化失职的证候表现为主,如身目发黄,色泽晦暗,如烟熏色,口腻,舌淡苔白等

7. 寒滞胃脘证 是指寒邪犯胃,阻滞气机,胃失和降所表现的证候。本证多由饮食不节,过食生冷,或脘腹受凉,寒邪犯胃,或劳倦伤中,复感寒邪等所致,以胃脘冷痛,恶心呕吐及实寒症状为主要表现。

［证候表现］常见胃脘冷痛,甚则拘急剧痛,得温则减,遇寒加重,恶心呕吐;或泛吐清水,口淡不渴;或胃脘振水,面色苍白;或面色发青,形寒肢冷,舌淡苔白润,脉弦紧或沉紧。

［证候分析］寒邪犯胃,凝滞气机,筋脉拘急,则见胃脘冷痛,痛势急剧;寒邪之性,得温则散,得寒则凝,故其痛得温则减,遇寒加重;寒邪犯胃,胃失和降,胃气上逆,则见恶心呕吐;吐后气机得舒,故吐后其痛稍减;泛吐清水,阴寒内盛,故口淡不渴;寒邪犯胃,胃阳受损,温化无力,水饮内停,则见泛吐清水,或胃脘振水,漉漉有声;寒邪犯胃,寒性凝滞,寒凝血脉,血行不畅,血不上荣,则见面色苍白或面色发青;寒邪犯胃,阳气被遏,温煦失职,则见形寒肢冷;舌淡苔白润,脉弦紧或沉紧,均为阴寒内盛之象。

［辨证要点］以胃脘冷痛、恶心呕吐与实寒症状共见为辨证要点。

［治疗方法］治宜温中散寒。

8. 胃热炽盛证 是指火热炽盛,壅滞于胃,胃失和降所表现的证候。本证多由饮食不节,过食辛热温燥,过用肥甘厚味,化热生火犯胃,或五志过极,气郁化火犯胃,或邪热犯胃,胃火亢盛所致,以胃脘灼痛、口臭、牙龈肿痛溃烂伴实热症状为主要表现。

［证候表现］常见胃脘灼热疼痛,痛势剧烈而拒按,吞酸嘈杂,渴喜冷饮,消谷善饥,或食入即吐,或牙龈肿痛、齿衄、口臭,大便秘结,小便短黄,舌红苔黄,脉滑数。

［证候分析］火热炽盛,内扰胃腑,胃气壅滞,气机不畅,则见胃脘灼热疼痛,痛势剧烈而拒按;肝郁化火,横逆犯胃,则见吞酸嘈杂,甚至食入即吐;胃火炽盛,腐熟太过,则见消谷善饥;胃络于龈,胃

火炽盛,循经上炎,则见牙龈肿痛,甚则化脓溃烂;胃火炽盛,火热伤络,迫血妄行,则见齿衄;胃火炽盛,胃失和降,浊气上逆,则见口臭;胃火炽盛,热盛伤津,则见渴喜冷饮,大便秘结,小便短赤;舌红苔黄,脉滑数,均为火热内盛之象。

[辨证要点]以胃脘灼痛,牙龈肿痛与实热症状共见为辨证要点。

[治疗方法]治宜清胃泻火。

9. 食滞胃脘证 是指饮食停滞胃脘,不能腐熟所表现的证候。本证多由饮食不节、暴饮暴食,或素体脾胃虚弱、纳运失常等因素所致,以胃脘胀痛拒按、嗳腐吞酸、泻下酸腐为主要表现。

[证候表现]常见胃脘胀满疼痛,拒按或按之痛甚,厌食,嗳腐吞酸,或呕吐酸腐食物,吐后胀痛得减,或腹胀腹痛,泻下不爽,肠鸣矢气,臭如败卵,或泻下酸腐臭秽,舌苔厚腻,脉沉实或弦滑。

[证候分析]食滞胃脘,胃失和降,气机不畅,则见胃脘胀满疼痛;食滞胃脘,腐熟不及,拒于受纳,则见厌恶食物;食滞胃脘,胃失和降,浊气上逆,则见嗳腐吞酸或呕吐酸腐食物;吐后食积暂时得消,则见吐后胀痛得减;食滞胃脘,腐食浊气,下移肠道,阻塞气机,则见腹胀腹痛,泻下不爽,肠鸣矢气,臭如败卵;食滞胃脘,浊气上蒸,则见舌苔厚腻;食滞胃脘,正气抗邪,气实血涌,则见脉沉实或弦滑。

[辨证要点]以胃脘胀痛拒按、厌食、呕吐或泻下酸腐为辨证要点。

[治疗方法]治宜消食导滞。

10. 胃阴不足证 是指胃阴亏虚,胃失濡润,气失和降所表现的证候。本证多由胃病日久,迁延不愈,或热病后期,阴液未复,或饮食不节,过食辛温,过用香燥,或情志不遂、气郁化火,或吐泻太过等,耗伤胃阴所致,以胃脘隐痛,饥不欲食伴阴虚症状为主要表现。

[证候表现]常见胃脘隐隐灼痛,嘈杂不舒,饥不欲食,干呕呃逆,口燥咽干,大便干结,小便短少,舌红少苔,脉细数。

[证候分析]胃阴不足,虚热内生,胃失濡润,气失和降,则见胃脘隐隐灼痛,嘈杂不舒;胃阴不足,虚热内扰,胃气不和,则见饥不欲食;胃阴不足,胃失和降,胃气上逆,则见干呕呃逆;胃阴不足,津不上承,则见口燥咽干;胃阴不足,肠道失润,则见大便干结;舌红少苔或无苔,脉细数,均为阴虚内热之象。

[辨证要点]以胃脘隐隐灼痛,饥不欲食伴阴虚症状共见为辨证要点。

[治疗方法]治宜滋养胃阴。

临床上,胃阴不足证与胃热炽盛证须注意进行鉴别。胃阴不足证与胃热炽盛证的鉴别要点见表 5-19。

表 5-19　胃阴不足证与胃热炽盛证的鉴别要点

证型	相同之处	不同之处
胃阴不足证	均有热扰胃腑,胃失和降的证候表现,如胃脘灼痛,嘈杂口渴,尿赤便干,舌红脉数等	以胃阴亏虚,胃失和降的证候表现为主,如胃脘灼痛,痛势隐隐,嘈杂不舒,饥不欲食,干呕呃逆,口燥咽干,舌红少苔,脉细数等
胃热炽盛证		以胃热炽盛,胃失和降的证候表现为主,如胃脘灼痛,痛势剧烈,吞酸嘈杂,渴喜冷饮,消谷善饥,牙龈肿痛,齿衄口臭,舌红苔黄,脉滑数等

(四)肝与胆病辨证

肝主疏泄,肝主藏血。肝合胆,在体合筋,其华在爪,开窍于目,在液为泪,在志为怒。故肝的病证,主要表现在疏泄功能、藏血功能的异常,以及与腑、体、窍、液、志的关系方面,常见的症状有胸胁少腹胀痛,烦躁易怒,头晕目眩,肢体震颤,手足抽搐,多种目疾,月经失调等。

胆主贮藏排泄胆汁,胆主决断,胆与肝为表里关系。故胆的病证,主要表现在消化吸收与情志方面的异常,常见的症状有口苦、黄疸、惊悸失眠等。由于肝胆的疏泄功能有助于脾胃消化,故肝胆疏泄功能失常常影响到脾胃运化。

肝的病证,有虚实和虚实夹杂之分。虚证多见于肝血和肝阴的不足,常见的有肝血虚证、肝阴虚证;实证多见于气郁火盛,以及寒邪和湿热等外邪侵犯,常见的有肝气郁结证、肝火上炎证、肝经湿热证、寒凝肝脉证;虚实夹杂证,常见的有肝阳上亢证、肝风内动证。胆的病症,常见的有胆郁痰扰证。

1. 肝气郁结证 是指肝失疏泄,气机郁滞所表现的证候。本证多由精神刺激,情志不遂,郁怒伤肝,或因其他病邪侵犯,以致肝失疏泄所致,以情志抑郁易怒,胸胁少腹胀痛,妇女月经不调为主要表现。

[证候表现]常见情志抑郁,胸胁或少腹胀满疼痛,走窜不定,善太息,或咽部有梅核气,或颈部有瘿瘤、瘰疬,或胁下有肿块,妇女可见乳房胀痛,月经不调,痛经闭经,苔薄白,脉弦。

[证候分析]肝失疏泄,经脉不利,则见胸胁少腹胀满疼痛;肝气不舒,情志失调,则见精神抑郁,善太息;肝失疏泄,气血失和,冲任失调,则见月经不调,痛经或闭经;肝失疏泄,脉气紧张,则见弦脉。肝失疏泄,气机不畅,气郁日久,则生痰致瘀。若痰气搏结于咽喉,则见咽部异物感,甚至形成梅核气,吐之不出,咽之不下;若痰气搏结于颈项,则见颈项部肿块,形成瘿瘤或瘰疬;若气病及血,气血瘀阻,结于胁下,则见肿块。若气郁日久,进一步发展可导致水液和血液运行障碍。

[辨证要点]以情志抑郁易怒,肝经循行部位胀闷窜痛,妇女月经不调为辨证要点。

[治疗方法]治宜疏肝解郁。梅核气,治宜理气消痰;瘿瘤,治宜理气化痰,散结消瘿;癥瘕,治宜理气活血,软坚散结。

2. 肝火上炎证 是指火热炽盛,内扰于肝,气火上逆所表现的证候。本证多因情志不遂,气郁化火,或火热之邪,外犯伤肝,或嗜烟酒辛辣之品,酿热化火,以致肝胆气火上逆所致,以头晕胀痛、急躁易怒、胸胁灼痛伴实火症状为主要表现。

[证候表现]常见头晕胀痛,面红目赤,口干口苦,急躁易怒,不寐多梦,胁肋灼痛,耳鸣耳聋,或耳内肿痛流脓,或吐血、衄血,大便秘结,小便短赤,舌红苔黄,脉弦数。

[证候分析]肝火亢盛,上攻头目,则见头晕胀痛,面红目赤;肝火亢盛,影响及胆,胆气上溢,则见口苦;肝火亢盛,肝失条达,则见急躁易怒;肝火亢盛,火热内扰,神魂不安,则见不寐多梦;肝火内灼,气机不利,则见胁肋灼痛;肝火亢盛,火气上逆,则见耳鸣如潮;肝火亢盛,气血壅滞,则见耳痛流脓;热伤血络,迫血妄行,则见吐血衄血;肝火亢盛,热盛津伤,则见口干,大便秘结,小便短赤;舌红苔黄,脉弦数,皆为肝火亢盛之象。

[辨证要点]以头晕胀痛、急躁易怒、胸胁灼痛与实火症状共见为辨证要点。

[治疗方法]治宜清肝泻火。

3. 肝血虚证 是指肝血不足,机体失养所表现的证候。本证多由脾肾亏虚,气血生化不足,久病耗伤肝血,失血过多等因素所致,以眩晕、视力减退、肢体麻木及血虚症状为主要表现。

[证候表现]肝常见头晕目眩,面色无华,眩晕耳鸣,失眠多梦,两目干涩,视物模糊,或成夜盲,或筋脉拘急,肌肉跳动,爪甲不荣,月经量少,其色浅淡,甚则闭经,舌淡苔白,脉弦细。

[证候分析]肝血不足,头目失养,则见头晕目眩,耳鸣;肝血不足,无以安神定志,神魂不安,则见失眠多梦;肝血不足,目睛失养,则见两目干涩,视物模糊,或成夜盲;肝血不足,筋脉失养,则见肢体麻木,或筋脉拘急,肌肉跳动,爪甲不荣;肝血不足,冲任亏虚,则见月经量少,血色浅淡,甚则闭经。舌淡苔白,脉弦细,均为肝血不足之象。血虚不能上荣于面,则见面色无华。

[辨证要点]以眩晕、视力减退、肢体麻木与血虚症状共见为辨证要点。

[治疗方法]肝血虚证,治宜滋补肝血。

4. 肝阴虚证 是指肝脏阴液亏损,虚热内生所表现的证候。本证多由热病后期,灼伤阴液,或情志不遂,肝郁化火而伤阴,或过服久服辛燥药物,耗伤肝阴,或肾阴不足,水不涵木,累及肝阴所致,以眩晕目涩、胁痛及虚热症状为主要表现。

[证候表现]常见头晕眼花,两目干涩,视物不清,胸胁隐隐灼痛,五心烦热,潮热盗汗,两颧潮红,口干咽燥,舌红少苔,脉弦细数。

[证候分析]肝阴不足,头目失养,则见头晕眼花,两目干涩,视物不清;肝阴不足,阴虚火旺,灼伤肝络,则见胸胁隐隐灼痛;肝阴不足,阴不制阳,虚热内蒸,则见五心烦热,潮热盗汗;肝阴不足,阴亏津少,口咽失润,则见口干咽燥;肝阴不足,筋脉失养,则见手足蠕动,舌红少苔,脉弦细数,均为肝阴不足,虚热内生之象。

[辨证要点]以眩晕目涩、胸胁隐痛与阴虚证共见为辨证要点。

[治疗方法]治宜滋阴降火。

临床上,肝阴虚证与肝血虚证须注意进行鉴别。肝阴虚证与肝血虚证的鉴别要点见表5-20。

表5-20 肝阴虚证与肝血虚证的鉴别要点

证型	相同之处	不同之处
肝阴虚证	均有阴液不足,机体失养的证候表现,如头晕目眩、视力减退等	以肝阴不足,虚热内生的证候表现为主,如胸胁灼痛、眼睛干涩、潮热颧红、五心烦热等
肝血虚证		以肝血不足、机体失养的证候表现为主,如爪甲不荣、肢体麻木、经少闭经、舌淡脉细等

5.肝阳上亢证 是指肝肾阴虚,阴不制阳,肝阳亢于上所表现的证候。本证多由肝肾阴虚,不能潜阳,亢逆于上,或气郁化火,内耗阴血,阴不制阳,阳亢于上所致,以眩晕耳鸣、头胀头痛、头重脚轻、腰膝酸软等上盛下虚症状为主要表现。

[证候表现]常见眩晕耳鸣、头胀头痛、面红目赤、急躁易怒、失眠多梦、腰膝酸软、舌红、脉弦有力或弦细数。

[证候分析]肝肾阴虚,肝阳亢逆,气血上涌,则见眩晕耳鸣,头胀头痛,面红目赤;肝肾阴虚,肝阳亢盛,肝失调达柔和,则见急躁易怒;肝肾阴虚,阴虚火旺,虚火扰神,则见失眠多梦;肝肾阴虚,腰膝失养,则见腰膝酸软;肝阳亢逆于上,肝肾阴亏于下,上盛下虚,则见头重脚轻;均为肝肾阴虚,肝阳上亢之象。

[辨证要点]以急躁易怒、眩晕耳鸣、头胀头痛、头重脚轻、腰膝酸软等上盛下虚症状共见为辨证要点。

[治疗方法]治宜滋阴降火,平肝潜阳。

临床上,肝阳上亢证与肝火上炎证须注意鉴别。肝阳上亢证与肝火上炎证的鉴别要点见表5-21。

表5-21 肝阳上亢证与肝火上炎证的鉴别要点

证型	相同之处	不同之处
肝阳上亢证	均有阳热亢逆的证候表现,并伴有神志不安的症状,如头晕胀痛、面红面赤、耳聋耳鸣、急躁易怒、失眠多梦等	以肝肾阴虚、肝阳偏亢的证候表现为主,如头重脚轻、腰膝酸软、舌红少津、脉弦细数等,病性纯属实证,病势较缓,病程较长
肝火上炎证		以肝经火盛、气火上逆的证候表现为主,如口苦口渴、便干尿黄、耳痛流脓、两胁灼痛、舌红苔黄、脉弦数等。病性属虚实夹杂,病势较急,病程较短

6.肝风内动证 是指因阳亢火热、阴亏血虚等所致,在病变过程中出现眩晕麻木、震颤抽搐等,以"动摇"症状为主要表现的一类证。根据病因病机和临床表现的不同,临床常见有肝阳化风、热极生风、血虚生风和阴虚动风4种。

(1)肝阳化风证:是指肝肾阴虚阳亢,肝阳升发无制,引动肝风所表现的证候。本证多由素体肝肾阴液不足,久病肝肾阴亏,肝火内伤营阴等,阴亏不能制阳,肝阳亢而生风所致,以眩晕头痛、肢麻震颤、喝僻不遂为主要表现。

[证候表现]常见眩晕欲仆,头胀头痛,肢体麻木,手足震颤,语言不利,步履不稳,或猝然昏倒,不省人事,口眼喝斜,舌强语謇,半身不遂,喉中痰鸣,舌红苔腻,脉弦有力。

[证候分析]肝肾阴虚,肝阳失潜,亢而生风,上扰头目,则见眩晕欲仆,头胀头痛;肝肾阴虚,筋脉失养,则见肢体麻木,手足震颤;肝阳化风,风阳扰络,则见舌强语謇,言语不利;肝阳化风,风动于上,阴亏于下,上盛下虚,则见步履不稳;肝风夹痰,阻滞络脉,经气不利,则见半身不遂,口眼喝斜;肝阳暴升,气血逆乱,肝风挟痰,上蒙清窍,则见猝然昏倒,不省人事,喉中痰鸣,舌强不语;舌红苔腻,脉弦有力,均为肝风夹痰之象。

[辨证要点]以眩晕欲仆、肢麻震颤、口眼喝斜、舌强语謇、半身不遂等为辨证要点。

[治疗方法]治宜养阴潜阳,平肝息风。

(2)热极生风证:是指邪热亢盛,燔灼肝经,引动肝风所表现的证候。本证多由外感温热病邪,邪热亢盛,燔灼经筋,热闭心神,引动肝风所致,以高热、神昏、抽搐及实热症状为主要表现。

[证候表现]常见高热烦躁,神昏谵语,颈项强直,手足抽搐,甚至角弓反张,两目上视,牙关紧闭,舌红绛,苔黄燥,脉弦数。

[证候分析]邪热亢盛,蒸达于外,则见高热不退;热扰神明,心神不安,则见烦躁不安;热入心包,闭塞清窍,则见神昏谵语;邪热亢盛,燔灼肝经,筋脉挛急,则见颈项强直,手足抽搐,甚至角弓反张,两目上视,牙关紧闭;舌红绛,苔黄燥,脉弦数,均为肝经热盛之象。

[辨证要点]以高热神昏、手足抽搐、颈项强直、两目上视与实热症状共见为辨证要点。

[治疗方法]治宜清热息风。

(3)血虚生风证:是指肝血亏虚、筋脉失养所表现的证候。本证多由急慢性出血过多或久病血虚等导致肝血不足,不能濡养筋脉,筋脉挛急,虚风内动所致,以手足颤动、肢体麻木及血虚症状为主要表现。

[证候表现]常见手足震颤,肢体麻木,头晕眼花,夜盲,眩晕耳鸣,失眠多梦,肌肉跳动,皮肤瘙痒,面色无华,爪甲不荣,妇女月经量少,经期错后,甚则闭经,面唇淡白,舌淡苔白,脉细或弱。

[证候分析]肝血亏虚,血虚不能养筋,筋脉挛急,则见手足震颤,肌肉跳动;肢体麻木;肝血亏虚,不能上荣,头目失养,则见面色无华,头晕眼花,眩晕耳鸣;肝血亏虚,血不养神,神魂不安,则见失眠多梦;肝血亏虚,血不荣筋,则见爪甲不荣;肝血亏虚,冲任不足,则见月经量少,血色浅淡,甚则闭经;舌淡苔白,脉弦细,均为肝血亏虚,血虚生风之象。

[辨证要点]以手足颤动、肌肉跳动、肢体麻木与血虚症状共见为辨证要点。

[治疗方法]治宜补血息风。

(4)阴虚动风证:是指阴液亏虚,筋脉失养,虚风内动所表现的证候。本证多由肝肾阴虚,进一步发展,或热病后期,耗伤阴液,或内伤久病,阴液亏虚所致,以手足震颤或蠕动及虚热症状为主要表现。

[证候表现]常见手足震颤或蠕动,眩晕耳鸣,两目干涩,视物模糊,持续低热,暮热朝凉,五心烦热,潮热盗汗,口干咽燥,形体消瘦,手足蠕动,舌红少苔,脉弦细数。

[证候分析]肝肾阴虚,阴液不足,筋脉失养,虚风内动,则见手足震颤,或手足蠕动;肝肾阴虚,阴液亏虚,头目失养,则见眩晕耳鸣,两目干涩,视物模糊;邪热久留,阴液耗伤,虚热内生,则见持续低热,暮热朝凉,或五心烦热,潮热盗汗;阴液亏虚,清窍失养,则见口干咽燥;阴液亏虚,肢体失养,则见形体消瘦;舌红少苔,脉细数,均为肝阴不足,虚热内生之象。

[辨证要点]以手足蠕动与阴虚症状共见为辨证要点。

[治疗方法]治宜滋阴息风。

临床上,肝阳化风证、热极生风证、血虚生风证和阴虚动风证须注意进行鉴别。肝阳化风证、热极生风证、血虚生风证和阴虚动风证的鉴别要点见表5-22。

表 5-22　肝阳化风证、热极生风证、血虚生风证、阴虚动风证的鉴别要点

证型	相同之处	不同之处
肝阳化风证	均属肝风内动证的一种类型,均以"动摇"症状为主要表现,如眩晕麻木、震颤抽搐等	以眩晕欲仆、头痛肢颤、舌强语謇、步履不正,甚或猝然昏倒、口眼㖞斜、半身不遂为辨证要点
热极生风证		以高热神昏、手足抽搐、颈项强直、两目上视与实热症状共见为辨证要点
血虚生风证		以手足震颤、肌肉跳动、肢体麻木与血虚症状共见为辨证要点
阴虚动风证		以手足震颤或蠕动与阴虚症状共见为辨证要点

7. 寒凝肝脉证　是指寒邪侵袭,凝滞肝脉所表现的证候。本证多由感受寒邪,肝脉凝滞,气血不畅,筋脉拘急所致,以少腹前阴巅顶冷痛及实寒症状为主要表现。

［证候表现］常见少腹冷痛,或睾丸坠胀疼痛,或阴囊收缩引痛,或巅顶冷痛,遇寒痛甚,得温痛减,恶寒肢冷,舌苔白滑,脉沉弦或沉紧。

［证候分析］肝脉绕阴器,循经少腹,上达巅顶。寒邪侵袭肝脉,凝滞肝脉气血,则见少腹冷痛,或睾丸坠胀疼痛,或阴囊收缩引痛,或巅顶冷痛;气血得寒凝滞,得温通利,则见遇寒痛甚,得温痛减;阴寒内盛,阻遏阳气,机体失温,则见恶寒肢冷;舌苔白滑,脉沉弦或迟,均为阴寒内盛之象。

［辨证要点］以少腹、前阴、巅顶冷痛与实寒症状共见为辨证要点。

［治疗方法］治宜暖肝散寒。

8. 肝胆湿热证　是指湿热蕴结肝胆,肝胆疏泄失常所表现的证候。本证多由感受湿热病邪,或嗜食肥甘之物,酿湿生痰化热,或脾胃纳运失健,湿浊内生郁而化热所致,以身目发黄,胁肋胀痛及湿热症状为主要表现。若以阴部痛痒、带下黄臭及湿热症状为主要表现者,称为肝经湿热。

［证候表现］常见胁肋胀痛,纳呆腹胀,泛恶欲呕,口苦厌油,身目发黄,大便不调,小便短黄,或寒热往来,舌红苔黄腻,脉弦滑数,或阴囊潮湿瘙痒、湿疹,睾丸肿胀热痛,或带下黄臭,外阴痛痒等。

［证候分析］湿热内蕴,肝胆疏泄失职,气机不畅,则见胁肋胀痛;湿热阻滞,影响脾胃,脾胃纳运失司,则见纳呆腹胀,泛恶欲呕,厌食油腻;湿阻气滞,则见大便不调;若湿重于热,则见大便稀溏;若热重于湿,则见大便干结;若湿热并重,则见大便不爽;若湿热下注,则见小便短黄;湿热郁蒸,胆汁不循常道,泛溢肌肤,则见身目发黄;胆气上溢,则见口苦;湿热内蕴,少阳枢机不利,正邪相争,则见寒热往来;湿热循经下注,则见阴部潮湿瘙痒,男子阴囊湿疹或睾丸肿胀热痛,女子带下黄臭或外阴瘙痒;舌红苔黄腻,脉弦数,均是湿热内蕴之象。

［辨证要点］以胁肋胀痛、身目发黄等与湿热症状共见为辨证要点;肝经湿热,以阴部瘙痒,带下黄臭等与湿热症状共见为辨证要点。

［治疗方法］治宜清泄湿热、疏利肝胆。

临床上,肝胆湿热证与湿热蕴脾证须注意鉴别。肝胆湿热证与湿热蕴脾证的鉴别要点见表5-23。

表 5-23　肝胆湿热证与湿热蕴脾证的鉴别要点

证型	相同之处	不同之处
肝胆湿热证	均可见湿热内阻的证候表现,如发热纳呆,恶心黄疸,苔黄腻等	病位在肝胆,常见肝失疏泄的证候表现,胁肋胀痛明显,或见阴痒等肝经湿热的症状
湿热蕴脾证		病位在脾胃,常见脾失健运的证候表现,如腹部胀满,便溏不爽等,无胁肋胀痛

9. 胆郁痰扰证   是指痰热内扰,胆气不宁所表现的证候。本证多因情志不遂,肝气郁结,气郁生痰,蕴久化热,内扰胆腑所致,以胆怯易惊、心烦不寐及痰热症状为主要表现。

〔证候表现〕常见惊悸不寐,烦躁不宁,犹豫不决,胸胁闷胀,眩晕耳鸣,口苦呕恶,舌红苔黄腻,脉弦数。

〔证候分析〕情志不遂,气郁生痰,蕴久化热。痰热内扰,胆气不宁,则见惊悸不寐,烦躁不安,犹豫不定;痰热上扰,气血上涌,则见头晕目眩;胆热熏蒸,胆气上溢,则见口苦;痰热犯胃,胃失和降,则见泛恶欲呕;胆失疏泄,气机不利,则见胸胁闷胀;痰阻清阳,火扰清窍,则见眩晕耳鸣;舌红苔黄腻,脉弦数,均为痰热内盛之象。

〔辨证要点〕以惊悸不寐、胆怯易惊与痰热症状共见为辨证要点。

〔治疗方法〕治宜清热化痰,安神定志。

(五)肾与膀胱病辨证

肾藏精,主生长发育与生殖。肾主水,司开阖。肾主纳气。肾合膀胱,在体合骨,生髓,其华在发,开窍于耳及二阴,在液为唾,在志为恐。故肾的病症,主要表现在生长发育,生殖机能,水液代谢,气的固摄,以及与腑、体、窍、液、志的关系方面,常见的症状有腰膝酸软,耳鸣耳聋,须发早白,齿摇发脱,阳痿遗精,不孕不育,以及水肿和二便异常等。

膀胱主贮尿和排尿,与肾互为表里关系。故膀胱的病证,主要表现在排尿异常,常见的症状有尿频尿急、尿痛尿闭以及遗尿和小便失禁等。因膀胱的气化,实际上隶属于肾的蒸腾气化。故膀胱的病变,多与肾的气化功能失常有关。

肾藏有先天之精,为人体生命之源,脏腑阴阳之本。若肾有耗伤,则诸病由生。故肾病多为虚证,其中以肾的阴阳和精气亏虚为常见,常见证型有肾阴虚证、肾阳虚证、肾精不足证、肾气不固证、肾虚水泛证、肾不纳气证等。膀胱为贮尿的器官,膀胱的病症,常见证型为膀胱湿热证。

1. 肾阳虚证   是指肾中阳气虚衰,肌体失于温煦所表现的证候。本证多由素体阳虚,或年高肾亏,或久病伤阳,或房劳过度等所致,以腰膝酸冷、性欲减退、夜尿频多及阳虚症状为主要表现。

〔证候表现〕常见腰膝酸软冷痛,畏寒肢冷下肢尤甚,面色㿠白,或面色黧黑,神疲乏力,精神萎靡,或性欲淡漠,男子阳痿滑精,女子宫寒不孕,白带清稀量多,或小便清长,夜尿频多;舌淡苔白,脉沉细无力。

〔证候分析〕肾主骨,腰为肾府。肾阳虚衰,温养失职,则见腰膝酸软冷痛;肾阳虚衰,温煦失职,则见畏寒肢冷,下肢尤甚;肾阳虚衰,无力运行气血,血络不充,则见面色㿠白;肾阳虚衰,阴寒内盛,本色外现,则见面色黧黑;肾阳虚衰,无力振奋精神,则见神疲乏力,精神萎靡;肾阳虚衰,生殖功能减弱,则见男子阳痿,女子宫寒不孕;肾阳虚衰,固摄失司,则见男子滑精早泄,女子白带清稀量多;肾阳虚衰,气化失司,则见小便清长,或夜尿频多;舌淡苔白,脉沉细无力,均为肾阳亏虚之象。

〔辨证要点〕以腰膝冷痛、性欲减退、夜尿频多与虚寒症状共见为辨证要点。

〔治疗方法〕治宜温补肾阳。

2. 肾虚水泛证   是指肾阳亏虚,气化无权,水液泛滥所表现的证候。本证多由素体虚弱,或久病及肾,或房劳伤肾,肾阳亏耗所致,以下肢浮肿为甚,小便短少及肾阳虚症状为主要表现。

〔证候表现〕常见全身浮肿,腰以下为甚,按之没指,小便短少,腰膝酸软冷痛,畏寒肢冷,腹部胀满,或心悸气短,咳喘痰鸣,舌淡胖,苔白滑,脉沉迟无力。

〔证候分析〕肾为水脏,肾主行水。肾阳虚衰,气化无权,可致水液泛滥。溢于肌肤,则见全身浮肿,小便短少;湿性趋下,水湿下侵,则见腰以下肿甚,按之没指;肾阳虚衰,不能温养形体,则见腰膝酸软冷痛,畏寒肢冷;水湿犯脾,脾失健运,气机阻滞,则见腹部胀满;水饮上逆,凌心射肺,则见心悸气短,咳喘痰鸣;舌淡胖苔白滑,脉沉迟无力,均为肾阳亏虚,水湿内停之象。

〔辨证要点〕以浮肿腰以下为甚、小便不利与肾阳虚证共见为辨证要点。

［治疗方法］治宜温阳行水。

临床上,肾虚水泛证与肾阳虚证须注意鉴别。肾虚水泛证与肾阳虚证的鉴别要点见表5-24。

表5-24　肾虚水泛证与肾阳虚证的鉴别要点

证型	相同之处	不同之处
肾虚水泛证	均属虚寒证,均可见肾阳不足的证候表现,如腰膝冷痛、畏寒肢冷、舌淡苔白等	偏重于气化无权,以浮肿腰以下为甚、小便不利为辨证要点
肾阳虚证		偏重于脏腑功能减退,以腰膝冷痛、性欲减退、夜尿频多为辨证要点

3. 肾阴虚证　是指肾中阴液不足,失于滋养,虚热内扰所表现的证候。本证多由久病及肾,或温热病后期伤阴,或禀赋不足,或情志内伤,化火伤阴,或过服温燥劫阴之品,或房事不节,耗伤肾阴所致,以腰酸而痛、遗精经少、头晕耳鸣及阴虚症状为主要表现。

［证候表现］常见腰膝酸软而痛,眩晕耳鸣,失眠多梦,形体消瘦,潮热盗汗,五心烦热,咽干口燥,两颧潮红,男子遗精早泄,女子经少经闭,或见崩漏,舌红少苔或无苔,脉细数。

［证候分析］肾阴不足,髓海空虚,耳目失养,则见眩晕耳鸣;肾阴不足,水火失济,心火偏亢,心神不宁,则见失眠多梦;肾阴不足,腰膝失养,则见腰膝酸软而痛;肾阴不足,阴不制阳,虚热内生,则见形体消瘦,潮热盗汗,五心烦热,两颧潮红;肾阴不足,阴虚津少,则见咽干口燥。肾阴不足,阴虚火旺,火扰精室,则见遗精早泄;肾阴不足,精血亏少,女子胞失养,则见经少或经闭;肾阴不足,虚火内扰,迫血妄行,则见崩漏;舌红少苔或无苔,脉细数,均为阴虚内热之象。

［辨证要点］以眩晕耳鸣、男子遗精或女子月经失调与阴虚症状共见为辨证要点。

［治疗方法］治宜滋补肾阴或滋阴降火。

4. 肾精不足证　是指肾精亏损,脑与骨髓失充所表现的证候。本证多由先天禀赋不足,或后天失于调养,久病伤肾,或房劳过度,耗伤肾精所致。以生长发育迟缓、生育机能低下及成人早衰为主要表现。

［证候表现］常见生长发育迟缓,身材矮小,囟门迟闭,骨骼软弱,智力低下,性欲减退,或精少不育,或经闭不孕,齿枯发落,耳聋耳鸣,腰膝酸软,足痿无力,健忘恍惚,神情呆钝,动作迟钝,舌淡苔白,脉沉弱。

［证候分析］肾主生长发育,小儿肾精不充,不能化气生血,则见生长发育迟缓,身材矮小,囟门迟闭,骨骼软弱,智力低下;肾主生殖,肾精亏虚,则见生育机能低下,男子精少不育,女子经闭不孕;脑为髓海,肾精亏损,不能充髓养脑,则见健忘恍惚,神情呆钝;肾主骨,肾精不足,骨失充养,则见足痿无力,动作迟钝;齿为骨之余,肾之华在发,肾精不足,则见齿枯发落;肾开窍于耳,肾精不足,耳窍失养,则见耳鸣耳聋;腰为肾之府,肾精不足,腰膝失养,则见腰膝酸软;舌淡苔白,脉沉弱,均为肾精不足之象。

［辨证要点］以小儿生长发育迟缓,成人生育机能低下以及成人早衰为辨证要点。

［治疗方法］治宜填精补髓。

临床上,肾精不足证与肾阴虚证须注意鉴别。肾精不足证与肾阴虚证的鉴别要点见表5-25。

表5-25　肾精不足证与肾阴虚证的鉴别要点

证型	相同之处	不同之处
肾精不足证	均属肾的虚证,均可见肾阴不足的证候表现,如腰膝酸软、头晕耳鸣等	无阴虚内热的表现,以生长发育迟缓,早衰,生育机能低下为辨证要点
肾阴虚证		有阴虚内热的表现,以性欲偏亢,遗精经少等为辨证要点

5. 肾气不固证 是指肾气亏虚,固摄无权所表现的证候。本证多由年高肾气亏虚,或年幼肾气不充,或房劳过度,或久病伤肾等所致,以腰膝酸软,小便、精液、经带、胎气等不固及肾虚症状为主要表现。

〔证候表现〕常见腰膝酸软,神疲乏力,耳鸣耳聋,小便频数清长,或尿后余沥不尽,或遗尿失禁,夜尿频多。男子滑精早泄,女子月经淋漓不尽,带下清稀量多,或胎动而易滑,舌淡苔白,脉沉弱。

〔证候分析〕肾主骨生髓,开窍于耳,肾气亏虚,骨髓耳窍失养,则见腰膝酸软,耳鸣耳聋;肾气亏虚,气不充身,则见神疲乏力;肾气亏虚,固摄无权,膀胱失约,则见小便频数清长,尿后余沥不尽,甚则遗尿失禁,夜尿频多;肾气亏虚,精关不固,则见男子遗精早泄;肾气亏虚,带脉不固,则见女子带下清稀;肾气亏虚,冲任不固,则见月经淋漓不尽;肾气亏虚,胎元不固,则见胎动易滑;舌淡苔白,脉沉弱,均为肾气亏虚之象。

〔辨证要点〕以腰膝酸软,小便频数清长,滑精滑胎,带下量多清稀与肾气虚症状共见为辨证要点。

〔治疗方法〕治宜补肾固摄。

6. 肾不纳气证 是指肾气虚衰,纳气无权,气不归元所表现的证候。本证多由久病咳喘,肺虚及肾,或年老肾亏,劳伤太过等所致,以久病咳喘,呼多吸少,动则益甚及肾虚症状为主要表现。

〔证候表现〕常见久病咳喘,呼多吸少,气不得续,动则益甚,腰膝酸软,神疲自汗,气短懒言,舌淡苔白,脉沉弱;喘息加剧,冷汗淋漓,肢冷面青,脉浮大无根;气短息粗,颧红心烦,口燥咽干,舌红少苔,脉细数。

〔证候分析〕肺为气之主,主气司呼吸。肾为气之根,纳气以归元。咳喘久延不愈,日久累及于肾,可致肾气亏虚。肾气亏虚,摄纳无权,气不归元,则见咳喘,呼多吸少,气不得续,动则益甚;肾主骨生髓,腰为肾之府,肾气亏虚,失于充养,则见腰膝酸软;肺虚及肾,肺肾气虚,机能活动减退,则见神疲乏力,气短懒言;肺肾气虚,卫表不固,则见自汗易感;舌淡苔白,脉沉弱,均为肾气亏虚之象。

若肾气虚极,肾阳也衰,肾阳虚极,浮越欲脱,则见喘息加剧,冷汗淋漓,肢冷面青,脉浮大无根等阳虚欲脱之象;而阴阳互根,阴阳互用,若久延伤阴,或素体阴虚,可致肾阴亏虚,则见气短息粗,颧红心烦,口燥咽干,舌红少苔,脉细数等阴虚内热之象。

〔辨证要点〕以久病咳喘,呼多吸少,动则益甚与肾虚症状共见为辨证要点。

〔治疗方法〕治宜补肾纳气。

7. 膀胱湿热证 是指湿热侵袭,蕴结膀胱,气化不利所表现的证候。本证多由外感湿热,蕴结膀胱;或饮食不节,湿热内生,下注膀胱所致,以小便频急,灼涩疼痛及湿热症状为主要表现。

〔证候表现〕常见尿频尿急,尿道灼痛,尿黄赤短少,小腹胀痛,或腰腹掣痛,甚或尿血,或尿有砂石,或伴发热腰痛,舌红苔黄腻,脉数。

〔证候分析〕湿热蕴结膀胱,膀胱气化不利,下迫肠道,则见尿频尿急,尿道灼痛;湿热熏蒸津液,则见尿黄赤短少;湿热灼伤血络,则见尿血;湿热久蕴,煎熬尿中杂质或砂石,日久不解,则见尿有砂石;湿热外蒸,发于肌肤,则见发热;湿热蕴结,膀胱气机不利,则见小腹胀痛;腑病及脏,湿热阻滞肾之外府,则见腰腹掣痛;舌红苔黄腻,脉数,均为湿热内蕴之象。

〔辨证要点〕以尿频尿急、尿痛尿黄与湿热症状共见为辨证要点。

〔治疗方法〕治宜清热化湿、利尿通淋。

知识拓展

卫气营血辨证

卫气营血辨证,是温病辨证的主要方法,对温病的诊治有重要的临床意义。温病,是外感温热病邪等引起的急性热病的统称。卫气营血辨证,是对温病四类不同证候的概括,又代表着温病发展过程中由浅入深、由轻到重的四个阶段。卫气营血辨证,就是把外感温热病在发展过程中不同病理阶段所反映的证候,分为卫分证、气分证、营分证、血分证,用以说明病位的深浅、病情的轻重和传变的规律,并指导临床治疗。

(六)脏腑兼病辨证

脏腑兼病是指两个脏腑同时发病,或相继发病所表现的证候。人体是一个以五脏为中心的有机整体,五脏六腑、皮肉筋骨和四肢百骸,通过经络相互联系。故各脏腑在生理上的密切联系,而在病理上也常相互影响。五脏之间有生克乘侮的关系,脏腑之间有互为表里的关系。一般来说具有表里关系,或生克乘侮关系的脏腑,更容易发生脏腑兼病。故掌握脏腑病证的一般传变规律,对于分析和判断病情具有重要意义。

脏腑兼病,并非脏腑之证的简单相加,需从脏腑之间的各种联系出发,弄清彼此存在的相互关系,如先后、因果、主次和并列等。因此临床上进行辨证时,不仅要考虑单一脏腑的病理变化,还需注意脏腑之间的相互影响。脏腑兼病在临床上很为多见,本节仅介绍临床上常见的证型。

1.心肾不交证 是指肾水亏于下而心火亢于上,心肾水火既济失调所表现的证候。本证多由久病虚劳,或房事不节,肾阴耗伤;或思虑太过,气郁化火伤阴,心火内炽,不能下交于肾,或外感热病,心火亢盛,不能下温肾水,肾水独寒等因素所致,以心烦失眠、梦遗耳鸣、腰膝酸软等为主要表现。

[证候表现]常见心烦不寐,心悸健忘,头晕耳鸣,口干咽燥,腰膝酸软,潮热盗汗,五心烦热,男子梦遗,女子梦交,舌红,脉细数。

[证候分析]肾阴亏虚,不能上养心阴,心火偏亢,水不济火,扰动心神,心神不宁,则见肾水亏于下,心火亢于上,心肾不交,水火不济,心神不宁,则见心烦不寐,心悸健忘;肾阴亏虚,不能上承,头目失养,则见头晕耳鸣;肾阴亏虚,津液亏耗,失其濡养,则见口干咽燥;肾阴亏虚,腰膝失养,则见腰膝酸软;肾阴亏虚,阴虚火旺,虚火内扰,则见潮热盗汗,五心烦热;肾阴亏虚,扰动精室,精关不固,则见男子梦遗,女子梦交;舌红少苔,脉细数,均为阴亏火亢之象。心火亢盛,不能下温肾水,肾水独寒,则见阳痿,腰膝冷痛,脉沉细无力。

[辨证要点]以心烦失眠、腰膝酸软、耳鸣梦遗与虚热或虚寒症状共见为辨证要点。

[治疗方法]治宜滋阴降火,交通心肾。

2.心肾阳虚证 是指心肾两脏的阳气虚衰,温煦失职所表现的证候。本证多因心阳虚衰,阴寒内盛,久病及肾,或肾阳亏虚,气化无权,水气凌心所致,以心悸、腰膝酸冷、浮肿及阳虚症状等为主要表现。

[证候表现]常见心悸怔忡,腰膝酸冷,肢体浮肿,小便不利,形寒肢冷,神疲乏力,精神萎靡,或见嗜睡,唇甲青紫,舌淡胖,或青紫,苔白滑,脉沉弱。

[证候分析]心肾阳虚,鼓动无力,则见心悸怔忡;心肾阳虚,阳虚生寒,形体失于温养,则见腰膝酸软,形寒肢冷;心肾阳虚,气化失司,三焦决渎不利,水湿内停,泛溢肌肤,则见肢体浮肿,小便不利;心肾阳虚,阳气不振,推动无力,机能衰退,则见神疲乏力,精神萎靡,甚或嗜睡;心肾阳虚,温运无力,血行不畅,则见唇甲青紫,舌黯淡或青紫;苔白滑,脉沉弱,均为心肾阳虚,水湿内停之象。

[辨证要点]以心悸怔忡、腰膝酸冷、肢体浮肿与虚寒症状共见为辨证要点。

[治疗方法]治宜温补心肾。

3.心脾两虚证 是指脾气亏虚,心血不足所表现的证候。本证多由久病失调,或思虑劳倦过度,暗伤心脾,或饮食不节,损伤脾胃,气血生化不足,心失所养,或慢性失血,气血亏耗等因素所致,以心悸健忘、失眠多梦、纳少腹胀、便溏及气血两虚症状为主要表现。

[证候表现]常见心悸怔忡,失眠多梦,面色萎黄,眩晕耳鸣,纳少乏力,腹胀便溏,神疲乏力,或

见各种慢性出血,色淡质稀,舌淡苔白,脉细弱。

[证候分析]脾气亏虚,气血生化不足,心失所养,心神不安,则见心悸怔忡,失眠多梦;脾气亏虚,运化失职,水谷不化,则见纳少乏力,腹胀便溏;脾气虚弱,气血亏虚,头目失养,则见眩晕、面色萎黄;脾气亏虚,摄血无力,则见各种慢性出血,如皮下出血,妇女经少,色淡质稀;神疲乏力,舌淡苔淡白,脉细弱,均为气血亏虚之象。

[辨证要点]以心悸怔忡、失眠多梦,纳少便溏、慢性出血与气血两虚症状共见为辨证要点。

[治疗方法]治宜补益心脾。

4. 心肝血虚证　是指血液亏少,心肝失养所表现的证候。本证多由久病亏损,失血过多;或思虑过度,暗耗心血;气血生化不足,心肝失养所致,以心悸多梦、眩晕肢麻、爪甲不荣及血虚症状为主要表现。

[证候表现]常见心悸怔忡,失眠多梦,健忘眩晕,视物模糊,或成夜盲,爪甲不荣,肢体麻木,或震颤拘挛,月经量少,色淡质稀,甚则闭经,舌淡苔白,脉细。

[证候分析]心血亏虚,心神所养,心神不守舍,则见心悸怔忡,失眠多梦,健忘;肝血亏虚,头目失养,则见眩晕,视物模糊,或成夜盲;肝血亏虚,则见爪甲不荣;血虚生风,则见肢体麻木,甚至震颤拘挛;心肝血虚,血海空虚,冲任失养,则见月经量少色淡,甚则闭经;面色淡白,舌淡苔白,脉细,均为血虚常见之象。

[辨证要点]以心悸健忘、失眠多梦、眩晕肢麻等与血虚共见为辨证要点。

[治疗方法]治宜补益心肝。

临床上,心肝血虚证与心脾两虚证须注意进行鉴别。心肝血虚证与心脾两虚证的鉴别要点见表 5-26。

表 5-26　心肝血虚证与心脾两虚证的鉴别要点

证型	相同之处	不同之处
心肝血虚证	均可见心血不足,心神失养的证候表现,如心悸、失眠多梦等	兼见肝血不足,失于濡养,或血虚生风的证候表现,如眩晕肢麻、视物模糊、爪甲不荣等
心脾两虚证		兼见脾虚失运,血不归经的证候表现,如纳少腹胀、大便溏薄、慢性出血等

5. 心肺气虚证　是指心肺两脏气虚,功能减退所表现的证候。本证多因久病咳喘,耗伤肺气,累及于心,致心气不足;心气不足,导致肺气虚衰;禀赋不足,年老体虚,劳倦太过,耗伤心肺之气所致,以心悸、咳嗽、气喘及气虚症状为主要表现。

[证候表现]常见心悸胸闷,咳嗽气喘,自汗乏力,动则尤甚,咳痰清稀,神疲气短,声低懒言,面色淡白,甚或口唇青紫,舌淡苔白,脉细弱或结代。

[证候分析]心气亏虚,鼓动无力,气机不畅,则见心悸胸闷;肺气亏虚,肃降无权,肺气上逆,则见咳嗽气喘;肺气亏虚,宗气不足,气不足息,则见呼吸气短、神疲乏力;肺气亏虚,卫表不固,则见自汗易感;气虚机能减弱,机体供养不足,动则耗气,则见声低懒言,诸症动则尤甚;肺气亏虚,水津不布,停聚为痰,则见咳痰清稀;心肺气虚,气血不能上荣,则见面色淡白;心肺气虚,气血运行不畅,则见口唇青紫,舌质黯淡,脉结代;面色淡白,舌淡苔白,脉细弱,均为心肺气虚之象。

[辨证要点]以心悸胸闷、咳嗽气喘与气虚证共见为辨证要点。

[治疗方法]治宜补益心肺。

6. 脾肺气虚证　是指脾肺两脏气虚不足所表现的证候。本证多由久病咳喘,耗伤肺气,子病及母,肺虚及脾,运化失常;或饮食劳倦,损伤脾气,脾气亏虚,土不生金,累及于肺,宣降失司所致,以咳嗽气喘、纳少腹胀、便溏及气虚症状为主要表现。

［证候表现］常见久咳气喘，咳声低微，咳痰清稀，面色淡白，神疲乏力，声低懒言，纳少腹胀，大便稀溏，甚见面浮肢肿，舌淡苔白，脉细弱。

［证候分析］久病咳喘，肺气受损，宣降失职，肺气亏虚，清肃无权，气逆于上，则见久咳不止，气短而喘；肺气亏虚，运血无力，肌肤失养，则见面白无华；肺气亏虚，推动无力，机能活动减退，宗气不足，气不足息，则见气短乏力；肺脾气虚，水津不布，聚湿生痰，则见咳痰清稀；脾气亏虚，运化失职，则见纳少腹胀，大便稀溏；脾气亏虚，水湿不运，泛溢肌肤，则见面浮肢肿；舌淡苔白，脉细弱，均为肺脾气虚之象。

［辨证要点］以咳嗽气喘、痰液清稀、纳少便溏与气虚证共见为辨证要点。

［治疗方法］治宜健脾益肺，温化痰湿。

临床上，脾肺气虚证与心肺气虚证须注意进行鉴别。脾肺气虚证与心肺气虚证的鉴别要点见表5-27。

表 5-27　脾肺气虚证与心肺气虚证的鉴别要点

证型	相同之处	不同之处
脾肺气虚证	均可见肺气亏虚，宣降失常的证候表现，如咳嗽气喘、呼吸气短、咳痰清稀等	兼见脾虚失运的证候表现，如纳少腹胀、大便稀溏等
心肺气虚证		兼见心气不足的证候表现，如心悸怔忡，心胸憋闷等

7. 肺肾阴虚证　是指肺肾阴液亏虚，虚热内扰所表现的证候。本证多由久病咳喘、痨虫燥热等损伤肺阴，或房劳过度耗伤肺阴，肺肾失于濡养所致，以干咳少痰、腰酸遗精及虚热症状为主要表现。

［证候表现］常见咳嗽痰少，或咳痰带血，或声音嘶哑，口燥咽干，腰膝酸软，形体消瘦，骨蒸潮热，夜寐盗汗，两颧潮红，男子遗精，女子经少，或见崩漏，舌红少苔，脉细数。

［证候分析］肺阴亏虚，虚热内生，清肃失职，则见咳嗽痰少；肺阴亏虚，虚火伤络，络伤血溢，则见咳痰带血；肺阴亏虚，虚火上炎，咽喉失润，则见声音嘶哑；肾阴亏虚，阴虚津少，则见口燥咽干；肾阴亏虚，腰膝失养，则见腰膝酸软；肾阴亏虚，阴不制阳，虚热内蒸，则见形体消瘦，骨蒸潮热，夜寐盗汗，两颧潮红；肾阴亏虚，阴虚火旺，扰动精室，精关不固，则见男子遗精；肾阴亏虚，精血亏少，女子胞失养，则见女子经少；若阴虚火旺，迫血妄行，则见女子崩漏；舌红少苔，脉细数，均为阴虚内热之象。

［辨证要点］以干咳少痰、腰酸遗精及阴虚症状与虚热症状共见为辨证要点。

［治疗方法］治宜补肺益肾。

8. 肝火犯肺证　是指肝火炽盛，上逆犯肺，肺失清肃所表现的证候。本证多由郁怒伤肝，气郁化火，循经上逆，或邪热内蕴，肝火炽盛，上犯于肺所致，以胸胁灼痛，急躁易怒，咳嗽阵作，甚则咳血及实热症状为主要表现。

［证候表现］常见胸胁灼痛，急躁易怒，头胀头晕，烦热口苦，面红目赤，咳嗽阵作，痰黄黏稠，甚则咳血，舌红苔薄黄，脉弦数。

［证候分析］肝气郁结，气郁化火，经气不利，则见胸胁灼痛；肝经火盛，肝失柔顺，则见急躁易怒；肝经火盛，火热内郁，则见烦热口苦；肝经火盛，火热上扰，气血上逆，则见头胀头晕，面红面赤；肝火时动，上逆犯肺，肺失清肃，则见咳嗽阵作；肝经火盛，火热灼津，炼液为痰，则见痰黄黏稠；肝经火盛，火伤肺络，络伤血溢，则见咳血；舌红苔薄黄，脉弦数，均为肝经火盛之象。

［辨证要点］以胸胁灼痛，急躁易怒，咳嗽阵作，甚则咳血与实热症状共见为辨证要点。

［治疗方法］治宜泻肝清肺。

9. 肝脾不调证　是指肝失疏泄，脾失健运所表现的证候。本证多由情志不遂，郁怒伤肝，肝失调达，横逆犯脾，或饮食劳倦，损伤脾气，脾失健运，影响及肝，肝失疏泄所致，以胸胁胀痛、腹胀便溏、情志抑郁为主要表现。

[证候表现]常见胸胁胀满窜痛,纳呆腹胀,或腹痛欲泻,泻后痛减,或便溏不爽,或溏结不调,肠鸣矢气,兼见善太息,精神抑郁或急躁易怒,苔白或白腻,脉弦或缓。

[证候分析]肝失疏泄,经气郁滞,则见胸胁胀痛,走窜不定;太息气郁得舒,则见喜太息;肝失疏泄,肝气郁结,则见精神抑郁;肝失疏泄,木失条达,则见急躁易怒;脾失健运,水谷不化,气滞湿阻,则见纳呆腹胀,便溏不爽,或溏结不调,肠鸣矢气;肝郁气滞,横逆犯脾,脾气不和,运化失调,则见腹痛欲泻;泻后气滞得畅,则见泻后痛减。肝失疏泄,情志不舒,则见善太息,精神抑郁;若气郁化火,则见急躁易怒;苔白或白腻,脉弦或缓,均为肝脾不调之象。

[辨证要点]以胸胁胀满疼痛,精神抑郁或急躁易怒,纳呆腹胀便溏为辨证要点。

[治疗方法]治宜疏肝健脾。

10.肝胃不和证 是指肝失疏泄,横逆犯胃,胃失和降所表现的证候。本证多由情志不遂,肝气郁结,气郁化火,横逆犯胃所致,以脘胁胀痛、嗳气吞酸、情志抑郁及气滞症状为主要表现。

[证候表现]常见胸胁脘腹,胀满疼痛,走窜不定,胃脘痞满,嗳气呃逆,吞酸嘈杂,纳食减少,情志抑郁,善太息,或烦躁易怒,舌红苔薄黄,脉弦;或巅顶疼痛,遇寒则甚,得温则减,干呕吐涎沫,畏寒肢冷,舌淡苔白滑,脉沉弦紧。

[证候分析]肝失疏泄,气机郁滞,气郁化火,横逆犯胃,肝胃气滞,经气不利,则见胸胁脘腹,胀满疼痛,走窜不定,胃脘痞满;肝胃气滞,胃失和降,气逆于上,则见嗳气呃逆;肝胃气滞,郁而化火,则见吞酸嘈杂;肝胃气滞,胃失和降,受纳失职,则见纳食减少;肝失疏泄,木失调达,气机郁滞,则见精神抑郁,善太息;气郁化火,木失柔顺,则见烦躁易怒。舌质红,苔薄白或薄黄,脉弦,均为肝郁气滞,郁而化火之象。

[辨证要点]以脘胁胀痛,嗳气吞酸、精神抑郁与气滞症状共见为辨证要点。

[治疗方法]治宜疏肝和胃。

临床上,肝胃不和证与肝脾不调证须注意鉴别。肝胃不和证与肝脾不调证的鉴别要点见表5-28。

表5-28 肝胃不和证与肝脾不调证的鉴别要点

证型	相同之处	不同之处
肝胃不和证	均可见肝郁气滞的证候表现,如胸胁胀满疼痛,善太息,情志抑郁,或急躁易怒等	兼见胃失和降的证候表现,如胃脘痞满胀痛,嗳气呃逆等
肝脾不调证		兼见脾失健运的证候表现,如纳少腹胀、便溏不爽等

11.肝肾阴虚证 是指肝肾两脏阴液不足,阴不制阳,虚热内扰所表现的证候。本证多由久病失调,或七情内伤、房事不节、温病日久等,耗损肝肾之阴所致,以腰酸胁痛、两目干涩、眩晕耳鸣、男子遗精及阴虚症状为主要表现。

[证候表现]常见头晕目眩,耳鸣健忘,失眠多梦,咽干口燥,腰膝酸软,胸胁隐痛,两目干涩、五心烦热,颧红盗汗,男子遗精,女子经少,舌红少苔,脉细数。

[证候分析]肝肾阴虚,阴不制阳,肝阳偏亢,上扰清窍,则见头晕目眩;肝肾阴虚,肝络失养,则见胸胁隐痛;肝肾阴虚,目睛失养,则见两目干涩;肝肾阴虚,阴虚精少,髓海失养,则见耳鸣健忘;肝肾阴虚,阴虚津少,不能上承,则见咽干口燥;肝肾阴虚,腰膝失养,则见腰膝酸软;肝肾阴虚,阴虚火旺,上扰心神,则见失眠多梦;肝肾阴虚,虚热内生,则见五心烦热,颧红盗汗;肝肾阴虚,阴虚火旺,火扰精室,则见男子遗精;肝肾阴虚,血海不充,冲任失养,则见女子经少;舌红少苔,脉细数,均为阴虚内热之象。

[辨证要点]以胸胁隐痛、腰膝酸软、眩晕耳鸣、两目干涩与虚热症状共见为辨证要点。

[治疗方法]治宜滋补肝肾。

12. 脾肾阳虚证 指脾肾阳气亏虚,温运气化无力所表现的证候。本证多由久病耗伤脾肾之阳,或水湿之邪停留久踞,肾阳受损,不能温暖脾阳,或久泄久痢迁延不愈,脾阳损伤,不能充养肾阳等所致,以久泄久痢、腰腹冷痛、肢体浮肿及阳虚症状为主要表现。

[证候表现]常见腰腹冷痛,久泄久痢,或下利清谷,五更泄泻,或面浮肢肿,或腹胀如鼓,小便不利,面色苍白,形寒肢冷,舌淡胖,苔白滑,脉沉迟无力。

[证候分析]脾肾阳气亏虚,不能温煦养形体,则见面色苍白,形寒肢冷,运化失常,则见久泄不止,腰腹冷痛;脾肾阳气亏虚,不能温化水谷,则见下利清谷,黎明之前,阳气未振,命门火衰,阴寒偏盛,则见黎明前腹痛欲泻,完谷不化,便质清冷,称之为五更泄;脾肾阳气亏虚,不能运化水湿,水湿停聚泛滥,则见面浮肢肿,或腹胀如鼓;脾肾阳气亏虚,水湿内聚,膀胱气化失司,则见小便不利;舌淡胖,苔白滑,脉沉迟无力,均为脾肾阳气亏虚之象。

[辨证要点]以腰腹冷痛、久泄久痢、肢体浮肿等与虚寒症状共见为辨证要点。

[治疗方法]治宜温补脾肾。

临床上,脾肾阳虚证与心肾阳虚证须注意鉴别。脾肾阳虚证与心肾阳虚证的鉴别要点见表5-29。

表 5-29　脾肾阳虚证与心肾阳虚证的鉴别要点

证型	相同之处	不同之处
脾肾阳虚证	均有肾阳虚衰,水湿内停的证候表现,如形寒肢冷,腰膝酸软,肢体浮肿,小便不利,舌淡胖苔白滑等	兼见脾阳亏虚,运化无权的证候表现,如久泄久痢,便质清冷等
心肾阳虚证		兼见心阳虚衰,血行不畅的证候表现,如心悸怔忡、唇甲紫暗等

总之,脏腑辨证是中医各种辨证的基础,是辨证体系中的重要组成部分。熟练掌握脏腑辨证的方法,对于临床诊断具有重要意义。因为虽然中医学的辨证方法有多种,但脏腑辨证是临床各科辨证的基础,其在诸多辨证方法中居于核心地位。临床上分析脏腑的具体病症,就必须落实到具体脏腑上来。只有运用脏腑辨证的辨证方法,根据脏腑的生理功能和病理变化,才能明确脏腑病症的具体病位,以及阴阳气血寒热虚实等变化,为下一步的临床治疗提供依据。

知识拓展

气血津液辨证

气血津液辨证,就是运用脏腑学说中关于气血津液的理论,来分析气、血、津液的病变,辨认其反映的不同证候的辨证方法。由于气、血、津液均为脏腑功能活动的物质基础,而气、血、津液的生产及运行又有赖于脏腑的功能活动,故脏腑发生病变可以影响到气、血、津液的变化,而气、血、津液的病理变化,也会影响到脏腑的功能活动。所以,气血津液在生理上和病理上均与脏腑密切相关,气血津液辨证可以与脏腑辨证相互参照。

(宋萍　闫玉慧)

思考题

1. 简述望神的临床意义及其原理,以及诊察重点。
2. 试述舌苔厚薄转化与病证轻重、病邪深入的关系。
3. 试述八纲辨证的临床意义。

ER 5-3

练习题

第六章 | 中药应用

ER 6-1 教学课件　　ER 6-2 思维导图

学习目标

1. 掌握：中药和方剂的基本概念、常用中药的药性理论及重点中成药的功效与临床应用。
2. 熟悉：一般药物和中成药的功效与临床应用。
3. 了解：中药的毒副作用和使用注意事项。
4. 能运用中药药性理论理解中药功效和应用，会判断毒性药物使用剂量和方法，合理运用中成药预防和治疗临床常见病、多发病。
5. 具备鉴别中药真伪的能力素质，弘扬中医先贤的奉献精神。

第一节　中药学基本知识

知识拓展

中药的发现

神农"尝百草而知百药，一日而遇七十毒"。这个传说说明中药是以神农为代表的中国劳动人民在长期的生产生活实践中逐渐发现、认识，且用之于医疗活动。据第三次中药资源普查统计，收录于《中药大辞典》的药物已达 12 807 种。

在中医基础理论指导下用于预防和治疗疾病的药物，统称为中药。中药包括植物药、动物药、矿物药及部分化学药物、生物制品类药物及外来药。由于中药以植物药居多，且应用最广泛，疗效确切，故又称"本草"。因此，自古以来把这一学科的理论研究称为"本草学"。到了近代，随着西方医药学传入我国，为了区分中医中药和西医西药，本草学逐渐改称为"中药学"。中药学是专门研究中药的基本理论和各种中药的来源、产地、采集、炮制、性能、功效、临床运用、用量用法等知识的一门基础学科。

一、中药的产地、采收和炮制

（一）中药的产地

天然药材的分布和生产，主要依赖于长期形成的稳定的自然条件。前人在长期的用药实践中发现中药的产地与其质量有着密切的关系，因产地不同，质量优劣有明显差异，这样就逐渐形成了"道地药材"的概念。道地药材，是优质药材的专用名词，专指来源于原产地，质量优良，疗效卓越的药材。如江苏的薄荷、苍术，广东的砂仁、陈皮，东北的人参、细辛、五味子，四川的黄连、川芎、附子，河南的地黄、山药，贵州的天麻、杜仲，云南的茯苓、田三七，浙江的贝母、菊花，山东的阿胶，宁夏的枸杞，甘肃的当归，广西的肉桂，福建的神曲等，都是著名的道地药材。

（二）中药的采集

采收时节、方法和贮存与药效及毒副作用关系密切，是否适宜采收，通常以药用部位的成熟程度为依据。如药用植物，由于其根、根茎、树皮、根皮、花、叶、全草、花粉、果实、种子等部分均可入药，所以采收时节各有所宜。根及根茎类多在秋末或春初采收，树皮和根皮多在春、夏时节剥取，叶和全草类多在枝叶茂盛、花朵初开时采收，花和花粉类常于花蕾未放或花将开放时采集，果实和种子类通常在成熟时采摘。总之，药物应在有效成分含量最高时采集。

知识拓展

道地药材

药材的道地区域在历史上并非一成不变，大部分存在产地变迁。如中药黄芪在 2 000 多年的历史发展中存在由西南逐渐往东北变迁的过程。秦汉至魏晋南北朝时期，主要使用川黄芪；魏晋南北朝后开始使用西北产黄芪，且认为陇西、固原、铜川等地所产黄芪质量好。宋代开始出现山西产的绵芪，此后便一直认为山西（特别是山西绵上及附近县市）所产黄芪质量好。清代又出现内蒙古产黄芪，之后进一步扩大至东北。当代则认为黄芪以产于山西和内蒙古质量最佳。

（三）炮制

炮制是指药物在应用或制成各种剂型前必要的加工处理过程，包括对原药材进行一般的修治、整理和部分药物的特殊处理，古代也称"炮炙"。炮制的目的主要有：一是除去杂质，纯净药材；二是干燥药材利于贮藏，矫味、矫臭，便于服用；三是降低毒副作用，保证用药安全；四是提高临床疗效；五是改变药物性能，扩大应用范围等。

炮制方法一般可分为五类。一是修治，包括纯净、粉碎、切制三种方法。二是水制，即用水或其他液体辅料处理药材的方法。三是火制，是用火加热处理药物的方法。四是水火共制，一般既要用水又要用火蒸、煮炖等的方法。五是其他制法，如发酵、发芽、制霜等。

二、中药的性能

中药的性能，也称药性。它是中医药理论对中药作用性质和特征的高度概括，是在中医药理论指导下认识和使用中药，用以阐明药效机制的理论。其内容主要包括四气、五味、升降浮沉、归经、毒性等。

（一）四气五味

四气五味是中药药性基本理论的核心内容。《神农本草经》中记载"药有酸咸甘苦辛五味，又有寒热温凉四气"，是有关中药四气五味的最早论述。

1. **四气**　是指寒、热、温、凉四种不同的药性，也称四性。药性的寒热温凉是由药物作用于人体所发生的不同反应和所获得的不同疗效而总结出来的，它是与所治疾病的性质相对而言的。一般来讲，寒凉药分别具有清热泻火、凉血解毒、泄热通便、清热利湿、滋阴除蒸、清热化痰、清心开窍、凉肝息风等作用，减轻或消除热证；而温热药则分别具有温里散寒、温经通络、暖肝散结、补火助阳、温阳利水、引火归原、回阳救逆等作用，减轻或消除寒证。四气中寒凉属阴，温热属阳，而凉次于寒，温次于热。

此外，还有一类平性药，其寒热属性不甚明显，药性平和，作用和缓，如山药、甘草等，无论寒证热证均可配伍运用。

2. **五味**　是指药物的酸、苦、甘、辛、咸五种味道。五味的产生，最初是源于真实滋味口尝感受而得，如黄连之苦、肉桂之辛、甘草之甘等；但更重要的则是通过长期的临床实践观察，从不同味道药物作用于人体所产生的不同反应和获得的不同疗效总结出来的。因此,五味既包含药物的真实滋味,又超出其真实滋味的范畴,构成了五味理论的主要内容。

(1)**辛味**:"能散、能行",具有发散、行气、活血、开窍、化湿等作用;常用于表证、气滞、血瘀、窍闭、神昏、湿阻等证。

(2)**甘味**:"能补、能和、能缓",具有补益、和中、调和药性、缓急止痛的作用;常用于正气虚弱、脾胃不和、肝脾不调、躯体诸痛等证,并解除药物毒性偏性等。

(3)**酸味**:"能收、能涩",具有收敛固涩作用;常用于体虚多汗、肺虚久咳、久泻久痢、带下不止、崩漏下血、遗精滑精、遗尿尿频等证。

(4)**苦味**:"能泄、能燥、能坚",具有清泻火热、降气平逆、泻热通便、燥湿祛湿、泻火存阴等作用;常用于治疗火热证、实证喘咳、呕逆上气、泻痢便秘、湿浊阻滞、阴虚火旺等证。

(5)**咸味**:"能下、能软",具有泻下通便、软坚散结的作用;常用于便秘、瘰疬、瘿瘤、痰核、癥瘕、痞块等证,一般泻下通便、软化坚结、消肿散结等药物多具有咸味。

另外还有淡味、涩味。淡味具有渗湿利小便的作用,常用于水肿、脚气及小便不利等证,利水渗湿药物多有淡味。由于《本经》未提及淡味,后世医家多主张"淡附于甘"。涩与酸味药作用相似,常用于治虚汗、泄泻、尿频、遗精、滑精、出血等证,常把涩味与酸味归为一类。

中药有四种药性、五种药味,因此,常常把中药性味合称"四气五味"或者"四性五味"。每一味中药都有气和味两个方面的性能,分别从两个不同的角度表达药物的功效。一种药物只有一种药性,但可以有多种药味。一般而言,气味相同,则功效相近;气味不同,则功效相异;味越多,功效也就越多。

(二) 升降浮沉

升降浮沉是指药物在机体内的作用趋向,是药物性能的一种表达。升指上升、提举,作用趋向于上;降是下降、降逆作用趋向于下;浮是向外而发散,作用趋向于外;沉是向内收敛,作用趋向于内。一般来讲,升浮药均具有发表散邪、升阳举陷、宣毒透疹、涌吐开窍等作用;而沉降药则具有清热泻下、潜阳息风、降逆止呕、利水渗湿、重镇安神、降气平喘、消积导滞等作用。

运用药物升降浮沉理论指导临床用药,必须参照病位与病势灵活运用。具体而言,一是顺应病位而治,若病位在上在表者宜升浮不宜沉降;病位在下在里者宜沉降不宜升浮。二是逆其病势而治,若病势上逆者,宜沉降不宜升浮;病势下陷者,宜升浮不宜沉降。

(三) 归经

归经是指药物对于机体某部分的选择性作用。即主要对某经(脏腑或经络)或某几经发生明显的作用,而对其他经作用较小,或者无作用。归经指明了药物治病的适用范围,说明了药物治疗部位所在。药物的归经不同,治疗作用也就不同。

归经是以脏腑、经络理论为基础,以所治具体病证为依据总结出来的用药理论。由于经络能沟通人体表里内外、四肢百骸,使体表与脏腑的疾病可以相互影响,因而人体各部分发生病变时所出现的症状,可以通过经络而获得系统认识。如喘咳、胸痛可见于肺经病变;胁痛、抽搐可见于肝经病变。应用一种药物,治愈了某一经的病变,即认为该药归某一经,因而归经理论具体指明药物的作用部位。在运用归经理论指导临床用药时,必须与四气、五味、升降浮沉等药性理论有机结合,全面分析、综合判断,才能正确把握药物的功效和应用。

(四) 毒性

毒性是指药物对机体所产生的不良反应和损害性,是反映药物安全程度的一种药性。毒性反应会引起功能障碍,造成脏腑组织器官的损伤,导致机体发生病理变化,甚至死亡。

古代医家大多认为药物皆有毒,一般指药物的偏性、药性的强弱、药物的毒副作用等。中药学中,将药物对人体产生的副作用或毒性,统称不良反应。副作用是药物在常用治疗剂量范围内出现的与治疗剂量无关的不适反应,对人体危害不大,停药后容易消除。毒性反应指药物对正常生理功能的破坏,以及对机体组织或器官造成的损害,用药时应注意避免。

本教材依据《中华人民共和国药典》将毒性药物分为大毒、有毒、小毒三类。使用毒性药物应遵循如下原则:一是充分认识毒性药物的潜在危害,克服麻痹思想,坚持生命至上;二是合理用药,严格控制剂量;三是恰当配伍,熟练掌握用药禁忌;四是炮制、制剂、煎煮方法要有法度。

三、中药的应用

中药的应用主要包括配伍、禁忌、剂量、煎服法等内容。

(一)配伍

根据病情的需要和用药法度,选择两种或两种以上的药物配合应用,称为配伍。人体的疾病复杂多变,单味药作用单一,而多种药物经过合理的配伍,能更好地发挥诸药的综合作用,或产生新的作用,从而适应复杂多变的病情,达到照顾全面、安全高效的目的。因此,掌握中药配伍规律对指导临床用药意义重大。前人在长期的用药实践中总结出用药"七情"。

1. **单行**　指用单味药治疗病情单一的疾病,适用于病情比较单纯的病证。如独参汤以一味人参治疗元气虚脱证。

2. **相须**　指将两种或两种以上功效相似的药物合用,以增强疗效。如石膏配知母能增强清热泻火的作用。

3. **相使**　是以一药为主,另一药为辅,辅药可以提高主药的疗效。如黄芪与茯苓同用,茯苓能提高黄芪的补气利水的作用。

4. **相畏**　指一药的毒性或副作用被另一药减轻或消除。如半夏有毒,其毒性能被生姜消除或减轻,所以说半夏畏生姜。

5. **相杀**　指一药能减轻或消除另一药的毒性或副作用。如防风可解除砒霜之毒,绿豆能杀巴豆毒等。

6. **相恶**　指两药合用,一药可使另一药的功效降低甚至丧失。如莱菔子与人参同用,人参的补气作用则被莱菔子削弱。

7. **相反**　指两药合用后相互作用,产生毒副作用或剧毒反应。如"十八反"与"十九畏"中所列药物等。

相须、相使能产生协同作用而增强疗效,临床用药时应当充分运用;相畏与相杀,实质是一种配伍关系的两个方面,能减轻或消除药物的毒副作用,在应用毒性药物时,应充分考虑应用;相恶、相反,互相削弱,抵消原有功效,甚至产生毒副作用,仍属配伍禁忌。

(二)禁忌

为了保证用药安全、确保疗效,避免毒副作用的产生,必须知晓用药禁忌。

1. **配伍禁忌**　相恶、相反的配伍关系,原则上应当禁忌。金元时期已将配伍禁忌概括为"十八反""十九畏",并编成歌诀。

(1)十八反歌:本草明言十八反,半蒌贝蔹及攻乌,藻戟遂芫俱战草,诸参辛芍叛藜芦。

(2)十九畏歌:硫黄原是火中精,朴硝一见便相争;水银莫与砒霜见,狼毒最怕密陀僧;巴豆性烈最为上,偏与牵牛不顺情;丁香莫与郁金见,牙硝难合京三棱;川乌草乌不顺犀,人参最怕五灵脂;官桂善能调冷气,若逢石脂便相欺。大凡修合看顺逆,炮爁炙煿莫相依。

2. **妊娠禁忌**　凡是损害胎元以致引起流产的药物,都应作为妊娠用药的禁忌。根据药物对胎元损害的程度不同,一般分为禁用和慎用两类。禁用的药物大多数是毒性较强、药性猛烈、有流产作用的药物,如水银、砒霜、雄黄、马钱子、巴豆、牵牛、斑蝥、水蛭、虻虫、麝香、三棱、莪术、甘遂、大戟、芫花、商陆、轻粉等。慎用的药物是指在妊娠期间非用不可时需要特别谨慎使用的药物,主要指活血通经、祛瘀止痛、行气破滞、攻下滑利、辛热燥烈等药物,如桃仁、红花、乳香、没药、王不留行、大黄、枳实、附子、干姜、肉桂、天南星、冬葵子、瞿麦、木通等。

3. **服药禁忌** 服药禁忌(俗称"忌口")包括应忌食生冷、油腻、腥膻、辛辣及其他有刺激性的食物,如文献记载有地黄、何首乌忌葱、蒜、萝卜;甘草忌鲢鱼;茯苓忌醋;使君子忌茶;蟹甲忌苋菜;薄荷忌鳖鱼;蜂蜜反生葱等。根据病证的不同,饮食禁忌也有区别,如热证患者忌辛辣、油腻、煎炸之品;寒证患者不宜食生冷之品;麻疹表证不宜食油腻酸涩之物;疮疖肿毒、皮肤瘙痒当忌鱼虾牛羊肉等腥膻食物;胸痹患者应忌食含油脂高的食物如油炸食品、大鱼大肉及动物内脏等;肝阳上亢患者应忌食辣椒、白酒等辛热助阳之品。临床可结合辨证的结果来选择适宜的食物,有利于提高疗效。

(三) 剂量

中药剂量是指每味药物的成人一日用量。剂量大小与药物的疗效密切相关,剂量过小,难以取效,延误病情;用量过大,损伤正气,导致疾病迁延难愈。尽管中药多是天然之品,其性平和,剂量变化不如化学制剂严格,但对某些药性猛烈和有毒的药物,如乌头、马钱子等,仍须严格掌握剂量。

剂量大小必须根据药物的性能、质地、配伍及患者的病情、年龄、体质等来掌握。如毒性大、药性猛的用量宜小;无毒而性平和的用量宜大。质地轻的用量小,质地重的用量大;单方剂量宜大,复方剂量宜小;主药比辅药用量要大;丸、散剂比汤剂用量要小。新病、病危急或顽疾患者用量宜重;久病、病缓、病情轻者,用量宜轻。体质壮实者用量宜重;老幼孕产或久病体弱者,用量宜轻。新生儿用成人量的 1/6;3 岁以下用成人量的 1/3;3 岁以上,7 岁以下,用成人量的 1/2;7 岁以上,12 岁以下用成人量的 2/3 或接近成人量;12 岁以上用成人量。或按照体重计算不同年龄段服药的剂量。此外,还应依据季节、气候、区域及环境因素,因时因地制宜。

(四) 用法

1. **煎药法** 煎药器皿以砂罐、搪瓷锅为宜,忌用铁器等。先将器皿洗净,然后把药物倒入,加冷水浸泡 30 分钟左右,水量适当,以高出药面 2~3cm 为度。一般而言,每剂煎煮 2 次,第 2 煎加水量和煎煮时间均应适当减少。解表药宜用武火,煎煮时间为沸后 10~20 分钟即可;补益药宜文火久煎,沸后煎煮 30~60 分钟。若含挥发性成分的芳香药物宜后下;质地坚硬的矿石、贝壳类药物宜打碎先下久煎;某些贵重药品则另煎,以免他药干扰或吸收其有效成分。

2. **服药法** 一般内服汤剂宜温服;寒药治热证宜冷服;解表散寒药宜热服;温药治寒证宜热服;滋补药宜饭前服;驱虫或泻下药宜空腹服;对胃肠道有刺激的药宜饭后服;安神助眠药宜睡前服;呕吐的患者宜小量频服。一般情况,每天 1 剂,可分 2~3 次服,病缓者早晚各 1 次,病危急者,每隔 4 小时一次,昼夜不停,使药力持续,以利顿挫病势。服药量成人每次 150~200ml。汤剂外用,可熏洗疮痈、痒疹及赤眼;散剂外用,可外敷湿疮、溃疡及外伤出血等;酒剂外用可搽治风湿疼痛、跌打损伤;软膏药可用以涂敷疮肿;硬膏药可贴风湿疼痛、跌打损伤及疮痈。用药次数和换药时间可根据不同剂型的性能和所治病证而决定,一般可每日 2~3 次,硬膏药可数日 1 次。

> **知识拓展**
>
> ### 汤剂的创始人
>
> 中医汤剂的创始人——伊尹,出生于伊洛流域古有莘国,商代杰出的政治家、烹饪家、医药学家。他将烹调技术与养生相结合,创立食疗方,开后代"药食同源"之先河。他改变了中药传统的服用方法,创制了汤液,极大地提高了药物疗效,这一壮举标志着方剂的诞生。

第二节　常用中药

一、常用解表药

凡以发散表邪为主要功效,用以解除表证的药物,称解表药。按药物的性能,针对表证的寒热,解表药分辛温解表药和辛凉解表药两类。

本类药物多具有辛味,为质轻升散之品,能够辛散发表、轻扬升浮,主入肺、膀胱经,偏行肌表,有促使肌体发汗或微发汗,使表邪随汗出而解的作用,从而达到早期治愈表证,防止疾病传变的目的,其主要用于外感风寒或风热所引起的表证。部分药以其宣通透达之性,兼有利水消肿、宣肺平喘、宣毒透疹、通痹止痛等作用,可用于水肿、咳喘、疹发不畅、风湿痹痛等兼有表证者。

解表药虽能通过发汗解除表证,但汗出过多则能耗散阳气,损伤津液或产生不良反应,因此,不宜过量或久用,中病即止;凡阳虚自汗、阴虚盗汗、泻利呕吐、吐血下血、疮疡已溃、麻疹已透、热病伤津等证,应慎用或随证配伍,以利祛邪。解表药为辛散之品,多含挥发油,故不宜久煎,且宜温服,以免降低疗效。

(一)辛温解表药

此类药物味辛性温,辛能发散,温能祛寒,具有发汗力强的特征,适用于风寒表证。

麻　黄

本品为麻黄科植物草麻黄、木贼麻黄或中麻黄的干燥草质茎。秋末采收,阴干切段,生用或蜜炙使用。

【性味归经】　辛,微苦,温。归肺、膀胱经。

【功效应用】

发汗散寒:治外感风寒表实证,每与桂枝相须为用。

宣肺平喘:治风寒外袭,肺气壅遏的咳喘,常与苦杏仁等相配。

利水消肿:治水肿兼表证者。

【用法用量】　煎服,2~10g。解表发汗宜生用;平喘止咳多炙用。

【使用注意】　体虚多汗、肺虚喘咳者慎用,失眠、高血压者慎用。

知识拓展

麻黄与麻黄根的区别与联系

麻黄的茎和根均可入药。麻黄是麻黄的地上部分入药,属于发汗解表药,麻黄根是麻黄的地下部分入药,属于固表止汗药,麻黄和麻黄根的作用却截然不同。用错了就会差之毫厘,谬以千里。

桂　枝

本品为樟科植物肉桂的干燥嫩枝。春夏两季割取嫩枝,切片或切成小段。

【性味归经】　辛,甘,温。归心、肺、膀胱经。

【功效应用】

发汗解肌:治风寒表证,表虚有汗者,每与白芍相伍为用。

温通经脉:治胸痹心痛,痰饮,膀胱气化失常,小便不利的蓄水证,常与枳实、薤白同用。治风寒湿痹,肢节酸痛,常与附子、羌活等配用。

助阳化气,平冲降气:治疗心悸、奔豚证。

【用法用量】　煎服,3~10g。入汤剂及丸散。

【使用注意】 阴虚火旺、热盛出血等证忌用,孕妇慎用。

(二)辛凉解表药

此类药物味辛性凉,能宣散风热。发汗作用比较和缓,适用于外感风热表证。部分药物还有透疹解毒作用,可治风疹、麻疹或疮疡肿毒初起兼表热证者。

薄 荷

本品为唇形科植物薄荷的茎叶。一般夏秋季分次采收,切段生用。

【性味归经】 辛,凉。归肺、肝经。

【功效应用】

疏散风热:治风热感冒或温病初起,常与金银花、连翘、牛蒡子等配伍。

清利头目、利咽:治头痛目赤,咽喉肿痛。

透疹止痒:治麻疹不透,风疹瘙痒,常配伍蝉蜕、牛蒡子等。

疏肝解郁:可用于肝郁气滞,胸胁胀痛,常配伍柴胡、白芍等。

【用法用量】 煎服,3~6g,入煎剂宜后下。其叶长于发汗,梗偏于理气。

【使用注意】 本品芳香辛散,发汗耗气,故气虚、阳亢、体虚多汗者,均不宜用。

柴 胡

本品为伞形科植物柴胡(北柴胡)和狭叶柴胡(南柴胡)的根。春秋采挖,切片生用,酒炒或醋炒。

【性味归经】 辛,苦,微寒。归肝、胆、肺经。

【功效应用】

疏散退热:治表证发热,少阳证或疟疾之往来寒热等证。为少阳证之要药。

疏肝解郁:治肝气郁结所致胸胁胀痛、月经不调等,常与香附、川芎、白芍等配伍。

升举阳气:治气虚下陷所致的脱肛、胃下垂、子宫脱垂,常与人参、黄芪、升麻等配伍。

【用法用量】 煎服,3~10g。退热可用至15g,醋炒可增强止痛作用。

【使用注意】 肝阳上亢,肝风内动,阴虚火旺及气机上逆者均当慎用。

其他解表药见表6-1。

表6-1 其他解表药

类别	药名	性味	功效	主治	用法与用量	使用注意
辛温解表药	紫苏叶	辛,温。归肺、脾经	解表散寒,行气和胃	风寒感冒兼咳喘气滞;脾胃气滞之胸闷呕吐、妊娠呕恶。鱼蟹中毒	煎服,5~10g;外用取适量捣敷或煎水洗	不宜久煎
	荆芥	辛,微温。归肺、肝经	解表散风,透疹,消疮,止血	感冒头痛,麻疹,风疹,疮疡初起,炒炭止血	煎服,5~10g	不宜久煎
	防风	辛,甘,微温。归膀胱、肝、脾经	祛风解表,胜湿止痛,止痉	感冒头痛,风湿痹痛,风疹瘙痒,破伤风	煎服,5~10g;外用可研末调服	阴虚火旺、血虚发痉者忌用
	羌活	辛,苦,温。归膀胱、肾经	解表散寒,祛风除湿,止痛	风寒感冒,头痛项强,风湿痹痛,肩背酸痛	煎服,3~10g	阴血亏虚、燥热证者忌用
	白芷	辛,温。归胃、大肠、肺经	解表散寒,祛风止痛,宣通鼻窍,燥湿止带,消肿排脓	风寒感冒,阳明头痛,眉棱骨痛,鼻塞流涕,鼻渊,牙痛,带下,疮疡肿痛	煎服,3~10g	阴虚血热者忌服

类别	药名	性味	功效	主治	用法与用量	使用注意
辛温解表药	生姜	辛,微温。归肺、脾、胃经	解表散寒,温中止呕,化痰止咳,解鱼蟹毒	风寒感冒,胃寒呕吐,为"呕家圣药"。寒痰咳嗽,鱼蟹中毒	煎服,3~10g;或捣汁服	阴虚内热及热盛者慎用
	细辛	辛,温。归心、肺、肾经	解表散寒,祛风止痛,通窍,温肺化饮	风寒表证及阳虚外感,头痛,牙痛,鼻塞流涕,鼻渊,风湿痹痛,寒饮喘咳	煎服,1~3g;散剂每次服0.5~1g;外用适量	有小毒;阴虚阳亢头痛,肺燥阴虚干咳者忌用;反藜芦
辛凉解表药	牛蒡子	辛,苦,寒。归肺、胃经	疏散风热,宣肺祛痰,利咽透疹,解毒消肿	风热感冒,咳嗽痰多,麻疹,风疹,咽喉肿痛,痄腮,丹毒,痈肿疮毒	煎服,6~12g;捣碎入煎剂	脾虚腹泻者慎用
	蝉蜕	甘,寒。归肺、肝经	疏散风热,利咽,透疹,明目退翳,解痉	风热感冒,咽痛音哑,麻疹不透,风疹瘙痒,目赤翳障,惊风抽搐,破伤风	水煎服或单味研末冲服,3~6g;止痉量需大	孕妇慎用
	桑叶	甘,苦,寒。归肺、肝经	疏散风热,润肺止咳,清肝明目	风热感冒,肺热燥咳,头痛头晕,目赤昏花	煎服,5~10g	
	菊花	甘,苦,微寒。归肺、肝经	散风清热,平肝明目,清热解毒	风热感冒,头痛眩晕,目赤肿痛,眼目昏花,疮痈肿毒	煎服,5~10g;或泡茶	
	葛根	甘,辛,凉。归脾、胃、肺经	解肌退热,生津止渴,透疹,升阳止泻,通经活络,解酒毒	外感发热头痛,项背强痛,口渴,消渴,麻疹不透,热痢,泄泻,眩晕头痛,中风偏瘫,胸痹心痛,酒毒伤中	煎服,10~15g	胃寒者慎用;夏日表虚汗多者忌用

二、常用清热药

凡以清解里热为主要功效,用于治疗里热证的药物,称为清热药。

本类药物性寒凉,味多苦或咸,主沉降,五脏六腑皆入。具有清热泻火、燥湿、凉血、解毒及退虚热等功效,主要用于里热病证。根据清热药的不同作用特点,分为清热泻火药、清热燥湿药、清热解毒药、清热凉血药、清虚热药五大类。

使用本类药物首先要辨明热证之虚实。实热证有清热泻火、清热凉血、气血两清的用药不同;虚热证用药又有滋阴清热、养阴透邪之别。其次要注意有无兼证,如兼有表证者,当先解表后清里,或与解表药同用,以表里双解;如兼有里热积滞者,则当配泻下药。

清热药多为苦寒之品,常有损伤脾胃阳气之弊,过用易伤阳气,故不能大量常服,对脾胃虚弱、食少泄泻、阴虚津亏者慎用。

(一)清热泻火药

凡以清解气分实热、清泄脏腑火热为主要作用的药物,称为清热泻火药。其适用于温热病邪在气分所致的壮热、烦渴、汗出、舌红苔黄、脉洪大等实热证。并根据其药物作用部位的不同,分别适用于心火、肺热、胃热、肝火等脏腑火热证。

石　膏

本品为硫酸盐类矿物石膏,主要含水硫酸钙($CaSO_4 \cdot 2H_2O$)。石膏主产湖北、安徽等地,全年可采。碾碎生用或煅用。

【性味归经】　甘,辛,大寒。归肺、胃经。

【功效应用】

清热泻火、除烦止渴:治气分实热,壮热、烦渴、汗出、脉洪大者,常与知母相须为用。治肺热咳喘、胃火牙痛、头痛。

收敛生肌:治疮疡湿疹、水火烫伤,煅后外用能减少渗出。

【用法用量】 煎服,15~60g,内服生用,宜打碎先煎。外用火煅研末。

【使用注意】 脾胃虚寒及阴虚内热者忌用。

知 母

本品为百合科植物知母的根茎。其主产于河北、山西等省。夏秋采挖,除去须根晒干。切片生用或盐水炙用。

【性味归经】 苦,甘,寒。归肺、胃、肾经。

【功效应用】

清热泻火:治外感热病,高热烦渴,常与石膏相须为用。

清肺润燥:治肺热咳嗽,痰黄质稠。

滋阴润燥:治阴虚火旺,骨蒸潮热、盗汗、心烦、阴虚消渴等。

【用法用量】 煎服,6~12g。清热泻火宜生用,滋阴降火盐水炒。

【使用注意】 脾虚便溏者慎用。

栀 子

本品为茜草科常绿灌木栀子的成熟果实。其主产于江西、湖南、湖北等地。秋季采收,生用或炒用。

【性味归经】 苦,寒。归心、肺、三焦经。

【功效应用】

泻火除烦:用于热病烦闷、心烦,热病高热烦躁、神昏谵语。

清热利湿:治湿热黄疸,常与茵陈、大黄等同用。

凉血止血:治血热妄行之吐衄、尿血等。

清热解毒:治热毒疮疡,常配伍金银花、连翘、蒲公英等。

【用法用量】 煎服,6~10g。生用泻火;炒炭止血;姜汁炒祛烦止呕。

【使用注意】 脾虚便溏者慎用。

(二)清热燥湿药

凡以清热燥湿为主要作用,用于治疗湿热证的药物称为清热燥湿药。湿热诸证主要包括湿温或暑温夹湿、泻痢、黄疸、湿疹、淋浊、带下及疔痈疮疡、关节肿痛等。湿热内蕴,多见发热胸痞、食欲缺乏、小便短少、舌苔黄腻等症。另外,本类药物还兼有泻火解毒之功,亦可用于热毒火盛之证。

但本类药物性味苦寒,易伐胃气,性燥易伤阴津,故脾胃虚寒、津液亏耗者均慎用。

黄 芩

本品为唇形科植物黄芩的根。其主产于河北、山西等地。春秋两季采挖。晒干。生用、酒炒或炒炭用。

【性味归经】 苦,寒。归肺、胆、脾、大肠、小肠经。

【功效应用】

清热燥湿:本品善清肺热,为治肺热咳嗽之要药。湿温所致胸脘痞闷,身热不扬。

泻火解毒:用于热毒疮疡、咽喉肿痛,常配伍黄连、黄柏、栀子等。

清热安胎:治胎热不安,常与白术等同用。

凉血止血:治血热吐衄、便血等;治痈肿疮毒及半表半里证。

【用法用量】 煎服,3~10g。清热宜生用,安胎宜炒用,止血宜炒炭。

【使用注意】 脾胃虚寒者慎用。

黄 连

本品为毛茛科植物黄连、三角叶黄连或云连的根茎。其主产四川、云南等地。秋季采挖。生用、姜炒、酒炒或与吴茱萸水炒用。

【性味归经】 苦,寒。归心、脾、胃、肝、胆、大肠经。

【功效应用】

清热燥湿:治湿热泻痢之身热、下痢脓血;湿热呕恶,湿疹。为治泻痢之要药。

清热泻火:胃火炽盛,牙痛口臭,肝火犯胃,呕吐吞酸。

清热解毒:治热毒疮疡。尤善清心火,对心经热盛所致诸证均有较好疗效。

【用法用量】 煎服,2~5g。外用适量。姜汁炒可清胃止呕,酒炒清上焦火,泻肝胆实火用吴茱萸炒。

【使用注意】 脾胃虚寒者忌用。

黄 柏

本品为芸香科植物黄皮树或黄檗的树皮,主产辽宁、吉林等地。清明前后剥取树皮,晒干压平。生用或盐水炒用。

【性味归经】 苦,寒。归肾、膀胱、大肠经。

【功效应用】

清热燥湿:治湿热泻痢,湿热所致足膝肿痛,湿疹,臁疮,阴肿阴痒。

滋阴降火:治阴虚发热,骨蒸劳热,遗精盗汗。

解毒疗疮:治痈肿疮疡。

【用法用量】 煎服,3~12g。外用适量。退虚热用盐水炒。

【使用注意】 脾胃虚寒者忌服。

(三)清热解毒药

凡以清热解毒为主要作用,能解除各种热毒、火毒证的药物,称为清热解毒药。清热解毒药适用于各种火热毒盛所致的红、肿、热、痛等病证,如痈肿疔疮、斑疹丹毒、痄腮、咽喉肿痛、热毒泻痢、虫蛇咬伤,以及其他急性热病等。本类药物药性寒凉,易伤脾胃,应中病即止,不可过量或久服。

金 银 花

本品为忍冬科植物忍冬、红腺忍冬、山银花或毛花柱忍冬的干燥花蕾或带初开的花。又名忍冬花、二花、双花、银花。我国南北各地均有分布。夏初花开前采集。阴干。

【性味归经】 甘,寒。归肺、心、胃经。

【功效应用】

清热解毒:治疗疮痈疖,肺热咳嗽,热毒血痢。为治痈肿疔疮的要药。

疏散风热:治外感风热或温病初起,热入营血,斑疹隐隐,神昏舌绛。

【用法用量】 煎服,6~15g。

【使用注意】 不宜久煎。脾胃虚寒及气虚疮疡脓清者忌用。

连 翘

本品为木犀科植物连翘的果实。其主产于山西、河南、陕西等地。秋季果实初熟尚带绿色时采收,称为"青翘"。果实熟透时采收,称为"老翘"或"黄翘"。青翘蒸熟晒干筛取籽实作"连翘心"用。晒干,生用。

【性味归经】 苦,微寒。归肺、心、小肠经。

【功效应用】

清热解毒,消肿散结:本品有"疮家圣药"之称。治痈肿疮毒、瘰疬、乳痈、丹毒。

疏散风热:治外感风热或温病初起,热入营血,神昏舌绛。

【用法用量】 煎服,6~15g。

【使用注意】 虚寒阴疽者忌用。青翘的清热解毒力比黄翘强,连翘心长于清心热。

板 蓝 根

本品为十字花科植物菘蓝的干燥根。其主产于河北、江苏、陕西、安徽等地。秋季采挖。晒干。切片,生用。

【性味归经】 苦,寒。归心、胃经。

【功效应用】

清热解毒:治热入营血,发热咽痛。其善于解毒利咽散结,可单用,或配伍金银花、连翘等。

凉血利咽:主治多种温疫热毒之证,如温毒发斑,大头瘟疫、痄腮、喉痹、烂喉丹痧、丹毒,尤善治咽喉肿痛。

【用法用量】 煎服,9~15g。

【使用注意】 虚寒证忌用。

(四)清热凉血药

凡以清热凉血为主要作用,能清营分、血分热的药物称为清热凉血药。其适用于热入营血的实热证。本类药物既能清热凉血,又能养阴生津,故可用于热病津伤之证。

地 黄

本品为玄参科植物地黄的块根。其主产于河南、河北、东北等地。产于河南者,称"怀地黄",为道地药材。秋季采挖,鲜用(鲜地黄),或烘至八成干(生地黄),切片生用或炒炭用。

【性味归经】 甘,苦,寒。归心、肝、肾经。

【功效应用】

清热凉血:治温热病,热入营血,身热神昏,热病后期,夜热早凉。

养阴生津:治热病津伤,舌红口干,消渴证及热病伤津,口渴多饮。

本品甘寒质润,苦寒入血分,为清热、凉血、养阴、止血之要药。

【用法用量】 煎服,10~15g。鲜品用量加倍。清热养阴宜鲜用或生用;止血宜炒炭。

【使用注意】 脾虚湿滞,腹满便溏者不宜用。

玄 参

本品为玄参科植物玄参的根。其主产于浙江、江苏、四川、湖北等地。玄参又名元参,冬季茎叶枯萎时采挖。反复堆晒至内部发黑,干燥。切片生用。

【性味归经】 甘,苦,咸,微寒。归肺、胃、肾经。

【功效应用】

清热凉血:治热入营血,舌绛烦渴证,常与生地黄、金银花等同用。

清热解毒散结:为治喉痹肿痛要药,治疗瘰疬痰核。

滋阴降火:治阴虚发热、骨蒸劳嗽、消渴便秘。

【用法用量】 煎服,9~15g。

【使用注意】 脾胃虚寒,食少便溏者不宜用。反藜芦。

赤 芍

本品为毛茛科植物芍药或川赤芍的根。其主产于内蒙古、四川及东北各地。秋季采挖。切片,生用或炒用。

【性味归经】 苦,微寒。归肝经。

【功效应用】

清热凉血:治热入营血,斑疹吐衄,肝热目赤肿痛。

散瘀止痛:治经闭痛经,癥瘕积聚,跌打损伤,痈肿疮疡。

【用法用量】 煎服,6~12g。

【使用注意】 血寒经闭不宜。反藜芦。

(五)清虚热药

凡以清除虚热,治疗虚热证为主要作用的药物,称为清虚热药。其适用于肝肾阴虚、虚火内扰所致骨蒸潮热、手足心热、虚烦不眠、盗汗遗精、舌红少苔,脉细数等证;亦可用于热病后期,余热未清所致夜热早凉,热退无汗,舌质红绛。其临床运用常与养阴、凉血等药配用。

青 蒿

本品为菊科植物黄花蒿的地上部分。全国各地多有分布。秋季花盛开时采割。鲜用或阴干切段生用。

【性味归经】 苦,辛,寒。归肝、胆经。

【功效应用】

清虚热、除骨蒸:治温热病后期,阴伤发热,夜热早凉,骨蒸劳热,手足心热。

解暑:治外感暑热,发热烦渴等证。为治暑热外感之要药。

截疟:治疟疾,可用鲜品绞汁服效果更佳。

退黄:治湿热黄疸,身黄、目黄、小便黄,黄色鲜明者。

【用法用量】 煎服,6~12g,后下,或鲜品捣汁服。

【使用注意】 脾胃虚弱、肠滑泄泻者忌用。

知识拓展

屠呦呦与青蒿素

屠呦呦因为发现了青蒿素获得了 2015 年度诺贝尔生理学或医学奖。青蒿素是屠呦呦带领的科研团队从中药青蒿中分离得到的抗疟有效单体化合物,该药品可以有效降低疟疾患者的死亡率。青蒿素类药物对所有的疟原虫均有较强的杀灭作用,自面世以来挽救了数百万疟疾患者的生命。

其他清热药见表 6-2。

表 6-2 其他清热药

类别	药名	性味	功效	主治	用法与用量	使用注意
清热泻火药	芦根	甘,寒。归肺、胃经	清热泻火、生津止渴、除烦、止呕、利尿	热病烦渴,胃热呕哕,肺热咳嗽,肺痈吐脓,热淋涩痛	煎服,15~30g;鲜品用量加倍,或捣汁用	脾胃虚寒者忌服
	天花粉	甘,微苦,微寒。归肺、胃经	清热泻火,生津止渴,消肿排脓	热病烦渴,肺热燥咳,内热消渴,疮疡肿毒	煎服,10~15g	孕妇忌服;不宜与乌头类药材同用
	夏枯草	辛,苦,寒。归肝、胆。	清肝泻火,明目,散结消	目赤肿痛,目珠夜痛,头痛眩晕,瘰疬,瘿瘤,乳痈,乳癖,乳房胀	煎服,9~15g	脾胃虚弱者慎用
清热燥湿药	龙胆	苦,寒。归肝、胆经	清热燥湿,泻肝胆火	湿热黄疸,阴肿阴痒,带下,湿疹瘙痒,肝火目赤,耳鸣耳聋,胁痛口苦,高热惊厥	煎服,3~6g	脾胃虚寒者忌用,阴虚津伤者慎用

类别	药名	性味	功效	主治	用法与用量	使用注意
清热燥湿药	苦参	苦,寒。归心、肝、胃、大肠、膀胱经	清热燥湿,杀虫,利尿	热痢,便血,黄疸尿闭,赤白带下,阴肿阴痒,湿疹湿疮,皮肤瘙痒,疥癣麻风;外治滴虫性阴道炎	煎服,4.5~9g;外用适量,煎汤洗患处	脾胃虚寒者忌用,阴虚津伤者慎用。反藜芦
清热解毒药	大青叶	苦,寒。归心、胃经	清热解毒,凉血消斑	温病高热,神昏,发斑发疹,痄腮,喉痹,丹毒,痈肿	煎服,9~15g	脾胃虚寒者忌用
	青黛	咸,寒。归肝经	清热解毒,凉血消斑,泻火定惊	温毒发斑,血热吐衄,胸闷咳血,口疮,痄腮,喉痹,小儿惊痫	宜入丸、散用,1~3g;外用适量	脾胃虚寒者忌用
	蒲公英	苦,甘,寒。归肝、胃经	清热解毒,消痈散结,利尿通淋	疔疮肿毒,乳痈,瘰疬,为治乳痈之要药。目赤,咽痛,肺痈,肠痈,湿热黄疸,热淋涩痛	煎服,10~15g;鲜品用量加倍,水煎或捣汁服。外用适量,捣敷或煎汤熏洗患处	用量过大可致缓泻
	鱼腥草	辛,微寒。归肺经	清热解毒,消痈排脓,利尿通淋	肺痈吐脓,痰热喘咳,为治肺痈之要药。热痢,热淋,痈肿疮毒	煎服,15~25g,不宜久煎;鲜品用量加倍,水煎或捣汁服。外用适量,捣敷或煎汤熏洗患处	虚寒证及阴性疮疡者忌服
	射干	苦,寒。归肺经	清热解毒,消痰,利咽	热毒痰火郁结,咽喉肿痛,痰涎壅盛,咳嗽气喘	煎服,3~10g	脾虚便溏者不宜用;孕妇慎用
	山豆根	苦,寒,有毒。归肺、胃经	清热解毒,消肿利咽	火毒蕴结,乳蛾喉痹,咽喉肿痛,齿龈肿痛,口舌生疮	煎服,3~6g	有毒,用量不宜过大;脾胃虚寒者慎用
	白头翁	苦,寒。归胃、大肠经	清热解毒,凉血止痢	治热毒血痢之要药,疮痈肿毒,阴痒带下	煎服,9~15g	虚寒泻痢者忌用
清热凉血药	牡丹皮	苦,辛,微寒。归心、肝、肾经	清热凉血,活血化瘀	热入营血,温毒发斑,吐血衄血;夜热早凉,无汗骨蒸;经闭痛经,跌打损伤,痈肿疮毒	煎服,6~12g	血虚有寒、月经过多者及孕妇慎用
	紫草	甘,咸,寒。归心、肝经	清热凉血,活血解毒,透疹消斑	血热毒盛,斑疹紫黑,麻疹不透,疮疡,湿疹,水火烫伤	煎服,5~10g;外用适量,熬膏或用植物油浸泡涂擦	脾虚便溏者忌用
清虚热药	地骨皮	甘,寒。归肺、肝、肾经	退虚热,凉血热,清肺热	阴虚潮热,骨蒸盗汗,内热消渴;血热妄行而吐衄、尿血;治肺热咳嗽	煎服,9~15g	外感风寒发热或脾虚便溏者不宜用

三、常用泻下药

凡以能引起腹泻,或润滑大肠为主要功效,能促进排便的药物,称为泻下药。

本类药大多苦寒沉降,或质润而滑,主归胃、大肠经,主要作用是泻下通便,以排除胃肠积滞(宿食、燥屎)及有害物质(毒、瘀、虫)等。

泻下药的主要作用是通利大便,能清除胃肠积滞及水饮潴留和其他有害物质。泻下药主要适用于大便秘结,肠胃积滞,或实热内盛及水饮停蓄的里实证。或清热泻火,使实热壅滞之邪通过泻下而清解;或逐水消肿,使水湿停饮随大小便排出。其主要适用于大便秘结,胃肠积滞,实热内结及水饮停蓄等里实证。

使用泻下药时要注意,年老体弱及妇女胎前产后、月经期等,均应慎用。当使用作用较强的泻下药时,以"得泻"为原则,慎勿过剂,以免损伤正气。应用峻猛而有毒性的泻下药时,一定要严格遵循炮制法度,确保用药安全。

根据泻下作用强弱,分为攻下药、润下药、峻下逐水药三类。

(一) 攻下药

攻下药多具苦寒沉降之性,具有较强的泻火通便作用。其适用于内热壅盛、大便秘结、燥屎坚结等证。应用攻下药时,常与行气药同用,以加强泻下和消胀除满的作用。

根据"六腑以通为用""通则不痛"的原则,以攻下药为主,适当配伍清热解毒、活血化瘀等药,中西医结合治疗多种急腹症,取得较好疗效。

大 黄

本品为蓼科植物掌叶大黄、唐古特大黄或药用大黄的干燥根及根茎。其主产于青海、甘肃、四川等地。春秋采挖。削去外皮,切片。生用、酒炙、酒蒸、炒炭用。

【性味归经】 苦,寒。归脾、胃、大肠、肝、心包经。

【功效应用】

泻下攻积:长于治实热积滞便秘。腹痛拒按,食积泻痢,大便不爽。

泻火解毒:治热毒疮疡、丹毒及烧烫伤。

凉血止血:治热毒内盛的吐血衄血、目赤咽痛、牙龈肿痛、口舌生疮。现代用大黄粉内服,治疗上消化道出血有良效。

逐瘀通经:用于瘀血证,如瘀血经闭,癥瘕积聚,跌打损伤等。

利湿退黄:治湿热痢疾,湿热黄疸,湿热淋证等。

外治烧烫伤。

【用法用量】 煎服,3~15g;用于泻下宜后下。外用适量,研末敷于患处。生用力猛;熟用力缓;炒炭止血力强;酒制善活血化瘀。

【使用注意】 孕妇或妇女经期、产后、哺乳期当慎用或忌用。脾胃虚弱者慎用。

芒 硝

本品为含硫酸钠的天然矿物芒硝经精制而成的结晶体($Na_2SO_4 \cdot 10H_2O$)。其主产于河北、河南、山东、江苏、安徽等省的碱土地区。秋冬扫取地面上的土硝,加水加热溶解,过滤、冷却、析出结晶,通称"皮硝"。再取白萝卜切片,置于锅内加水与皮硝共煮,取上层液,冷却析出结晶,即为芒硝。芒硝经风化失去结晶水而成的白色粉末称玄明粉(亦称元明粉)。

【性味归经】 咸,苦,寒。归胃、大肠经。

【功效应用】

泻下软坚:治实热积滞、胃肠热盛,大便燥结,腹满胀痛等证。常与大黄相须配伍,如大承气汤。

清火消肿:治咽喉肿痛、口疮、目赤;治肠痈、乳痈、丹毒、皮肤疮疡等。

【用法用量】 6~12g,冲入药汁内或开水溶化后服。外用适量。

【使用注意】 孕妇、哺乳期妇女慎用。不宜与硫黄、三棱同用。

(二) 润下药

润下药以植物的种仁为多,性平质润,富含油脂,有润燥滑肠的缓泻作用。其适用于年老体弱、久病、产后阴虚,津血不足的肠燥便秘证。

临床运用时,应根据病证适当配伍理气、补血、滋阴等药,以增强疗效。

火 麻 仁

本品为桑科植物大麻的成熟果实。其产于东北、山东、河北等地。秋季果实成熟时采收。晒干,微炒后打碎。

【性味归经】 甘,平。归脾、胃、大肠经。

【功效应用】 润肠通便:治血虚津亏,肠燥便秘。

【用法用量】 煎服,10~15g,打碎入煎。

(三) 峻下逐水药

峻下逐水药大多味苦有毒,药性有寒温之异,主入大肠、肾和肺经。因服用后能引起剧烈的腹泻,使体内的水液迅速从肠道排出而得名,部分药物有利尿作用。其适用于水肿、胸腹积水及痰饮积聚、喘满壅实等正气未衰之证。

本类药物有毒力猛,易伤正气,应用时要注意顾护正气,根据病情需要,采取先攻后补、先补后攻或攻补兼施的方法施治。服药时应中病即止;体虚者慎用;孕妇忌用。

甘 遂

本品为大戟科多年生草本植物甘遂的干燥块根。其主产于陕西、山西等地。春季开花前或秋末茎叶枯萎后采挖。晒干。生用或醋炙用。

【性味归经】 苦,寒,有毒。归肺、肾、大肠经。

【功效应用】 泻水逐饮,消肿散结:治水肿胀满,胸腹积水,痰饮积聚,气逆咳喘,二便不利,风痰癫痫,痈肿疮毒。

【用法用量】 炮制后多入丸散用,0.5~1.5g;外用适量,生用。

【使用注意】 孕妇及虚弱者禁用。反甘草。

其他泻下药见表 6-3。

表 6-3　其他泻下药

类别	药名	性味	功效	主治	用法与用量	使用注意
攻下药	芦荟	苦,寒。归肝、胃、大肠经	泻下通便,清肝泻火,杀虫疗疳	热结便秘,惊痫抽搐,小儿疳积;外治癣疮	入丸散 2~5g;外用适量,研末敷患处	孕妇、哺乳期及脾胃虚弱、食少便溏者慎用
	番泻叶	甘,苦,寒。归大肠经	泻下导滞,通便,利水	热结积滞,便秘腹痛,水肿胀满	煎服,2~6g,后下,或温开水泡服	孕妇、月经期及哺乳期妇女慎用。剂量不可过大
润下药	郁李仁	辛,苦,甘,平。归脾、大肠、小肠经	润肠通便,下气利水	津枯肠燥,食积气滞,腹胀便秘,水肿,脚气,小便不利	煎服,6~10g;打碎入煎	孕妇慎用
峻下逐水药	巴豆霜	辛,热,有大毒。归胃、大肠经	峻下冷积,逐水退肿,豁痰利咽;外用蚀疮	寒积便秘,乳食停滞,腹水鼓胀,二便不通,喉风,喉痹;外治痈肿脓成不溃,恶疮疥癣,疣痣	入丸、散用,0.1~0.3g;外用适量	孕妇及体虚者忌用。畏牵牛子
	芫花	苦,辛,温,有毒。归肺、脾、肾经	泻水逐饮;外用杀虫疗疮	水肿胀满,胸腹积水,痰饮积聚,气逆咳喘,二便不利;外治疥癣秃疮,痈肿,冻疮	煎服,1.5~3g;醋芫花研末吞服,一次0.6~0.9g,一日1次。外用适量	孕妇及体虚者忌用。反甘草

続表

类别	药名	性味	功效	主治	用法与用量	使用注意
峻下逐水药	牵牛子	苦,寒,有毒。归肺、肾、大肠经	泻水通便,消痰涤饮,杀虫攻积	水肿胀满,二便不通,痰饮积聚,气逆喘咳,虫积腹痛	煎服,3~6g;入丸散服,每次1.5~3g	孕妇忌用。畏巴豆

四、常用祛风湿药

凡以祛除风湿、解除痹痛为主要功效,用于治疗痹证的药物,称为祛风湿药。

本类药多辛苦温,主入脾、肝、肾经。辛以祛风走散,苦以燥湿,温以胜寒,辛散苦燥,善走于肌肉、筋骨、关节之间,具有祛风、除湿、散寒、通络、止痛或兼补肝肾、强筋骨作用。其适用于风寒湿邪所致的肌肉、经络、筋骨、关节等处疼痛、重着、麻木和关节肿大、筋脉拘挛、屈伸不利等证。

当使用本类药物时,还应根据痹证的性质、部位、病程新久及兼证的不同,选择相应的药物,并做适当的配伍。如病邪在表,或偏于上部,或风胜之行痹,可配祛风解表药;湿胜之着痹,配祛湿或燥湿药;寒湿之痛痹,配温经散寒止痛药;热痹配清热药;血凝气滞者配活血通络药;气血不足者配益气养血药;肝肾亏损者配补益肝肾药。

由于痹证多属慢性疾病,为服用方便,可制成酒剂或丸剂服用。本类药物大多辛散苦燥,易伤阴耗血,阴亏血虚者当慎用。

独 活

本品为伞形科植物重齿毛当归的根。其主产于湖北、四川等地。春秋季采挖。炕干。切片生用。

【性味归经】 辛,苦,微温。归肾、膀胱经。

【功效应用】

祛风除湿,通痹止痛:治风湿痹痛,本品为治风寒湿痹的要药。尤善治腰背及下半身的肌肉关节疼痛。

散风寒:治风寒挟湿表证,症见恶寒发热,头重如裹,身体困倦。

【用法用量】 煎服,3~10g。

【使用注意】 阴虚血燥者慎用。

威 灵 仙

本品为毛茛科植物威灵仙、棉团铁线莲或东北铁线莲的根及根茎。其主产于江苏、安徽、浙江等地。秋季采挖,生用。

【性味归经】 辛,咸,温。归膀胱经。

【功效应用】

祛风湿,通经络:治风湿痹痛、麻木瘫痪,筋脉拘挛,屈伸不利。

治诸骨鲠喉:本品能软化鲠骨。单用或加砂糖、米醋,水煎频服。

【用法用量】 煎服,6~10g。治骨鲠可用至30~45g。

【使用注意】 本品性走窜,易伤正气,不宜久服;体弱及气血虚者慎用。

桑 寄 生

本品为桑寄生科植物桑寄生的干燥带叶茎枝。冬季至次春采割,除去粗茎,切段,干燥,或蒸后干燥。

【性味归经】 苦,甘,平。归肝、肾经。

【功效应用】

祛风湿,补肝肾,强筋骨:善治肝肾不足之风湿痹痛,腰膝酸软,筋骨无力而日久者,配伍杜仲、牛膝等,如独活寄生汤。

安胎:治肝肾不足、冲任不固之妊娠漏血、胎动不安、习惯性流产等。

【用法用量】 煎服,9~15g。

其他祛风湿药见表6-4。

表 6-4　其他祛风湿药

药名	性味	功效	主治	用法与用量	使用注意
乌梢蛇	甘,平,归肝经	祛风,通络,止痉	风湿顽痹,麻木拘挛,中风口眼㖞斜,半身不遂,抽搐痉挛,破伤风,麻风;疥癣等证	煎服,6~12g;研末吞服,一次2~3g;或入丸剂、酒浸服;外用适量	阴虚生风者慎用
木瓜	酸,温。归肝、脾经	舒筋活络,和胃化湿	湿痹拘挛,腰膝关节酸重疼痛,暑湿吐泻,腹痛转筋;脚气水肿	煎服,6~9g	胃酸过多者不宜使用
防己	苦,寒。归膀胱、肺经	祛风止痛,利水消肿	风湿痹痛,善治热痹,水肿脚气,小便不利,湿疹疮毒	煎服,5~10g	苦寒易伤胃气,胃纳不佳及阴虚体弱者慎服
秦艽	辛,苦,平。归胃、肝、胆经	祛风湿,清湿热,止痹痛,退虚热	风湿痹痛,中风半身不遂,筋脉拘挛,骨节酸痛,湿热黄疸,骨蒸潮热,小儿疳积发热	煎服,3~10g	脾虚便溏者不宜使用
五加皮	辛,苦,温。归肝、肾经	祛风除湿,补益肝肾,强筋壮骨,利水消肿	风湿痹病,筋骨痿软,小儿行迟,体虚乏力,水肿,脚气	煎服,5~10g;或酒浸、入丸、散服	阴虚火旺、舌干口苦者忌服

五、常用化湿药

凡气味芳香,以化湿运脾为主要功效,用于治疗湿阻中焦的药物,称为化湿药,亦即芳香化湿药。

本类药物辛香温燥,多归脾胃经,芳香能醒脾化湿,温燥可燥湿健脾,具有运化湿浊、开胃和中、宣畅气机的功效,适用于湿浊内阻,脾为湿困,运化失常而引起的脘腹胀满,吐泻泛酸,少食体倦,大便稀溏,舌苔白腻等。其亦可用于暑湿或湿温初起者。

当使用本类药物时,若脾胃虚弱者,配伍健脾药;湿胜脘腹胀满者,配伍行气药等。

本类药多属辛香温燥之品,易耗气劫阴,故阴虚血燥及气虚者慎用;又因其芳香,多含挥发油,且为其有效成分,故入煎剂宜后下,不宜久煎,以免降低疗效。

广 藿 香

本品为唇形科植物广藿香的干燥地上部分。其主产于广东。夏秋季枝叶茂盛时采割,日晒夜闷,反复至干。切段,生用。

【性味归经】 辛,微温。归脾、胃、肺经。

【功效应用】

芳香化浊:治湿浊中阻,症见脘腹胀满、纳呆不饥、恶心呕吐。其作用温和,为芳香化湿之要药。

发表解暑:治夏令暑湿所致恶寒发热、头痛脘痞、腹痛吐泻等。

和中止呕:藿香善治湿浊引起的呕吐,治妊娠呕吐。

【用法用量】 煎服,3~10g。

【使用注意】 本品含挥发油,不宜久煎。其叶偏于解表;梗偏于和中;鲜品解暑化湿,辟秽之力较强。夏季可与佩兰煎汤代茶,当作清暑饮料。

苍　术

本品为菊科植物茅苍术或北苍术的根茎。其主产于江苏、内蒙古等地。前者以产于江苏茅山一带者质量最好,故名茅苍术,为道地药材。春秋季采挖。生用或炒用。

【性味归经】 辛,苦,温。归脾、胃、肝经。

【功效应用】

燥湿健脾:本品辛香燥烈,有较强的健脾燥湿的功效。治寒湿困阻中焦之脘腹胀满、食欲缺乏、恶心呕吐等症。

祛风湿:治风寒湿痹,关节肢体疼痛。尤善治湿痹见肢体麻木沉重疼痛。

解表:治风寒感冒,风寒挟湿感冒。

明目:治夜盲症及眼目昏涩。

【用法用量】 煎服,3~9g。

【使用注意】 阴虚内热,气虚多汗者忌用。

厚　朴

本品为木兰科植物厚朴或凹叶厚朴的干燥干皮、根皮及枝皮。其主产于四川、湖北等地。4~6月剥取,根皮及枝皮直接阴干;干皮置沸水中微煮后堆置阴湿处,"发汗"至内表面变紫褐色或棕褐色时,蒸软,取出,卷成筒状,干燥。切片。

【性味归经】 苦,辛,温。归脾、胃、肺、大肠经。

【功效应用】

燥湿消痰:治湿阻中焦,症见胸腹胀满、食少便溏等。痰饮咳喘。

下气除满:治胃肠气滞证,寒凝、食积、脘腹胀满。为消除胀满之要药。

【用法用量】 煎服,3~10g。

【使用注意】 体虚及孕妇慎用。

其他化湿药见表6-5。

表6-5　其他化湿药

药名	性味	功效	主治	用法与用量	使用注意
砂仁	辛,温 归脾、胃、肾经	化湿开胃,温脾止泻,理气安胎	湿浊中阻,脘痞不饥,脾胃虚寒,呕吐泄泻,妊娠恶阻,胎动不安	煎服,3~6g,后下	阴虚有热者忌服
豆蔻	辛,温 归肺、脾、胃经	化湿行气,温中止呕,开胃消食	湿浊中阻,不思饮食,湿温初起,胸闷不饥,寒湿呕逆,胸腹胀痛,食积不消	煎服,3~6g,后下	热性呕吐者不宜用

六、常用利水渗湿药

凡以通利水道、渗泄水湿为主要功效,用于治疗水湿内停病证的药物,称为利水渗湿药,亦即利湿药。服用这类药物,能使小便畅利,尿量增多,又称为利尿剂。

本类药物味多甘淡,淡能渗利水湿,主入肾、膀胱及小肠经。其适用于小便不利、水肿、淋证、黄疸、湿疮、泄泻、带下、湿温、湿痹等水湿所致的各种病证。

利湿药增加尿量,排出大量水分,易耗伤津液,凡阴虚津亏者当慎用,有些药物有较强的通利作用,孕妇应慎用。

茯　苓

本品为多孔菌科真菌茯苓的菌核。多寄生于赤松或马尾松的根部。其主产于云南、湖北等地。

7~9 月采挖,切片或切块后阴干。生用。

【性味归经】 甘,淡,平。归心、肺、脾、肾经。

【功效应用】

利水渗湿:治脾虚停饮所致的心悸,治脾肾阳虚水肿。

健脾补中:治脾虚倦怠、食少便溏,治脾虚泄泻。

宁心安神:治心神不安,惊悸失眠。

本品健脾益心,利水性缓,具有利水而不伤正的特点,为利水渗湿之要药。无论寒热虚实各种水肿均可用之。

【用法用量】 煎服,10~15g。

薏 苡 仁

本品为禾本科植物薏米的干燥成熟种仁。其主产福建、河北等地。秋季果实成熟后采收,晒干,除去外壳及种皮,收集种仁。生用或炒用。

【性味归经】 甘,淡,凉。归脾、胃、肺经。

【功效应用】

健脾止泻:治水肿、小便不利、脚气浮肿。

渗湿止泻:治脾虚泄泻。

祛湿除痹:治风湿痹痛、经脉拘挛,治风湿热痹。

清热排脓:治肺痈、肠痈。

解毒散结:赘疣,癌肿。

【用法用量】 煎服,9~30g,健脾止泻多炒用,清热排脓多生用。

【使用注意】 孕妇慎用。

茵 陈

本品为菊科植物茵陈或滨蒿的地上部分。其主产于陕西、山西等地。春季幼苗高 6~10cm 时采收,或秋季花蕾长成时采割。除去杂质及老根,晒干。生用。

【性味归经】 苦,辛,微寒。归脾、胃、肝、胆经。

【功效应用】

清利湿热:湿温暑湿,湿疮瘙痒。

利胆退黄:治湿热黄疸,为治黄疸之要药。无论阴黄、阳黄均可用之,性寒尤其适用于阳黄。

【用法用量】 煎服,6~15g。外用适量,煎汤熏洗。

【使用注意】 蓄血发黄者及血虚萎黄者慎用。

其他利水渗湿药见表6-6。

表 6-6　其他利水渗湿药

药名	性味	功效	主治	用法与用量	使用注意
猪苓	甘,淡,平 归肾、膀胱经	利水渗湿	小便不利,水肿,泄泻,淋浊,带下	煎服,6~12g	无水湿者忌服
泽泻	甘,淡,寒 归肾、膀胱经	利水渗湿,泄热,化浊降脂	小便不利,水肿胀满,泄泻尿少,痰饮眩晕,热淋涩痛,高脂血症	煎服,6~10g	
车前子	甘,寒 归肝、肾、肺、小肠经	清热利尿通淋,渗湿止泻,明目,祛痰	热淋涩痛,水肿胀满,暑湿泄泻,目赤肿痛,痰热咳嗽	煎服,9~15g,包煎	肾虚精滑者慎用

药名	性味	功效	主治	用法与用量	使用注意
滑石	甘,淡,寒 归膀胱、肺、胃经	利尿通淋,清热解暑;外用祛湿敛疮	热淋,石淋,尿热涩痛,暑湿烦渴,湿热水泻;外治湿疹,湿疮,痱子	煎服,10~20g,包煎。外用适量	脾虚、热病伤津者及孕妇忌用
木通	苦,寒 归心、小肠、膀胱经	利尿通淋,清心除烦,通经下乳	淋证,水肿,心烦尿赤,口舌生疮,经闭乳少,湿热痹痛	煎服,3~6g	孕妇慎用。不宜长期或大量服用
金钱草	甘,咸,微寒 归肝、胆、肾、膀胱经	利湿退黄,利尿通淋,解毒消肿	湿热黄疸,胆胀胁痛,石淋、热淋,小便涩痛,痈肿疔疮,虫蛇咬伤	煎服,15~60g	
虎杖	微苦,微寒 归肝、胆、肺经	利湿退黄,清热解毒,散瘀止痛,止咳化痰	湿热黄疸,淋浊,带下,风湿痹痛,痈肿疮毒,水火烫伤,经闭,癥瘕,跌打损伤,肺热咳嗽	煎服,9~15g;外用适量,制成煎液或油膏涂敷	孕妇慎用

七、常用温里药

凡以温里散寒为主要功效,用于治疗里寒证的药物,称为温里药,亦称祛寒药。

本类药物味辛而性温热,以其辛散温通之性偏走脏腑经络,具有温里散寒、温经止痛的作用,部分药物还能温补脾胃、温肾助阳、回阳救逆。其适用于寒邪内侵,阳气受困;或阳气衰微,阴寒内盛所致面色苍白,口淡不渴,畏寒肢冷,脘腹冷痛,呕吐呃逆,泄泻下痢,小便清长,舌淡苔白,脉沉细;大汗亡阳,四肢厥冷,脉微欲绝等阳脱证候。

当使用本类药物时,如寒凝气滞者,配行气药;寒湿内蕴者,配健脾化湿药;脾肾阳虚者,配温补脾肾药等。

本类药物性多辛热燥烈,易伤阴助火,当中病即止,热证、阴虚证及孕妇忌用。

附 子

本品为毛茛科植物乌头子根的加工品。其主产于四川、陕西等地。6月下旬至8月上旬采挖,除去母根、须根及泥沙,习称"泥附子"。然后加工炮制成盐附子、黑顺片、白附片等。

【性味归经】 辛,甘,大热,有毒。归心、肾、脾经。

【功效应用】

回阳救逆:本品辛甘大热、纯阳燥烈,能复散失之亡阳,为"回阳救逆第一要药"。治亡阳证,冷汗淋漓、四肢厥冷,脉微欲绝。常与干姜相须为用,如四逆汤。

补火助阳:可用于一身上下内外阳气衰微,阴寒内盛之证。治心阳不足,胸痹心痛;脾肾阳虚,脘腹冷痛、便溏;肾阳不足之尿频。

散寒止痛:治风寒湿痹,周身骨节疼痛。有较强的散寒止痛作用。

【用法用量】 煎服,3~15g,先煎,久煎,入汤剂应先煎30~60分钟以减弱其毒性,至口尝无麻辣感为度。

【使用注意】 过量易引起中毒,孕妇、阴虚和热证者均忌用。反半夏、瓜蒌、瓜蒌子、瓜蒌皮、天花粉、川贝母、浙贝母、平贝母、伊贝母、湖北贝母、白蔹、白及。

干 姜

本品为姜科植物姜的干燥根茎。主产于四川、贵州等地。冬季采挖,除去须根和泥沙。晒干或低温干燥。趁鲜切片晒干或低温干燥者称为"干姜片"。

【性味归经】 辛,热。归脾、胃、肾、心、肺经。

【功效应用】

温中散寒:治脾胃虚寒,脘腹冷痛、呕吐泄泻。

回阳通脉:治心肾阳虚,与附子同用,加强祛寒作用。

温肺化饮:治寒饮伏肺,喘咳、痰多清稀。

【用法用量】 煎服,3~10g。

【使用注意】 孕妇、热证及阴虚证者忌用。

肉 桂

本品为樟科植物肉桂的干燥树皮。其主产于广西、广东等地。肉桂多于秋季剥取,阴干。

【性味归经】 辛,甘,大热。归肾、脾、心、肝经。

【功效应用】

补火助阳:治肾阳不足,命门火衰,形寒肢冷,阳痿,尿频。为治命门火衰之要药。

引火归元:治下元虚冷、虚阳上浮之面色浮红、虚喘、眩晕目赤、下肢怕冷、尺脉弱。

温经通脉,散寒止痛:治虚寒性痛经经闭、寒疝腹痛、心腹冷痛。

【用法用量】 煎服,1~5g。入汤剂宜后下或焗服。

【使用注意】 阴虚火旺、里实热者及孕妇忌用;畏赤石脂。

其他温里药见表6-7。

表 6-7 其他温里药

药名	性味	功效	主治	用法与用量	使用注意
吴茱萸	辛,苦,热,有小毒 归肝、脾、胃、肾经	散寒止痛,降逆止呕,助阳止泻	厥阴头痛,寒疝腹痛,寒湿脚气,经行腹痛,脘腹胀痛,呕吐吞酸,五更泄泻	煎服,2~5g,外用适量	不宜多服、久服;阴虚有热者忌用
丁香	辛,温 归脾、胃、肺、肾经	温中降逆,补肾助阳	脾胃虚寒,呃逆呕吐,食少吐泻,心腹冷痛,肾虚阳痿	煎服或研末外敷,1~3g	不宜与郁金同用
小茴香	辛,温 归肝、肾、脾、胃经	散寒止痛,理气和胃	肝经受寒,脘腹冷痛,胃寒气滞,脘痛呕吐	煎服,3~6g,包煎	

八、常用理气药

凡以疏畅气机,行气解郁,消除气滞为主要功效,用于治疗气滞证或气逆证的药物,称为理气药,亦称行气药。部分行气力强者,则称破气药。

本类药味大多辛苦性温,气味芳香,主入肝、脾、胃、肺经,其味辛能行散,味苦能疏泄,芳香能走窜,性温能通行,具有行气止痛、疏肝解郁、顺气宽胸、破气散结、降气平喘、降逆止呕等功效,适用于脾胃气滞的脘腹胀痛、呕恶吞酸、不思饮食、便秘或溏泻等;肝气郁滞的胸胁满痛、乳房胀痛、月经不调、疝气疼痛、急躁多怒或抑郁少欢等;肺气壅滞的胸闷疼痛、咳嗽气喘、胸痹心痛等。

当使用本类药物时,如脾胃气滞是由于饮食积滞者,当配消食药或泻下药;用于瘀血阻滞者,当配活血化瘀药。

本类药性多辛温香燥,易耗气伤阴,故气虚、阴虚者慎用。行气药以香气用事,含挥发性成分,故入汤剂一般不宜久煎。

陈 皮

本品为芸香科植物橘及其栽培变种的成熟果皮。其主产于广东、福建、四川等地。秋季果实成熟时采集,晒干或低温干燥,切丝入药。以陈久者为佳,生用。

【性味归经】 苦,辛,温。归肺、脾经。

【功效应用】

理气健脾：治脾胃气滞,脘腹胀满、纳差;为理气健脾之要药。

燥湿化痰：常用于治疗寒痰、湿痰。治痰湿壅肺,咳嗽痰多色白;常与半夏相须为用,如二陈汤。

【用法用量】 煎服,3~10g。

【使用注意】 本品辛温苦燥,内有实热者慎用。阴虚燥咳者不宜用。

香 附

本品为莎草科植物莎草的根茎。其主产于山东、湖南等地。秋季采挖,燎去毛须,置沸水中略煮或蒸透后晒干,或燎后直接晒干。生用或醋炒用。

【性味归经】 辛,微苦,微甘,平。归肝、脾、三焦经。

【功效应用】

疏肝解郁：治肝郁气滞,胸胁胀痛,疝气疼痛,乳房胀痛。

理气宽中：治脾胃气滞,脘腹痞闷,胀满疼痛。

调经止痛：治月经不调、痛经、闭经、行经乳胀。本品为疏肝调经止痛之要药。李时珍誉其为"气病之总司,女科之主帅也"。

【用法用量】 煎服,6~10g,醋制止痛力增强。

【使用注意】 凡气虚无滞,阴虚血热者忌用。

木 香

本品为菊科植物木香的根。其主产于云南、四川等地。秋冬季采挖,生用或煨用。

【性味归经】 辛,苦,温。归脾、胃、大肠、三焦、胆经。

【功效应用】

行气止痛：治胁肋胀痛、脘腹胀痛、寒疝腹痛。

健脾消食：治泻痢后重、食积不消、不思饮食。

煨木香实肠止泻,用于泄泻腹痛。

【用法用量】 煎服,3~6g。生用行气,煨用止泻。

【使用注意】 阴虚津亏火旺者慎用。

其他理气药见表6-8。

表6-8 其他理气药

药名	性味	功效	主治	用法与用量	使用注意
枳实	苦,辛,酸,微寒 归脾、胃经	破气消积,化痰散痞	积滞内停,痞满胀痛,泻痢后重,大便不通,痰滞气阻,胸痹,结胸,脏器下垂	煎服,3~10g	孕妇及脾胃虚弱者慎用
青皮	苦,辛,温 归肝、胆、胃经	疏肝破气、消积化滞	胸胁胀痛,疝气疼痛,乳癖,乳痈,食积气滞,脘腹胀痛	煎服,3~10g,醋制疏肝止痛力强	
沉香	辛,苦,微温 归脾、胃、肾经	行气止痛,温中止呕,纳气平喘	胸腹胀闷疼痛,胃寒呕吐呃逆,肾虚气逆喘急	煎服,1~5g,后下	气虚下陷,阴虚火旺者慎用
乌药	辛,温 归肺、脾、肾、膀胱经	行气止痛,温肾散寒	寒凝气滞,胸腹胀痛,气逆喘急,膀胱虚冷,遗尿尿频,疝气疼痛,经寒腹痛	煎服,6~10g	
川楝子	苦,寒,有小毒 归肝、小肠、膀胱经	疏肝泄热,行气止痛,杀虫	肝郁化火,胸胁、脘腹胀痛,疝气疼痛,虫积腹痛	煎服,5~10g;外用适量,研末调涂	不宜多服、久服;脾胃虚寒者慎用
薤白	辛,苦,温 归心、肺、胃、大肠经	通阳散结,行气导滞	胸痹心痛,脘腹痞满胀痛,泻痢后重	煎服,5~10g	

九、常用消食药

凡以健脾开胃、消除宿食积滞、促进食欲为功效,用于治疗饮食积滞证的药物,称为消食药,又称消导药。

本类药多为甘平或微温之品,主归脾、胃二经,具有消食化积、健运脾胃、除胀和中的作用。其适用于饮食积滞引起的脘腹胀满、嗳气吞酸、食欲缺乏、恶心呕吐和大便失常等消化不良证。

本类药中部分药物有耗气之弊,不宜久服,以免耗伤正气。

山 楂

本品为蔷薇科植物山里红或山楂的成熟果实。其主产于河南、江苏等地。秋季果实成熟时采收,晒干。生用或炒用。

【性味归经】 酸,甘,微温。归脾、胃、肝经。

【功效应用】

消食化积:治肉食积滞、脘腹胀满、嗳气吞酸、腹痛便溏之证。

行气散瘀:治瘀滞胸胁作痛,产后瘀滞腹痛、痛经、经闭,疝气作痛。

化浊降脂:治高脂血症、冠心病、高血压。

【用法用量】 煎服,9~12g。生山楂偏于活血散瘀,焦山楂偏于消食止泻。

【使用注意】 胃酸过多、胃溃疡及孕妇慎用。

神 曲

本品为面粉或麸皮和其他药物混合发酵后加工制成,别名六神曲。原主产福建,现全国各地均有生产,以陈久者为佳。生用或炒用。

【性味归经】 甘,辛,温。归脾、胃经。

【功效应用】 消食和胃:用于饮食积滞、脘腹胀满、腹痛腹泻之证。善消淀粉性食积,又健脾开胃,略兼解表,尤适宜伤食发热泄泻或外感兼食滞者。

【用法用量】 煎服,6~15g。本品炒焦与焦麦芽、焦山楂配合用,称为焦三仙,消积滞之力增强。

其他消食药见表6-9。

表6-9 其他消食药

药名	性味	功效	主治	用法与用量	使用注意
麦芽	甘,平 归脾、胃经	行气消食,健脾开胃,回乳消胀	食积不消,脘腹胀痛,脾虚食少,乳汁郁积,乳房胀痛,哺乳期妇女断乳,肝郁胁痛,肝胃气痛	煎服,10~15g;回乳炒用60~120g	哺乳期妇女不宜使用
莱菔子	辛,甘,平 归脾、胃、肺经	消食除胀,降气化痰	饮食停滞,脘腹胀痛,大便秘结,积滞泻痢,痰壅喘咳	煎服,5~12g	气虚及无食积、痰滞者慎用。不宜与人参同用
鸡内金	甘,平 归脾、胃、小肠、膀胱经	健脾消食,涩精止遗,通淋化石	食积不消,呕吐泻痢,小儿疳积,遗尿,遗精,石淋涩痛,胆胀胁痛	煎服,3~10g	脾虚无积滞者慎用

十、常用驱虫药

凡以驱除或杀灭人体寄生虫为主要功效,用于治疗虫证的药物,称为驱虫药。

本类药物多具毒性,主入脾胃大肠经,对人体寄生虫,特别是肠道内寄生虫有麻痹、毒杀作用,促使其排出体外。其适用于蛔虫、蛲虫、绦虫、钩虫、姜片虫等虫证。患者多表现为绕脐腹痛,呕吐涎沫,多食善饥或不思饮食,嗜食异物,肛门瘙痒,面色萎黄,形体消瘦,阴痒带下,小儿疳积等。中药学中的杀虫主要指外用对皮肤疥虫、螨虫等有杀灭作用。本类药物主要以口服为主,进入肠道内,以驱除或毒杀人体肠道内寄生虫。为了与外用的杀虫功效相区别,故本章药物称为驱虫药。

驱虫药一般应在空腹时服用,使药物充分与虫体接触;可配伍泻下药物,以促使虫体排出;若因蛔虫引起腹痛剧烈或发热,应以安蛔止痛为主,待疼痛缓解后再行驱虫,以免肠中蛔虫窜动而引起病情剧;应用毒性较大的驱虫药,要注意剂量和用法,以免中毒或损伤正气;脾胃虚寒,正气亏虚及妊娠、年老体弱者应慎用。

槟　榔

本品为棕榈科植物槟榔的干燥成熟种子。其主产于海南、广东、云南等地。春末至秋初采收成熟果实,用水煮后,干燥,除去果皮,取出种子,干燥。

【性味归经】 苦,辛,温;归胃、大肠经。

【功效应用】

杀虫消积:治绦虫病、蛔虫病、姜片虫病。尤善治绦虫病,并与南瓜子同用。治食积气滞证、泻痢后重,常与木香、青皮等配伍,如木香槟榔丸。

行气利水:治水肿喘息、寒湿脚气肿痛。

截疟:治疟疾寒热久发不止。

【用法用量】 煎服,3~10g;驱绦虫、姜片虫30~60g。

【使用注意】 脾虚便溏、气虚下陷者忌用;孕妇慎用。

其他驱虫药见表6-10。

表 6-10　其他驱虫药

药名	性味	功效	主治	用法与用量	使用注意
使君子	甘,温 归脾、胃经	杀虫消积	蛔虫病,蛲虫病,虫积腹痛,小儿疳积	使君子9~12g,捣碎入煎剂;使君子仁6~9g,多入丸散或单用,作1~2次分服。小儿每岁1~1.5粒,炒香嚼服,1日总量不超过20粒	不宜大量服用;忌饮热茶
苦楝皮	苦,寒,有毒 归肝、脾、胃经	杀虫,疗癣	蛔虫病,蛲虫病,虫积腹痛;外治疥癣瘙痒	煎服,3~6g;外用适量,研末,用猪脂调敷患处	有毒,不宜过量或持续服用;孕妇及肝肾功能不全者慎用
南瓜子	甘,平 归胃、大肠经	杀虫	绦虫病。蛔虫病,血吸虫病	研粉,60~120g,冷开水调服	

十一、常用止血药

凡以制止体内外出血为主要功效,用于治疗出血证的药物,称为止血药。

本类药物多味苦涩或甘,主入心、肝二经,兼入脾经,均入血分而止血。苦可清血热散瘀滞,涩能收敛止血,甘可缓和药性,减缓血行,制止体内外出血。其适用于各种出血病证,如咳血、咯血、吐血、衄血、尿血、便血、崩漏、紫癜以及外伤出血等。根据止血药的药性和功效不同,可分为凉血止血药、化瘀止血药、收敛止血药和温经止血药。

凉血止血药、收敛止血药,有恋邪留瘀之弊,出血兼有瘀血者不宜单独使用,应酌情适当配伍行气活血之品。

(一)凉血止血药

本类药物性属寒凉,味多甘苦,入血分,能止血兼清血热,适用于血热妄行所致的各种出血证。

小　蓟

本品为菊科植物刺儿菜的地上部分。全国大部分地方均产。夏、秋季花期采集。除去杂质,晒干,生用或炒炭用。

【性味归经】 甘,苦,凉。归心、肝经。

【功效应用】

凉血止血:治血热出血证,如衄血、吐血、尿血、血淋、便血、崩漏等;兼能利尿,尤宜用于尿血、血淋。

散瘀解毒消痈:本品能清热解毒,散瘀消肿,用治热毒疮疡初起。

【用法用量】 煎服,5~12g。鲜品用量加倍。外用适量,捣敷患处。

【使用注意】 脾胃虚寒而无瘀滞者忌服。

地　榆

本品为蔷薇科植物地榆或长叶地榆的干燥根。前者产于黑龙江、吉林、辽宁、内蒙古、山西;后者产于安徽、江苏、浙江、江西。春季采挖,除去须根,洗净,切片,干燥。

【性味归经】 苦,酸,涩,微寒。归肝、大肠经。

【功效应用】

凉血止血:善于治下部血热出血证,治便血、痔血、血痢、崩漏。

解毒敛疮:本品苦寒能泻火解毒,味酸涩能敛疮,为治烧烫伤之要药,治水火烫伤、痈肿疮毒。

【用法用量】 煎服,9~15g。外用适量,研末涂敷患处。

【使用注意】 大面积烧伤者,不宜外涂,以防发生中毒性肝炎。

(二) 化瘀止血药

本类药物既能止血,又能化瘀,有止血而不留瘀的特点,治疗瘀血内阻,血不循经之出血病证。

三　七

本品为五加科植物三七的根,别名田七。其主产于广西、云南等地。秋季花开前采挖,洗净,干燥。切片或打粉用。

【性味归经】 甘,微苦,温。归肝、胃经。

【功效应用】

散瘀止血:本品味甘微苦性温,主入肝经血分,功善止血,又能祛瘀,有止血不留瘀、化瘀不伤正的特点。其用于体内外各种出血,出血而有瘀滞者尤宜。

消肿定痛:本品活血消肿,止痛力强,为治瘀血诸证之佳品,尤为伤科要药。治跌打损伤、胸痹心痛、积聚癥瘕、血瘀经闭、痛经及产后瘀阻腹痛等。

【用法用量】 3~9g;研粉吞服,一次 1~3g。外用适量。

【使用注意】 本品昂贵,临床多研末冲服。血热妄行或阴虚者,宜配凉血或滋阴清热之品同用。

(三) 收敛止血药

本类药物大多味涩性平,或为炭类,或质黏,故能收敛止血,适用于出血而无瘀滞者。

白　及

本品为兰科植物白及的块茎。其主产于贵州、四川等地。夏秋两季采收,除去须根,置沸水中煮或蒸至内无白心,晒至半干,除去外皮,晒干。切片或打粉用。

【性味归经】 苦,甘,涩,微寒。归肺、肝、胃经。

【功效应用】

收敛止血:治咯血、衄血、吐血、便血、崩漏、外伤出血,治咯血肺阴不足者。长于治肺、胃出血证。

消肿生肌:治疮疡肿毒、烫伤、手足皲裂。痈肿初起,疮疡溃不收口,研末外用。

【用法用量】 煎服,6~15g;研末吞服 3~6g,外用适量。

【使用注意】 不宜与川乌、制川乌、草乌、制草乌、附子同用。

（四）温经止血药

本类药物性温热，善于温里散寒，温脾阳，固冲脉而统摄血液，具有温经止血之效。

艾 叶

本品为菊科植物艾的叶。其主产于山东、湖北等地。夏季花未开时采摘，生用或炒炭用。

【性味归经】 辛，苦，温，有小毒。归肝、脾、肾经。

【功效应用】

温经止血：治虚寒性出血病证，如吐血、衄血、崩漏等，尤宜于月经过多、胎漏下血。为温经止血之要药。

散寒止痛：本品专入三阴经而直走下焦，能温经脉，暖女子胞，散寒止痛，尤善调经，为治妇科下焦虚寒或寒客女子胞之要药。其可治少腹冷痛，经寒不调，宫冷不孕。

外用祛湿止痒：治皮肤瘙痒。

此外，将艾绒制成艾条、艾柱等，用以艾灸，可使热气内注，具有温煦气血、透达经络的作用。

【用法用量】 煎服，3~9g，外用适量，供灸治或熏洗用。炒炭偏于温经止血，醋炙散寒止痛，绒制用于灸法。

其他止血药见表 6-11。

表 6-11 其他止血药

类别	药名	性味	功效	主治	用法与用量	使用注意
凉血止血药	大蓟	甘，苦，凉 归心、肝经	凉血止血，散瘀解毒消痈	衄血，吐血，尿血，便血，崩漏，外伤出血，痈肿疮毒	煎服，9~15g	
	槐花	苦，微寒 归肝、大肠经	凉血止血，清肝明目	便血，痔血，血痢，崩漏，吐血，衄血，肝热目赤，头痛眩晕	煎服，5~10g	
	白茅根	甘，寒 归肺、胃、膀胱经	凉血止血，清热利尿，清肺胃热	血热吐血，衄血，尿血，热病烦渴，湿热黄疸，水肿尿少，热淋涩痛。胃热呕吐，肺热咳嗽	煎服，9~30g	
	侧柏叶	苦，涩，寒 归肺、肝、脾经	凉血止血，化痰止咳，生发乌发	吐血，衄血，咯血，便血，崩漏下血，肺热咳嗽，胃热呕吐，血热脱发，须发早白	煎服，6~12g，外用适量	
化瘀止血药	茜草	苦，寒 归肝经	凉血，祛瘀，止血，通经	吐血，衄血，崩漏，外伤出血，瘀阻经闭，关节痹痛，跌仆肿痛	煎服，6~10g	孕妇慎用
	蒲黄	甘，平 归肝、心包经	止血，化瘀，利尿通淋	吐血，衄血，咯血，崩漏，外伤出血，经闭痛经，胸腹刺痛，血淋尿血	煎服，5~10g，包煎。外用适量，敷患处	孕妇慎用
收敛止血药	仙鹤草	苦，涩，平 归心、肝经	收敛止血，截疟，止痢，解毒，补虚	咯血，吐血，崩漏下血，疟疾，血痢，痈肿疮毒，阴痒带下，脱力劳伤	煎服，6~12g，外用适量	
	棕榈	苦，涩，平 归肝、肺、大肠经	收敛止血	吐血、衄血、尿血、便血、崩漏	煎服，3~9g	出血兼有瘀滞者不宜使用
	血余炭	苦，平 归肝、胃经	收敛止血、化瘀、利尿	吐血、咳血、衄血、血淋、尿血、便血、崩漏、外伤出血	煎服，5~10g	出血兼有瘀滞者不宜使用

十二、常用活血化瘀药

凡以通利血脉、促进血行、消除瘀血为主要功效,用于治疗血瘀证的药物,称为活血化瘀药,简称活血药或化瘀药。其中活血化瘀作用强者,称为破血药或逐瘀药。

本类药物味多辛性温,主归肝、心经,入血分。善于走散通行,而有温通经脉、消散瘀血之功。部分药物兼有苦味和咸味,苦能清泄、散瘀热;咸能软下坚结瘀肿。其适用于瘀血阻滞之证,如胸胁疼痛、风湿痹痛、癥瘕积聚、疮疡肿痛、跌仆伤痛,以及月经不调、经闭、痛经、产后瘀滞腹痛等病症。

活血化瘀药按其作用特点及临床应用,分为活血止痛药、活血调经药、活血疗伤药、破血消癥药四类。

因气血之间有密切关系,"气为血之帅""气行则血行""气滞则血滞",故本类药常配伍理气药以提高活血散瘀之效。

使用本类药时应注意,活血祛瘀力强的,或具有毒性的药物,用量不宜过大,中病即止;本类药物大多易耗血动血,故不宜用于妇女月经过多者或血虚无瘀者。孕妇忌用。此外,有些活血化瘀药能催产下胎,古代用于难产和胞衣不下,现代已不再利用该功效。

(一) 活血止痛药

本类药物辛散善行,既入气分又入血分,能活血行气止痛,主要治疗气血瘀滞所致的各种痛证,如头痛、胸胁痛、心腹痛、产后腹痛、肢体痹痛、跌打损伤之瘀痛等。

川 芎

本品为伞形科植物川芎的根茎。其主产于四川、云南等地。夏季采收。生用、酒炒或麸炒用。

【性味归经】 辛,温。归肝、胆、心包经。

【功效应用】

活血行气:治胸痹心痛,胸胁刺痛,跌打损伤,月经不调,经闭痛经,癥瘕腹痛。本品辛香升散,温通经脉,主入肝经,通达气血,既能活血,又能行气。

祛风止痛:升散祛风止痛,为治头痛之要药,有"头痛不离川芎"之说。其能祛风止痛、活血通痹,治风寒湿痹,关节疼痛。

【用法用量】 煎服,3~10g。

【使用注意】 阴虚火旺,月经过多者应慎用。

延 胡 索

本品为罂粟科植物延胡索的块茎,又名元胡、延胡、玄胡索、元胡索。其主产于浙江、河北等地。夏初茎叶枯萎时采挖,除去须根,洗净,入沸水中煮至内无白心时为度,捞出晒干。生用、醋炒或酒炒用。

【性味归经】 辛,苦,温。归肝、脾经。

【功效应用】 活血行气止痛:本品辛散苦泄,性温。其主入肝经,既能活血,又能行气,而且具有良好的止痛作用。延胡索可治气血阻滞的各种疼痛证。例如:胸胁、脘腹痛,可配川楝子;经行腹痛、产后瘀阻,配当归、川芎、香附等;寒疝痛,配小茴香、川楝子同用;跌仆肿痛,配乳香、没药、红花等同用。

【用法用量】 煎服,3~10g;研末吞服,一次 1.5~3g。

【使用注意】 孕妇忌服。

郁 金

本品为姜科植物温郁金、姜黄、广西莪术或蓬莪术的块根。其主产于四川、两广等地。冬季采收,除须洗净,沸水煮透,切片晒干。生用或醋制用。

【性味归经】 辛,苦,寒。归肝、胆、心、肺经。

【功效应用】

活血止痛:本品辛散苦泄,性寒清热。既能活血止痛,又能疏肝行气,为血瘀气滞痛证之要药,尤善治胸胁、脘腹胀闷作痛。

行气解郁:清心凉血,解郁开窍,治湿温病湿浊蒙蔽清窍所致的神志昏蒙、癫痫发狂。

清心凉血:治肝郁化火,气火上逆所致的吐血、衄血及妇女倒经。

利胆退黄:治湿热黄疸。

【用法用量】 煎服,3~10g。醋炙可增强柔肝缓急止痛之效。

【使用注意】 阴虚失血者忌服,孕妇慎用。本品畏丁香。

(二) 活血调经药

本类药物辛散苦泄,主归肝经血分,具有活血散瘀、通经止痛之功,善于通血脉而调经水。其主治血行不畅,瘀血阻滞所致的月经不调,经行腹痛,量少紫黯或伴血块,经闭不行,及产后瘀滞腹痛;亦常用于其他瘀血病证,如瘀滞疼痛,癥瘕积聚,跌打损伤,疮痈肿痛等。

丹 参

本品为唇形科植物丹参的根及根茎。其主产于四川、山西等地。春、秋季采收。生用,或酒炙用。

【性味归经】 苦,微寒。归心、肝经。

【功效应用】

活血祛瘀:为治血瘀证的要药。治胸痹心痛,脘腹胁痛,癥瘕积聚,热痹疼痛。

通经止痛:为治血行不畅、瘀血阻滞之经产病的要药。治疗瘀血阻滞之月经不调,痛经经闭,产后腹痛。

凉血消痈:治热毒瘀阻所致的疮疡肿痛。

清心除烦:治心烦不眠。

【用法用量】 煎服,10~15g。活血化瘀宜酒炙用。

【使用注意】 孕妇慎用。反藜芦。

红 花

本品为菊科植物红花的干燥花。其主产于河南、湖北等地。夏季采收。晒干,生用或微炒用。

【性味归经】 辛,温。归心、肝经。

【功效应用】

活血通经:治闭经、痛经,恶露不行等证,常与桃仁相须为用。

散瘀止痛:治癥瘕痞块,胸痹心痛,瘀滞腹痛,胸胁刺痛,跌仆损伤,疮疡肿痛。

本品活血化瘀,可用于血热瘀滞,斑疹紫黯。

【用法用量】 煎服,3~10g。外用适量。

【使用注意】 孕妇及有出血倾向者慎用。

牛 膝

本品为苋科植物牛膝(怀牛膝)的根。怀牛膝主产于河南、河北等地。以产于河南怀庆者为道地药材,是著名的四大怀药之一。冬季茎叶枯萎时采挖,除去须根和泥沙,捆成小把,晒至干皱后,将顶端切齐,晒干。

【性味归经】 苦,甘,酸,平。归肝、肾经。

【功效应用】

逐瘀通经:本品苦泄,入肝、肾经。性善下行,可逐瘀通经,治瘀血阻滞之闭经、痛经、产后瘀滞腹痛。为治疗妇科经产瘀血诸证之常用药。

补肝肾,强筋骨:治肝肾不足的腰膝酸软、筋骨无力、风湿腰痛。

引血下行：能引上炎之火（血）下行，治阴虚火旺的牙龈肿痛、口舌生疮、吐血、衄血，肝阳上亢之头痛、眩晕。

利尿通淋：治疗下焦水湿内停之淋证、水肿、小便不利。

【用法用量】 煎服，5~12g。

【使用注意】 孕妇及月经过多者忌用。

其他活血化瘀药见表6-12。

表6-12 其他活血化瘀药

类别	药名	性味	功效	主治	用法与用量	使用注意
活血止痛药	姜黄	辛,苦,温 归肝、脾经	破血行气,通经止痛	用于血瘀经闭,癥瘕,胸胁腹痛,跌打损伤,风湿痹痛,善治风湿臂痛	煎服,3~10g	孕妇慎用
	乳香	辛,苦,温 归心、肝、脾经	活血定痛,消肿生肌	胸痹心痛,胃脘疼痛,痛经经闭,产后瘀阻,癥瘕积聚,风湿痹痛,筋脉拘挛,跌打损伤,痈肿疮疡	煎汤或入丸、散,3~5g;外用适量,研末调敷	孕妇及胃弱者慎用
	没药	辛,苦,平 归心、肝、脾经	散瘀定痛,消肿生肌	胸痹心痛,胃脘疼痛,痛经经闭,产后瘀阻,癥瘕腹痛,风湿痹痛,跌打损伤,痈肿疮疡	3~5g,炮制去油。多入丸散	孕妇及胃弱者慎用
活血调经药	桃仁	苦,甘,平 归心、肝、大肠、肺经	活血祛瘀,润肠通便,止咳平喘	经闭痛经,癥瘕痞块,肺痈肠痈,跌打损伤,肠燥便秘,咳嗽气喘	煎服,5~10g	孕妇及便溏者慎用
	益母草	苦,辛,微寒 归肝、心包、膀胱经	活血调经,利尿消肿,清热解毒	月经不调,痛经闭经,恶露不尽,水肿尿少,疮疡肿毒	煎服,9~30g;鲜品12~40g。外用适量,鲜品捣敷或煎汤外洗	孕妇及血虚无瘀者慎用
	鸡血藤	苦,甘,温 归肝、肾经	活血补血,调经止痛,舒筋活络	月经不调,痛经,经闭,风湿痹痛,麻木瘫痪,血虚萎黄	煎服,9~15g	
破血消癥药	莪术	辛,苦,温 归肝、脾经	行气破血,消积止痛	癥瘕痞块,瘀血经闭,胸痹心痛,食积胀痛	煎服,6~9g	孕妇及月经过多者禁用
	三棱	辛,苦,平 归肝、脾经	破血行气,消积止痛	癥瘕痞块,痛经,瘀血经闭,胸痹心痛,食积胀痛	煎服,5~10g	孕妇禁用。畏芒硝、玄明粉
	水蛭	咸,苦,平 有小毒;归肝经	破血通经,逐瘀消癥	血瘀经闭,癥瘕痞块,中风偏瘫,跌仆损伤	煎服,1~3g	孕妇禁用

十三、常用化痰止咳平喘药

凡以祛痰和消痰为主要功效,用于治疗痰证的药物,称为化痰药;以减轻或制止咳嗽、喘息为主要功效,主治咳喘证的药物,称为止咳平喘药。因化痰药多兼止咳、平喘作用;而止咳平喘药又多兼有化痰作用,且临床上痰证、咳嗽与喘三者相互兼杂,治疗上化痰药常与止咳平喘药配伍,故合称为化痰止咳平喘药。

（一）化痰药

化痰药味大多苦、辛或咸,主入肺经。苦能燥湿,辛能散寒,适宜于寒痰、湿痰证;苦能降泄,咸能软坚散结,适宜于热痰、燥痰。而痰的产生多由外感六淫、饮食所伤及内伤七情等因素,引起肺、脾、肾等脏气化功能失常所致。痰生成后"随气升降,无处不到"。痰阻于肺,致咳喘痰多之证;痰蒙于心,致昏厥、癫痫;痰郁于肝,致中风、惊厥;痰与火结,而发瘰疬、瘿瘤;痰凝肌肉、流注关节,而发阴疽流注等,皆可用化痰药治之。

使用本类药物时应根据痰的不同病因病机而配伍,以治病求本,标本兼顾。如外感而致者,当配解表散邪药;火热而致者,应配伍清热泻火药;"脾为生痰之源",脾虚不能运化水湿,故应用化痰药时常配伍健脾燥湿药。另外痰湿易阻滞气机,常配伍理气药。

本类药物在应用时注意,若咳嗽兼咯血者,不宜使用强烈而有刺激性的化痰药,以免加重出血倾向;若麻疹初起有表邪之咳嗽,忌用温性而带收涩作用的化痰止咳药,以免助热或影响麻疹的透发。

半　夏

本品为天南星科植物半夏的块茎。其主产于四川、湖北等地,夏秋两季采挖,去外皮及须根,洗净晒干为生半夏;经白矾水浸渍者为清半夏;经生姜、白矾水浸渍者为姜半夏;经甘草、石灰液浸渍者为法半夏。法半夏研细加面粉制成饼状并经发酵,为半夏曲。

【性味归经】 辛,温,有毒。归脾、胃、肺经。

【功效应用】

燥湿化痰:治湿痰咳喘,胸脘痞闷,寒痰咳嗽,痰多清稀;治痰饮眩悸,风痰眩晕,痰厥头痛。

降逆止呕:善降胃气而治各种呕吐。如胃寒呕吐、胃热呕吐及妊娠呕吐。

消痞散结:治结胸、心下痞、梅核气;瘿瘤痰核、痈疽肿毒。

【用法用量】 煎服 3~9g。外用生品适量可以消肿散结,磨汁涂或研末以酒调敷患处;法半夏偏于燥湿;清半夏长于化痰;姜半夏宜于止呕;半夏曲化痰兼消食。

【使用注意】 阴虚燥咳、血证及热痰、燥痰均慎用。不宜与川乌、制川乌、草乌、制草乌、附子同用。生品毒性大,内服宜慎。

旋覆花

本品为菊科植物旋覆花或欧亚旋覆花的头状花序。全国大部分地区均产。夏、秋二季采摘。生用或蜜炙用。

【性味归经】 苦,辛,咸,微温。归肺、脾、胃、大肠经。

【功效应用】

降气化痰:治胸膈痞满,喘咳痰多。寒痰、热痰、顽痰所致咳喘皆可运用。

降逆止呕:呕吐嗳气,胃脘胀满不适。本品善降胃气而止呕恶

【用法用量】 煎服,3~9g,包煎。

【使用注意】 阴虚劳嗽、肺燥咳嗽者忌用。

桔　梗

本品为桔梗科植物桔梗的干燥根。其主产于东北、华北地区。春秋两季采挖,洗净、除去须根,晒干,生用。

【性味归经】 苦,辛,平。归肺经。

【功效应用】

宣肺祛痰:治肺气失宣之咳嗽痰多,无论寒痰、热痰、风寒、风热之咳嗽皆可运用。

利咽开音:治外感风热或热邪闭肺的咽喉肿痛、声音嘶哑。

排脓消痈:治肺痈,咳嗽胸痛,咳痰腥臭,甚则咯吐脓血。

为舟楫之剂:能引药上行,常用以为使。

【用法用量】 煎服,3~10g。

【使用注意】 用量过大易致恶心呕吐。

瓜 蒌

本品为葫芦科植物栝楼或双边栝楼的成熟果实。其产于全国各地,秋季果实成熟时采收,连果梗剪下,置通风处阴干,生用。

【性味归经】 甘,微苦,寒。归肺、胃、大肠经。

【功效应用】

清热涤痰:治肺热咳嗽,痰黄黏稠难咯。

利气宽胸:治胸痹、结胸、胸膈痞闷作痛等。

消肿疗痈:治痈疮肿痛。善治乳痈、肺痈、肠痈。

润燥滑肠:治阴津不足所致的肠燥便秘。

【用法用量】 煎服,9~15g。

【使用注意】 不宜与乌头类药物相伍为用。

川 贝 母

本品为百合科植物川贝母、暗紫贝母、甘肃贝母或梭砂贝母的地下鳞茎。其主产于四川、云南等地。夏、秋二季或积雪融化时采收,晒干或低温干燥生用。

【性味归经】 苦,甘,微寒。归肺、心经。

【功效应用】

清热化痰:治风热咳嗽,痰火咳嗽。

润肺止咳:治肺虚久咳。

散结消痈:治肺痈咳吐脓痰,疮痈,乳痈,瘰疬,痰核。

【用法用量】 煎服,3~10g。研粉冲服,一次 1~2g。

【使用注意】 不宜与乌头类药物相伍为用。

(二) 止咳平喘药

本类药物其味辛、苦或甘,其性为温或寒,质地润或燥,可通过宣肺、泻肺、润肺、降肺气、敛肺及化痰等不同作用,以达到止咳平喘之效。其主要用于治疗咳嗽、喘息病证。

个别麻醉镇咳定喘药,因易成瘾,易恋邪,用之宜慎。

苦 杏 仁

本品为蔷薇科植物山杏、西伯利亚杏、东北杏或杏的成熟种子,又名北杏仁。其主产于我国东北、华北、西北及长江流域各省。夏季采收成熟果实,去果肉及核壳,取出种子,晒干,打碎生用或炒用。

【性味归经】 苦,微温。有小毒。归肺、大肠经。

【功效应用】

止咳平喘:为治咳喘要药。善治各种咳喘,风寒、风热、肺热之咳嗽皆可运用。

润肠通便:因其质润滑肠,苦降下气而治肠燥便秘。

【用法用量】 煎服,5~10g。入煎剂宜打碎。

【使用注意】 因有小毒,内服不宜过量,以免中毒。大便溏泄及婴儿慎用。

桑 白 皮

本品为桑科植物桑的根皮。其产于全国各地。秋末叶落时至春发芽前采收,刮去外皮,晒干。生用或蜜炙用。

【性味归经】 甘,寒。归肺经。

【功效应用】

泻肺平喘:治肺热咳喘、虚热咳喘。

利水消肿:治水肿、小便不利。其常与大腹皮、茯苓皮、生姜皮等同用,如五皮饮。

【用法用量】 煎服,6~12g。行水宜生用,平喘止咳宜炙用。

【使用注意】 肺寒咳喘、小便量多者慎用。

紫 苏 子

本品为唇形科草本植物紫苏的成熟果实。其主产于江苏、安徽、河南等地。秋季果实成熟时采收,晒干。生用或微炒,用时捣碎。

【性味归经】 辛,温。归肺,大肠经。

【功效应用】

降气化痰,止咳平喘:治痰壅气逆,咳嗽气喘,上盛下虚之久咳痰喘。本品长于降气化痰,气降痰消则咳喘自平。

润肠通便:治肠燥便秘。本品能润燥滑肠,又能降泄肺气以助大肠传导。

【用法用量】 煎服,3~10g。蜜炙则润肺止咳之功较佳。

【使用注意】 阴虚喘咳及脾虚便溏者慎用。

其他化痰止咳平喘药见表6-13。

表 6-13　其他化痰止咳平喘药

类别	药名	性味	功效	主治	用法与用量	使用注意
化痰药	天南星	苦,辛,温,有毒 归肺、肝、脾经	燥湿化痰,祛风止痉,外用散结消肿	湿痰寒痰,风痰眩晕,中风痰壅,口眼㖞斜,半身不遂,癫痫,惊风,破伤风。外用治痈肿,蛇虫咬伤	内服制用,3~9g;外用生品适量,研末以醋或酒调敷患处	阴虚燥痰者及孕妇忌用;生品毒性大,内服宜慎
	白芥子	辛,温 归肺经	温肺豁痰利气,散结通络止痛	寒痰咳嗽,胸胁胀痛,痰滞经络,关节麻木、疼痛,痰湿流注,阴疽肿毒	煎服,3~9g;外用适量	久咳肺虚及阴虚火旺者忌用。皮肤过敏者忌用。用量不宜过大
	浙贝母	苦,寒 归肺、心经	清热化痰止咳,解毒散结消痈	风热咳嗽,痰火咳嗽,肺痈,乳痈,瘰疬,疮毒	煎服,5~10g	不宜与乌头类药物相伍为用
	竹茹	甘,微寒 归肺、胃、心、胆经	清热化痰,除烦,止呕	痰热咳嗽,胆火挟痰,惊悸不宁,心烦失眠,中风痰迷,舌强不语,胃热呕吐,妊娠恶阻,胎动不安	煎服,5~10g	
	海藻	咸,寒 归肝、胃、肾经	化痰软坚,利水消肿	瘿瘤瘰疬,睾丸肿痛,水湿停聚,下肢浮肿	煎服,6~12g	不宜与甘草同用
	昆布	咸,寒 归肝、胃、肾经	消痰利水,软坚散结	瘿瘤瘰疬,睾丸肿痛,痰饮水肿	煎服,6~12g	
	前胡	苦,辛,微寒 归肺经	降气化痰,散风清热	痰热喘满,咳痰黄稠,风热咳嗽痰多	煎服,3~15g	
止咳平喘药	百部	甘,苦,微温 归肺经	润肺下气止咳,杀虫灭虱	新久咳嗽,肺痨咳嗽,顿咳;外用于头虱,体虱,蛲虫病,阴痒。蜜百部润肺止咳。用于阴虚劳嗽	煎服,3~9g;外用适量,水煎或酒浸	
	紫菀	辛,苦,温 归肺经	润肺下气,消痰止咳	痰多喘咳,新久咳嗽,劳嗽咳血	煎服,5~10g	

类别	药名	性味	功效	主治	用法与用量	使用注意
止咳平喘药	款冬花	辛,微苦,温 归肺经	润肺下气, 止咳化痰	新久咳嗽,喘咳痰多,痨嗽咳血	煎服,5~10g	
	葶苈子	辛,苦,大寒 归肺、膀胱经	泻肺平喘, 行水消肿	痰涎壅肺,咳嗽痰多,胸胁胀满,不得平卧,胸腹水肿,小便不利	煎服,3~10g,包煎	泄利易伤正,只宜于实证,故凡肺虚喘促,脾虚肿满者均当忌用
	枇杷叶	苦,微寒 归肺、胃经	清肺止咳, 降逆止呕	肺热咳嗽,气逆喘急,胃热呕逆,烦热口渴	煎服,6~10g	
	白果	甘,苦,涩,平 有毒 归肺经	敛肺定喘, 止带缩尿	哮喘痰嗽,久咳虚喘,妇女带下,尿频遗尿	煎服,5~10g,用时捣碎	生食有毒。不可多用,小儿尤当注意

十四、常用安神药

凡以安定神志为主要功效,用于治疗心神不宁等病证的药物,称安神药。

本类药大多性甘、平,主入心、肝二经,并多以矿石、化石、介壳或植物的种子入药。其中矿石、化石、介壳类药物,质重性降,功效以重镇安神为主;植物种子类药物,质润滋养,功效以养心安神为主。个别药物药性寒凉兼有清热的作用。安神药主要用于心神不宁、惊悸、失眠、健忘、多梦、惊风、癫痫、癫狂等病证。因导致神志失常病证的诱因很多,使用此类药物应根据相应的病因病机,进行合理的配伍用药。

本类中矿石类安神药易伤胃气,不可久服,如作丸、散剂服,可配伍健脾养胃药;入汤剂时,须打碎先煎;部分有毒药物要依法炮制,缓解毒性。

朱 砂

本品为硫化物类矿物辰砂族辰砂的矿石,主要成分是硫化汞(HgS)。其主产于湖南、贵州、四川、云南等地。随时开采,选取纯净者,用磁铁吸净含铁的杂质,再用水淘去杂石和泥沙,研细水飞,晒干装瓶备用。

【性味归经】 甘,微寒。有毒。归心经。

【功效应用】

清心镇惊、安神:治心火亢盛之心悸易惊、失眠多梦;痰热蒙蔽心窍所致癫狂。

清热解毒、明目:治热毒疮疡,咽喉肿痛,口疮、喉痹、视物昏花。

【用法用量】 多入丸散服,0.1~0.5g,不宜入煎剂。外用适量。

【使用注意】 有毒,不宜大量服用,也不宜少量久服,以防汞中毒。孕妇及肝肾功能不全者禁用;忌火煅,火煅则析出水银,有剧毒。宜水飞入药。

酸 枣 仁

本品为鼠李科植物酸枣的干燥成熟种子。其主产于河北、陕西等地。秋末冬初果实成熟时采收。晒干。生用或炒用。入煎剂应打碎。

【性味归经】 甘,酸,平。归肝、胆、心经。

【功效应用】

养心补肝、宁心安神:治心肝血虚,心失所养之心悸失眠。

敛汗生津:治体虚自汗、盗汗、津伤口渴。

【用法用量】 煎服,10~15g。

【使用注意】 炒后质脆易碎,便于煎出有效成分,可增强效果。

柏 子 仁

本品为柏科植物侧柏的干燥成熟种仁。其主产于山东、河南等地。秋、冬二季采收成熟种子，晒干，除去种皮，收集种仁。生用或制霜用。

【性味归经】 甘,平。归心、肾、大肠经。

【功效应用】

养心安神:治心阴血不足所致的虚烦失眠,心肾不交所致的心烦少寐,健忘梦遗。

润肠通便:治老人、虚人之肠燥便秘及习惯性便秘。

【用法用量】 煎服,3~10g。

【使用注意】 便溏及痰多湿盛者慎用。

其他安神药见表6-14。

表6-14 其他安神药

药名	性味	功效	主治	用法与用量	使用注意
磁石	咸,寒 归心、肾、肝经	镇惊安神,平肝潜阳,聪耳明目,纳气平喘	惊悸失眠,头晕目眩,视物昏花,耳鸣耳聋,肾虚气喘	煎服,9~30g,打碎先煎	不可多服久服。脾胃虚弱者慎用
远志	苦,辛,温 归心、肾、肺经	安神益智,交通心肾,祛痰,消肿	心肾不交引起的失眠多梦,健忘惊悸,神志恍惚,咳痰不爽,疮疡肿毒,乳房肿痛	煎服,3~10g	胃溃疡及胃炎患者慎用
合欢皮	甘,平 归心、肝、肺经	安神解郁,活血消肿	愤怒忧郁,虚烦失眠,跌打损伤,痈肿疮毒	6~12g,煎服	孕妇慎用
首乌藤	甘,平 归心、肝经	养心安神,祛风通络	阴虚血少,失眠多梦,风湿痹痛,皮肤痒疹	9~15g,煎服	
灵芝	甘,平 归心、肝、肺、肾经	益气安神,止咳平喘	心神失养,失眠健忘,虚劳咳嗽,咳喘痰多	6~12g,煎服	

十五、常用平肝息风药

凡以平肝潜阳或息风止痉为主要功效,用于治疗肝阳上亢或肝风内动病证的药物,称为平肝息风药。

本类药物多为昆虫、介类等动物药物及矿石类药物,皆入肝经,具有平肝潜阳、息风止痉、镇静安神等作用,主要用于治疗肝阳上亢,头晕目眩和肝风内动,痉挛抽搐病证。介类及矿物类药质地沉重,以平肝潜阳为主要作用;虫类药多以息风止痉为主。

本类药物的药性有偏寒凉和温燥之不同,应区别使用。属脾虚慢惊者,不宜用寒凉之品,常与补虚药联合使用;属阴血亏虚者,当忌用温燥之品,常与滋阴养血药同用。

虫类息风药大多有毒,用量宜轻,矿物类及贝壳类平肝药,用量宜重,且入汤剂宜先煎。

石 决 明

本品为鲍科动物杂色鲍或皱纹盘鲍等多种鲍的贝壳。其主产于全国沿海地区。夏、秋两季捕捉,去肉,洗净,干燥。打碎,生用或煅用。

【性味归经】 咸,寒。归肝经。

【功效应用】

平肝潜阳:治肝肾阴虚,阴不制阳而致肝阳上亢之头痛、眩晕及肝阳化火之口苦、烦躁易怒。

清肝明目:治肝火上炎之目赤肿痛、目生翳障;肝虚血少之目暗不明、视物昏花。

【用法用量】 煎服,6~20g,入汤剂宜打碎先煎。外用点眼宜煅用,水飞。

【使用注意】 脾胃虚寒,食少便溏者慎用。

钩 藤

本品为茜草科植物钩藤、大叶钩藤、毛钩藤、华钩藤或无柄果钩藤的干燥带钩茎枝。其主产于福建、广东、广西、湖南、四川等地。秋、冬二季采收,去叶,切断,晒干。

【性味归经】 甘,凉。归肝、心包经。

【功效应用】

息风止痉:用于肝风内动。小儿惊风,配天麻、全蝎等,如钩藤饮子;惊痫抽搐、妊娠子痫。

清热平肝:用于肝阳上亢。治肝阳上亢之头晕目眩、烦躁不眠等,与天麻、石决明、菊花等配伍,如天麻钩藤饮。

【用法用量】 煎服,3~12g,后下。其有效成分钩藤碱加热后易破坏,故不宜久煎。

天 麻

本品为兰科植物天麻的块茎。其主产于四川、云南、贵州等地。立冬后至次年清明前采挖,洗净,蒸透,微火烘干。用时润透,切片生用。

【性味归经】 甘,平。归肝经。

【功效应用】

息风止痉:质润平和,为治内风之圣药。治小儿急惊风、慢惊风,癫痫抽搐及破伤风。

平抑肝阳:治肝阳上亢所致头痛眩晕;治风痰上扰之眩晕头痛。为治眩晕头痛之良药。

祛风通络:治风湿痹痛之关节屈伸不利;治中风半身不遂、肢体麻木、痉挛抽搐。

【用法用量】 煎服,3~10g。研末冲服,每次 1~1.5g。

【使用注意】 以马铃薯等其他物质伪造本品者甚多,用时应注意鉴别。

地 龙

本品为钜蚓科动物参环毛蚓、通俗环毛蚓、威廉环毛蚓或栉盲环毛蚓的干燥体。前一种习称"广地龙",主产于广东、广西等地;后三种习称"沪地龙",主产于上海、浙江等地。广地龙春季至秋季捕捉,沪地龙夏季捕捉,及时剖开腹部,洗去内脏及泥沙,晒干或低温干燥。生用。

【性味归经】 咸,寒。归肝、脾、膀胱经。

【功效应用】

清热息风:治高热神昏,惊痫抽搐,癫痫及小儿惊风。肺热喘咳,水肿尿少。

通络止痛:本品走窜,善于通行经络,治热痹之关节红肿热痛及中风后气虚血滞,经络不利,半身不遂。

清肺平喘:治肺热咳嗽、哮喘、发热、胸闷。

利尿消肿:治热结膀胱之水肿,尿闭不通。

【用法用量】 煎服,5~10g。鲜品 10~20g。研末吞服,每次 1~2g。

僵 蚕

本品为蚕蛾科昆虫家蚕 4~5 龄的幼虫感染(或人工接种)白僵菌而死的干燥体。其主产于浙江、江苏等养蚕区。僵蚕多于春、秋季生产,将感染白僵菌病死的蚕干燥。生用或炒用。

【性味归经】 咸,辛,平。归肝、肺、胃经。

【功效应用】

息风止痉:息肝风、止抽搐,兼以化痰。治肝风夹痰,惊痫抽搐,小儿急惊风,破伤风。

祛风止痛:治风中经络口眼㖞斜;治小儿痰热惊风;治肝经风热之头痛、咽痛、风疹瘙痒。

化痰散结:治瘰疬、痰核、疗腮等证。

【用法用量】 煎服,5~10g。研末服,每次 1~1.5g。

其他平肝息风药见表6-15。

表 6-15　其他平肝息风药

药名	性味	功效	主治	用法与用量	使用注意
珍珠母	咸,寒 归肝、心经	平肝潜阳,安神定惊,明目退翳	头痛眩晕,惊悸失眠,目赤翳障,视物昏花	煎服,10~30g,打碎先煎	
牡蛎	咸,微寒 归肝、胆、肾经	重镇安神,潜阳补阴,软坚散结,收敛固涩	惊悸失眠,眩晕耳鸣,瘰疬痰核,癥瘕痞块。煅牡蛎收敛固涩,制酸止痛。用于自汗盗汗,遗精滑精,崩漏带下,胃痛吞酸	煎服,9~30g,打碎先煎	
赭石	苦,寒 归肝、心、肺、胃经	平肝潜阳,重镇降逆,凉血止血	眩晕耳鸣,呕吐,嗳气,呃逆,喘息,吐血,衄血,崩漏下血	煎服,9~30g,打碎先煎	孕妇慎用。不宜长期服用
蒺藜	辛,苦,微温,有小毒 归肝经	平肝解郁,活血祛风,明目止痒	头痛眩晕,胸胁胀痛,乳闭乳痈,风疹瘙痒,目赤翳障	煎服,6~10g	孕妇慎用
牛黄	甘,凉 归心、肝经	清心,豁痰,开窍,凉肝,息风,解毒	热病神昏,中风痰迷,惊痫抽搐,癫痫发狂,咽喉肿痛,口舌生疮,痈肿疔疮	0.15~0.35g,多入丸散,外用适量,研末敷患处	孕妇慎用
钩藤	甘,凉 归肝、心包经	息风定痉,清热平肝	肝风内动,惊痫抽搐,高热惊厥,感冒夹惊,小儿惊啼,妊娠子痫,头痛眩晕	煎服,3~12g,后下	
珍珠	甘,咸,寒 归心、肝经	安神定惊,明目消翳,解毒生肌,润肤祛斑	惊悸失眠,惊风癫痫,目赤翳障,口舌生疮,疮疡不敛,皮肤色斑	0.1~0.3g,多入丸散。外用适量	
全蝎	辛,平,有毒 归肝经	息风镇痉,通络止痛,攻毒散结	肝风内动,痉挛抽搐,小儿惊风,中风口眼㖞斜,半身不遂,破伤风,风湿顽痹,偏正头痛,疮疡,瘰疬	煎服,3~6g	有毒,用量不宜过大。孕妇禁用
蜈蚣	辛,温,有毒 归肝经	息风止痉,攻毒散结,通络止痛	痉挛抽搐,口眼㖞斜,小儿惊风,疮疡肿毒,瘰疬痰核,风湿痹痛,顽固头痛	煎服,3~5g	有毒,用量不宜过大。孕妇禁用

十六、常用开窍药

凡具有辛香走窜之性,以开窍醒神为主要功效,用于治疗闭证神昏的药物,称开窍药,又称芳香开窍药。

本类药物大多气味芳香,善于走窜,皆入心经,具有通关开窍、启闭醒神的作用,主要用于温热病热陷心包或痰浊蒙蔽清窍所致的神昏谵语,以及中风、惊风、癫痫等所致猝然昏厥、痉挛抽搐等证。

开窍药均兼有止痛功效,因其多具芳香走窜之性,善于通行气血、开通闭塞,故常用于胸痹心痛,跌打损伤,瘀肿疼痛,腹痛,以及疮疡肿痛等多种疼痛证。有些药物尚有辟秽、解毒、催产之功效。

本类药物为急救、治标之品,容易耗伤正气,故只宜暂服,不可久用;脱证禁用。因其气味辛香,其有效成分易于挥发,故多入丸散剂。

麝 香

本品为鹿科动物林麝、马麝或原麝成熟雄体香囊中的干燥分泌物,别名"当门子"。其主产于四川、西藏、云南、陕西、甘肃、内蒙古等地。猎取后,割取香囊,阴干或用干燥器密闭干燥。

【性味归经】 辛,温。归心、脾经。

【功效应用】

开窍醒神:本品有极强的开窍通闭作用,为醒神回苏之要药,治闭证神昏,热闭或寒闭。

活血通经:治血瘀诸证之经闭、癥瘕积聚、心腹暴痛、跌打损伤及偏正头痛。

消肿止痛:治痈肿瘰疬,咽喉肿痛。

催产下胎:用于难产、死胎、胞衣不下。

【用法用量】 多入丸散用,0.03~0.1g。外用适量。不入煎剂。

【使用注意】 孕妇禁用。

石 菖 蒲

本品为天南星科植物石菖蒲的根茎。其主产于四川、浙江、江苏等地。秋、冬两季采挖,除去须根及泥沙,晒干。生用或鲜用。

【性味归经】 辛,苦,温。归心、胃经。

【功效应用】

开窍豁痰:治痰热蒙蔽清窍所致高热神昏及痰迷心窍之癫痫抽搐、中风不语。

醒神益智:治心力不足或心肾两虚、痰湿蒙蔽所致头晕、健忘、耳鸣、耳聋。

化湿开胃:治湿浊中阻所致脘痞不饥,或湿热毒盛、不纳水谷之噤口痢。

【用法用量】 煎服,3~10g。鲜品加倍。外用适量。

其他开窍药见表6-16。

表 6-16 其他开窍药

药名	性味	功效	主治	用法与用量	使用注意
冰片	辛,苦,微寒 归心、脾、肺经	开窍醒神,清热止痛	热病神昏、惊厥,中风痰厥,气郁暴厥,中恶昏迷,胸痹心痛,目赤、口疮,咽喉肿痛,耳道流脓	入丸散用,0.15~0.3g;外用研粉点敷患处;不入煎剂	孕妇慎用
苏合香	辛,温 归心、脾经	开窍醒神,辟秽止痛	中风痰厥、惊痫等猝然昏倒的寒闭证,暑湿秽浊所致腹痛吐泻,寒凝血瘀所致胸脘痞闷、胸腹冷痛	0.3~1g,入丸散,不入煎剂	

十七、常用补虚药

凡能滋补人体气血阴阳之不足,改善脏腑功能,治疗虚证的药物,称为补虚药、补益药或补养药。

本类药物大多具有甘味。甘能补,具有补虚扶弱的作用。虚证是对人体气、血、阴、阳、精、津等精微物质不足以及脏腑功能低下所致各种临床表现的概括,一般分为气虚、阳虚、血虚、阴虚。因此补虚药分为补气药、补阳药、补血药和补阴药四类。补气药、补血药、补阳药性多偏温,补阴药性多偏寒凉。

应用补虚药时要注意:一是防止误补、滥补。补虚药为虚证而设,必须根据虚证的不同而选择相应的补虚药。凡身体健康、正气不虚者,不宜滥用,以免出现"误补益疾"之弊。另外对渐损之虚,非暂补可以挽回,须循序渐进,方可获效;对沉疴初有起色,胃气初复不受补者,当以开胃和中为先,兼以清淡平补之品缓慢调理,切忌投以大量峻补之品,否则欲速则不达,反生不测。二是注意扶正与祛邪的关系。实邪方盛,正气未虚者,以祛邪为要,不宜使用本类药物,以免"闭门留寇"。三是注意中病即止。部分补虚药性滋腻,易妨碍脾胃运化而生湿,不可多用、久用。四是虚证一般病程较长,补虚药宜做蜜丸、煎膏、片剂、口服液、颗粒剂或酒剂等,以便保存和服用。

（一）补气药

具有补气的功效,能补脏腑之气,用以治疗气虚证的药物,叫作补气药,或称益气药。

补气药适用于各种虚证。脾气虚,症见食欲缺乏,脘腹虚胀,神疲倦怠,大便溏薄,脏器下垂等;肺气虚,症见气少不足以息,动则益甚,易出虚汗,声音低怯,咳嗽无力,喘促等;心气虚,症见心悸怔忡,胸闷气短、活动后加剧等;肾气虚,症见尿频、遗尿、男子早泄遗精,女子带下清稀等;元气虚脱,证见气息短促、脉微欲绝等。补气药也可用于气虚不摄的失血、出汗、小便不禁和血虚津亏等证。

补气药多易壅滞中气,应用时须适当配伍理气药。

人 参

本品为五加科植物人参的干燥根和根茎。野生者称"野山参",栽培者称"园参"。主产于我国东北地区。秋季采挖,洗净,切片或研粉用。

【性味归经】 甘,微苦,微温。归脾、肺、心、肾经。

【功效应用】

大补元气,复脉固脱:治气虚欲脱,汗出不止、四肢厥冷、脉微欲绝,因大失血、大汗、大吐、大泻及久病体虚气脱之危证。

补脾益肺:治脾气虚弱,食少便溏,倦怠乏力者;治肺虚咳喘,气短自汗者;治中气下陷,内脏下垂者。

生津养血:治热病伤津,口渴多汗,治消渴、多饮、多尿。

安神益智:治气血亏虚,心神不安,失眠多梦,惊悸健忘。

【用法用量】 煎服,3~9g,宜文火另煎兑服;也可研粉吞服,一次 2g,一日 2 次。急危重症可用至 15~30g。

【使用注意】 实证、热证、肝阳上亢者均忌用。反藜芦,畏五灵脂,恶莱菔子。

黄 芪

本品为豆科植物蒙古黄芪或膜荚黄芪的根。其主产于内蒙古、山西、甘肃等地。春秋季采挖,洗净晒干切片入药。生用或蜜炙用。

【性味归经】 甘,微温。归肺、脾经。

【功效应用】

补气升阳,益卫固表:治脾肺气虚所致倦怠乏力,食少,便溏,中气下陷,久泻脱肛,内脏下垂者,气虚自汗,易患感冒。为补气升阳、固表止汗之要药。

托毒生肌:治气血不足,痈疽脓成不溃,疮疡久溃不敛。为治疮痈之要药。

利水消肿:治气虚水肿,小便不利者,治慢性肾炎蛋白尿者。为治气虚水肿尿少之要药。

益气生津:具有健脾益气、生津止渴之功,治气虚津亏,内热消渴。

此外,能补气以生血、行滞:治气虚血瘀中风,半身不遂,肢体麻木,关节痹痛。

【用法用量】 煎服,9~30g。益气补中宜蜜汁炙用。

【使用注意】 实证及阴虚阳亢者忌用。

白 术

本品为菊科植物白术的根茎。其主产于浙江、福建、湖北等地。冬季采挖,烘干或晒干。生用或炒用,麸炒或土炒至黑褐色,称为焦白术。

【性味归经】 苦,甘,温。归脾、胃经。

【功效应用】

健脾益胃:治脾虚诸证,腹胀腹泻,消化不良,脾胃虚寒,脘腹冷痛,食少腹泻。为补气健脾之要药。

燥湿利水:治脾失健运,水饮内停之腹胀泄泻,痰饮眩悸,脾失健运,湿聚水肿。

固表止汗:治气虚自汗。

益气安胎:治脾虚气弱,胎动不安。有补气健脾安胎之功。

【用法用量】 煎服。6~12g。燥湿利水宜生用,补气健脾宜炒用,止泻宜炒焦用。

【使用注意】 阴虚津亏者忌用。

山 药

本品为薯蓣科植物薯蓣的根茎。其以产于河南新乡地区者为佳,称为怀山药。河北、山西、湖南、广西等地亦产。冬季采挖,洗净,除去外皮及须根,晒干,切片入药。生用或炒用。

【性味归经】 甘,平。归脾、肺、肾经。

【功效应用】

补脾养胃:补脾气、益脾阴,其性兼涩而止泻、止带,治脾胃虚弱,食少便溏或久泻不止。

生津益肺:治肺虚久咳或虚喘。

补肾涩精:治肾虚遗精、尿频、带下;治消渴病之口渴多饮。

【用法用量】 煎服,15~30g。

【使用注意】 湿盛中满或有积滞者忌服。

甘 草

本品为豆科植物甘草、胀果甘草或光果甘草的根及根茎。其主产于内蒙古、山西、甘肃、新疆等地。春秋采挖,除去残茎和须根,切片晒干。生用或蜜炙用。

【性味归经】 甘,平。归心、肺、脾、胃经。

【功效应用】

补脾益气:治脾胃气虚倦怠乏力,食少便溏,心气不足的心动悸、脉结代。

祛痰止咳:本品补益肺气,润肺止咳,治咳喘,无论寒热虚实、外感内伤均可应用。

清热解毒:治痈肿疮毒、药物或食物中毒、咽喉肿痛者。

缓急止痛:治筋脉失养所致脘腹或四肢痉挛疼痛。

调和药性:调和诸药,以减低或缓和药物的偏性或毒性。

【用法用量】 煎服,2~10g。生用解毒,炙用则补。

【使用注意】 久用或用量过大,可引起水肿。反大戟、芫花、甘遂、海藻。

(二) 补阳药

以补肾壮阳、强筋健骨为主要作用,治疗阳虚证的药物,称为补阳药。

补阳药适用于肾虚肢冷、腰膝酸软、阳痿遗精、不育不孕、性欲减退、尿频遗尿、崩漏带下、五更泄泻、动则气喘等。

补阳药性多温燥,阴虚火盛者忌用,以免发生助火劫阴之弊。

鹿 茸

本品为鹿科动物梅花鹿或马鹿的雄鹿未骨化的幼角。其主产于吉林、辽宁、黑龙江、新疆等地。夏秋两季锯取。阴干或烘干。用时炮制为鹿茸片,或劈碎研成细粉用。

【性味归经】 甘,咸,温。归肾、肝经。

【功效应用】

补肾阳,益精血:本品咸寒,入肾经,禀纯阳之性,能峻补肾阳,益精血,为治元阳不足、精血亏虚之要药。治阳痿早泄,宫寒不孕,诸虚百损。

补肝肾,强筋骨:治肝肾不足,筋骨痿软,小儿发育不良、囟门迟闭。

调冲任:治冲任虚寒之崩漏带下。

托疮毒:治阴疽内陷,久溃不敛,脓出清稀。

【用法用量】 研末冲服,1~2g。

【使用注意】 服用宜从小量开始,缓缓增加,不可骤用大量,以免阳升风动,头晕目赤,伤阴动血。凡热证、阴虚阳亢者均当忌服。

淫 羊 藿

本品为小檗科植物淫羊藿、箭叶淫羊藿、柔毛淫羊藿、巫山淫羊藿或朝鲜淫羊藿的干燥地上部分,别名"仙灵脾"。其主产于四川、陕西、湖北、湖南等地。夏秋茎叶茂盛时采割,晒干切碎。生用或羊脂油炙用。

【性味归经】 辛,甘,温。归肝、肾经。

【功效应用】

温壮阳:治肾阳虚衰所致阳痿遗精、尿频遗尿、宫冷不孕。

强筋骨:治肝肾亏虚、腰膝痿软。

祛风湿:治风寒湿痹、腰膝冷痛、肢体麻木、筋骨拘挛等。

【用法用量】 煎服,6~10g。亦可浸酒、熬膏或入丸、散剂。

【使用注意】 阴虚火旺者忌用。

杜 仲

本品为杜仲科植物杜仲的树皮。其主产于四川、云南、贵州、湖北等地。4~6月剥取,刮去粗皮,堆置"发汗"至内皮呈紫褐色,晒干。生用或盐水炙用。

【性味归经】 甘,温。归肝、肾经。

【功效应用】 补肝肾,强筋骨,安胎:治下元虚冷,肝肾不足所致腰膝酸痛、筋骨无力、阳痿遗精、尿频遗尿等;治妊娠漏血、胎动不安或习惯性流产。其尤善治肾虚腰痛。

【用法用量】 煎服,6~10g。

【使用注意】 阴虚火旺者慎用。

(三) 补血药

以滋补血液为主要作用,治疗血虚证的药物,称为补血药。补血药适用于心、肝血虚所致面色无华,唇甲苍白,头晕眼花,心悸失眠,月经量少、色淡,甚至闭经等症。

补血药性多滋腻,故脘腹胀满、湿浊中阻、纳差、便溏,均慎用。

当 归

本品为伞形科植物当归的根。其主产于甘肃、陕西、四川、湖北等地。秋末采挖,洗净烘干,切片入药。生用或酒炙用。

【性味归经】 甘,辛,温。归肝、心、脾经。

【功效应用】

补血调经:治血虚诸证,面色萎黄、眩晕心悸、月经不调、经闭痛经、产后腹痛。其为补血要药,善调经止痛。

活血止痛:治虚寒性或血瘀诸痛证,头痛、腹痛、跌打损伤、风湿痹痛、痈疽疮疡。

润肠通便:治血虚肠燥便秘。

【用法用量】 煎服,6~12g。补血宜用当归身;活血宜用当归尾。补血润肠宜生用;活血通经宜酒炒。

【使用注意】 湿阻中满及便溏者忌服。

熟 地 黄

本品为玄参科植物地黄块根的炮制加工品。其主产于河南。秋季采挖,用酒、砂仁、陈皮为辅料,反复蒸晒,至内外色黑、油润、质软黏腻,切片入药。

【性味归经】 甘,微温。归肝、肾经。

【功效应用】

补血滋阴:为养血补虚之要药。治血虚诸证,面色萎黄、头晕眼花、心悸怔忡、月经不调、崩漏下血。其亦常用于治疗妊产诸疾。

益精填髓:为治肾阴亏虚要药。治肝肾阴虚之腰膝酸软、骨蒸潮热、盗汗遗精、内热消渴;治疗精血不足之健忘早衰、须发早白、五迟五软等。

【用法用量】 煎服,9~15g。

【使用注意】 脾胃虚弱、脘腹胀满、食少痰多、腹痛腹泻者慎用。

白 芍

本品为毛茛科植物芍药的根。其主产于浙江、安徽、四川等地。夏秋采挖,洗净后置沸水中煮,去皮晒干。生用或炒用。

【性味归经】 苦,酸,微寒。归肝、脾经。

【功效应用】

养血调经:治肝血亏虚、面色萎黄、眩晕心悸、爪甲不荣及月经不调、痛经、崩漏。

敛阴止汗:表虚自汗、阴虚盗汗。有敛阴和营而止汗之效。

柔肝止痛:治血虚肝旺、气郁胁痛;肝血不足,四肢拘挛;肝脾不和,胁肋胀痛,脘腹挛急疼痛。

平抑肝阳:治肝阳上亢,头痛眩晕,面红目赤,急躁易怒。

【用法用量】 煎服,6~15g。

【使用注意】 阳虚腹痛腹泻、胸满者忌用。反藜芦。

(四) 补阴药

以养阴清热、润燥生津为主要作用,治疗阴虚证的药物,称为补阴药。补阴药适用于阴虚液亏诸证,如肝肾阴虚的头晕目眩、耳鸣耳聋、心烦失眠、腰膝酸软、骨蒸潮热;或肺阴虚的干咳劳嗽、潮热盗汗、咯血声嘶;或胃阴虚的口干唇燥、食欲缺乏、舌红少苔等。

补阴药大多甘寒滋腻,故凡脾胃虚弱、痰湿中阻、纳呆便溏者均不宜用。

北 沙 参

本品为伞形科植物珊瑚菜的根。其主产于山东、河北、辽宁等地。夏秋采挖,除去须根,洗净,置沸水中烫后,除去外皮,干燥;或洗净直接干燥。切段生用。

【性味归经】 甘,微苦,微寒。归肺、胃经。

【功效应用】

养阴清肺:治肺热干咳、口干口渴及肺阴虚燥咳、虚咳痰血。

益胃生津:治胃阴虚或热病津伤之干呕、口渴咽干、舌质红绛、少苔或无苔。

【用法用量】 煎服,5~12g。

【使用注意】 虚寒证忌服。反藜芦。

麦 冬

本品为百合科植物麦冬的块根。其主产于浙江、湖北、四川等地。夏秋采挖,洗净,除去须根,干燥。生用。

【性味归经】 甘,微苦,微寒。归心、肺、胃经。

【功效应用】

养阴润肺:治肺阴虚或肺肾阴虚之干咳痰黏、咽干鼻燥、劳嗽咳血。

益胃生津:治胃阴虚之咽干口渴、肠燥便秘、热病津伤。

清心除烦:治心阴虚及温热病邪热扰营血之心烦失眠、心悸怔忡、身热烦躁、舌绛而干。

【用法用量】 煎服,6~12g。

【使用注意】 外感风寒或痰饮湿浊之咳嗽,脾胃虚寒之泄泻均不宜服。

枸杞子

本品为茄科植物宁夏枸杞的成熟果实。其主产于宁夏、甘肃、青海等地。夏秋果实呈红色时采收,除去果梗,或晾至皮皱后,晒干,除去果梗。

【性味归经】 甘,平。归肝、肾经。

【功效应用】

滋补肝肾:长于补肝血,养肾精,为平补肝肾之良药。治肝肾阴虚之腰膝酸痛、眩晕耳鸣、阳痿、遗精、消渴。

益精明目:治肝血亏虚之头晕目眩、视力下降、目昏不明,常配伍菊花、熟地黄等,如杞菊地黄丸。

润肺:治阴虚劳嗽。

【用法用量】 煎服,6~12g。其亦可熬膏、浸酒或入丸、散。

【使用注意】 外邪实热、脾虚湿滞及泄泻者均忌用。

龟 甲

本品为龟科动物乌龟的背甲及腹甲。其主产于浙江、江苏、湖北、湖南等地。全年均可捕捉,以秋、冬二季为多,捕捉后杀死,或用沸水烫死,剥取背甲和腹甲,除去残肉,晒干。

【性味归经】 咸,甘,微寒。归肝、肾、心经。

【功效应用】

滋阴潜阳:本品为血肉有情之品。治阴虚内热、骨蒸潮热、盗汗遗精;治阴虚阳亢之头晕目眩;治热病伤阴、虚风内动、手足蠕动等。

补肾健骨:治肾虚腰膝痿软、筋骨不健、小儿囟门不闭。

养血补心:治心虚惊悸、失眠健忘。

固经止崩:治崩漏经多。

【用法用量】 煎服,9~24g。打碎先煎。

【使用注意】 脾胃虚寒者忌服;孕妇慎用。

鳖 甲

本品为鳖科动物鳖的背甲。其主产于湖北、安徽、湖南、浙江等地。全年均可捕捉,以秋、冬二季为多,捕捉后杀死,置沸水中烫至背甲上的硬皮能剥落时,取出,剥取背甲,除去残肉,晒干。

【性味归经】 咸,微寒。归肝、肾经。

【功效应用】

滋阴潜阳:其作用与龟板相似。但龟板滋阴之功胜,鳖甲退虚热之功优,为治阴虚发热之要药。

软坚散结:治癥瘕积聚,疟母,血滞经闭。

【用法用量】 煎服,9~24g。打碎先煎。滋阴潜阳宜生用;软坚散结宜醋炙用。

【使用注意】 脾胃虚寒者忌服;孕妇慎用。

其他补益药见表6-17。

表 6-17　其他补益药

类别	药名	性味	功效	主治	用法与用量	使用注意
补气药	党参	甘,平 归脾、肺经	健脾益肺、养血生津	脾胃气虚,食少倦怠,咳嗽虚喘,气血不足,面色萎黄,心悸气短,津伤口渴,内热消渴	煎服,9~30g	反藜芦
	西洋参	甘,微苦,凉 归心、肺、肾经	补气养阴、清热生津	气虚阴亏,虚热烦倦,咳喘痰血,内热消渴,口燥咽干	煎服,3~6g,另煎兑服	反藜芦

类别	药名	性味	功效	主治	用法与用量	使用注意
补气药	刺五加	辛,微苦,温 归脾、心、肾经	益气健脾,补肾安神	肺脾气虚,体虚乏力,食欲缺乏,肺肾两虚,久咳虚喘,肾虚腰膝酸痛,心脾不足,失眠多梦	煎服,9~27g	
	大枣	甘,温 归脾、胃、心经	补中益气,养血安神	脾胃食少,乏力便溏,血虚萎黄,妇人脏躁	煎服,6~15g	
补阳药	肉苁蓉	甘,咸,温 归肾、大肠经	补肾阳,益精血,润肠通便	肾阳不足,精血亏虚,阳痿不孕,腰膝酸软,筋骨无力,肠燥便秘	煎服,6~10g	阴虚火旺、热结便秘、大便溏泻者不宜服用
	巴戟天	甘,辛,微温 归肾、肝经	补肾阳,强筋骨,祛风湿	阳痿遗精,宫冷不孕,月经不调,少腹冷痛,风湿痹痛,筋骨痿软	煎服,3~10g;或入丸、散、酒剂	阴虚火旺者不宜使用
	仙茅	辛,热,有毒 归肾、肝、脾经	补肾阳,强筋骨,祛寒湿	阳痿精冷,腰膝冷痛,筋骨痿软,寒湿久痹,阳虚冷泻	煎服,3~10g	燥烈有毒,用当慎重。阴虚火旺者忌服
	续断	苦,辛,微温 归肝、肾经	补肝肾,强筋骨,续折伤,止血安胎	肝肾不足,腰膝酸软,风湿痹痛,跌打损伤,筋伤骨折,崩漏,胎漏	煎服,9~15g	风湿热痹者忌服
	补骨脂	辛,苦,温 归肾、脾经	温肾助阳,纳气平喘,温脾止泻;外用消风祛斑	肾阳不足,阳痿遗精,遗精尿频,腰膝冷痛,肾虚作喘,五更泄泻;外用治白癜风,斑秃	煎服,6~10g 外用20%~30%酊剂涂患处	阴虚火旺、大便秘结者忌服
	益智	辛,温 归脾、肾经	暖肾固精缩尿,温脾止泻摄唾	肾虚遗尿,小便频数,遗精白浊,脾寒泄泻,腹中冷痛,口多涎唾	煎服,3~10g	阴虚火旺者忌服
	蛤蚧	咸,平 归肺、肾经	补肺益肾,纳气定喘,助阳益精	肺肾不足,虚喘气促,劳嗽咳血,阳痿,遗精	煎服,3~6g,多入丸散或酒剂	咳喘实证者不宜使用
	菟丝子	辛,甘,平 归肝、肾、脾经	补益肝肾,固精缩尿,养肝明目,安胎,止泻;外用消风祛斑	肝肾不足,腰膝酸软,阳痿遗精,遗尿尿频,肾虚胎漏,胎动不安,目昏耳鸣,脾肾虚泻;外治白癜风	煎服,6~12g,外用适量	阴虚火旺、大便燥结、小便短赤者不宜服用
	冬虫夏草	甘,平 归肺、肾经	补肾益肺,纳气平喘,止血化痰	肾虚精亏,阳痿遗精,腰膝酸痛,久咳虚喘,劳嗽咯血	煎汤或炖服,3~9g	有表邪者宜慎用
补血药	何首乌	制何首乌:苦甘,涩,微温 归肝、肾经 生何首乌:甘,苦,平 归心、肝、大肠经	制何首乌:补肝肾,益精血,乌须发 生何首乌:截疟,解毒,润肠	制何首乌:血虚萎黄,眩晕耳鸣,须发早白,腰膝酸软,肢体麻木,崩漏带下,高脂血症 生何首乌:疮痈,瘰疬,风疹瘙痒,体虚久疟,肠燥便秘	煎服。 制何首乌6~12g 生何首乌3~6g	大便溏泻及湿痰较重者不宜服;不宜长期、大量服用
	阿胶	甘,平 归肺、肝、肾经	补血滋阴,润燥,止血	血虚萎黄,眩晕心悸,肌痿无力,心烦不眠,虚风内动,肺燥咳嗽,劳嗽咯血,吐血尿血,便血崩漏,妊娠胎漏	煎服,3~9g,烊化兑服	脾胃虚弱、食少便溏者慎用

类别	药名	性味	功效	主治	用法与用量	使用注意
补阴药	南沙参	甘、微寒 归肺、胃经	养阴清肺,益胃生津,化痰,益气	肺热燥咳,阴虚劳嗽,干咳痰黏,胃阴不足,食少呕吐,气阴不足,烦热口干	煎服,9~15g	不宜与藜芦同用
	天冬	甘、苦、寒 归肺、肾经	养阴润燥,清肺生津	肺燥干咳,顿咳痰黏,腰膝酸软,骨蒸潮热,内热消渴,热病津伤,咽干口渴,肠燥便秘	煎服,6~12g	脾虚便溏,痰湿内盛及外感风寒咳嗽者忌用
	石斛	甘、微寒 归胃、肾经	益胃生津,滋阴清热	热病津伤,口干烦渴,胃阴不足,食少干呕,病后虚热不退,阴虚火旺,骨蒸劳热,目暗不明,筋骨痿软	煎服,6~12g;鲜品15~30g	温热病不宜早用;湿热病尚未化燥者忌服
	黄精	甘、平 归脾、肺、肾经	补气养阴,健脾,润肺,益肾	脾胃气虚,体倦乏力,胃阴不足,口干食少,肺虚燥咳,劳嗽咳血,精血不足,腰膝酸软,须发早白,内热消渴	煎服,9~15g	脾虚湿阻、咳嗽痰多及中寒便溏者不宜使用
	百合	甘、寒 归心、肺经	养阴润肺,清心安神	阴虚燥咳,劳嗽咳血,虚烦惊悸,失眠多梦,精神恍惚	煎服,6~12g	风寒咳嗽及脾肾虚寒便溏者忌用
	女贞子	甘、苦、凉 归肝、肾经	滋补肝肾,明目乌发	肝肾阴虚,眩晕耳鸣,腰膝酸软,须发早白,目暗不明,内热消渴,骨蒸潮热	煎服,6~12g	脾胃虚寒泄泻及阳虚者忌服

十八、常用收涩药

凡以收敛固涩为主要功效,用于治疗滑脱不禁证的药物,称为收涩药,又称固涩药。

本类药味多酸涩,性温或平;主入肺、脾、肾、大肠经;具有固表止汗、敛肺涩肠、固精缩尿等功效。其主要适用于久病体虚、正气不固、脏腑功能减退所致的自汗、盗汗、久泄久痢、脱肛、遗精早泄、尿频遗尿、崩漏带下、久咳虚喘等。本类药物主要用其固涩之性,以敛其耗散之气,固其滑脱之精,为治标之品。因滑脱病证的根本原因是正气虚弱,收摄之力乏源,故须配伍相应的补虚药以治其本。

本类药物有敛邪之弊,故凡湿热方盛或表邪未解者不宜过早使用,以免闭门留寇。

麻 黄 根

本品为麻黄科植物草麻黄或中麻黄的根及根茎。秋末采挖,除去残茎、须根和泥沙。干燥切段,生用。

【性味归经】 甘,涩,平。归心、肺经。

【功效应用】 固表止汗:治阴虚盗汗、气虚自汗。

【用法用量】 3~9g,外用适量,研粉撒扑。

【使用注意】 实证汗出较多者慎服。

五 味 子

本品为木兰科植物五味子的干燥成熟果实,习称"北五味子"。其主产于东北及河北等地。秋季果实成熟时采摘,晒干或蒸后晒干,除去果梗和杂质。

【性味归经】 酸、甘,温。归肺、心、肾经。

【功效应用】

收敛固涩:本品主收敛,性温而润,上能敛肺气,下能滋肾阴,治肺肾两虚,久咳虚喘。补肾涩精,治肾虚之遗精滑泄、遗尿、带下。敛汗止泻,治阴虚盗汗,气虚自汗;治脾肾虚寒之久泻久痢。

益气生津:本品甘能益气,酸能生津,治内热津伤口渴;治阴虚内热之消渴,口渴多饮。

补肾宁心:治心肾阴虚之心悸,健忘,失眠,多梦;心肾不交之虚烦不眠。

【用法用量】 煎服,2~6g。研末,每次 1~3g。

【使用注意】 表邪未解,内有实热,咳嗽初起,麻疹初起均不宜用。

肉 豆 蔻

本品为肉豆蔻科植物肉豆蔻的成熟种仁。其主产于马来西亚、印度尼西亚,我国广东、广西、云南也有栽培。冬春两季果实成熟时采收。除去皮壳后干燥。煨制去油用。

【性味归经】 辛,温。归脾、胃、大肠经。

【功效应用】

涩肠止泻:治脾胃虚寒之久泻久痢;治脾肾阳虚之五更泄泻。为治虚寒性泻痢之要药。

温中行气:本品辛香温燥而行气止痛,治胃寒气滞,脘腹胀痛,食少呕吐。

【用法用量】 煨熟去油煎服,3~10g。入丸散,每次 0.5~1g。

【使用注意】 湿热泻痢,胃热疼痛忌用。未经炮制,或用量过大,可致中毒。

山 茱 萸

本品为山茱萸科植物山茱萸的成熟果肉,别名"枣皮"。其主产于浙江、河南、安徽、山西等地。秋末冬初果实变红时采摘,用文火烘或置沸水中略烫后,及时除去果核,干燥。生用。

【性味归经】 酸,涩,微温。归肝、肾经。

【功效应用】

补益肝肾:本品既能温补肾阳,又能滋补肝肾之阴,为肝肾不足之常用药。治肝肾阴虚之腰膝酸痛、眩晕耳鸣;治肾阳不足之腰膝冷痛、小便不利。

收敛固脱:本品为固精止遗之要药。治自汗盗汗、大汗虚脱;治遗精滑精、遗尿尿频;治崩漏下血、月经量多。

【用法用量】 煎服,6~12g。

【使用注意】 命门火炽,素有湿热及小便淋涩者不宜用。

其他收涩药见表 6-18。

表 6-18 其他收涩药

药名	性味	功效	主治	用法与用量	使用注意
乌梅	酸,涩,平 归肝、脾、肺、大肠经	敛肺,涩肠,生津,安蛔	肺虚久咳,久泻久痢,虚热消渴,蛔厥呕吐腹痛	煎服,6~12g	外有表邪或内有实热积滞者均不宜服
诃子	苦,酸,涩,平 归肺、大肠经	涩肠止泻,敛肺止咳,降火利咽	久泻久痢,便血脱肛,肺虚咳喘,久嗽不止,咽痛音哑	煎服,3~10g	凡有表邪、内有湿热积滞者忌用
赤石脂	甘,酸,涩,温 归大肠、胃经	涩肠,止血,外用生肌敛疮	久泻久痢,大便出血,崩漏带下;外治疮疡久溃不敛,湿疹湿疮	煎服,9~12g;外用适量,研末敷患处	湿热积滞泻痢者忌服;不宜与肉桂同用;孕妇慎用
桑螵蛸	甘,咸,平 归肝、肾经	固精缩尿,补肾助阳	遗精滑精,遗尿尿频,阳痿,小便白浊	煎服,5~10g	阴虚火旺、膀胱蕴热而小便短涩者忌用
海螵蛸	咸,涩,温 归脾、肾经	收敛止血,涩精止带,制酸止痛,外用收湿敛疮	吐血衄血,崩漏便血,遗精滑精,赤白带下,胃痛吞酸;外治损伤出血,湿疹湿疮,溃疡不敛	煎服,5~10g,外用适量,研末敷患处	性收涩,久服易致便秘;阴虚内热者不宜多用

药名	性味	功效	主治	用法与用量	使用注意
莲子	甘,涩,平 归脾、肾、心经	补脾止泻,止带, 益肾涩精,养心 安神	脾虚泄泻,带下,遗精,心 悸失眠	煎服,6~15g, 去心打碎用	
芡实	甘,涩,平 归脾、肾经	益肾固精,补脾 止泻,除湿止带	遗精滑精,遗尿、尿频,脾 虚久泻,白浊,带下	煎服,9~15g	

十九、外用药

凡以外用为主要使用形式的药物,称为外用药。

本类药物外用为主,兼可内服。其主要适用于外科、皮肤科及五官科病证,如疮痈疔毒、聤耳、梅毒、癌肿、虫蛇咬伤、疥癣、湿疹湿疮等。外用的方法主要有熏洗、外敷、涂擦或制成药捻、栓剂栓塞等。内服使用时,宜做丸、散剂应用,使其缓慢吸收,便于掌握剂量。

本类药物多具不同程度的毒性,无论外用或内服,均应严格控制剂量及用法。

雄 黄

本品为硫化物类矿物雄黄族雄黄,主含二硫化二砷(As_2S_2)。其主产于湖南、湖北、云南、四川、贵州等地。采挖后,除去杂质,研成细粉或水飞用。

【性味归经】 辛,温,有毒。归肝、大肠经。

【功效应用】

解毒杀虫:治痈肿疔疮,湿疹疥癣,蛇虫咬伤,虫积腹痛,以杀蛔虫、蛲虫为主。

燥湿祛痰、截疟:治惊痫,疟疾。

【用法用量】 入丸散用,0.05~0.1g,外用适量,熏涂患处。

【使用注意】 切忌火煅;内服宜慎;不可久用;孕妇禁用。

轻 粉

本品为水银、白矾、食盐等经升华法制成的氯化亚汞(Hg_2Cl_2)结晶性粉末。其主产于湖南、山西等地。避光密闭保存,研细末用。

【性味归经】 辛,寒,有毒。归大肠、小肠经。

【功效应用】

外用杀虫,攻毒,敛疮:治疥疮,顽癣,梅毒,疮疡,湿疹。

内服祛痰消积,逐水通便:治痰涎积滞,水肿臌胀,二便不利。

【用法用量】 外用适量,研末调涂;制膏药外贴。内服每次 0.1~0.2g,一日 1~2 次,多入丸剂或装胶囊服,服后漱口。

【使用注意】 有毒,不可过量;内服慎用;孕妇禁用。

其他外用药见表 6-19。

表 6-19 其他外用药

药名	性味	功效	主治	用法与用量	使用注意
硫黄	酸,温,有毒 归肾、大肠经	外用解毒杀虫 疗疮;内服补 火助阳通便	外治用于疥癣,秃疮,湿疹,阴疽 恶疮;内服用于阳痿足冷,虚喘 冷哮,虚寒便秘	外用适量,研末油 调敷患处。内服 1.5~3g,炮制后入丸 散服	孕妇慎用;不宜与 芒硝、玄明粉同用

药名	性味	功效	主治	用法与用量	使用注意
白矾	酸,涩,寒 归肺、脾、肝、大肠经	外用解毒杀虫、燥湿止痒;内服止血止泻,祛除风痰	外治用于湿疹,疥癣,脱肛,痔疮,聤耳流脓;内服用于久泻不止,便血,崩漏,癫痫发狂,枯矾收湿敛疮,止血化腐,用于湿疹湿疮,脱肛,痔疮,聤耳流脓,阴痒带下,鼻衄齿衄,鼻息肉	0.6~1.5g,外用适量,研末敷或化水洗患处	体虚胃弱及无湿热痰火者忌用
斑蝥	辛,热,有大毒 归肝、胃、肾经	破血逐瘀,散结消癥,攻毒蚀疮	癥瘕,经闭,顽癣,瘰疬,赘疣,痈疽不溃,恶疮死肌	0.03~0.06g,炮制后多入丸散用;外用适量,研末或浸酒醋,或制油膏涂敷患处	有大毒,内服慎用,孕妇禁用;外用不宜久敷和大面积使用
蟾酥	辛,温 有毒;归心经	解毒,止痛,开窍醒神	痈疽疔疮,瘰疬,咽喉肿痛,牙痛,中暑神昏,痧胀腹痛吐泻	0.015~0.03g,多入丸散用。外用适量	孕妇慎用
马钱子	苦,温,有大毒 归肝、脾经	通络止痛,散结消肿	跌打损伤,骨折肿痛,风湿顽痹,麻木瘫痪,痈疽疮毒,咽喉肿痛	0.3~0.6g,炮制后入丸散用	孕妇禁用;不宜多服、久服及生用;运动员慎用;外用不宜大面积涂敷

（赵杰荣　宋　萍）

思考题

1. 举例说明什么是道地药材?

2. 为什么必须把四气、五味、升降浮沉、归经结合起来全面分析,才能准确地掌握药性?

3. 试述中药配伍关系对临床用药的指导意义。

ER 6-3

练习题

第七章 方剂与中成药应用

ER 7-1
教学课件

ER 7-2
思维导图

学习目标

1. 掌握:常用方剂、中成药的组成、主治功能及临床应用。
2. 熟悉:常用方剂、中成药的方解及用法用量。
3. 了解:常用中成药的剂型规格。
4. 具有正确分析和应用中成药,具有初步使用中成药治疗疾病的能力。
5. 培养严谨认真的职业精神,高度的责任心和使命感。

第一节 方剂基础知识

案例导入

患者,男,21岁,学生,昨日因感寒,出现恶寒发热,头痛,身痛,鼻塞,流清涕,咳嗽,咳痰清稀。患者今日就诊,经医生检查后,诊断为"风寒感冒"。

请思考:

1. 根据患者情况,适宜选择哪类汤剂和中成药治疗?
2. 假如你是主治医生,写出你想开具的方药名称,并说明理由。
3. 服药期间,患者需要注意什么?

方剂是中医学中理、法、方、药的重要组成部分。方剂是在辨证立法的基础上,选择适当的药物,确定用量,按照组成原则恰当配伍而成。通过合理的配伍,能增强或改变药物原有的功效,调其偏性,制其毒性,消除或减缓对人体的不利因素,从而以其综合的作用发挥更好的治疗效果。

一、方剂的组成及变化

方剂是运用药物治病的进一步发展与提高,是历代医家在长期医疗实践中不断总结而形成的比较完整的组方理论。

(一)组方原则

方剂的组成,一般有君药、臣药、佐药和使药四个部分。君药,又称主药,是方剂中针对主病或主证起主要治疗作用的药物。臣药,又称辅药,是辅助君药加强疗效,并对兼病或兼证起治疗作用的药物。佐药有三种意义:一是佐助药,即协助君、臣药以加强治疗作用;二是佐制药,即消除或缓解君、臣药的毒性或烈性;三是反佐药,即根据病情需要,配伍与君药性味相反而又能在治疗中起相成作用的药物。使药有两种作用:一是引经药,即能引方中诸药直达病所的药物;二是调和药,即具有调和方中诸药作用的药物。

(二)组成变化

方剂归纳起来有三种形式:药味增减、药量增减、剂型变化。

1. 药味增减 方剂中药物的增减,主要在臣药、佐使药中变化。方剂中药物的增减变化有两种情况:一是佐使药的加减,这种加减是在主证不变的情况下,对某些药物进行增减,以适应一些次要兼证的需要;另一种臣药的增减,这种增减改变了方剂的配伍关系,会使方剂的功效发生根本变化。如麻黄汤去桂枝,名为三拗汤,此方仍以麻黄为君药,但无桂枝的配合,则发汗力弱,且配以杏仁为臣,其功专宣肺散寒、止咳平喘,是一种治疗风寒犯肺咳喘的基础方。

2. 药量增减 方剂的药物组成虽然相同,但药物的用量各不相同,其药力则有大小之分,配伍关系则有君臣佐使之变,从而在功效、主治上就不相同。如小承气汤与厚朴三物汤,同是由大黄、枳实、厚朴三种药组成,但由于小承气汤中大黄的用量是厚朴的两倍,其功效为泻火通便,主治热结便秘;而厚朴三物汤中厚朴的用量是大黄的两倍,其功效为行气除满,主治气滞腹胀。

3. 剂型变化 同一方剂尽管用药机制完全相同,但由于剂型不同,其作用也就有所差别。但这种差别只是药力大小与峻缓的区别,在主治病情上有轻重缓急之分而已。如抵当汤与抵当丸,两方组成相同,但前者用汤剂主治下焦蓄血重证,而后者用丸剂主治下焦蓄血轻证。

二、方剂的剂型

剂型是指将处方按照医疗需要或药物特点制成一定大小和不同规格的制剂。

方剂的剂型历史悠久,有着丰富的理论和宝贵的实践经验。早在《黄帝内经》中就有汤、丸、散、膏、酒、丹等剂型,历代医家又有很多发展,明代《本草纲目》所载剂型已有40余种。中华人民共和国成立以来,随着制药工业的发展,又研制出许多新的剂型,如片剂、冲剂、注射剂等。

(一)汤剂

汤剂即煎剂,是将药物饮片加水浸泡后,再煎煮一定时间,然后去渣取汁,称为汤剂,一般作内服用。其特点是吸收快,能迅速发挥疗效,而且便于加减使用,能较全面、灵活地照顾到每一个患者或各种病证的特殊性。

(二)丸剂

丸剂是将研成细末的药物或药物提取物,加上适宜的黏合剂制成球形的固体剂型。其特点是吸收缓慢,药力持久,节省药材,服用、携带、贮存比较方便。一般适用于慢性、虚弱性疾病,如十全大补丸、补中益气丸等;亦可用于急救,如安宫牛黄丸、苏合香丸等。临床常用的丸剂有蜜丸、水丸、糊丸、浓缩丸等。

(三)散剂

散剂是将药物研碎,成为均匀混合的干燥粉末,有内服与外用两种。内服散剂有细末和粗末之分,细末可直接冲服,粗末可加水煮沸取汁服用。外用散剂一般作为外敷,掺撒疮面或患病部位,如生肌散、金黄散等。亦有作吹喉等外用的,如冰硼散等。散剂有吸收快、制作简单、便于携带、节省药材等优点。

(四)膏剂

膏剂是将药物用水或植物油煎熬浓缩后去渣而成的剂型。有内服、外用两类。内服膏剂有流浸膏、浸膏、煎膏三种。外用膏剂又分软膏剂和硬膏剂两种。其特点是使用方便、药效较快。

(五)酒剂

酒剂又称药酒,是将药物置于酒中浸泡一定时间后,使有效成分溶解在酒中,然后去渣取液而成。其特点是便于保存,并可供内服或外用。此剂多在补益剂和祛风通络剂中使用。如杜仲酒、风湿药酒、五加皮酒等。

(六)丹剂

丹剂有内服与外用两种,内服丹剂没有固定剂型,有丸剂,也有散剂,常因药品贵重或药效显著而称为丹,如紫雪丹、玉枢丹、至宝丹、活络丹、新雪丹等。外用丹剂亦称丹药,是以某些矿物质类药经高温烧制成的不同结晶形状的制品,如红升丹、白降丹等,常供外科使用。

（七）茶剂

茶剂是将药物经粉碎加工而制成的粗末，与黏合剂混合的固定制剂即为茶剂。使用时置于有盖的适宜容器中，以沸水泡汁代茶服用，故称茶剂。茶剂外形不定，常制成小方块形或长方块形，亦有制成饼状或散剂定量装置于纸袋中。由于茶剂具有一定疗效，制法简单，服用方便，广大群众都乐于采用，如午时茶等。

（八）栓剂

栓剂是将药物细粉与基质混合制成一定形状的固体制剂。其用于腔道并能够在其间融化或溶解而释放药物，有杀虫止痒、润滑、收敛等作用。婴幼儿直肠给药较方便快捷，如小儿退热栓及成人用痔疮栓。

（九）冲剂

冲剂是将药材的提取物，加入适量赋形剂或部分药物细粉而制成的干燥颗粒状或块状制剂，用时以开水冲服。其特点是作用时间短，服用方便，味道可口。如感冒退热冲剂、肺宁颗粒、牛黄清肺散等。

（十）片剂

片剂是将药物细粉或药材提取物，与辅料混合压制而成的片状制剂。其特点是剂量准确、服用方便、便于携带，适用于各种疾病，如牛黄解毒片等。

（十一）露剂

露剂亦称药露，多用新鲜含有挥发性成分的药物，放在水中加热蒸馏，所收集的蒸馏液即为药露。其气味清淡，便于口服。一般作为饮料，夏天尤为常用，如金银花露、青蒿露等。

此外，还有冲剂、片剂、针剂（注射剂）等多种剂型。

（十二）锭剂

锭剂是将药物研成细粉末，或加适当的黏合剂制成规定形状的固体剂型，有圆柱形、纺锤形、条形等，可供外用与内服。内服时，取研末调服或磨汁服；外用，则磨汁涂于患处，如紫金锭、万应锭等。

（十三）条剂

条剂亦称药捻，是将药物细粉用桑皮纸粘药后搓捻成细条，或将桑皮纸捻成细条再将药粉附着。插入疮口或瘘管内使用，可起到化腐拔毒、生肌收口的作用，常用的有红升丹药条等。

（十四）线剂

线剂亦称药线，是将丝线或棉线放置药液中浸煮，经干燥后制成的外用制剂。可用于治疗瘘管、痔疮或赘生物等，通过所含药物的轻度腐蚀作用和药线的机械紧扎作用，使其引流通畅，或至萎缩、脱落。

（十五）糖浆剂

糖浆剂是将药物煎煮、去渣后，经过取汁、浓缩，加入适量蔗糖，溶解制成浓蔗糖水溶液。糖浆剂的特点是味甜、量小、服用方便、吸收较快，如止咳糖浆、桂皮糖浆等，较适用于儿童服用。

（十六）口服液

口服液是将药物用水或其他溶剂进行提取，经精制而成的内服液体制剂。优点是剂量较少、吸收较快、服用方便、口感适宜等。近年来发展很快，尤其是保健与滋补性口服液日益增多，如藿香正气口服液、茵栀黄口服液等。本制剂结合汤剂、糖浆剂、注射剂的共同特点。

（十七）注射液

注射液也称针剂，是将药物经过提取、精制、配制等制成的灭菌溶液、无菌混悬液或供配制成液体的无菌粉末，供皮下、肌肉、静脉等注射的一种制剂。其特点是剂量准确、药效迅速；本剂型适于急救而且使用上不受消化系统影响；尤其适用于神志昏迷、难于口服用药的患者。如清开灵注射液、生脉注射液等。

以上各种剂型,各有其特点,临证应根据病情与方剂特点酌情选用。此外,尚有胶囊剂、灸剂、熨剂、灌肠剂、搽剂、气雾剂等,临床中都在广泛应用,而且还在不断研制新剂型,以提高药效,便于应用。

三、方药的应用

(一) 禁忌

药物本身有防治疾病的一面,也有不利于人体的一面,为保证药物使用的安全和提高治疗的效果,必须讲究用药的禁忌。如寒凉药虽能清热,但又易伤阳;辛热药虽可祛寒,但又会伤阴;攻伐药可祛邪,但又能伤正;滋补药能扶正,但又可恋邪;等等。因此,我们既要了解药物防治疾病的作用,又要了解它可能产生的副作用。特别对药性较猛或有毒的药物,尤须引起重视,或避免使用,或通过炮制、配伍及减轻剂量等方法,以纠正或减少其偏胜之性后再用。这些对人体不利的方面或需注意的问题,就是通常所说的"禁用"(忌用)和"慎用"。属方药禁忌范围的内容较多,为了保证安全和提高疗效,必须讲究用药禁忌,大体有如下几个方面:

1. 证候禁忌 指某一类或某一种中药,不适合某类病证,这是因为中药都有各自的属性,或寒或热,或补或泻,或收或散等。使用得当会达到减轻或治愈疾病的目的,如使用不当则会贻误病情,甚至使病情加重恶化。例如:脾胃虚寒者,忌用泻下药或苦寒之类的药物,以免再伤脾胃;阴液亏虚者忌用淡渗利水药,以免加重伤阴。

2. 配伍禁忌 中药七情当中的"相恶""相反",原则上应当禁忌。此外,前人在临床实践中,发现某些药物不能在同一方中应用,否则就会产生毒性反应或降低药物药效,如"十八反""十九畏"。妇女在怀孕期间,有些药物应用不当,可以引起流产、早产或不良反应。大凡剧毒药、峻泻药、祛瘀药及热性较强和芳香走窜药物等,可损害胎元以致引起流产的药物,都应作为妊娠用药的禁忌。

3. 服药禁忌 服药禁忌俗称"忌口",因为服用某些药物或在服药期间,某些与疾病有碍的食物可减弱或消除药物的功能,或产生不良反应或毒性作用,应注意避免或节制食用。如文献记载有地黄忌萝卜;薄荷忌鳖鱼;甘草忌鲢鱼;蜂蜜反生葱;土茯苓、使君子忌茶;表证患者不宜食酸涩之物;疮疖肿毒、皮肤瘙痒者不宜食鱼虾牛羊等腥膻及刺激性食物;热证患者不宜食辛辣;寒证不宜食生冷;脾胃虚弱、消化不良者应忌油炸黏腻等。由于疾病的关系,在服药期间,凡属辛辣、生冷、黏腻等不易消化的食物,都应根据需要予以避免。

(二) 煎法与服法

中医对中药的煎煮方法和服用方法是非常考究的,同样一张药方,因为药物的煎服方法不同,治疗的适应证和效果就不一样。治疗疾病的时候,即使辨证准确,用药恰当,如果煎、服方法不得当,就不可能发挥应有的疗效。

1. 煎药用具 以瓦罐、砂锅、搪瓷锅为宜,忌用铁器、铜器等,防止加热后发生化学反应。

2. 煎药用水 煎药前一定要用凉水浸泡,但不可进行冲洗。可用洁净的冷水,如自来水、井水、蒸馏水等。也可用酒或酒水合煎,用水量可视药量、药物质地及煎煮时间而定,用水量一般以浸过药面 3~5cm 为宜。每剂药可煎煮 1~2 次,有的可以煎 3 次。每次煎药量以 100~150ml 为宜。

3. 煎药火候 煎药火候有"武火""文火"之分。急火、大火为武火;慢火、微火为文火。一般先用武火,煮沸后改用文火。同时,要根据药物性质及疾病性质,酌定火候。含挥发性成分的芳香药物应后下;质地坚硬的药物,如贝壳类、矿石类药品宜打碎先煎;某些贵重药品需另煎,如人参,以免他药干扰或吸收其有效成分。总之,各种不同煎法,目的均为尽量使其有效成分煎出,以发挥中药的治疗作用。

4. 煎药方法 煎药前,宜先将药物浸泡 20~30 分钟,然后进行煎煮,其有效成分更容易煎出。

方剂中除有部分药物因性质、性能及临床用途的不同进行处理,一般的药物均可以同时煎煮。对于在煎煮时间和方法上有特殊要求的药物,应在处方中加以注明,并按规定的要求制备。

5.服药法

(1)服药时间

1)空腹服(饭前服用):肠燥便秘、膀胱湿热等病位属下焦的疾病,以及驱虫类、泻下类药物宜空腹服用。补益类方剂宜空腹服,使药物能被充分吸收。宁神安眠药宜睡前服。对养胃、护胃、抑制胃酸的药物,如香砂养胃丸等宜饭前服,使药物能直接中和胃酸,增强对胃黏膜的保护。

2)饭后服:病位在上焦者,如感冒、咳嗽等。消食剂宜饭后服,使药物既充分接触食物,又健运脾胃。对肠胃有强烈刺激的药物,如常山、瓜蒂等,宜饭后服,以减轻对胃黏膜的刺激。缓下剂如麻子仁丸、番泻叶等一般于晚饭后服,以利于次日晨起排便。

(2)服药方法

1)汤剂:一般情况,每天1剂,可分2~3次服,病缓者早饭前、晚饭后各1次;病情危急者每隔4小时1次,使药力持续,以利于顿挫病势,祛邪扶正。如服药后呕吐者,可加入生姜同煎。

2)中成药:丸、散、膏、丹等中成药的服用,一般是将1天的总药量分2~3次口服。其服用方法与汤剂一样都是根据病情、病位和药物特点而定。此外,解表散寒要热服;治疗呕吐或药物中毒宜小量频服。寒药治热证宜冷服;温药治寒证宜热服。

知识拓展

方剂治疗八法

中医学的治法非常丰富,其中方剂是药物治疗的具体运用。早在《黄帝内经》就已提出了一整套治疗理论,指出"治病必求其本"。具体治法有正治法,如"寒者热之,热者寒之";反治法如"寒因寒用,热因热用"等,《黄帝内经》可称之为治病的法书,治则与治法至今仍是临床实践遵循的准则。

清代医家程钟龄在《医学心悟》说:"论病之源,以内伤外感四字括之。论病之情,则以寒热虚实表里阴阳八字统之。而治病之方,则又以汗、和、下、清、吐、消、温和补八法尽之",指出临床运用八法的关键在于明辨病机,才能"药无虚发,方必有功"。

第二节　常用方剂与中成药

案例导入

患者,男,25岁。患者常因饮食不当或受凉而发生呼吸不畅,喉中哮鸣3年。3日前因劳累受凉,呼吸困难、喉中哮鸣又发作。现症:气促息涌,喉中哮鸣,胸闷,咳嗽,痰黄,黏浊稠厚,咳吐不利,汗出,口渴喜饮,面赤,口苦,不恶寒。舌质红,苔黄腻,脉滑数。

请思考:

1.该患者的辨证证型是什么?

2.宜选用什么方剂或中成药?

一、常用解表剂

凡以解表药为主组成,具有发汗、解肌、透邪外出等作用,用以治疗表证的方剂,统称解表剂。按药物的性能,并针对表证的寒热,解表剂分辛温解表和辛凉解表两类。

解表剂虽能通过发汗解除表证,但汗出过多则能耗散阳气,损伤津液或产生不良反应,因此,不宜过量或久用,中病即止;凡阳虚自汗、阴虚盗汗、泄痢呕吐、吐血下血、疮疡已溃、麻疹已透、热病伤津等证,应慎用。解表剂为辛散之品,多含挥发油,故不宜久煎。

麻黄汤(《伤寒论》)

【组成】 麻黄 9g,桂枝 6g,杏仁 9g,炙甘草 3g。

【用法】 水煎服,服后盖被取微汗。

【功效】 发汗解表,宣肺平喘。

【主治】 治疗外感风寒表实证。症见恶寒发热,头痛身疼,无汗而喘,舌苔薄白,脉浮紧者。

【方解】 本方是辛温解表的代表方剂,是治疗外感风寒表实证的主方。方中麻黄发汗解表,宣肺平喘为君药;配以臣药桂枝解肌发表,温经散寒,两药合用增强麻黄发汗力量,又可使邪气去而营卫和;杏仁降利肺气,与麻黄配伍,一宣一降,以增强麻黄宣肺平喘之功,为佐药;炙甘草调和药性,抑制麻黄、桂枝发汗太过,为佐使药。

银翘散(《温病条辨》)

【组成】 银花 15g,连翘 15g,桔梗 9g,薄荷 9g,淡竹叶 6g,淡豆豉 6g,荆芥穗 6g,牛蒡子 9g,芦根 15g,甘草 6g。

【用法】 水煎数沸,勿过煮,薄荷后入,日服 4 次。

【功效】 辛凉透表,清热解毒。

【主治】 风温初起,风热表证。症见发热微恶寒,无汗或有汗不多,头痛,咳嗽,咽痛,舌尖红,苔薄白,脉浮数。

【方解】 风温初起,风热之邪侵袭肺卫,治当疏散肺卫风热,清热解毒。方中银花、连翘共为君药,能辛凉解表,清热解毒;薄荷、牛蒡子疏风散热,清利头目,又可解毒利咽;荆芥穗、淡豆豉辛而不烈,温而不燥,助君药发散表邪,与薄荷、牛蒡子均为臣药;芦根、淡竹叶、桔梗清热生津止渴,宣肺止咳,同为佐使药;甘草既可调和诸药,又可合桔梗清利咽喉,是为佐使药。

藿香正气散(《太平惠民和剂局方》)

【组成】 藿香 9g,紫苏 6g,白术 9g,白芷 6g,茯苓 9g,大腹皮 9g,厚朴 6g,半夏 9g,陈皮 6g,桔梗 6g,甘草 3g。

【用法】 水煎服。成药丸剂,每次服 6~9g,一日 2 次,开水送下。

【功效】 芳香化湿,解表和中。

【主治】 外感风寒,内伤湿滞证。症见恶寒,发热,头痛,胸闷,恶心呕吐,腹痛,腹泻,苔白腻,脉浮缓。

【方解】 方中藿香芳香化湿,解表散寒,理气和中,为君药;厚朴、半夏理气化痰,降逆止呕,宽胸除满,共为臣药;大腹皮燥湿,理气除满;陈皮行气健脾,和胃燥湿;白术、茯苓健脾渗湿;苏叶、白芷、桔梗理气解表,增强藿香解表散寒作用,共为佐药;甘草调和诸药为使药。

二、常用祛暑剂

凡以祛暑药为主组成,具有祛除暑邪的作用,用以治疗暑病的方剂,统称祛暑剂。暑为阳邪,其性炎热,故暑病多见身热、面赤、心烦、小便短赤、舌红、脉数或洪大等阳热证。由于暑性升散,易伤津耗气,故可兼口渴喜饮、体倦少气等症;暑多夹湿,故可兼胸闷泛恶、舌苔白腻等症;暑病发于夏季,腠理疏松,阳气外泄,加之贪凉露卧,不避风寒,故可兼表寒证。

清暑益气汤(《温热经纬》)

【组成】 西瓜翠衣 30g,西洋参 5g,荷梗 6g,石斛 15g,麦冬 9g,黄连 3g,知母 6g,竹叶 6g,甘草 3g,粳米 15g。

【功效】 清暑益气,养阴生津。

【用法】 水煎服。

【主治】 暑热气津两伤证。症见身热汗多,口渴心烦,小便短赤,体倦少气,精神不振,脉虚数。

【方解】 君药西瓜翠衣、西洋参清暑热,益气阴。臣药荷梗助西瓜翠衣清解暑热;石斛、麦冬助西洋参养阴生津。佐药黄连清热泻火,以折热势;知母滋阴泻火;竹叶清热除烦。使药甘草、粳米益胃和中。

六一散(《伤寒直格》)

【组成】 滑石 180g,甘草 30g。

【功效】 清暑利湿。

【用法】 为细末,每服 9~18g,包煎,取药液服,或温开水调服,每日 2~3 次,亦常加入其他方药中煎服。

【主治】 暑湿证。症见身热烦渴,小便不利,或泄泻。

【方解】 方中重用滑石,甘淡性寒,质重而滑,淡能渗湿,寒能清热,重能下降,滑能利窍,既清心解暑,又能渗利小便,使湿热之邪从小便而解,为君药。甘草清热和中,与滑石配伍,一则甘寒生津,使利小便而津不伤;二则防滑石寒凉质重伐胃,为佐药。因其用量比例为 6:1,故名"六一散"。

三、常用泻下剂

凡以泻下药为主组成,具有通便、泄热、攻积、逐水等作用,治疗里实证的方剂,统称为泻下剂。

使用泻下剂,必待表邪已解,里实已成。若表证未解,里实已成,则应视表里证的轻重,先表后里,或表里双解;若兼血瘀、虫积或痰浊,宜分别配伍相应的药物治之;对年老体虚、孕妇、产妇或正值经期,病后伤津以及亡血者,均应慎用或禁用。另外,泻下剂大都易伤胃气,故得效即止,慎勿过剂。同时,服药期间应忌食油腻及不消化的食物,以防重伤胃气。

大承气汤(《伤寒论》)

【组成】 大黄 12g,厚朴 12g,枳实 9g,芒硝 9g。

【用法】 以水 500ml,先煮枳实、厚朴,取 250ml;去渣,下大黄更煮 200ml;去渣,下芒硝微火一二沸,日分服。大便已下,余药勿服。

【功效】 峻下热结。

【主治】 阳明腑实证。症见大便秘结不通,矢气频作,腹胀满拒按,或高热或日晡潮热,神昏谵语,苔黄厚而干或焦黑燥裂,脉沉实有力者;下利清水秽臭而腹痛不减,按之有硬块,口干舌燥,脉滑数者;热厥、抽搐、发狂属于里有实热者。

【方解】 因邪传阳明入里化热,与肠中燥屎相结,阻塞肠道,腑气不通,治当峻下热结。方中大黄苦寒,泄热通便,荡涤肠胃邪热积滞为君药;芒硝咸寒泄热,软坚通便为臣药;枳实、厚朴消痞除满,破气散结,为佐使药。

麻子仁丸(《伤寒论》)

【组成】 麻子仁 500g,大黄 500g,杏仁 250g(去皮尖,熬,别作脂),枳实炙 250g,厚朴炙 250g,芍药 250g。

【用法】 共为细末,炼蜜为丸,每次 9g,一日 2 次,温开水送服;亦可作汤剂,水煎服,用量按原方比例酌减。

【功效】 润肠通便。

【主治】 肠燥便秘及痔疮便秘。症见大便干结,难以排出。

【方解】 本方证多由脾阴不足,不能为胃行其津液,胃肠燥热所致。方中火麻仁质润多脂,润肠通便,为君药;大黄泄热通便,为臣药;杏仁润肠降气,枳实、厚朴宽肠理气,使气机通畅,大便易行,为佐药;芍药养阴和营,为使药。用蜜和丸,亦能润燥滑肠,并有甘缓调和的作用。诸药合用,具有润肠、通便、缓下之功。

四、常用清热剂

凡以清热药为主组成,具有清热、泻火、凉血、解毒等作用,用以治疗里热证的方剂,统称为清热剂。

此外,使用清热剂还应注意:一是辨明热证的真假,真寒假热不可误用;二是若屡用清热泻火之剂而热仍不退者,切忌再用苦寒药,以免化燥伤阴;三是如因邪热炽盛,服清热药入口即吐者,可于清热方中少佐辛温之品,或凉药热服;四是使用清热剂易败胃气或内伤中阳,故不宜过量久服,必要时应配伍健脾和胃之品,对素体阳虚者尤应注意。

白虎汤(《伤寒论》)

【组成】 石膏 30g(打碎),知母 12g,甘草 6g,粳米 9g。

【用法】 以水将米煮熟,去米,加入其余三味同煎,分 2 次服。

【功效】 清热泻火,生津止渴。

【主治】 主阳明气分热盛证,症见壮热头痛,口干舌燥,烦渴多饮,面赤恶热,大汗出,脉洪大有力或滑数。

【方解】 太阳伤寒之邪化热内传阳明经,或温热病邪传入气分,耗伤津液,治当清热生津。方中石膏辛甘大寒善清热除烦,以治阳明内盛之热,并能止渴生津,为君药;热盛伤津,故用知母苦寒清热生津,既助石膏清热,又治已伤之津,为臣药;君臣相配,清热除烦作用增强。甘草、粳米和胃护津,以防寒凉伤中之弊,共为佐使药。

黄连解毒汤(《外台秘要》)

【组成】 黄连 9g,黄芩 6g,黄柏 6g,栀子 9g。

【用法】 水煎服。

【功效】 泻火解毒。

【主治】 三焦火毒热盛证。症见大热烦躁,口燥咽干,错语不眠;热病吐血、衄血;热甚发斑,身热下利,湿热黄疸;外科痈疡疔毒,小便黄赤,舌红苔黄,脉数有力。

【方解】 热毒壅盛于三焦,波及上下内外,内扰心神则大热烦躁,治当泻火解毒。方中黄连大苦大寒清泄心火,并兼清中焦之火而为君药;黄芩清上焦之火,助黄连清热解毒之力而为臣药;黄柏泻下焦之火,为佐药;栀子通泻三焦,导热下行,使火热从下而出,为使药。

龙胆泻肝汤(《医方集解》)

【组成】 龙胆草 12g,黄芩 6g,栀子 9g,泽泻 9g,木通 6g,车前子 6g,当归 6g,柴胡 6g,甘草 3g,生地黄 18g。

【用法】 水煎服。

【功效】 泻肝胆实火,泻下焦湿热。

【主治】 肝胆实火证。症见头晕目眩、胁痛、口苦心烦、目赤肿痛、耳聋、耳肿;肝经湿热下注证,症见小便淋浊,阴痒,阴肿,妇女带下量多、色黄、稠粘臭秽,舌红、苔黄腻,脉弦数等。

【方解】 肝胆经实火上炎,或湿热循经下注所致之证,治当泻肝胆实火,泻下焦湿热。方中龙胆草苦寒清热,为泻肝胆经实火之要药;黄芩、栀子苦寒,归肝胆经,泻火解毒,清热燥湿共为臣药;泽泻、木通、车前子泻火利湿,使湿邪从小便而出为佐药;当归、生地黄滋阴养血,泻中有补,使泻火之药不致苦燥伤阴,为佐药;柴胡疏肝解热,引药入肝胆,甘草调和诸药,同为使药。纵观全方,其配伍特点是泻中有补,降中寓升,祛邪不伤正,泻火不伐胃,使火降热清,湿浊得消,则诸症可除。

五、常用温里剂

凡以温热药物为主组成,具有温中散寒、温经散寒、回阳救逆的作用,能祛除脏腑经络寒邪,治疗脾胃虚寒、经脉寒凝及亡阳欲脱等里寒证的方剂,统称温里剂。

本剂多为辛燥温热之品,用时必须注意"里寒"两字,对热证、真热假寒证、阴虚证等不宜使用。此外尚应注意患者体质及季节气候等不同情况,对于夏季天气炎热,或其人素体火旺,应从小剂量开始。总之,使用温里剂,须辨证准确,因人、因地、因时制宜,且中病即止,以免助火。

理中丸(《伤寒论》)

【组成】 人参 9g,干姜 9g,炙甘草 6g,白术 9g。

【用法】 上四味研末,炼蜜为丸,如鸡子黄大,每次服 1 丸,每日 2~3 次,温开水送服,或做成汤剂煎服。

【功效】 温中散寒,补气健脾。

【主治】 脾胃虚寒证。症见脘腹冷痛,喜温喜按,自利不渴,畏寒肢冷,呕吐,腹满食少,舌质淡,苔白,脉沉细。

【方解】 脾胃虚寒,健运失调,脾升胃降失常,治当温中散寒,补益脾胃。寒则温之,虚则补之,故方中用大辛大热的干姜为君药,以温中散寒,扶阳抑阴;人参补中益气,培补后天之本则气旺阳复而为臣药;白术苦温燥湿健脾而为佐药;炙甘草补中扶正,调和药性为使药。

温经汤(《金匮要略》)

【组成】 吴茱萸 9g,桂枝 6g,当归 6g,川芎 6g,芍药 6g,牡丹皮 6g,阿胶 6g(烊化),麦冬 9g,人参 6g,甘草 6g,制半夏 6g,生姜 6g。

【用法】 水煎服。去渣取汁,入阿胶烊化,分 2 次温服。

【功效】 温经散寒,祛瘀养血。

【主治】 冲任虚寒,瘀血阻滞。症见月经不调,或前或后,或多或少,或逾期不止,或一月再行,傍晚发热,手心烦热,唇口干燥,或小腹冷痛,或久不受孕。

【方解】 本方证是由冲任虚寒,瘀血阻滞,阴血虚损,虚热内生所致。方中吴茱萸、桂枝温经散寒,通利血脉,为君药。当归、川芎、芍药活血祛瘀,养血调经;牡丹皮祛瘀通络,并退虚热,共为臣药。阿胶、麦冬益阴养血;人参合甘草补中气,健脾胃,以助生化之源;冲任二脉与足阳明经相通,制半夏能通降胃气而散结,有助于祛瘀通经;生姜温胃气以助生化,共为佐药。甘草又能调和诸药,兼为使药。诸药合用,温通经脉以散寒,补养血气以固本,瘀去新生,虚热得消,经调病解。

当归四逆汤(《伤寒论》)

【组成】 桂枝 9g,细辛 3g,当归 9g,芍药 9g,通草 6g,炙甘草 6g,大枣 5 枚。

【用法】 水煎温服。

【功效】 温经散寒,养血通脉。

【主治】 血虚受寒证。症见手足厥寒,舌淡苔白,脉沉细,甚或细而欲绝,以及腰腿疼痛,妇女痛经,冻疮等。

【方解】 本方证为血虚受寒所致。方中桂枝、细辛温通血脉,以除内外表里之寒邪,为君药。当归、芍药养血补血和营,为臣药。通草通利血脉,与桂枝、细辛配伍以增通血脉、利关节之功,因其性寒,且可制二药之温燥,以防伤及阴血;炙甘草、大枣健脾益气,资其生血之源,共为佐药。七药配合,温阳而不燥,补血而不滞,使寒邪得祛,血虚得补,经脉得通,则营血充于肢体,阳气行于四末,手足自温,脉象自如。

六、常用和解剂

凡具有和解少阳、调和肝脾、调和肠胃、表里双解等功效,常用以治疗邪在少阳、肝脾不和、肠胃不和、寒热错杂等病证的方剂,统称为和解剂。

和解之法,寓意"调和",用药多寒热并行,补泻兼用,上下同治,升降合施,作用较为平和,但仍为祛邪安正之剂,故使用和解剂时应注意辨证,凡邪在肌表,未入少阳,或邪已入里,阳明热盛者,皆不宜使用。

小柴胡汤(《伤寒论》)

【组成】 柴胡 9g,黄芩 9g,半夏 9g,人参 6g,炙甘草 5g,生姜 9g,大枣 4 枚。

【用法】 水煎服。

【功效】 和解少阳。

【主治】 主治伤寒少阳证。症见往来寒热,胸胁苦满,默默不欲饮食,心烦喜呕,口苦咽干,目眩,舌苔薄白,脉弦。

【方解】 本方为和解少阳的代表方。方中柴胡苦平,主入肝胆经,能透泄与清解少阳之邪,并能疏泄气机,使少阳之邪得以外散,为君药;黄芩苦寒,清泄少阳之热,为臣药;生姜、半夏和胃降逆,以治呕;人参、大枣益气健中,共为佐药;炙甘草调和诸药为使药。

痛泻要方(《医学正传》)

【组成】 白术 6g,白芍 6g,陈皮 4.5g,防风 3g。

【用法】 水煎服或丸服,每次 9g。

【功效】 补脾柔肝,祛湿止泻。

【主治】 脾虚肝旺之痛泻。症见肠鸣腹痛,大便泄泻,泻必腹痛,舌苔薄白,脉两关不调,弦而缓者。

【方解】 君药白术苦甘而温,补脾燥湿以治土虚。臣药白芍酸寒,柔肝缓急、止痛。佐药陈皮辛苦而温,理气燥湿,醒脾和胃。佐使药防风,具升散之性,与白术、白芍相伍,辛能散肝郁,香能舒脾气,且有胜湿以助止泻之功,又为脾经引经之药。

半夏泻心汤(《伤寒论》)

【组成】 半夏 12g,黄芩 9g,干姜 9g,人参 9g,黄连 3g,大枣 4 枚,甘草 9g。

【用法】 水煎服。

【功效】 寒热平调,散结除痞。

【主治】 寒热互结之痞证。症见心下痞,但满而不痛,或呕吐,肠鸣下利,舌苔腻而微黄。

【方解】 君药半夏,散结除痞,又善降逆止呕。臣药干姜之辛热以温中散寒。佐药黄芩、黄连之苦寒以泄热开痞;人参、大枣甘温益气,以补脾虚。使药甘草补脾和中而调诸药。

大柴胡汤(《金匮要略》)

【组成】 柴胡 12g,黄芩 9g,芍药 9g,半夏 9g,枳实 9g,生姜 15g,大枣 4 枚,大黄 6g。

【用法】 水煎服。

【功效】 和解少阳,内泻热结。

【主治】 少阳阳明合病。症见往来寒热,胸胁苦满,呕不止,郁郁微烦,心下痞硬,或心下满痛,大便不解或下利,舌苔黄,脉弦数有力者。

【方解】 君药柴胡透达少阳半表之邪。臣药黄芩清泄少阳半表之热,与柴胡配伍,共奏和解少阳之功;大黄、枳实内泻阳明热结,行气消痞。佐药芍药和里缓急止痛,与大黄相配可治腹中实痛,与枳实配伍可以理气和血,以除心下满痛;半夏、生姜,和胃降逆,止呕。使药大枣与生姜相配,能和营卫而行津液,并调和诸药。

七、常用理气剂

凡以理气药为主组成,具有行气或降气的作用,用以治疗气逆或者气滞的方剂,统称理气剂。

使用理气剂应注意:要辨清虚实;若气滞而兼气逆者,宜行气与降气并用;本剂易伤津耗气,应适可而止,年老体弱者或阴虚火旺者以及孕妇等均当慎用。

柴胡疏肝散(《景岳全书》)

【组成】 陈皮 6g,柴胡 6g,川芎 6g,香附 6g,枳壳 6g,芍药 6g,甘草 3g。

【用法】 水一盅半,煎八分,食前服。现代用法:水煎服。

【功效】 疏肝理气,活血止痛。

【主治】 肝气郁滞证。胁肋疼痛,胸闷,善太息,情志抑郁易怒,或嗳气,脘腹胀满,脉弦。

【方解】 肝主疏泄,性喜条达,其经脉布胁肋,循少腹。若情志不遂,木失条达,则致肝气郁结,经气不利,故见胁肋疼痛,胸闷,脘腹胀满;肝失疏泄,则情志抑郁易怒,善太息;脉弦为肝郁不疏之征。遵《内经》"木郁达之"之旨,治宜疏肝理气之法。方中以柴胡功善疏肝解郁,用以为君。香附理气疏肝而止痛,川芎活血行气以止痛,二药相合,助柴胡以解肝经之郁滞,并增行气活血止痛之效,共为臣药。陈皮、枳壳理气行滞,芍药、甘草养血柔肝,缓急止痛,均为佐药。甘草调和诸药,为使药。诸药相合,共奏疏肝行气、活血止痛之功。

半夏厚朴汤(《金匮要略》)

【组成】 半夏 12g,厚朴 9g,茯苓 12g,生姜 9g,苏叶 6g。

【用法】 水煎温服。

【功效】 行气降逆化痰。

【主治】 梅核气。症见咽中如有物阻,咳吐不出,吞咽不下,胸膈满闷,或咳或呕,或胸胁撑胀作痛,舌苔白滑或白腻,脉弦缓或弦滑。

【方解】 情志不畅,肝气郁结,肺胃失于通降,聚津成痰,痰气互结咽喉,治当行气散结,降逆化痰。方中半夏苦辛温燥,化痰散结,降逆和胃为君药;厚朴苦温下气除满开郁为臣药;茯苓甘淡渗湿健脾,生姜辛温和胃止呕,共为佐药;苏叶芳香疏散,宣肺疏肝,助厚朴行气宽胸为使药。

八、常用理血剂

凡以理血药为主组成,具有止血或活血化瘀的作用,用以治疗出血证和瘀血证的方剂,统称理血剂。

使用理血剂应注意:急性出血,急则治其标,宜先止血;慢性失血,宜着重治本或标本兼顾。运用止血剂,还要避免止血留瘀之弊,故可于止血剂中酌配既能化瘀又能止血之药;当运用活血化瘀方时,应适当配伍理气药,以增强行血化瘀之效。活血化瘀方易伤血、动血,不可久用。对体虚者,应配合养血之品以护血,或配益气之品以扶正;对有出血宿疾者,或妇女月经过多、孕妇等,均宜慎用。

血府逐瘀汤(《医林改错》)

【组成】 当归 9g,生地黄 9g,桃仁 12g,红花 9g,枳壳 6g,赤芍 9g,柴胡 3g,甘草 3g,桔梗 6g,川芎 6g,牛膝 9g。

【用法】 水煎服。

【功效】 活血祛瘀,行气止痛。

【主治】 胸中血瘀证。症见胸痛、胁肋痛、头痛日久不愈,痛如针刺而有定处,或呃逆日久不止,或内热烦闷,心悸失眠,入暮潮热,舌黯红或有瘀斑,或唇暗或两目黯黑,脉涩或弦紧。

【方解】 本方证因瘀血内阻,气机郁滞所致。方中当归、川芎、赤芍、桃仁、红花活血祛瘀;牛膝通血脉,祛瘀血,并引瘀血下行,共为君药。生地黄清热凉血,配当归养血活血,使祛瘀而不伤阴;柴胡、枳壳、桔梗疏畅胸中气滞,使肝气条达,肺气宣降,共为臣佐药;甘草调和诸药为使药。

补阳还五汤(《医林改错》)

【组成】 生黄芪 120g,当归尾 6g,赤芍 5g,地龙 3g,川芎 3g,红花 3g,桃仁 3g。

【用法】 水煎服。

【功效】 补气,活血,通络。

【主治】 中风后遗症之气虚血瘀证。半身不遂,口眼㖞斜,语言謇涩,口角流涎,小便频数或遗尿,舌黯淡,苔白,脉缓无力。

【方解】 本方证因中风之后,正气亏虚,气虚血滞,脉络瘀阻所致。方中重用生黄芪,补益元气,意在气旺则血行,瘀去络通,为君药。当归尾活血通络而不伤血,为臣药。赤芍、川芎、桃仁、红花协同当归尾以活血祛瘀;地龙通经活络,周行全身,共为佐药。

桂枝茯苓丸(《金匮要略》)

【组成】 桂枝 9g,茯苓 9g,牡丹皮 9g,桃仁 9g,芍药 9g。

【用法】 研细末,炼蜜为丸,每日服 3~5g。

【功效】 活血化瘀,缓消癥块。

【主治】 瘀阻女子胞证。妇人素有癥块,妊娠漏下不止,或胎动不安,血色紫黑晦暗,腹痛拒按,或经闭腹痛,或产后恶露不尽而拒按者,舌质紫黯或有瘀点,脉沉涩。

【方解】 本方证因瘀阻女子胞所致。方中桂枝温通血脉,以行瘀滞,为君药。桃仁活血祛瘀,为臣药。牡丹皮、芍药化瘀血、清瘀热,均为佐药。 白蜜,甘缓而润,以缓诸药破泄之力,为使药。

九、常用祛湿剂

凡以祛湿药为主组成,具有化湿利水、通淋泄浊等作用,能治疗水湿病证的方剂,统称为祛湿剂。属"八法"中的"消法"。

祛湿剂多由芳香温燥或淡渗利湿之药组成,易于耗伤阴津,故素体阴虚津亏、病后体弱以及孕妇应慎用。

五苓散(《伤寒论》)

【组成】 泽泻 15g,茯苓 9g,猪苓 9g,白术 9g,桂枝 6g。

【用法】 原方为散剂,现在常用水煎服。

【功效】 温阳化气,渗湿利水。

【主治】 水湿停聚,膀胱气化不利证。症见小便不利、小腹胀满、水肿、泄泻、烦渴欲饮,甚则水入即吐;脐下动悸,吐涎沫而头眩,舌苔白,脉浮或缓。

【方解】 本方是治疗小便不利和水肿的常用方。方中泽泻重用,旨在利水渗湿为君药;茯苓、猪苓淡渗利水,增强泽泻利水渗湿之力,为臣药;白术健脾化湿,使水湿不致停聚为佐药;桂枝辛温通阳,以助膀胱气化,气化则水自利,为佐使药。

茵陈蒿汤(《伤寒论》)

【组成】 茵陈 18g,栀子 9g,大黄 9g。

【用法】 水煎服。每日 1 剂,连服数剂。

【功效】 清热利湿退黄。

【主治】 湿热黄疸证。症见一身皮肤、巩膜黄如橘色,小便黄赤,腹微满,口渴,舌苔黄腻,脉沉数。

【方解】 湿热内蕴脾胃,熏蒸肝胆,胆液外泄所致黄疸,治当清热利湿退黄。方中茵陈清湿热,利肝胆,为治湿热黄疸的君药;栀子清热泻火,利三焦湿热,使湿热从小便而去,为臣药;大黄荡涤肠胃瘀热以通腑,使湿热从大便而去,为佐药。

八正散(《太平惠民和剂局方》)

【组成】 车前子 9g,瞿麦 9g,萹蓄 9g,滑石 15g,木通 6g,甘草梢 3g,栀子 9g,煨大黄 9g。

【用法】 原方为散剂,用 6~9g 加灯心草煎服。现在多用饮片,水煎服。

【功效】 清热泻火,利水通淋。

【主治】 湿热下注膀胱证。症见小便黄赤,淋漓不畅,尿频尿急,尿道刺痛,或癃闭不通,小腹胀满,口燥咽干,舌苔黄腻,脉滑数。

【方解】 湿热蕴结下焦,导致小便淋漓涩痛,小腹胀满,治当清热泻火,利水通淋。方中瞿麦、萹蓄、滑石、木通、车前子清热除湿,利水通淋,为方中君药;栀子、大黄苦寒泻火,加强清泻湿热之功,为臣药;甘草和中解毒,以防苦寒伤胃,为佐药;灯心草导热下行为使药。

三仁汤(《温病条辨》)

【组成】 杏仁 5g,白蔻仁 6g,薏苡仁 18g,半夏 15g,厚朴 6g,通草 6g,滑石 18g,竹叶 6g。

【用法】 水煎服。

【功效】 清热利湿,宣畅气机。

【主治】 湿温初起,湿重于热,或暑温夹湿证。症见恶寒头痛,发热不扬,身重疼痛,面色淡黄,胸闷不饥,舌苔白腻,脉弦细而濡。

【方解】 本方证为湿热之邪,留恋气分,弥漫三焦,郁蒸不解,阻遏气机所致。方中杏仁苦平,宣通上焦肺气;白蔻仁芳香畅中,化湿醒脾;薏苡仁甘淡,渗利湿热。三药共为君药,故方名"三仁汤"。半夏、厚朴除湿消痞,行气散满,为臣药。通草、滑石、竹叶清热利湿,均为佐使药。诸药合用,功能宣上、畅中、渗下,使湿热从三焦分消,则诸症可除。

十、常用化痰止咳剂

凡以化痰药与止咳平喘药为主组成,具有化痰、止咳、平喘等功效,用以治疗痰证及咳喘证的方剂,统称为化痰止咳剂。

应用本剂需注意:辨证清楚,明确病证之寒热燥湿及外邪性质,选择适当的方剂,并根据兼证表现配伍其他中药。

二陈汤(《太平惠民和剂局方》)

【组成】 制半夏 15g,陈皮 15g,茯苓 9g,炙甘草 4.5g(原方尚有生姜、乌梅,今多不用)。

【用法】 每日 1 剂,水煎服。亦作丸剂。

【功效】 燥湿化痰,理气和中。

【主治】 痰湿咳嗽。症见咳嗽痰多,色白易咳出,胸膈痞满,恶心呕吐,舌苔白润,脉滑。

【方解】 本方证因脾肺功能失调,停湿生痰,痰湿犯肺所致。方中制半夏辛温香燥,能燥湿祛痰,降逆止呕为君药;陈皮理气化痰,茯苓健脾渗湿为臣佐药;炙甘草补脾和中,调和药性为使药;生姜和胃止吐,又能制半夏之毒;乌梅敛肺气。方中制半夏、陈皮以陈久者为良,故方以"二陈"为名。

清气化痰丸(《医方考》)

【组成】 瓜蒌仁 6g,黄芩 6g,陈皮 6g,杏仁 6g,枳实 6g,茯苓 6g,胆南星 9g,制半夏 9g。

【用法】 为丸剂,每服 6g。其亦可作汤剂,每日 1 剂,水煎服。

【功效】 清热化痰,理气止咳。

【主治】 痰热咳嗽。症见咳嗽痰黄稠,胸膈痞闷,甚则气急喘促,烦躁不宁,舌质红,苔黄腻,脉滑数。

【方解】 本方证因痰阻气滞,气郁化火,痰热互结所致。方中胆南星苦凉,瓜蒌仁甘寒,二药清热化痰,共为君药;辅以黄芩清泻肺热,制半夏化痰散结,共为臣药;枳实、陈皮下气消痰,茯苓健脾祛湿,杏仁宣利肺气,共为佐使药。

三子养亲汤(《杂病广要》)

【组成】 紫苏子 6g,白芥子 9g,莱菔子 9g。

【用法】 三药微炒,捣碎,布包微煮,频服。

【功效】 温肺化痰,降气消食。

【主治】 痰壅气滞证。症见咳嗽喘逆,痰多胸痞,食少难消,舌苔白腻,脉滑。

【方解】 白芥子温肺利气,快膈消痰,长于除痰;紫苏子降气行痰,使气降而痰不逆,长于降气;莱菔子消食导滞,使气行则痰行,长于消食。临证当视痰壅、气逆、食滞三者的轻重而定君药,余为臣佐药。

十一、常用治风剂

凡以辛散祛风或息风止痉等药物为主组成,具有疏散外风或平息内风等作用,用以治疗风证的方剂,统称治风剂。

运用治风剂时应注意:首先,必须辨证准确,分清外风、内风,而分别选用疏散外风或平息内风法;其次,风邪多夹寒、热、湿、燥、痰诸邪,故临证用方当灵活加减;此外,还需辨明外风是否引动内风,内风是否兼夹外风,用药应分清主次,内外兼治。治风剂多温燥,易伤津动火,对于津液不足或阴虚血少、阳亢有热者应慎用。

川芎茶调散(《太平惠民和剂局方》)

【组成】 川芎 9g,荆芥 9g,薄荷 9g,羌活 6g,细辛 3g,白芷 6g,甘草 6g,防风 6g。

【用法】 共为细末,每次用 9g,清茶调服;或汤剂,水煎服。

【功效】 祛风,散寒,止痛。

【主治】 外感风邪证。症见偏正头痛,或巅顶疼痛,恶寒发热,目眩鼻塞,舌苔薄白,脉浮等。

【方解】 风邪外袭,阻遏清阳则头痛等,治当祛风、散寒、止痛。方中川芎性味辛温能上行头目,下行血海,善于祛风活血,为治疗头痛要药而为君药。薄荷轻清上行,善于清利头目,疏风散热,能助君药增强祛风止痛之效,并能解表而为臣药。白芷、羌活疏风止痛,其中川芎善治少阳、厥阴经头痛;羌活善治太阳经头痛;白芷善治阳明经头痛;细辛散寒止痛,并长于治少阴经头痛;防风辛散上行,疏散上部风邪,均为佐药。甘草调和诸药为使药;服时以清茶调下,取茶叶的苦寒性味,既可上清头目,又能制约风药的过于温燥与升散,为佐使药。

天麻钩藤饮(《杂病证治新义》)

【组成】 天麻 9g,钩藤 12g(后下),石决明 18g(先煎),栀子 9g,黄芩 9g,川牛膝 12g,杜仲 9g,益母草 9g,桑寄生 9g,夜交藤 9g,茯神 9g。

【用法】 水煎服。

【功效】 平肝息风,清热安神。

【主治】 阳亢风动,风阳上扰证。症见眩晕头痛,失眠心烦,舌红苔黄,脉弦。

【方解】 本方证因肝肾不足,肝阳偏亢,火热上扰所致。方中天麻、钩藤平肝息风共为君药。石决明质重能平肝潜阳,清肝明目;川牛膝引血下行共为臣药。栀子、黄芩清热泻火;杜仲、桑寄生补益肝肾;益母草合川牛膝通利血脉;夜交藤、茯神安神定志,上八味共为佐使药。

十二、常用安神剂

凡以安神药为主组成,具有安神定志作用,治疗神志不安病证的方剂,统称安神剂。

重镇安神剂多含有有毒的金石、贝壳类药物,易伤胃气,不宜久服。脾胃虚弱者,宜配伍健脾和胃药。神志方面的病证往往与精神因素有密切关系,在药物治疗的同时,还需要配合心理治疗。

朱砂安神丸(《医学发明》)

【组成】 朱砂 15g,黄连 18g,炙甘草 16g,生地黄 8g,当归 8g。

【用法】 研细末,炼蜜成丸,每次服用 3g,临睡前温开水送服。

【功效】 重镇安神,清心泻火。

【主治】 心火亢盛,阴血不足证。症见心悸失眠,心烦,舌红,脉细数。

【方解】 本方证因心火亢盛,灼伤阴血,心失所养所致。方中朱砂重镇安神,又可清心火,为君药。黄连苦寒,清心泻火为臣药。生地黄滋阴清热,当归补血养心,为佐药。炙甘草调和诸药,防朱砂质重碍胃,为使药。

酸枣仁汤(《金匮要略》)

【组成】 酸枣仁 15g,知母 9g,茯苓 9g,川芎 6g,甘草 6g。

【用法】 水煎服。分早晚 2 次服,或临睡前 1 小时口服 1 次。

【功效】 养血安神,清热除烦。

【主治】 肝血不足,阴虚内热证。症见虚烦失眠,心悸盗汗,头晕目眩,咽干口燥,舌红,脉细。

【方解】　本方证因肝血不足,阴虚内热所致。方中酸枣仁养血安神为君药;茯苓宁心安神,知母养阴除烦,为臣药;川芎调畅气机,疏达肝气为佐药;甘草调和诸药为使药。

十三、常用开窍剂

凡以开窍药为主组成,具有开窍醒神作用,治疗窍闭神昏证的方剂,统称开窍剂。

使用开窍剂时,应首先辨别闭证和脱证。如邪盛气实而见神志昏迷,口噤不开,两手握固,脉实有力的闭证,可用开窍剂。而对于汗出肢冷,呼吸气微,目合口开,脉弱无力或脉微欲绝的脱证,即使神志昏迷,也不宜使用。其次是应辨别闭证之寒热,正确选用凉开剂或温开剂。其三是开窍剂大多为芳香药物,其性辛散走窜,不宜久服,久服则易伤元气,故临床多用于急救,中病即止,待患者神志清醒后再辨证施治。此外,麝香等药,有碍胎元,孕妇慎用。其四是本剂多以丸散剂或注射剂用于临床,不宜加热煎煮,以免药性挥发,影响疗效。

安宫牛黄丸(《温病条辨》)

【组成】　牛黄30g,郁金30g,犀角30g(现用水牛角代),黄连30g,朱砂30g,冰片7.5g,麝香7.5g,珍珠15g,山栀30g,雄黄30g,黄芩30g。

【用法】　上为极细末,炼蜜成丸,每丸3g,金箔为衣。每服1丸,一日1~2丸。

【功效】　清热解毒,开窍醒神。

【主治】　邪热内陷心包证。症见高热烦躁,神昏谵语,舌红或绛,脉数有力;亦治中风昏迷,小儿惊厥属邪热内闭者。

【方解】　本方证因温热邪毒内陷心包,痰热蒙蔽清窍所致。方中牛黄味苦而凉,清心解毒,辟秽开窍;麝香芳香开窍醒神,二药为君药。水牛角清心凉血解毒;黄连、黄芩、山栀清热泻火解毒;冰片、郁金芳香辟秽,化浊通窍,共为臣药。雄黄豁痰解毒;朱砂、珍珠镇心安神,共为佐药。用炼蜜为丸,和胃调中为使药。

苏合香丸(《太平惠民和剂局方》)

【组成】　苏合香30g,龙脑30g,麝香60g,安息香60g(用无灰酒一升熬膏),青木香60g,香附60g,白檀香60g,丁香60g,沉香60g,荜茇60g,熏陆香30g,白术60g,煨诃黎勒60g,朱砂60g,犀角(水牛角代)60g(现用水牛角代)。

【用法】　共为细末,研匀入药,用安息香膏并炼白蜜和剂,每服旋丸如梧桐子大,取井华水化服四丸(8g);老人、小儿可服一丸。温酒化服亦可,并空心服之。现代用法:口服,每次1丸,小儿酌减,每日1~2次,温开水送服。昏迷不能口服者,可鼻饲给药。

【功效】　芳香开窍,行气止痛。

【主治】　寒闭证。症见突然昏倒,牙关紧闭,不省人事,面白肢冷,苔白脉迟;或心腹猝痛,甚则昏厥;亦治中风、中气及感受时行瘴疠之气,属于寒闭者。

【方解】　方中苏合香、安息香善透窍逐秽化浊,开闭醒神;麝香、龙脑开窍通闭,辟秽化浊,善通全身诸窍,共为君药。香附、丁香、青木香、沉香、白檀香辛香行气,调畅气血,温通降逆,宣窍开郁,使气降则痰降,气顺则痰消;熏陆香行气兼活血,使气血运行通畅,则疼痛可止,共为臣药。本方集10种香药为一方,开窍启闭,为方之主体。荜茇温中散寒,增强诸香药止痛行气开郁之功;心为火脏,不受辛热之气,故配犀角(水牛角)清心解毒,以防热药上扰神明,其性虽凉,但其气清香透发,寒而不遏;朱砂镇心安神;白术健脾和中,燥湿化浊;煨诃黎勒(诃子)温涩敛气,以防辛香走窜耗散太过,共为佐药。诸药合用,既可加强芳香开窍与行气止痛之效,又可防止香散耗气伤正之弊,配伍极为得当。

十四、常用补益剂

凡以补益药为主组成,具有补养人体气、血、阴、阳等作用,治疗各种虚证的方剂,统称补益剂。

应用补益剂须注意以下事项:一是要辨清虚证的具体部位,分清气血阴阳的偏衰,再结合脏腑相互滋生的关系,予以补益;二是要辨别虚实真假;三是对虚不受补的患者,宜先调理脾胃;四是补益剂服药时间一般以空腹或饭前为佳,若急证则不受此限;五是体质强壮者若滥用补益之剂,则可导致阴阳气血的平衡失调,对机体造成损害。

四君子汤(《太平惠民和剂局方》)

【组成】 人参 9g,茯苓 9g,白术 9g,炙甘草 6g。

【用法】 水煎服。

【功效】 补气健脾。

【主治】 脾胃气虚证。症见面色萎黄,气短乏力,食少便溏,舌淡苔白,脉虚弱。

【方解】 本方证因脾胃虚弱,中气不足所致。方中人参补脾益气,为君药;脾虚易生湿,故配白术健脾燥湿,为臣药;茯苓健脾渗湿,为佐药;炙甘草甘温补中,为使药。

补中益气汤(《脾胃论》)

【组成】 黄芪 18g,人参 9g,白术 9g,炙甘草 6g,升麻 3g,柴胡 3g,当归 9g,陈皮 6g。

【用法】 水煎服。亦有丸剂,每次服 6~9g,一日 2 次,开水送下。

【功效】 补中益气,举陷升阳。

【主治】

脾胃气虚证:症见神疲乏力,动则心慌气短。

气虚发热证:症见身热自汗,渴喜热饮,头痛恶寒,少气懒言。

中气下陷证:症见胃下垂,子宫脱垂,脱肛,久泻,久痢,崩漏,舌质淡,脉虚大无力。

【方解】 本方证因脾胃气虚,运化无力,统摄无权,清阳下陷所致。方中重用黄芪,补中益气、升阳固表,为君药。人参、白术、炙甘草补气健脾,以增强黄芪升阳举陷之力,共为臣药。气虚则血少,故配当归补血,陈皮理气,使补而不滞,为佐药。气虚下陷,故辅以升麻、柴胡升举下陷之清阳,为佐使药;甘草和中调诸药,为使药。

参苓白术散(《太平惠民和剂局方》)

【组成】 莲子肉 9g,薏苡仁 9g,砂仁 6g,桔梗 6g,白扁豆 12g,白茯苓 15g,人参 15g,甘草 9g,白术 15g,山药 15g。

【用法】 共研细末,每服 6g;或汤剂,水煎服。

【功效】 益气健脾,渗湿止泻。

【主治】 脾虚湿盛证。症见胸脘痞闷,肠鸣泄泻,面色萎黄,四肢乏力,形体消瘦,舌淡苔白腻,脉虚缓。

【方解】 本方证因脾虚湿盛所致。方中人参、白术、白茯苓健脾益气渗湿为君。配伍山药、莲子肉助君药健脾益气,兼能止泻;白扁豆、薏苡仁助白术、白茯苓健脾渗湿,均为臣药。佐以砂仁醒脾和胃,行气化湿;桔梗宣肺利气,载药上行;炙甘草健脾和中,调和诸药,共为佐使。

玉屏风散(《丹溪心法》)

【组成】 黄芪 12g,白术 12g,防风 6g。

【功效】 益气固表止汗。

【用法】 散剂:研末,每次 6-9g,开水送服,一日 2 次;加生姜 3 片,亦可做成汤剂,水煎服,用量按原方比例酌定。

【主治】 表虚自汗证。症见自汗恶风,面色淡白无华,舌淡苔白,脉浮缓,以及虚人易感风邪者。

【方解】 表虚卫阳不固,治以益气固表止汗为主,兼祛风邪。方中重用黄芪益气固表,为君药。白术健脾益气为臣药,再配防风走表祛风,以助黄芪抵御风邪,为佐使药。三药配合,补中有疏,散中寓补,以补固为主,故可用于表虚卫气不固之自汗,亦可用于气虚易于外感者。

四物汤(《太平惠民和剂局方》)

【组成】 熟地黄 12g,当归 9g,白芍 9g,川芎 6g。

【用法】 水煎服。

【功效】 补血调经。

【主治】 血虚兼血滞证。症见头昏目眩,心悸失眠,面色无华,或月经不调,经行腹痛,量少不畅或崩漏,舌质淡,脉细小。

【方解】 本方证因营血亏虚所致,加之血行不畅,则变生诸症。方中熟地黄滋肾补血,为君药;当归补血养肝,活血调经,为臣药;白芍养血和阴,川芎活血行气,两者合用则补血不滞血,活血不伤血,均为佐使药。

归脾汤(《济生方》)

【组成】 人参 6g,黄芪 9g,白术 9g,炙甘草 3g,当归 9g,龙眼肉 9g,茯神 9g,酸枣仁 12g,远志 9g,生姜 2 片,木香 3g,红枣 3 枚。

【用法】 水煎服;或用丸剂,每服 6~9g,一日 2 次,开水送下。

【功效】 健脾养心,益气补血。

【主治】 心脾两虚,气血不足证。症见食少体倦,面色萎黄,心悸,失眠,健忘,崩漏,紫癜,便血,舌淡,脉细。

【方解】 本方证因心脾气血不足,心神不宁所致。方中用黄芪补脾益气,龙眼肉补脾益气,又能养心血,共为君药;人参、白术补脾益气,当归滋养营血,共为臣药;茯神、远志、酸枣仁养心安神,木香理气醒脾,使补而不滞,生姜、红枣调和脾胃,均为佐使药。

六味地黄丸(《小儿药证直诀》)

【组成】 熟地黄 24g,山茱萸 12g,山药 12g,茯苓 9g,泽泻 9g,牡丹皮 9g。

【用法】 上药共研细末,炼蜜为丸,每服 6~9g,一日 1~2 次;或用饮片,水煎服。

【功效】 滋阴补肾。

【主治】 肾阴不足证。症见腰膝酸软,头晕目眩,耳鸣耳聋,盗汗,遗精,手足心热,或骨蒸潮热,消渴,舌红少苔,脉细数。

【方解】 本方证因肾阴不足所致,肾阴不足则肾府、骨髓不充,且髓不能充脑,故变生诸症。方中熟地黄滋补肾阴,填精补髓,为君药;山药补脾益肾固精,山茱萸既能补肝肾,又能涩精,共为臣药;泽泻清热利湿,能防熟地黄之滋腻,茯苓健脾利湿助山药之健运,牡丹皮清泻肝火,以制山茱萸之温热,使补而不滞,共为佐使药。

肾气丸(《金匮要略》)

【组成】 干地黄 24g,山药 12g,山茱萸 12g,泽泻 9g,茯苓 9g,牡丹皮 9g,肉桂 3g,附子 3g(炮)。

【用法】 共研细末,炼蜜为丸,每服 6~9g,一日 2 次,温开水或淡盐汤送服;水煎服。

【功效】 温补肾阳。

【主治】 肾阳不足证。症见腰膝酸软,形寒肢冷,少腹拘急,小便不利或反尿多,或遗尿,浮肿,痰饮咳喘,舌质淡胖,苔薄白,脉沉细。

【方解】 本方证因肾阳不足,失其温煦功能所致。方中附子、肉桂温补肾阳,加用干地黄滋阴补肾,以防补阳之药辛燥伤肾阴,共为君药;山茱萸、山药补肝脾,益精血,为臣药;泽泻、茯苓、牡丹皮利水渗湿,清泻肝火,共为佐使药。

生脉散(《医学启源》)

【组成】 人参 9g,麦冬 9g,五味子 6g。

【用法】 水煎服。

【功效】 益气生津,敛阴止汗。

【主治】

热病气阴两伤证:症见神疲汗多,体倦乏力,气短懒言,咽干口渴,舌干红少苔,脉虚数。

久咳伤肺,气阴两虚证:症见干咳少痰,短气乏力,自汗,口干舌燥,脉虚细。

【方解】 本方证因温热、暑热之邪耗气伤阴,或久咳伤肺、气阴两虚所致。方中人参甘温,益元气,补肺气,生津液,为君药。麦冬甘寒,养阴清热,润肺生津,为臣药。五味子酸温,敛肺止汗,生津止渴,为佐药。

五子衍宗丸(《摄生众妙方》)

【组成】 枸杞子240g,菟丝子240g,五味子60g,覆盆子120g,车前子60g。

【用法】 上为细末,炼蜜为丸,口服,水蜜丸一次6g,大蜜丸一次1丸,一日2次。

【功效】 填精益髓,补肾固精。

【主治】 肾虚精少,肾虚腰痛,阳痿早泄,遗精,小便后余沥不清,久不生育。

【方解】 本方证因肾虚精少所致。菟丝子性温味甘,滋补肝肾;枸杞子性平味甘,补肾养阴,填精益髓,共为君药;覆盆子、五味子补肾涩精,益气生津,为臣药;车前子甘微寒,利水滋阴,并制其他滋补药之黏腻,使补而不滞,为佐药。

十五、常用固涩剂

凡以固涩药为主组成,具有收敛固涩作用,治疗气、血、精、津滑脱之证的方剂,统称固涩剂。

固涩剂为正虚无邪者所设,故凡外邪未去,误用固涩,则有"闭门留寇"之弊。此外,对于实邪所致的热病多汗,火扰遗泄,热病初起,食滞泄泻,实热崩带等,均非本剂所宜。

四神丸(《证治准绳》)

【组成】 补骨脂120g、肉豆蔻60g、五味子60g、吴茱萸30g。

【用法】 上为末,水适量,姜枣同煮,取枣肉,合药末为丸。每服6~9g,每日1~2次,温开水送服。亦作汤剂,水煎服。

【功效】 温肾暖脾,固肠止泻。

【主治】 脾肾阳虚之泄泻证。症见五更泄泻,不思饮食,或久泻不愈,腹痛肢冷,神疲乏力,舌淡,苔薄白,脉沉迟无力。

【方解】 本方证因命门火衰,火不暖土,脾失健运所致。方中重用补骨脂,补命门之火以温养脾土,为君药。肉豆蔻温中涩肠,与补骨脂相伍,既可增温肾暖脾之力,又能涩肠止泻,为臣药。吴茱萸温脾暖胃以散寒;五味子酸温,固肾涩肠,为佐药。姜、枣同煮,温补脾胃,为使药。

金锁固精丸(《医方集解》)

【组成】 沙苑子60g、芡实60g、莲须60g、龙骨30g、牡蛎30g。

【用法】 共为细末,以莲子粉糊丸,每服9g。

【功效】 涩精补肾。

【主治】 肾虚不固之遗精。症见遗精滑泄,腰痛耳鸣,神疲乏力,舌淡苔白,脉细弱。

【方解】 本方证为肾失封藏,精关不固所致。方中沙苑子(又名沙苑蒺藜)补肾固精,为君药。芡实益肾固精,补脾气,为臣药。龙骨、牡蛎、莲须涩精止遗,用莲子粉糊丸,助诸药补肾固精,且养心清心,共为佐药。

十六、常用消导剂

凡以消导药为主组成,具有消食导滞、化积消癥作用,用以治疗食积痞块、癥瘕积聚的方剂,统称消导剂。

使用消导剂应注意:若病势急重,非攻不去者,投以消导化积剂,则病重药轻,其疾难以治愈;若渐积而成,结聚为块者,妄用攻下剂,则易伤其正气,病情反而加重。

保和丸(《丹溪心法》)

【组成】 山楂 180g、神曲 60g、莱菔子 30g、半夏 90g、陈皮 30g、茯苓 90g、连翘 30g。

【用法】 共为细末,水泛为丸,每服 6~9g,温开水送下;亦可作汤剂,水煎服,用量按原方比例酌定。

【功效】 消食和胃,清热化湿。

【主治】 食积内停。症见胸脘痞闷或胀痛,嗳腐吞酸,厌食呕吐,大便稀溏,苔黄厚腻,脉滑等。

【方解】 本方证是由饮食不节或暴饮暴食以致食积内停,气机受阻,胃失和降所致。方中重用山楂能消一切饮食积滞,尤善消肉食油腻之积,与神曲、莱菔子二药相合,可消各种饮食积滞。佐以半夏、陈皮行气化滞,和胃止呕;茯苓健脾祛湿;由于食积化热,故又佐以连翘清热散结。诸药相合,使食积得化,胃气因和。由于本方药力较缓、其性平和,故以"保和"名之。

健脾丸(《证治准绳》)

【组成】 人参 45g、茯苓 60g、炒白术 75g、甘草 22g、山楂 30g、神曲 30g、炒麦芽 30g、木香 22g(另研)、砂仁 30g、陈皮 30g、山药 30g、肉豆蔻 30g(去油)、黄连 22g(酒炒)。

【用法】 共为细末,糊丸或水泛为丸,每服 6~9g,温开水送下,一日 3 次。亦可做汤剂,水煎服,用量按原方比例酌减。

【功效】 健脾消食。

【主治】 脾胃虚弱,饮食内停。症见食少难消,脘腹痞闷,大便溏薄,苔黄腻,脉象虚弱等。

【方解】 本方证是由脾虚不运,饮食内停,气机受阻,积久化热所致。方中人参、茯苓、白术、甘草补气健脾,兼以祛湿;山楂、神曲、炒麦芽消食化滞;木香、砂仁、陈皮理气和胃;山药、肉豆蔻健脾止泻;黄连清热燥湿。诸药合用,使食积得消,脾虚得健。因本方以健脾为主,故方名"健脾"。

十七、常用驱虫剂

凡以驱虫药物为主组成,具有驱杀人体内寄生虫的作用,治疗人体寄生虫病的方剂,称为驱虫剂。

使用驱虫剂应注意,一是服药时应忌吃油腻食物,并以空腹为宜;二是有些驱虫药含有毒性,运用时要注意剂量,用量过大,易伤正气或中毒,用量不足则难以奏效;三是有些驱虫药具有攻伐作用,对年老体弱、孕妇等,应慎用或禁用;四是脾胃虚弱的患者,服驱虫剂之后,宜适当调补脾胃以善其后。

乌梅丸(《伤寒论》)

【组成】 乌梅 480g、细辛 180g、干姜 300g、黄连 480g、当归 120g、附子 180g(炮去皮)、蜀椒 120g、桂枝 180g、人参 180g、黄柏 180g。

【用法】 上十味,异捣筛,合治之。以苦酒渍乌梅一宿,去核,蒸之五斗米下,饭熟,捣成泥,和药令相得,内臼中,与蜜杵二千下,丸如梧桐子大,每服十丸,食前以饮送下,日三服,稍加至二十丸。禁生冷、滑物、臭食等。现代用法:乌梅用 50% 醋浸一宿,去核捣烂,和余药捣匀,烘干或晒干,研末,加蜜制丸,每服 9g,日服 2~3 次,空腹温开水送下;亦可作汤剂,水煎服,用量按原方比例酌减。

【功效】 温脏安蛔。

【主治】 脏寒蛔厥证。症见脘腹阵痛,烦闷呕吐,时发时止,得食则吐,甚则吐蛔,手足厥冷;或久泻久痢。

【方解】 方中重用味酸之乌梅,取其酸能安蛔,使蛔静则痛止,为君药。蛔动因于肠寒,蜀椒、细辛辛温,辛可伏蛔,温可祛寒,共为臣药。黄连、黄柏性味苦寒,苦能下蛔,寒能清解因蛔虫上扰、气机逆乱所生之热;附子、桂枝、干姜皆为辛热之品,既可增强温脏祛寒之功。亦有细辛可治蛔之力;当归、人参补养气血,且合桂枝以养血通脉,以解四肢厥冷,均为佐药。以蜜为丸,甘缓和中,为使药。

十八、常用蠲痹剂

凡具有祛风除湿、通痹止痛的作用,治疗各种痹证的方剂,称蠲痹剂。

蠲痹剂多由辛香苦燥之药组成,易于耗伤阴津,故素体阴虚津亏、病后体弱者,以及孕妇均应慎用。

独活寄生汤(《备急千金要方》)

【组成】 独活 9g、桑寄生 6g、杜仲 6g、牛膝 6g、细辛 6g、秦艽 6g、茯苓 6g、肉桂心 6g、防风 6g、川芎 6g、人参 6g、甘草 6g、当归 6g、芍药 6g、干地黄 6g。

【用法】 水煎服。

【功效】 祛风湿,止痹痛,益肝肾,补气血。

【主治】 痹证日久,肝肾两虚,气血不足证。腰膝疼痛,肢节屈伸不利,或麻木不仁,畏寒喜温,心悸气短,舌淡苔白,脉细弱。

【方解】 君药独活祛下焦风寒湿邪,蠲痹止痛。臣药细辛温经祛寒止痛;防风祛风胜湿;秦艽除风湿舒筋;肉桂心温里祛寒,通利血脉。佐药桑寄生、牛膝、杜仲补肝肾,强筋骨,祛风湿;当归、芍药、干地黄、川芎养血活血,调营止痛;人参、茯苓、甘草补气健脾渗湿。使药甘草调和诸药。

十九、临床常用中成药

(一) 解表中成药与方解

1. 辛温解表

感冒清热颗粒

【处方来源】 《中华人民共和国药典》2020 年版。

【药物组成】 荆芥穗、防风、紫苏叶、白芷、柴胡、薄荷、葛根、芦根、苦地丁、桔梗、苦杏仁。

【功能主治】 疏风散寒,解表清热。其用于风寒感冒,头痛发热,恶寒身痛,鼻流清涕,咳嗽,咽干。

【方解】 方中荆芥穗、防风辛温,祛风解表散寒,为君药。紫苏叶、白芷解表散寒,柴胡、薄荷、葛根解肌发表,清散伏热,以上五药加强君药解表退热之功,共为臣药。芦根清肺胃之热,生津止渴,苦地丁清热解毒,桔梗祛痰利咽,苦杏仁降气止咳,共为佐药。诸药合用,共奏疏风散寒、解表清热之效。

【临床应用】 用于外感风寒或内有郁热所致头痛发热,恶寒身痛,鼻流清涕,咳嗽,咽干,舌质红,舌苔薄白或薄黄,脉浮;上呼吸道感染见上述证候者。

【用法用量】 开水冲服,一次 3g(含乳糖),一日 2 次;6g(无蔗糖),一日 2 次;12g,一日 2 次。

【剂型规格】 颗粒剂:每袋装 12g、6g(无蔗糖)、3g(含乳糖)。

2. 辛凉解表

连花清瘟胶囊(胶囊、片、颗粒)

【处方来源】 《中华人民共和国药典》2020 年版。

【药物组成】 连翘、金银花、炙麻黄、苦杏仁(炒)、石膏、板蓝根、绵马贯众、鱼腥草、广藿香、大黄、红景天、薄荷脑、甘草。

【功能主治】 清瘟解毒,宣肺泄热。其用于治疗流行性感冒,属热毒袭肺证,症见发热或高热,恶寒,肌肉酸痛,鼻塞流涕,咳嗽,头痛,咽干,咽痛,舌质偏红,舌苔黄或黄腻。

【方解】 连花清瘟方含银翘散与麻杏石甘汤,连翘、薄荷、麻黄外疏卫表;佐绵马贯众、板蓝根、鱼腥草助金银花和连翘清热解毒,石膏为清气分热之重剂,与炙麻黄配伍既可遏制其温散之性,又能协同加强宣肺泄热之效。藿香解表化湿以避秽;苦杏仁降肺气,助炙麻黄、石膏清肺平喘;甘草益气和中,调和于寒温宣降之间。方中炙麻黄与大黄同用,含防风通圣表里双解之深意。连花清瘟胶囊在病变早期即应用麻杏石甘汤宣泄肺热;用大黄泻下,不唯通腑,实重在驱逐毒秽,通腑泄肺,肺与大肠相表里,腑气下通,肺热自降。从而扭转病机,截断病势,切断向营血的传变。连花清瘟胶囊虽以"清瘟解毒,宣泄肺热"为治疗大法,但适当配伍了活血化瘀、通腑泄热、芳香避秽等药物;尤其是配伍了益气养阴的红景天调节免疫、扶正祛邪,既能调动机体抗病康复能力,又防大黄攻下之弊。全方配伍体现了以下特点:①卫气同治,表里双解;②先证用药,截断病势;③整体调节,多靶点治疗。

【临床应用】
流行性感冒:发热,肌肉无力,四肢酸痛,咽喉肿痛,舌质红,舌苔黄或黄腻,脉浮滑。
支气管炎:咳嗽,咳痰,口渴,有汗或无汗,身热,舌苔黄或黄腻,脉滑。

【用法用量】 口服,一次 4 粒,一日 3 次。

【剂型规格】 胶囊,片剂:0.35g/粒,24 粒/盒;0.35g/粒,36 粒/盒。颗粒剂:6g/袋,10 袋/盒。

3. 扶正解表

玉屏风口服液(颗粒、片、胶囊、丸、散、袋泡茶)

【处方来源】 《丹溪心法》。

【药物组成】 黄芪、防风、白术(炒)。

【功能主治】 益气、固表、止汗。其用于表虚不固,自汗盗汗,面色㿠白或体虚易感风邪者;呼吸道反复感染、支气管炎、肾炎等见上症者;也可预防流感。

【方解】 卫气虚弱,不能固表,则腠理空虚,营阴不守,津液外泄,导致表虚自汗,兼见恶风、脉虚等症。由于表虚气弱,皮毛疏松,则易感风邪而病感冒。治法当以益气固表止汗为主。故方用黄芪益气固表,为君药。白术健脾益气,助黄芪以加强益气固表之功,为臣药。二药合用,使气旺表实,则汗不能外泄,邪亦不易内侵,更配以防风走表祛风,为佐使药。且黄芪得防风,固表而不留邪;防风得黄芪,祛邪不伤正,实系补中有散,散中有补之意。对于表虚自汗,或表虚易感风邪者,用之有益气固表、祛邪、止汗的作用。

【临床应用】 用于反复呼吸道感染、支气管炎、肾炎等见自汗盗汗,面色㿠白者;也可预防流感。

【用法用量】 口服液:一次 10ml,一日 3 次;颗粒剂或袋泡茶:一次 1 袋,一日 3 次,开水冲服;胶囊剂或片剂:一次 4~6 粒,一日 3 次;丸剂:成人一次 6~9g,儿童一次 4~6g,一日 3 次。或遵医嘱。

【剂型规格】 口服液:10ml/支;颗粒剂:5g/袋;片剂:0.5g/片;胶囊剂:0.5g/粒;水丸剂:18g/袋;散剂:10g/袋;袋泡茶:5g/袋。

(二)清热中成药与方解

1. 清热泻火

黄连上清丸(颗粒、胶囊、片)

【处方来源】 《古今医方集成》。

【药物组成】 黄连、黄芩、黄柏(酒炒)、石膏、栀子(姜制)、大黄(酒制)、连翘、菊花、荆芥穗、白芷、蔓荆子(炒)、川芎、防风、薄荷、旋覆花、桔梗、甘草。

【功能主治】 散风清热,泻火止痛。其用于风热上攻、肺胃热盛所致的头晕目眩,暴发火眼,牙齿疼痛,口舌生疮,咽喉肿痛,耳痛耳鸣,大便秘结,小便短赤。

【方解】 方中黄连、黄芩、黄柏、石膏清热泻火,燥湿解毒;栀子、大黄清热凉血解毒,并可引热毒从二便而出,共为君药。连翘、菊花、荆芥穗、白芷、蔓荆子、川芎、防风、薄荷疏散风热,共为臣药。佐以旋覆花下气行水;桔梗清热利咽排脓,载药上行。甘草清热解毒,调和诸药,为佐使药。诸药合用,散风清热,泻火止痛,上通下行,使火热随之而解。

【临床应用】
(1)暴风客热:因风热上攻,肺胃热盛,引动肝火上蒸头目所致,症见眼内刺痒交作,羞明流泪,眵多,白睛红赤,头痛,身热,口渴,尿赤,舌质红,舌苔黄,脉浮数;急性结膜炎见上述证候者。

(2)**聤耳**:因风热邪毒上犯,并肺胃热盛,毒热结聚,循经上蒸耳窍,气血相搏,化腐成脓所致,症见急剧发作,耳痛显著,眩晕流脓,重听耳鸣,头痛发热,鼻塞流涕,舌质红,舌苔薄黄,脉浮数;急性化脓性中耳炎见上述证候者。

(3)**口疮**:因风热邪毒内侵,或肺胃热盛,循经上攻于口所致,症见口腔黏膜充血发红,水肿破溃,渗出疼痛,口热口臭,身痛不适,口干口渴,便干尿黄,舌质红,舌苔黄,脉浮滑数;急性口炎、复发性口疮见上述证候者。

(4)**牙宣**:因肺胃火盛,风热内侵,火热蕴郁,循经上蒸于牙龈所致,症见牙龈红肿,出血渗出,疼痛,口干口渴,口臭口黏,便秘尿黄,舌质红,舌苔黄,脉浮弦数;急性牙龈(周)炎见上述证候者。

(5)**尽牙痛**:因风热邪毒侵袭,并有肺胃火盛,蕴热化火结毒,循经郁结牙龈冠周所致,症见冠周牙龈充血肿胀,渗出化脓,疼痛剧烈,口热口臭,口渴口干,张口可受限,便秘,尿黄,舌质红,舌苔黄厚,脉弦实数;急性智齿冠周炎见上述证候者。

(6)**喉痹**:因风热邪毒内侵,并肺胃热盛,蕴热生火相结,循经上蒸咽喉所致,症见咽喉红肿疼痛,头痛,身热,尿黄便干,舌质红,舌苔黄,脉弦数;急性咽炎见上述证候者。

【**用法用量**】 丸剂:口服,水丸或水蜜丸一次3~6g,大蜜丸一次1~2丸,一日2次;颗粒剂:口服,一次2g,一日2次;胶囊剂:口服,一次4粒,一日2次;片剂:口服,一次6片,一日2次。

【**剂型规格**】 丸剂:水丸每袋装6g;水蜜丸每40丸重3g;大蜜丸每丸重6g;颗粒剂:每袋装2g;胶囊剂:每粒装0.3g;片剂:每片重0.3g(薄膜衣片)。

2. 清热解毒

双黄连合剂(颗粒、胶囊、片)

【**处方来源**】 《大连翘汤》。

【**药物组成**】 金银花、黄芩、连翘。

【**功能主治**】 疏风解表,清热解毒。其用于外感风热所致的感冒,症见发热、咳嗽、咽痛。

【**方解**】 方中金银花性味甘寒,芳香疏散,善散肺经热邪,又可清解心胃之热毒,为辛凉解表、清热解毒之良药,故为君药。黄芩苦寒,长于清上焦实火,并能清热燥湿,泻火解毒;连翘味苦,性微寒,既能清热解毒,又能透表达邪,长于清心火而散上焦之热,二药共为臣药。全方配合,药少而力专,共奏疏风解表、清热解毒之功。

【**临床应用**】 感冒。因外感风热所致发热,微恶风,汗泄不畅,头胀痛,鼻塞,流黄浊涕,咳嗽,舌质红,舌苔薄黄,脉浮数;上呼吸道感染见上述证候者。

【**用法用量**】 合剂:口服,一次10ml,一日3次;小儿酌减或遵医嘱;颗粒剂:口服或开水冲服;无糖颗粒:一次5g,一日3次;6个月以下,一次1.0~1.5g;6个月至1岁,一次1.5~2.0g;1~3岁,一次2.0~2.5g,3岁以上儿童酌量或遵医嘱;含糖颗粒,服用量加倍;胶囊剂:口服,一次4粒,一日3次;儿童酌减或遵医嘱;片剂:口服,一次4片,一日3次;小儿酌减或遵医嘱。

【**剂型规格**】 合剂:每瓶装100ml。颗粒剂:每袋装5g。①无糖颗粒(相当于原药材60g);②含糖颗粒(相当于原药材30g)。胶囊剂:每粒装0.4g。片剂:每片重0.5g。

牛黄解毒丸(胶囊、软胶囊、片)

【**处方来源**】 《中华人民共和国药典》2020年版。

【**药物组成**】 人工牛黄、石膏、黄芩、大黄、雄黄、冰片、桔梗、甘草。

【**功能主治**】 清热解毒。其用于火热内盛,咽喉肿痛,牙龈肿痛,口舌生疮,目赤肿痛。

【**方解**】 方中人工牛黄味苦气凉,入肝、心经,功善清心泻火解毒,为君药。生石膏味辛能散,气大寒可清胃泻火,除烦止渴;黄芩味苦气寒,清热燥湿,泻火解毒;大黄苦寒沉降,清热泻火,凉血解毒,泻下通便,开实火下行之途,共为臣药。雄黄、冰片清热解毒,消肿止痛;桔梗味苦辛,归肺经,宣肺利咽,共为佐药。甘草调和诸药,为使药。诸药合用,共奏清热解毒之效。

【临床应用】
(1)口疮:因胃火亢盛所致的口舌生疮,疼痛剧烈,或此起彼伏,反复发作,口干喜饮,大便秘结,舌质红,舌苔黄,脉沉实有力;口腔炎、口腔溃疡见上述证候者。

(2)牙痛:因三焦火盛所致的牙龈红肿疼痛,发热,甚则牵引头痛,日轻夜重,口渴引饮,大便燥结,小便黄赤,或面颊红肿,颌下瘰疬疼痛,舌苔黄,脉滑数有力;急性牙周炎、牙龈炎见上述证候者。

(3)急喉痹:因火毒内盛,火热上攻所致的咽痛红肿,壮热烦渴,大便秘结,腹胀胸满,小便黄赤,舌质红,舌苔黄,脉滑数有力;急性咽炎见上述证候者。

【用法用量】 丸剂:口服,大蜜丸一次 1 丸,一日 2~3 次;水丸一次 2g,一日 3 次;胶囊剂:口服,小粒一次 3 粒;大粒一次 2 粒,一日 2~3 次;软胶囊剂:口服,一次 4 粒,一日 2~3 次;片剂:口服,小片一次 3 片,大片一次 2 片,一日 2~3 次。

【剂型规格】 丸剂:大蜜丸每丸重 3g;胶囊剂:每粒 0.3g(小粒),0.4g(大粒);软胶囊剂:每粒装 0.4g;片剂:每片 0.3g(小片),0.6g(大片)。

3. 清脏腑热

<h3 style="text-align:center">龙胆泻肝丸</h3>

【处方来源】 《医方集解》。

【药物组成】 龙胆草、柴胡、黄芩、栀子(炒)、泽泻、木通、车前子(盐炒)、当归(酒炒)、生地黄、炙甘草。辅料:食盐、黄酒、蜂蜜。

【功能主治】 清肝胆,利湿热。本品用于肝胆湿热,头晕目赤,耳鸣耳聋,胁痛口苦,尿赤,湿热带下。

【方解】 本方证是由肝胆实火上炎或肝胆湿热循经下注所致。肝经绕阴器,布胁肋,连目系,入巅顶;胆经起于目内眦,布耳前后入耳中,一支入股中,绕阴部,另一支布胁肋。肝胆之火循经上炎则头部、耳目作痛,或听力失聪,旁及两胁则胁痛且口苦;湿热循经下注则为阴痒、阴肿、筋痿、阴汗;舌质红,舌苔黄腻,脉弦数有力皆为火盛及湿热之象。治宜清泻肝胆实火,清利肝经湿热。方中龙胆草大苦大寒,既能泻肝胆实火,又能利肝经湿热,泻火除湿,两擅其功,切中病机,为君药。黄芩、栀子苦寒泻火,燥湿清热,加强君药泻火除湿之力,为臣药。湿热的主要出路,是利导下行,从膀胱渗泄,故又用渗湿泄热之泽泻、木通、车前子,导湿热从水道而去;肝乃藏血之脏,若为实火所伤,阴血亦随之消耗;且方中诸药以苦燥渗利伤阴之品居多,故用当归、生地黄养血滋阴,使邪去而阴血不伤,以上皆为佐药。肝体阴用阳,性喜疏泄条达而恶抑郁,火邪内郁,肝胆之气不舒,骤用大剂苦寒降泄之品,既恐肝胆之气被抑,又虑折伤肝胆生发之机,故又用柴胡疏畅肝胆之气,并能引诸药归于肝胆之经;甘草调和诸药,护胃安中,二药并兼佐使之用。本方的配伍特点是泻中有补,利中有滋,降中寓升,祛邪而不伤正,泻火而不伐胃,使火降热清,湿浊得利,循经所发诸症皆可相应而愈。

【临床应用】 本方常用于治疗顽固性偏头痛、头部湿疹、高血压、急性结膜炎、虹膜睫状体炎、外耳道疖肿、鼻炎、急性黄疸性肝炎、急性胆囊炎,以及泌尿生殖系炎症、急性肾盂肾炎、急性膀胱炎、尿道炎、外阴炎、睾丸炎、腹股沟淋巴结炎、急性盆腔炎、带状疱疹等病属肝经实火、湿热者。

【用法用量】 口服,一次 3~6g,一日 2 次。

【剂型规格】 水蜜丸:3g。

(三)泻下中成药与方解

<h3 style="text-align:center">麻仁润肠丸(软胶囊)</h3>

【处方来源】 《伤寒论》。

【药物组成】 火麻仁、大黄、苦杏仁(去皮炒)、白芍、陈皮、木香。

【功能主治】 润肠通便。本品用于肠胃积热,胸腹胀满,大便秘结。

【方解】　方中以质润多脂的火麻仁润肠通便,为君药。大黄攻积泻下,更取苦杏仁、白芍,一则益阴增液以润肠通便,使腑气通,津液行;二则甘润可减缓大黄攻伐之力,使泻下而不伤正,共为臣药。再以陈皮、木香调中宣滞,加强降泄通便之力,共为佐药。诸药相合,共奏润肠通便之功。

【临床应用】　便秘。胃肠积热所致大便秘结,胸腹胀满,口苦,尿黄,舌质红,舌苔黄或舌苔黄燥,脉滑数;习惯性便秘见上述证候者。

【用法用量】　丸剂:口服,一次 1~2 丸,一日 2 次。软胶囊剂:口服,一次 8 粒,一日 2 次。年老、体弱者酌情减量使用。

【剂型规格】　大蜜丸:6g/丸,10 丸/盒;软胶囊:0.5g/粒,24 粒/盒。

苁蓉通便口服液

【处方来源】　《中华人民共和国药典》2005 年版。

【药物组成】　肉苁蓉、何首乌、枳实(麸炒)、蜂蜜。辅料:甜菊糖。

【功能主治】　滋阴补肾,润肠通便。本品用于便秘。

【方解】　方中肉苁蓉甘、咸、温,补肾助阳,润肠通便,为君药。何首乌苦、甘、涩、温,补益肝肾,配合肉苁蓉滋补肝肾,润肠通便,为臣药。枳实苦、辛、酸、温,破气消积,化痰除痞,为佐药。蜂蜜甘,平,益气止痛、调和诸药,为使药。组方严谨,全方无一味泻药,突出了补肾、润肠、调节胃动力三项功能。

【临床应用】　用于中老年便秘,病后、产后便秘等虚性便秘及习惯性便秘的患者。

【用法用量】　口服,一次 10~20ml,一日 1 次,睡前或清晨服用。

【剂型规格】　10ml/支。

(四) 祛湿中成药与方解

1. 解表祛湿

藿香正气口服液(软胶囊)

【处方来源】　《太平惠民和剂局方》。

【药物组成】　广藿香油、紫苏叶油、白芷、厚朴(姜制)、大腹皮、生半夏、陈皮、苍术、茯苓、甘草浸膏。

【功能主治】　解表化湿,理气和中。本品用于外感风寒,内伤湿滞或夏伤暑湿所致的感冒,症见头痛昏重、胸膈痞闷、脘腹胀痛、呕吐泄泻;胃肠型感冒见上述证候者。

【方解】　方中广藿香油味辛,性微温,既可解表散风寒,又芳香化湿浊,且辟秽和中,升清降浊,为君药。辅以紫苏叶油、白芷辛温发散,助藿香外散风寒,芳化湿浊,为臣药。厚朴、大腹皮行气燥湿,除满消胀,生半夏、陈皮燥湿和胃,降逆止呕,苍术、茯苓燥湿健脾,和中止泻,共为佐药。甘草调和脾胃,并调和药性,为使药。诸药相合,内外兼治,表里双解,风寒得解,湿滞得化,清升浊降,气机通畅,共奏解表化湿、理气和中之效。

【临床应用】

(1)感冒:因外感风寒、内伤湿滞所致的恶寒发热,头身困重疼痛,胸脘满闷,恶心纳果,舌质淡红,舌苔白腻,脉浮缓;胃肠型感冒见上述证候者。

(2)呕吐:因湿阻中焦所致的呕吐,脘腹胀痛,伴发热恶寒,周身酸困,头身疼痛;胃肠型感冒见上述证候者。

(3)泄泻:因湿阻气机、大肠湿热所致的泄泻暴作,便下清稀,肠鸣腹痛,脘闷纳果,伴见恶寒发热,周身酸楚;胃肠型感冒见上述证候者。

(4)中暑:因外感暑湿、气机受阻所致的突然恶寒发热,头晕昏沉,胸脘满闷,恶心欲呕,甚则昏仆,舌质红,舌苔白厚腻;胃肠型感冒见上述证候者。

【用法用量】　口服,一次 5~10ml,一日 2 次,用时摇匀;软胶囊:一次 2~4 粒,一日 2 次。

【剂型规格】 口服液:10ml/支,10 支/盒;软胶囊:0.45g/粒,24 粒/盒。

2. 利水渗湿

五苓胶囊

【处方来源】 《伤寒论》。

【药物组成】 泽泻、茯苓、猪苓、肉桂、白术(炒)。

【功能主治】 温阳化气,利湿行水。本品用于阳不化气、水湿内停所致的水肿,症见小便不利,水肿腹胀,呕逆泄泻,渴不思饮。

【方解】 本方主治病症虽多,但其病机均为水湿内盛,膀胱气化不利所致。在《伤寒论》中用于治蓄水证,乃由太阳表邪不解,循经传腑,导致膀胱气化不利,而成太阳经腑同病。太阳表邪未解,故头痛微热;膀胱气化失司,故小便不利;水蓄不化,郁遏阳气,气不化津,津液不得上承于口,故渴欲饮水;其人本有水蓄下焦,饮入之水不得输布而上逆,致水入即吐,故此又称"水逆证";水湿内盛,泛溢肌肤,则为水肿;水湿之邪,下注大肠,则为泄泻;水湿稽留肠胃,升降失常,清浊相干,则为霍乱吐泻;水饮停于下焦,水气内动,则脐下动悸;水饮上犯,阻遏清阳,则吐涎沫而头眩;水饮凌肺,肺气不利,则短气而咳。治宜利水渗湿为主,兼以温阳化气之法。方中重用泽泻为君,以其甘淡,直达肾与膀胱,利水渗湿。臣以茯苓、猪苓之淡渗,增强其利水渗湿之力。佐以白术、茯苓健脾以运化水湿。《素问·灵兰秘典论》谓:"膀胱者,州都之官,津液藏焉,气化则能出矣",膀胱的气化有赖于阳气的蒸腾,故方中又佐以桂枝温阳化气以助利水,解表散邪以祛表邪;《伤寒论》示人服后当饮暖水,以助发汗,使表邪从汗而解。诸药相伍,甘淡渗利为主,佐以温阳化气,使水湿之邪从小便而去。

【临床应用】

(1)**膀胱气化不利之蓄水证**:小便不利,头痛微热,烦渴欲饮,甚则水入即吐;或脐下动悸,吐涎沫而头目眩晕;或短气而咳;或水肿、泄泻。舌质红,舌苔白,脉浮或浮数。

(2)**现代运用**:本方常用于急性或慢性肾炎、水肿、肝硬化腹水、心源性水肿、急性肠炎、尿潴留、脑积水等属水湿内停者。

【用法用量】 口服,一次 3 粒,一日 2 次。

【剂型规格】 胶囊剂:0.45g/粒,36 粒/盒。

3. 温化寒湿

萆薢分清丸

【处方来源】 《丹溪心法》。

【药物组成】 粉萆薢、石菖蒲、甘草、乌药、益智仁(炒)。

【功能主治】 分清化浊,温肾利湿。本品用于肾不化气,清浊不分,白浊,小便频数。

【方解】 本方主治之白浊,乃由下焦虚寒,湿浊不化所致。下焦虚寒,气化不利,肾失封藏,膀胱失约,故小便频数,尿浊如米泔,或如脂膏。治宜温暖下元,利湿化浊。方中萆薢利湿而分清化浊,为治白浊之要药,为君药。石菖蒲辛香苦温,化湿浊以助萆薢之力,兼可祛膀胱虚寒,为臣药,《本草求真》谓石菖蒲能温肠胃,"肠胃既温,则膀胱之虚寒小便不禁自止"。二药相伍,总以祛湿浊为主,为臣药。佐以益智仁、乌药温肾散寒。益智仁能补肾助阳,且性兼收涩,故用之温暖脾肾,缩泉止遗;乌药温肾散寒,除膀胱冷气,治小便频数。入盐煎服,取其咸以入肾,引药直达下焦,用以为使。原书方后云:"一方加茯苓、甘草",则其利湿分清之力更佳。综观全方,利湿化浊以治其标,温暖下元以固其本。

本方出自南宋医家杨倓的《杨氏家藏方》,原名"萆薢分清散",及至元代《丹溪心法》亦引用此方,并改名为"萆薢分清饮"。

【临床应用】

(1)**主治下焦虚寒淋浊**:临床应用以小便浑浊频数,舌质淡,舌苔白,脉沉为辨证要点。

（2）**现代运用**：本方适用于乳糜尿、慢性前列腺炎、慢性肾盂肾炎、慢性肾炎、慢性盆腔炎等下焦虚寒，湿浊不化者。

【用法用量】 口服，一次6~9g（一次1~1.5袋），一日2次。

【剂型规格】 水蜜丸：6g/袋，10袋/盒。

4.化浊降脂

血脂康胶囊

【处方来源】《中华人民共和国药典》2020年版。

【药物组成】 红曲。

【功能主治】 化浊降脂，活血化瘀，健脾消食。本品用于痰阻血瘀所致的高脂血症，症见气短、乏力、头晕、头痛、胸闷、腹胀、食少纳呆。

【方解】 方中红曲味甘，性温，归肝、脾、大肠经，《饮膳正要》谓"健脾，益气，温中"。《本草衍义补遗》称红曲能"活血消食，健脾暖胃"。故本品有活血化瘀，健脾消食之功。

【临床应用】

（1）**高脂血症**：因痰瘀阻滞所致，症见头晕头重，胸闷泛恶，腹胀，纳呆，肢体麻木，心悸气短，舌质黯或有瘀斑瘀点，舌苔白腻，脉弦滑或弦涩。

（2）可用于高脂血症及动脉粥样硬化所致的其他心脑血管疾病的辅助治疗。

【用法用量】 口服，一次2粒，一日2次。早晚饭后服用。轻、中度患者：一日2粒，晚饭后服用，或遵医嘱。

【剂型规格】 胶囊剂：每粒装0.3g。

5.清热利湿

消炎利胆片（颗粒、胶囊）

【处方来源】《中华人民共和国药典》2020年版。

【药物组成】 溪黄草、穿心莲、苦木。

【功能主治】 清热，祛湿，利胆。本品用于肝胆湿热所致的胁痛、口苦；急性胆囊炎、胆管炎见上述证候者。

【方解】 方中溪黄草药性苦寒，能清热除湿，利胆退黄。穿心莲苦寒，清热解毒，燥湿消肿。苦木苦寒有小毒，能清热祛湿解毒。三药合用，共奏清热、祛湿、利胆之功。

【临床应用】

（1）**胆胀**：因肝胆湿热蕴结所致，症见右胁胀痛，口苦，厌食油腻，小便黄，舌质红，舌苔黄腻，脉弦滑数。

（2）急性胆囊炎、胆管炎见上述证候者。

【用法用量】 片剂：口服，一次6片，一日3次；颗粒剂：口服，一次15g，一日3次；胶囊剂：口服，一次4粒，一日3次。

【剂型规格】 片剂：每片重0.5g；颗粒剂：每袋装15g；胶囊剂：每粒装0.45g。

妇科千金片（胶囊）

【处方来源】《中华人民共和国药典》2020年版。

【药物组成】 千斤拔、功劳木、单面针、穿心莲、党参、鸡血藤、当归、金樱根。

【功能主治】 清热除湿，益气化瘀。本品用于湿热瘀阻所致的带下病、腹痛，症见带下量多，色黄质稠、臭秽，小腹疼痛，腰骶酸痛，神疲乏力；慢性盆腔炎、子宫内膜炎、慢性宫颈炎见有上述证候者。

【方解】 方中千斤拔、功劳木清热解毒，燥湿止带，共为君药。单面针、穿心莲清热解毒，凉血消肿，燥湿止带，为臣药。党参益气健脾，促进水湿运化而止带；鸡血藤、当归养血活血，祛风胜湿；

金樱根固精止带,共为佐药。诸药相合,共奏清热除湿,益气化瘀,止带之功。

【临床应用】

(1)带下病:因湿热瘀阻所致,症见带下量多,色黄质稠,有臭味,或小腹作痛,或阴痒,伴纳差,小便黄少,舌质红,舌苔黄腻或厚,脉滑数;慢性盆腔炎见上述证候者。

(2)妇人腹痛:因湿热瘀阻所致,症见妇人腹痛,伴见带下量多,色黄质稠,有臭味,或阴痒,小便黄少,舌质红,舌苔黄腻或厚,脉滑数;慢性盆腔炎见上述证候者。

【用法用量】 片剂:口服,一次 6 片,一日 3 次。用温水分次送服;胶囊剂:口服,一次 2 粒,一日 3 次。用温水分次送服。

【剂型规格】 片剂:每片重 0.32g;胶囊剂:每粒装 0.4g。

知识拓展

中成药常用剂型

中成药是以中药材为原料,在中医药理论指导下,为了预防及治疗疾病的需要,按规定的处方和制剂工艺将其加工制成一定剂型的中药制品。中成药剂型有中药注射剂、片剂、冲剂、栓剂、丸剂(包括蜜丸、糊丸、水丸、蜡丸、浓缩丸)、散剂、膏剂(蜜膏、铅硬膏、软膏)、丹剂、胶剂、酒剂、锭剂、油剂、灸剂、熨剂、茶剂、曲剂等。

(五)温里中成药与方解

1.温中健脾

附子理中丸(片)

【处方来源】 《太平惠民和剂局方》。

【药物组成】 附子(制)、干姜、党参、白术(炒)、甘草。

【功能主治】 温中健脾。本品用于脾胃虚寒,脘腹冷痛,呕吐泄泻,手足不温。

【方解】 方中制附子补火助阳,温肾暖脾,为君药。干姜辛热,温运脾阳,功专温脾暖中,祛寒止泻;党参甘温,补脾胃,疗中虚,共为臣药。白术苦温,健脾燥湿,合党参复运化而正升降,为佐药。甘草益气补中,缓急止痛,兼和药性,为佐使药。全方配伍,共收温中健脾之功。

【临床应用】

(1)脾胃虚寒证:因脾胃虚弱,寒自内生,或感外寒所致脘腹疼痛,或隐痛绵绵,得温痛减,口不干,肢冷畏寒,或泻下稀溏,食少,乏力,神疲;急、慢性胃肠炎,胃及十二指肠溃疡,胃下垂,慢性结肠炎等见上述证候者。

(2)胃痛:因中虚有寒,不能运化所致胃脘冷痛,畏寒肢凉,喜热饮食,舌质淡,舌苔白,脉细弦;急、慢性胃炎见上述证候者。

(3)泄泻:因脾胃虚弱,寒邪困脾所致脘腹冷痛,呕吐清水,或大便稀溏,手足不温;急、慢性肠炎,肠功能紊乱见上述证候者。

【用法用量】 丸剂:大蜜丸,口服,一次 1 丸,一日 2~3 次;水蜜丸,口服,一次 6g,一日 2~3 次;浓缩丸:口服,一次 8~12 丸,一日 3 次;片剂:口服,一次 6~8 片,一日 1~3 次。

【剂型规格】 丸剂:大蜜丸每丸重 9g;水蜜丸每袋装 6g;浓缩丸每 8 丸相当于原生药 3g。片剂:每片重 0.25g。

香砂养胃丸(颗粒、片)

【处方来源】 《中华人民共和国药典》2020 年版。

【药物组成】 白术、木香、砂仁、豆蔻(去壳)、广藿香、陈皮、厚朴(姜制)、香附(醋制)、茯苓、枳实

（炒）、半夏（制）、甘草。

【功能主治】 温中和胃。本品用于胃阳不足、湿阻气滞所致的脘闷不舒、胃痛隐隐、呕吐酸水、嘈杂不适、不思饮食、四肢倦怠。

【方解】 方中白术补气健脾，燥湿利水，木香和胃止痛，砂仁醒脾开胃，为君药。豆蔻、藿香化湿行气，和中止呕；陈皮、厚朴理气和中，燥湿除积；香附理气止痛，共为臣药。茯苓健脾利湿，枳实破气消积，半夏降逆止呕，共为佐药。甘草调和诸药，为使药。诸药合用，共奏温中和胃之力。

【临床应用】

（1）痞满：因脾虚不运，胃气阻滞所致不思饮食，脘腹胀满，胸脘痞闷，嘈杂不适，舌苔薄白，脉细滑；功能性消化不良、胃炎见上述证候者。

（2）胃痛：因胃阳不足，湿阻气滞所致胃脘胀痛，痛窜胁背，脘闷不适，呕吐酸水；胃炎、溃疡病见上述证候者。

（3）纳呆：因脾胃虚弱，胃不受纳，脾不运化所致不思饮食，食则饱胀，大便稀溏，体乏无力；消化不良见上述证候者。

【用法用量】 丸剂：口服，水丸一次 9g，一日 2 次；浓缩丸：一次 8 丸，一日 3 次；颗粒剂：开水冲服，一次 5g，一日 2 次；片剂：口服，一次 4~8 片，一日 2 次。

【剂型规格】 丸剂：水丸每 100 丸重 20g；浓缩丸每 8 丸相当于原药材 3g；颗粒剂：每袋装 5g。片剂：每片 0.6g。

2. 温补肾阳

金匮肾气丸（片）

【处方来源】《金匮要略》。

【药物组成】 地黄、山药、山茱萸、茯苓、牡丹皮、泽泻、桂枝、附子（炙）、牛膝（去头）、盐车前子。辅料：蜂蜜。

【功能主治】 温补肾阳，化气行水。本品用于肾虚水肿，腰膝酸软，小便不利，畏寒肢冷。

【方解】 本方证皆由肾阳不足所致。腰为肾府，肾阳不足，故腰痛脚软、自腰以下常有冷感、少腹拘急；肾阳虚弱，不能化气利水，水停于内，则小便不利、少腹拘急，甚或转胞；肾阳亏虚，水液直趋下焦，津不上承，故消渴、小便反多；肾主水，肾阳虚弱，气化失常，水液失调，留滞为患，可发为水肿、痰饮、脚气等。病症虽多，病机均为肾阳亏虚，所以异病同治，治宜补肾助阳为法，即王冰所谓："益火之源，以消阴翳"之理。方中附子大辛大热，为温阳诸药之首；桂枝辛甘而温，乃温通阳气要药；二药相合，补肾阳之虚，助气化之复，共为君药。然肾为水火之脏，内寓元阴元阳，阴阳一方的偏衰必将导致阴损及阳或阳损及阴，而且肾阳虚一般病程较久，多可由肾阴虚发展而来，若单补阳而不顾阴，则阳无以附，无从发挥温升之能，正如张介宾所言："善补阳者，必于阴中求阳，则阳得阴助，而生化无穷"。故重用干地黄滋阴补肾；配伍山茱萸、山药补肝脾而益精血，共为臣药。君臣相伍，补肾填精，温肾助阳，不仅可藉阴中求阳而增补阳之力，而且阳药得阴药之柔润则温而不燥，阴药得阳药之温通则滋而不腻，两者相得益彰。方中补阳之药少、量轻，而滋阴之药多、量重，可见其立方之旨，并非峻补元阳，乃在微微生火，鼓舞肾气，即取"少火生气"之义。正如柯琴所云："此肾气丸纳桂、附于滋阴剂中十倍之一，意不在补火，而在微微生火，即生肾气也。"再以泽泻、茯苓利水渗湿，配桂枝又善温化痰饮；牡丹皮苦辛而寒，擅入血分，合桂枝则可调血分之滞，三药寓泻于补，俾邪去而补药得力，为制诸阴药可能助湿碍邪之虞。诸药合用，助阳之弱以化水，滋阴之虚以生气，使肾阳振奋，气化复常，则诸症自除。

本方配伍特点有二：一是补阳之中配伍滋阴之品，阴中求阳，使阳有所化；二是少量补阳药与大队滋阴药为伍，旨在微微生火，少火生气。由于本方功效主要在于温补肾气，且作丸内服，故名之"肾气丸"。

【临床应用】 肾阳不足证。证见腰痛脚软,下半身常有冷感,少腹拘急,小便不利,或小便反多,入夜尤甚,阳痿早泄,舌质淡而胖,脉虚弱,尺部沉细,以及痰饮,水肿,消渴,脚气,转胞等。

【用法用量】 丸剂:口服,一次 4~5g(20~25 粒),一日 2 次;片剂:一次 4 片,一日 2 次。

【剂型规格】 水蜜丸:360 丸/瓶/盒;片剂:0.27g/片,100 片/瓶。

右归胶囊(丸)

【处方来源】 《景岳全书》。

【药物组成】 熟地黄、附子(炮附片)、肉桂、山药、山茱萸(酒炙)、菟丝子、鹿角胶、枸杞子、当归、杜仲(盐炒)。

【功能主治】 温补肾阳,填精止遗。本品用于肾阳不足,命门火衰,腰膝酸冷,精神不振,畏寒,阳痿遗精,大便溏薄,尿频而清。

【方解】 方中附子、肉桂、鹿角胶培补肾中之元阳,温里祛寒,为君药。熟地黄、山茱萸、枸杞子、山药滋阴益肾,养肝补脾,填精补髓,取"阴中求阳"之义,为臣药。佐以菟丝子、杜仲补肝肾,健腰膝;当归养血和血,与补肾之品相配,以补养精血。诸药合用,肝脾肾阴阳兼顾,仍以温肾阳为主,妙在阴中求阳,使元阳得以归元,故名"右归丸"。

【临床应用】 本品常用于肾病综合征、老年骨质疏松症、精少不育症、贫血、白细胞减少症、性功能减退、坐骨神经痛、肥大性脊椎炎、慢性支气管炎、腰肌劳损等属于肾阳不足者。

【用法用量】 胶囊:口服,一次 4 粒,一日 3 次。蜜丸:小蜜丸一次 9g,大蜜丸一次 1 丸,一日 3 次。

【剂型规格】 胶囊:0.45g/粒,24 粒/盒。丸剂:小蜜丸每 10 丸重 1.8g;大蜜丸每丸重 9g。

(六) 理气中成药与方解

越 鞠 丸

【处方来源】 《丹溪心法》。

【药物组成】 香附、川芎、栀子(炒)、苍术(炒)、六神曲(炒)。

【功能主治】 理气解郁,宽中除满。本品用于胸脘痞闷,腹中胀满,饮食停滞,嗳气吞酸。

【方解】 本方所治郁证是以气郁为先导的六郁证(气、血、痰、火、湿、食)。方中以香附行气疏肝解郁,以治气郁为君药。川芎为血中之气药,活血祛瘀,以治血郁;栀子清热泻火,以治火郁;苍术燥湿运脾,以治湿郁;神曲消食导滞,以治食郁,共为臣佐药。痰郁多由脾湿所生,也与气、火、食郁有关。气机疏畅,诸郁得解,则痰郁亦随之而消,此治病求本之意也。

【临床应用】 用于胸脘痞闷,腹中胀满,饮食停滞,嗳气吞酸。本方常用于胃肠炎、传染性肝炎、妊娠呕吐、痛经、闭经、盆腔炎、胆囊炎、冠心病、低血钾、神经衰弱、癔症、更年期综合征、精神失调等属肝气郁结者。

【用法用量】 口服,一次 6~9g,一日 2 次。

【剂型规格】 水丸,18g/袋。

逍 遥 丸

【处方来源】 《太平惠民和剂局方》。

【药物组成】 柴胡、当归、白芍、白术(炒)、茯苓、甘草(蜜炙)、薄荷、生姜。

【功能主治】 疏肝解郁,养血健脾。本品主治两胁作痛,胸闷嗳气,头痛目眩,口干咽燥,神疲食少,或寒热往来,或妇女月经不调,乳房作胀,舌淡红,脉弦细者。

【方解】 方中柴胡疏肝解郁,使肝气得以条达为君药;白芍养血敛阴,柔肝平肝,当归养血活血,理血中之气,当归、白芍为臣药,与柴胡同用能补肝体使肝气不郁;茯苓、白术健脾和中,既可健脾土,又可抑肝旺,共为佐药;加薄荷、生姜少许助肝疏散条达,亦为佐药;甘草助健脾,调和诸药,为使药。

【临床应用】 本方为治疗肝郁血虚、肝脾不和的常用方,又是妇科调经的基本方,以两胁作痛、神疲食少、月经不调、脉弦细为证治要点;本方常用于治疗慢性肝炎、干性胸膜炎、肋软骨炎、慢性胃炎、神经症、慢性乳房结块等病,凡见上述证候者均可用本方加减治疗。

【用法用量】 口服,一次 6~9g,一日 2 次,温开水送下。

【剂型规格】 水泛或炼蜜为丸,12g/袋。

元胡止痛片

【处方来源】 《中华人民共和国药典》2020 年版。

【药物组成】 延胡索(醋制)、白芷。

【功能主治】 行气化瘀,活血止痛。本品用于气滞血瘀所致的胃痛、胁痛、头痛及月经痛等。

【方解】 方中以延胡索为主药,行气活血止痛。辅以白芷祛风散寒,理气止痛,以增强延胡索行气止痛之功。药虽二味,行气活血止痛之力宏。

【临床应用】

(1)用于气滞血瘀所致的胃痛、胁痛、头痛及月经痛等。以胀痛、脉弦为证治要点。

(2)用于多种外伤疼痛、冠心病心绞痛、胸腹钝痛、头痛失眠、神经痛、腰腿痛、痛经等。

【用法用量】 口服,一次 4~6 片,一日 3 次,或遵医嘱。

【剂型规格】 片剂,0.3g/片。

木香顺气丸

【处方来源】 《中华人民共和国药典》2020 年版。

【药物组成】 木香、砂仁、醋香附、槟榔、甘草、陈皮、厚朴、枳壳(炒)、苍术(炒)、青皮(炒)、生姜。

【功能主治】 行气化湿,健脾和胃。本品用于湿浊阻滞气机所致胸膈痞闷,脘腹胀痛,呕吐恶心,嗳气纳呆。

【方解】 方中以醋香附为主药,行气止痛。辅以苍术、厚朴、陈皮化湿、行气健脾,木香、砂仁、槟榔、枳壳、青皮、甘草、生姜行气以增强香附行气止痛之功。

【临床应用】

(1)用于湿浊阻滞气机所致的胃痛、胁痛等。以脘腹胀痛不适、舌苔白厚腻、脉弦为证治要点。

(2)用于多种胃脘疼痛、腹痛等。

【用法用量】 口服,一次 6g,一日 3 次,或遵医嘱。

【剂型规格】 水泛为丸,100 粒/6g。

苏子降气丸

【处方来源】 《太平惠民和剂局方》。

【药物组成】 紫苏子(炒)、厚朴、前胡、甘草、半夏(姜制)、陈皮、沉香、生姜、当归、大枣。

【功能主治】 降气平喘,祛痰止咳,温肾纳气。本品用于上实下虚之喘咳证,见喘咳气急,痰多色白,胸膈满闷,苔白滑或腻。

【方解】 方中以紫苏子为主药,降气平喘,止咳化痰。臣以半夏降逆祛痰;前胡、厚朴宣降肺气;沉香温肾纳气。佐以当归养血润燥止咳;陈皮理气燥湿化痰;生姜、大枣和中降逆。使以甘草止咳化痰,和中调药。诸药相配,以起降气平喘,祛痰止咳之功。

【临床应用】

(1)喘咳气急,痰多稀白,苔白滑或白腻,兼呼多吸少,腰疼脚弱。

(2)慢性支气管炎、支气管哮喘、肺不张、嗜酸性粒细胞增多症、肺气肿、肺源性心脏病、胸膜炎、梅核气、风湿性心脏病、胃脘痛等属上实下虚者。

【用法用量】 口服,一次 6g,一日 2 次,或遵医嘱。

【剂型规格】 水泛为丸,100 粒/6g。

（七）理血中成药与方解

1. 活血化瘀类中成药

血府逐瘀胶囊

【**处方来源**】 《医林改错》。

【**药物组成**】 当归、生地黄、桃仁、红花、枳壳、赤芍、柴胡、甘草、桔梗、川芎、牛膝。

【**功能主治**】 活血祛瘀,行气止痛。本品主治胸中血瘀证。症见胸痛、胁肋痛,头痛日久不愈,痛如针刺而有定处,或呃逆日久不止,或内热烦闷,心悸失眠,入暮潮热,舌黯红或有瘀斑,或唇暗,或两目黯黑,脉涩或弦紧。

【**方解**】 本方证因瘀血内阻、气机郁滞所致。方中当归、川芎、赤芍、桃仁、红花活血祛瘀,牛膝通血脉,祛瘀血,并引瘀血下行,共为君药;生地黄清热凉血,配当归养血活血,使祛瘀而不伤阴;柴胡、枳壳、桔梗疏畅胸中气滞,使肝气条达,肺气宣畅为臣、佐药;甘草调和诸药为使药。

【**临床应用**】

(1)本方是治疗血瘀胸中证常用方,以胸痛、胁肋痛、头痛,痛有定处,舌黯红或有瘀斑,脉涩或弦紧为证治要点。

(2)常用本方治疗冠心病心绞痛、风湿性心脏病、脑震荡后遗症等见血瘀气滞者,疗效显著。

【**用法用量**】 口服,一次 1.6g,一日 2 次,或遵医嘱。

【**剂型规格**】 胶囊,0.4g/粒。

复方丹参片

【**处方来源**】 《中华人民共和国药典》2020 年版。

【**药物组成**】 丹参浸膏、三七、冰片。

【**功能主治**】 活血化瘀,理气止痛。本品用于胸中憋闷,心绞痛。

【**方解**】 方中以丹参浸膏为主药,活血祛瘀,凉血安神。辅以三七活血通脉,化瘀止痛;冰片芳香通窍,行滞止痛。诸药相配,共奏活血化瘀,芳香开窍,理气止痛之功。

【**临床应用**】

(1)用于血瘀阻滞所致的心痛、胁痛、头痛及月经痛等。以针刺样、刀割样作痛为主,脉弦涩为证治要点。

(2)用于冠心病、心绞痛、胸腹挫伤与肋软骨炎之心痛、头痛失眠、痛经、颅脑外伤后神经衰弱综合征、儿童继发性癫痫等。

【**用法用量**】 口服,一次 3 片,一日 3 次,或遵医嘱。

【**剂型规格**】 片剂,0.3g/片。

脑心通胶囊

【**处方来源**】 《中华人民共和国药典》2020 年版。

【**药物组成**】 黄芪、赤芍、丹参、当归、川芎、桃仁、红花、乳香(制)、没药(制)、牛膝、桂枝、桑枝、地龙、全蝎、水蛭。

【**功能主治**】 益气活血,化瘀通络。本品用于气虚血滞、脉络瘀阻所致中风,见半身不遂、肢体麻木、口眼斜、舌强语謇及胸痹心痛、胸闷、心悸、气短。

【**方解**】 方中以黄芪大补脾胃之气,气旺以促血行,祛瘀而不伤正为君;辅以赤芍、丹参、当归、川芎、桃仁、红花、乳香、没药、鸡血藤活血祛瘀;佐以牛膝、桂枝、桑枝、地龙、全蝎、水蛭活血祛瘀,通络止痛。诸药合用,以奏益气活血,化瘀通络之功。

【**临床应用**】

(1)中经络,半身不遂、肢体麻木、口眼斜、舌强语謇及胸痹心痛、胸闷、心悸、气短、舌质黯、有瘀斑瘀点、脉弦涩为证治要点。

(2)用于冠心病、脑血管栓塞后遗症等属气虚血滞、脉络瘀阻证者。

【用法用量】 口服,一次 2~4 粒,一日 3 次,或遵医嘱。

【剂型规格】 胶囊,0.4g/粒。

少腹逐瘀丸

【处方来源】《医林改错》。

【药物组成】 当归、白芍、川芎、熟地黄、甘草、肉桂、干姜、没药(制)、延胡索(醋制)、香附(醋制)、蒲黄、五灵脂。

【功能主治】 活血散寒,调经止痛。本品用于月经不调,痛经,小腹胀痛,腰腿酸痛。

【方解】 方中当归、川芎、赤芍、熟地黄四味药养血活血,调经止痛,共为方中主药。辅以肉桂、干姜温经暖宫、调养冲任;蒲黄、五灵脂、牡丹皮、没药、元胡活血祛瘀,止痛生新。炙甘草调和诸药。诸药合用,以奏温养冲任,理气活血,化瘀止痛之功。

【临床应用】

(1)用于血瘀寒凝所致的月经不调等。以痛经、带下白淫、倦怠乏力为证治要点。

(2)临床用于子宫发育不良、宫颈炎、阴道炎、痛经、节育器所致淋漓出血、人工流产后伴小腹胀痛、排卵期出血、更年期综合征、子宫异位症等。

【用法用量】 口服,一次 9g,一日 2 次,或遵医嘱。孕妇慎用。

【剂型规格】 大蜜丸,9g/丸。

艾附暖宫丸

【处方来源】《仁斋直指》。

【药物组成】 艾叶(炭)、香附、吴茱萸、桂枝、肉桂、当归、川芎、白芍(酒炒)、生地黄、黄芪(蜜炙)、续断。

【功能主治】 活血散寒,调经止痛。本品用于子宫虚寒,月经不调,痛经,小腹胀痛,腰酸带下。

【方解】 方中黄芪补气健脾,以资气血生化之源;吴茱萸、桂枝散寒止痛,通利血脉;当归、川芎、白芍、生地黄活血祛瘀,养血调经,共为方中主药。辅以肉桂、续断温肾壮阳,鼓舞气血,温养冲任;香附疏肝理气,以达行气活血之功,并防诸药补而滞气之弊。诸药合用,以奏补气养血,温养冲任,理气活血,除湿止带之功。

【临床应用】

(1)用于下焦寒凝血瘀所致的痛经、月经不调,症见经行错后、经量少有血块、行经小腹冷痛、喜暖。

(2)临床用于子宫发育不良、宫颈炎、阴道炎、痛经、节育器所致淋漓出血、人工流产后小腹胀痛、排卵期出血、更年期综合征、不孕症、子宫内膜异位症等。

【用法用量】 口服,一次 6g,一日 2 次,或遵医嘱。

【剂型规格】 棕黑色的浓缩蜜丸,6g/袋。

生 化 丸

【处方来源】《傅青主女科》。

【药物组成】 当归、川芎、桃仁、炮姜、炙甘草。

【功能主治】 化瘀生新,温经止痛。本品用于产后瘀血腹痛。症见恶露不行,小腹冷痛,脉迟细或弦。

【方解】 方中全当归补血活血,化瘀生新,温经散寒为君药;川芎、桃仁活血行气,化瘀止痛,共为臣药;炮姜温经止痛,黄酒温通血脉而活血,更用童便益阴化瘀,引败血下行,共为佐药;炙甘草调和诸药为使。诸药合用,以奏化瘀生新、温经止痛之功。

【临床应用】

(1)**妇女产后诸症**：以产后恶露不行、小腹冷痛、舌淡苔白、脉弦涩为证治要点。

(2)流产后胎盘残留、产后子宫复旧不良、慢性子宫内膜炎、子宫肥大及子宫肌瘤、宫外孕等属寒邪凝滞,瘀阻女子胞者。

【用法用量】 口服,一次 9g,一日 2 次,或遵医嘱。

【剂型规格】 水蜜丸,9g/袋。

桂枝茯苓丸

【处方来源】 《金匮要略》。

【药物组成】 桂枝、茯苓、芍药、牡丹皮、桃仁(去尖)。

【功能主治】 活血化瘀,缓消癥块。本品用于妇人宿有癥块,或血瘀经闭,行经腹痛,产后恶露不尽。

【方解】 方中桂枝温通经脉而行瘀滞为君药;桃仁为化瘀消癥之要药,牡丹皮既能散血行瘀,又能清退瘀久所化之热,芍药微寒,能和血养血,共为臣药;茯苓甘淡性平,能消痰利水,渗湿健脾,以助消癥之力为佐药。以白蜜为丸,取其和缓诸药破泄之力,为使药。诸药共奏活血化瘀,缓消癥块之效。

【临床应用】

(1)本方为瘀血阻滞女子胞、妊娠胎动不安、漏下不止的常用方。以下血色紫黑晦暗、腹痛拒按为证治要点。

(2)常用于子宫内膜炎、子宫肌瘤、附件炎、卵巢囊肿等属瘀血阻滞女子胞者。

【用法用量】 口服,一次 3~9g,一日 2 次,或遵医嘱。

【剂型规格】 水蜜丸,3g/丸。

乳块消片

【处方来源】 《中华人民共和国药典》2020 年版。

【药物组成】 橘叶、丹参、皂角刺、王不留行、川楝子、地龙。

【功能主治】 疏肝理气,活血化瘀,消散乳块。本品用于肝气郁结,气滞血瘀,乳腺增生,乳房胀痛。

【方解】 方中橘叶疏肝理气,解郁散结;丹参活血祛瘀,通络止痛,共为主药。辅以川楝子加强疏肝行气止痛作用;王不留行增强活血通络、消肿的作用。佐以地龙清热通络;皂角刺托毒消肿。诸药合用共奏疏肝理气、活血化瘀、消散乳块之功效。

【临床应用】

(1)用于肝气郁结,气滞血瘀,乳腺增生,乳房胀痛。以经前痛甚为证治要点。

(2)临床用于治疗乳房胀痛、乳腺增生。

【用法用量】 口服,一次 4~6 片,一日 3 次或遵医嘱。

【剂型规格】 片剂,0.35g/片。

2.止血类中成药

槐 角 丸

【处方来源】 《太平惠民和剂局方》。

【药物组成】 槐角、地榆(炭)、黄芩、枳壳(炒)、当归、防风。

【功能主治】 清肠疏风,凉血止血。本品用于肠风便血,痔疮肿痛。

【方解】 方中以槐角、地榆炭为主药,清热凉血止血。辅以黄芩清热祛湿。佐以防风祛风除湿,枳壳理气行滞宽肠,当归养血活血。诸药相配,以奏清肠疏风、凉血止血之功。

【临床应用】

(1)**热证便血**:以血色鲜红、舌红、脉数为证治要点。

(2)用于慢性结肠炎、肛裂、痔疮、细菌性痢疾、阿米巴痢疾、消化道出血等。

【用法用量】 口服,一次1丸,一日2次。

【剂型规格】 大蜜丸,9g/丸。

十 灰 丸

【处方来源】 《十药神书》。

【药物组成】 大蓟(炒炭)、小蓟(炒炭)、茜草(炒)、栀子(炒炭)、牡丹皮(炒炭)、棕榈(煅炭)、侧柏叶(炒炭)、白茅根(炒炭)、大黄(炒炭)、荷叶(煅炭)。

【功能主治】 凉血止血。血热妄行所致吐血、衄血、血崩及一切出血不止诸症。

【方解】 方中以大蓟、小蓟、侧柏叶、白茅根、荷叶为主药,清热凉血止血。辅以栀子、大黄清热泻火,凉血止血,并折其上逆之势,使气清火降而血止。佐以茜草、牡丹皮凉血散瘀止血,以防血止留瘀;棕榈收涩止血。诸药烧炭存性,可加强收涩止血之功。综观全方,凉血与清降并用,止血与化瘀兼顾,为一首急救止血良方。

【临床应用】

(1)**热证出血**:对于来势急暴之上部出血,可作应急之用,以血色鲜红,舌红脉数为证治要点。

(2)临床用于肺结核、气管扩张所致的出血、消化道溃疡出血等。

【用法用量】 口服,一次3~9g,一日1~2次或遵医嘱。

【剂型规格】 水丸,3g/丸。

七厘胶囊

【处方来源】 《中华人民共和国药典》2020年版。

【药物组成】 血竭、乳香(制)、没药(制)、红花、儿茶、冰片、人工麝香、朱砂。

【功能主治】 化瘀消肿,止痛止血。本品用于跌仆损伤,血瘀疼痛,外伤出血等。

【方解】 因跌打损伤,筋骨折断,血离经脉,瘀积不散,血脉不通则肿痛。治当活血祛瘀为先,因血不活则瘀不去,瘀不去则骨不能接。故以乳香、没药、血竭、儿茶、红花活血祛瘀,消肿;麝香、冰片行气通络,止痛;瘀肿化热,以冰片、儿茶凉血消肿,痛、热易扰动心神,故加朱砂重镇清心安神。

【临床应用】

(1)**功专散瘀接骨**:主治一切跌打损伤、骨折、筋伤、脱位早中期瘀血肿痛者。

(2)临床亦可用于冠心病、中毒性心肌炎、肝炎、胁痛等属血瘀热郁者。

【用法用量】 口服。一次2~3粒,一日1~3次。

【剂型规格】 胶囊剂,0.5g/丸。

(八) 安神中成药与方解

天王补心丸

【处方来源】 《摄生秘剖》。

【药物组成】 地黄、当归、五味子、麦冬、天冬、柏子仁、丹参、石菖蒲、人参、茯苓、玄参、远志(制)、酸枣仁(炒)、桔梗、甘草、朱砂。

【功能主治】 滋阴,养血,补心安神。本品用于心阴不足,阴虚血少,虚火内扰所致心悸怔忡,失眠健忘,心烦梦遗,大便干燥,口舌生疮,舌红少苔,脉细数。

【方解】 方中以生地黄、玄参、天冬、麦冬滋阴增液,壮水制火,清热除烦为主药。辅以丹参、当归清心除烦,养血活血。佐以人参、五味子益心气,养心阴,安心神;酸枣仁、柏子仁、茯苓、远志、菖蒲养心开窍,宁心安神;使以桔梗载药上行以养心;朱砂镇心安神;甘草调和诸药。诸药相配,以奏滋阴养血,补心安神之功。

【临床应用】

（1）本方用治思虑过度，心肾阴血亏耗，心失所养，虚火上炎所致神志不安证。以心悸失眠，手足心热，舌红少苔，脉细数为证治要点。

（2）临床用于低血压、神经衰弱、失眠、精神病、荨麻疹、甲状腺功能亢进、更年期综合征、慢性结膜炎、阵发性心动过速、心肌炎、肺结核、高血压等。

【用法用量】 成人一次 1 丸，一日 2 次。儿童酌减。

【剂型规格】 大蜜丸，9g/丸。

柏子养心丸

【处方来源】《证治准绳》。

【药物组成】 柏子仁、党参、远志（制）、酸枣仁、肉桂（蒸）、五味子（蜜炙）、甘草（炙）、茯苓、黄芪（蜜炙）、川芎、当归、半夏曲、朱砂。

【功能主治】 养血补心，益气安神。本品用于心气不足，阴血虚亏而致失眠多梦，心悸怔忡，易惊，神疲乏力，健忘，气短自汗，畏寒懒言等。

【方解】 方中以黄芪、党参、当归、白芍益心气，养心血为主药。辅以柏子仁、酸枣仁、五味子益气敛阴，养心安神；茯苓、远志、朱砂宁心定志，益智安神。佐以半夏曲和胃醒脾以助运；肉桂助阳温中，鼓舞气血。使以炙甘草益气健脾，调和诸药。诸药相伍，以奏益气养心，补血宁神，益智安志之功。

【临床应用】

（1）本方用于心气不足，阴血虚亏而致神志不安证。以心悸失眠，易惊神疲，脉虚为证治要点。

（2）临床用于神经衰弱、精神分裂症、更年期综合征、甲状腺功能亢进等。

【用法用量】 成人一次 1 丸，一日 2 次。儿童酌减。

【剂型规格】 大蜜丸，9g/丸。

甜梦胶囊

【处方来源】《中华人民共和国药典》2020 年版。

【药物组成】 刺五加、蚕蛾、党参、砂仁、山楂、炙淫羊藿、茯苓、法半夏、山药、黄精、桑椹、黄芪、枸杞子、地黄、陈皮、马钱子（制）、泽泻。

【功能主治】 益气补肾，健脾和胃，养心安神。本品用于头晕耳鸣，视减听衰，失眠健忘，食欲缺乏，腰膝酸软，心慌气短。

【方解】 方中以黄芪、党参、山药、黄精益气，刺五加、桑椹、地黄养血安神，枸杞子、炙淫羊藿、蚕蛾补肾，党参、半夏、陈皮、茯苓、山楂、砂仁健脾和胃。泽泻泄浊，马钱子止痛通络；诸药相配，共奏益气补肾，健脾和胃，养心安神之功。

【临床应用】

（1）本方用治劳累过度，脾胃失和，心肾亏耗，心失所养所致神志不安证。以头晕耳鸣，视减听衰，失眠健忘，食欲缺乏，腰膝酸软，心慌气短，舌淡苔白腻，脉虚为证治要点。

（2）用于自主神经功能紊乱、失眠、中风后遗症；对脑功能减退、冠状血管疾患、脑血管栓塞及脱发也有一定疗效。

【用法用量】 成人一次 3 粒，一日 2~3 次。

【剂型规格】 硬胶囊，0.4g/粒。

（九）祛痰中成药与方解

1.燥湿化痰类

二 陈 丸

【处方来源】《太平惠民和剂局方》。

【药物组成】 陈皮、半夏(制)、茯苓、甘草。

【功能主治】 燥湿化痰,理气和胃。本品用于湿阻中焦、胃失和降,见咳嗽痰多,胸脘胀闷,恶心呕吐,苔白腻。

【方解】 方中以半夏为主药,燥湿化痰,降逆止呕。辅以陈皮理气和中,醒脾化湿,使气顺痰消。佐以茯苓健脾渗湿,以杜绝生痰之源。使以甘草和中化痰,调和诸药。诸药相合,以奏燥湿化痰,理气和胃之功。

【临床应用】

(1)本方为治湿痰证的主方,以咳嗽痰多,色白易咳,苔白腻,脉滑为证治要点。

(2)临床用于慢性萎缩性胃炎、重型毛细支气管炎、癫痫、糖尿病、小儿抽动秽语综合征、神经症等属于湿痰所致者。

【用法用量】 口服,成人一次 9~15g,一日 2 次,儿童酌减。

【剂型规格】 水丸,3g/50 粒。

2. 清热化痰类

蛇胆川贝散

【处方来源】 《中华人民共和国药典》2020 年版。

【药物组成】 蛇胆汁、川贝母。

【功能主治】 清肺,止咳,除痰。痰稠色黄,咳痰不爽,气喘,舌红苔黄腻,脉滑数。

【方解】 方中以蛇胆汁为主药,清热化痰。辅以川贝母清热化痰,润肺止咳。二药相配,以奏清热润肺,化痰止咳之功。

【临床应用】

(1)本方为治热痰证之主方,以咳嗽,痰稠色黄,苔黄腻,脉滑数为证治要点。

(2)用于慢性支气管炎、上呼吸道感染、百日咳、慢性咽炎、复发性口疮等。

【用法用量】 口服,成人一次 0.3~0.6g,一日 2~3 次。

【剂型规格】 散剂,0.3g/瓶。

止咳橘红口服液

【处方来源】 《中华人民共和国药典》2020 年版。

【药物组成】 化橘红、陈皮、茯苓、瓜蒌皮、地黄、麦冬、石膏、苦杏仁(去皮炒)、法半夏、紫菀、桔梗、紫苏子(炒)、款冬花、知母、甘草。

【功能主治】 清肺,止咳,化痰。本品用于肺热引起的咳嗽痰多,胸满气短,咽干喉痒。

【方解】 方中以石膏、知母、瓜蒌皮清泻肺热为主药。辅以化橘红、陈皮、半夏、茯苓燥湿化痰。与主药相配,共起清热化痰之功;然肺气宜宣降,故配以杏仁、苏子宣降肺气以平喘咳。佐以麦冬、地黄滋阴润燥,以防诸药燥湿伤阴之弊;紫菀、款冬花润肺止咳,桔梗配甘草宣肺利咽止咳。使以甘草和中,调和诸药,诸药合用,以奏清肺、化痰、止咳之功。

【临床应用】

(1)本方为治痰热阻肺证之主方,以咳嗽、痰稠色黄、胸满气短、苔黄腻、脉滑数为证治要点。

(2)临床用于感冒咳嗽、支气管炎、肺炎等。

【用法用量】 口服,成人一次 10ml,一日 2~3 次。儿童用量遵医嘱。

【剂型规格】 口服液,10ml/支。

3. 润肺化痰类

养阴清肺膏

【处方来源】 《重楼玉钥》。

【药物组成】 地黄、麦冬、玄参、川贝母、白芍、牡丹皮、薄荷、甘草。

【功能主治】 养阴润燥,清肺利咽。本品用于阴虚肺燥,咽喉干痛,干咳少痰,或痰中带血。

【方解】 方中以生地黄、玄参为主药,滋阴清热,凉血解毒。辅以麦冬养阴润肺;白芍敛阴血,助主药养阴润燥。佐以牡丹皮清热解毒,凉血消肿;川贝母润燥化痰,解毒散结;薄荷清宣利咽。使以甘草清热解毒。调和诸药。

【临床应用】

(1)本方为治燥咳证之主方,以干咳少痰,咽喉干痛,苔白而干为证治要点。

(2)临床用于白喉、扁桃体炎、慢性咽炎、鹅口疮、牙周炎、颈淋巴结核、小儿热病后期口腔溃疡、慢性唇炎等。

【用法用量】 口服,一次 10~20g,一日 2~3 次。

【剂型规格】 煎膏剂,30g/瓶、60g/瓶、120g/瓶。

川贝雪梨膏

【处方来源】《中华人民共和国药典》2020 年版。

【药物组成】 雪梨膏、川贝母、麦冬、百合、款冬花。

【功能主治】 润肺止咳,生津利咽。本品用于阴虚肺热,咳嗽,喘促,口燥咽干。

【方解】 方中川贝母润肺止咳化痰;雪梨膏清肺润燥,生津利咽为主药。辅以麦冬、百合养阴润燥,清虚火,除烦热。佐以款冬花润肺止咳。诸药合用,以奏润肺止咳,生津利咽之功。

【临床应用】

(1)本方为经验方,是治阴虚肺热咳嗽证之主方。以干咳少痰,咽喉干痛,苔白而干为证治要点。

(2)临床用于感冒咳嗽、支气管炎、慢性咽喉炎、扁桃体炎等。

【用法用量】 口服,一次 15g,一日 2 次。儿童酌减。

【剂型规格】 煎膏剂,30g/瓶、60g/瓶、120g/瓶。

4. 温肺化痰类

半夏止咳糖浆

【处方来源】《中华人民共和国药典》2015 年版。

【药物组成】 制半夏、枇杷叶、远志、款冬花、桔梗、麻黄、陈皮、甘草。

【功能主治】 止咳化痰。风寒咳嗽,痰多气逆等。其表现为咳嗽声重,气急,咽痒,咳痰稀薄色白,恶寒发热。

【方解】 麻黄、薄荷、桔梗具有解表、宣肺、利咽的作用;远志、半夏、杏仁、紫菀具有止咳化痰的作用;枇杷叶、陈皮、枳壳能降气化痰,诸药合用,共奏止咳化痰之功。

【临床应用】

(1)本方为治风寒咳嗽、痰多气逆主方,以咳嗽声重,咳痰稀薄色白,舌苔白厚,脉浮紧有力为证治要点。

(2)临床支气管扩张、肺脓疡、肺心病、肺结核属风寒咳嗽者,均可应用。

【用法用量】 口服,成人每服 20ml,一日 3 次。儿童酌减。

【剂型规格】 糖浆,100~150ml/瓶。

控 涎 丸

【处方来源】《三因极一病证方论》。

【药物组成】 甘遂(醋制)、红大戟、白芥子。

【功能主治】 涤痰逐饮。本品用于痰涎水饮停于胸膈,胸胁隐痛,咳喘痛甚,痰不易出。

【方解】 方中以白芥子为主药,通络散结,利气豁痰,温肺化饮。辅以甘遂、大戟泻水逐饮,以助白芥子祛痰散结之功。诸药相配,涤痰逐饮之力峻。

【临床应用】

(1)本方为治痰涎水饮停于胸膈证之主方,以胸胁隐痛,咳喘痛甚,为证治要点。

(2)临床用于渗出性胸膜炎、神经衰弱、肺源性心脏病、过敏性结肠炎、顽固性便血、坐骨神经痛、雀斑、咽喉急症、呕吐、腹内奇痒等属痰饮水停证。

【用法用量】 口服,用温开水或枣汤、米汤送服,一次 1~3g,一日 2 次。

【剂型规格】 糊丸,5g/30 粒。

5.治风化痰类

医痫丸

【处方来源】《景岳全书》。

【药物组成】 生白附子、天南星(制)、半夏(制)、猪牙皂、僵蚕(炒)、乌梢蛇(制)、蜈蚣、全蝎、白矾、雄黄、朱砂。

【功能主治】 祛风化痰,定痫止搐。本品用于诸痫时发,两目上窜,口吐涎沫,抽搐昏迷。

【方解】 方中生白附子、天南星、半夏祛风化痰,定痫止搐为主药。辅以猪牙皂、白矾燥湿祛痰,开窍;全蝎、蜈蚣、僵蚕、乌梢蛇息风止痉,通络化痰。佐以雄黄豁痰解毒、辟秽开窍;朱砂清心镇惊。诸药合用,以奏祛风化痰,定痫止搐之功。

【临床应用】

(1)本方为治痫证发作时,证属痰热者为宜。以舌苔白腻微黄或脉滑略数为证治要点。

(2)临床用于癫痫、狂躁型精神病等。

【用法用量】 口服,一次 3g,一日 2~3 次,小儿酌减。

【剂型规格】 水丸,3g/50 粒。

半夏天麻丸

【处方来源】《医学心悟》。

【药物组成】 法半夏、天麻、黄芪(蜜炙)、人参、苍术(米泔炙)、白术(麸炒)、茯苓、陈皮、泽泻、六神曲(麸炒)、麦芽(炒)、黄柏。

【功能主治】 健脾祛湿,化痰息风。用于脾虚聚湿生痰,眩晕,头痛,如蒙如裹,胸脘满闷。

【方解】 半夏燥湿化痰,天麻平肝潜阳,二者为君药。人参、黄芪、白术甘温补中,健脾益气;苍术、陈皮燥湿健脾;茯苓、泽泻甘淡健脾渗湿,诸药共治生痰之本,以除痰源,为臣药。六神曲、麦芽健胃消食;黄柏苦寒坚阴,伤阴耗液,为佐药。诸药相合,共奏健脾祛湿,化痰息风之功。

【临床应用】

(1)本方为风痰眩晕之代表方。证见眩晕、头痛、胸闷、口淡、舌苔白滑、脉弦滑。

(2)癫痫、鼻窦炎、结核性脑膜炎、高血压、神经衰弱、耳源性眩晕、神经性眩晕、慢性支气管炎、肺气肿、支气管哮喘等属于风痰上扰者。

【用法用量】 口服,每服 6g,日服 3 次。

【剂型规格】 水丸,6g/袋。

(十)消食中成药与方解

保和丸

【处方来源】《丹溪心法》。

【药物组成】 焦山楂、六神曲(炒)、半夏(制)、茯苓、陈皮、连翘、莱菔子(炒)、麦芽。

【功能主治】 消食导滞,和胃。本品用于食积停滞,脘腹胀满,嗳腐吞酸,不欲饮食。

【方解】 方中以焦山楂消食化积为主药。辅以六神曲化腐消食积,助运化;莱菔子下气消痰;麦芽消乳化积,疏肝健胃。佐以半夏、茯苓、陈皮燥湿化痰,理气和中止呕;连翘清热散结,以除郁热。诸药合用,以奏消食导滞,和胃化积之功。

【临床应用】

（1）本方为消导平剂，是治疗一切食积轻证的常用方，以脘腹胀满，嗳腐厌食，苔厚腻，脉滑为证治要点。

（2）临床用于消化不良、胃肠炎、慢性萎缩性胃炎、肝炎、慢性胆囊炎、小儿便秘、介入后胃肠道反应等属食积停滞者。

【用法用量】　口服、一次1袋，一日2次，小儿酌减。

【剂型规格】　水丸，12g/袋。

健脾丸

【处方来源】　《证治准绳》。

【药物组成】　人参、茯苓、白术(炒)、甘草、山楂取肉(炒)、神曲(炒)、麦芽、木香、砂仁、陈皮、山药、肉豆蔻、黄连(酒炒)。

【功能主治】　健脾消食。脾胃虚弱，饮食内停。症见食少难消，脘腹痞闷，大便溏薄，苔腻略黄，脉象虚弱等。

【方解】　本方证是由脾虚不运，饮食内停，气机受阻，积久化热所致，方中人参、茯苓、白术、甘草补气健脾，兼以祛湿；山楂、神曲、麦芽消食化滞；木香、砂仁、陈皮理气和胃；山药、肉豆蔻健脾止泻；黄连清热燥湿。诸药合用，使食积得消、脾虚得健。因本方以健脾为主，故方名"健脾"。

【临床应用】

（1）本方为脾虚食滞之要方，临床以脘腹痞闷、食少难消、苔腻微黄、脉象虚弱为证治要点。

（2）临床用于慢性胃炎、慢性肠炎、肠功能紊乱、消化不良、过敏性结肠炎等属脾虚食滞者。

【用法用量】　每服6~9g，温开水送下，一日3次。

【剂型规格】　糊丸或水泛为丸，12g/袋。

枳实导滞丸

【处方来源】　《内外伤辨惑论》。

【药物组成】　大黄、枳实(麸炒)、六神曲(炒)、白术(炒)、黄连(姜汁炒)、黄芩、茯苓、泽泻。

【功能主治】　消导化积，清热祛湿。湿热食积，内阻肠胃。症见脘腹胀痛，不思饮食，下痢泄泻，或大便秘结，小便短赤，舌苔黄腻，脉沉有力。

【方解】　本方所治之证，乃湿热食积内阻肠胃所致。食积内停，气机壅塞，故而脘腹胀满疼痛。食积不消，湿热不化，故大便泄泻，甚或下痢。若热壅气阻，又可大便秘结。治消积导滞，清热祛湿。方中以大黄为君，攻积泄热，使积热从大便而下；以枳实为臣，行气消积，而除脘腹之胀满；佐以黄连、黄芩，清热燥湿，又可厚肠止痢。茯苓、泽泻利水渗湿，且可止泻；白术健脾燥湿，使攻积而不伤正；六神曲消食化湿，使食消则脾胃和。诸药相伍，积去食消，湿化热清，诸症自解。此方用于泄泻、下痢，亦属"通因通用"之法。泻痢而无积滞者，不可妄投。

【临床应用】

（1）治疗湿热食积内阻肠胃之方，临床以脘腹胀痛、不思饮食、舌苔黄腻、脉沉有力为证治要点。

（2）加减运用。若食积较重者，可加麦芽、焦山楂、三棱以消食和胃；若兼见脾虚食滞者，加党参、黄芪以健脾消食；大便不爽者，可加白芍、当归、木香以调和气血；大便次数偏多者，可酌加制附片、炮姜以温阳止泻。

（3）常用于功能性消化不良、肠麻痹、便秘、细菌性痢疾、慢性肠炎、慢性胃炎见有上述证候者。

【用法用量】　每服6~9g，一日2次，空腹温开水送服，小儿酌减。

【剂型规格】　水泛小丸，12g/袋。

（十一）平肝息风中成药与方解

天麻钩藤颗粒

【处方来源】 《中华人民共和国卫生部药品标准·中药成方制剂分册》。

【药物组成】 天麻、钩藤、石决明、栀子、黄芩、牛膝、杜仲(盐炙)、益母草、桑寄生、首乌藤、茯苓。

【功能主治】 平肝息风,清热安神。

【方解】 肝阳上亢,阳热上扰清窍,故头痛、耳鸣、眼花;肝风内动,故肢体震颤;热扰心神,故失眠多梦。天麻、钩藤、石决明平肝潜阳,为方中主药。栀子、黄芩清热泻火,使肝热不亢,是为辅药。益母草、牛膝活血利尿,引血下行;杜仲、桑寄生补益肝肾;首乌藤、茯苓安神定志,俱为佐使药。诸药合用共奏平肝息风,益肾潜阳,清热安神之功。

【临床应用】 用于肝肾阴虚、肝阳上亢等证引起的头痛、耳鸣、眼花、肢体震颤、失眠。

【剂型规格】 颗粒剂,每袋装 10g。

【用法用量】 开水冲服,1 次 10g,一日 3 次,或遵医嘱。

全天麻胶囊

【处方来源】 《中华人民共和国药典》2020 年版。

【药物组成】 天麻。

【功能主治】 平肝,息风,止痉。

【方解】 肝阳上亢则头晕头痛;肝风内动则肢体麻木,癫痫抽搐。天麻味甘性平,有平肝潜阳,息风止痉,通络止痛之功。故可用治上述诸症。

【临床应用】 用于头晕头痛,肢体麻木,癫痫抽搐。

【剂型规格】 胶囊剂,每粒装 0.5g。

【用法用量】 口服,1 次 2~6 粒,一日 3 次。

镇脑宁胶囊

【处方来源】 《中华人民共和国卫生部药品标准·新药转正标准》。

【药物组成】 川芎、藁本、细辛、白芷、水牛角(浓缩粉)、丹参、猪脑粉等。

【功能主治】 息风通络,安脑止痛。

【方解】 肝风内动,瘀血内阻则脑窍失养,故见恶心、呕吐、视物模糊、肢体麻木、头昏耳鸣。方中水牛角为主药,清肝热,凉血息风。配川芎、丹参活血祛瘀。细辛、白芷散风通络止痛。藁本、猪脑粉引经上达于脑。各药相合,肝风得息,脑窍得通,诸症即愈。

【临床应用】 用于肝风内动,脑络不通,伴有恶心呕吐、视物模糊、肢体麻木、头昏耳鸣等症,及高血压、动脉硬化、血管神经性头痛见上述证候者。

【剂型规格】 胶囊剂,每粒装 0.3g。

【用法用量】 口服,1 次 4~5 粒,一日 3 次。

天麻头痛片

【处方来源】 《中华人民共和国卫生部药品标准·中药成方制剂分册》。

【药物组成】 天麻、白芷、川芎、荆芥、当归、乳香(醋制)。

【功能主治】 养血祛风,散寒止痛。

【方解】 天麻又名定风草,是治疗头风头痛的首选药,配补药可治内风,伍发表药可治外风。本品以天麻为方中主药,辅以当归、川芎、乳香养血活血化瘀,白芷、荆芥疏风散寒止痛。诸药相合,既治内伤血虚、血瘀头痛,又治外风日久不解的风寒头痛。

【临床应用】 用于血虚夹风及血瘀生风等各种头痛。

【剂型规格】 片剂。

【用法用量】 口服,1 次 4~6 片,一日 3 次。

降脂灵片

【处方来源】 《中华人民共和国卫生部药品标准·中药成方制剂分册》。

【药物组成】 制何首乌、枸杞子、黄精、山楂、决明子。

【功能主治】 补肝益肾,养血,明目,降脂。

【方解】 方中何首乌、枸杞子、黄精滋补肝肾,养血固精;决明子清肝明目;山楂化瘀通脉。全方组合,补通结合,补而不滞。对肝肾两虚、精血不足、血行瘀滞之高脂血症患者有效。

【临床应用】 用于肝肾阴虚、头晕目昏、须发早白、高脂血症。

【剂型规格】 片剂。

【用法用量】 口服,1 次 5 片,一日 3 次。

(十二)开窍中成药与方解

安宫牛黄丸

【处方来源】 《温病条辨》。

【药物组成】 牛黄、水牛角、黄连、黄芩、栀子、朱砂、珍珠、麝香、冰片、雄黄、郁金。

【功能主治】 清热开窍,镇心安神。

【方解】 本品所治的神昏谵语,是因邪热内陷,逆传心包,痰热蒙蔽心窍所致。热邪内闭,则见高热烦躁;痰热阻闭心窍,则见神昏谵语。方中牛黄、水牛角凉血清热解毒,二药相合,清心泄热为主药;以黄连、黄芩、栀子助主药清泻心包之火;辅以麝香、冰片、郁金通窍开闭,苏醒神志;配雄黄辟秽解毒;用朱砂、珍珠镇心安神解毒。诸药合用,共奏清心解热,豁痰开窍之效。

【临床应用】 由热邪内陷,传入心包引起高热不退,烦躁不安,神昏谵语,浊痰壅盛,以及小儿急热惊风,或中风痰热内闭等证。

【剂型规格】 大蜜丸,每丸重 3g。散剂,每瓶装 1.6g。片剂,每片重 0.3g。

【用法用量】 蜜丸:口服,1 次 1 丸,每日 1 次;小儿 3 岁以内 1 次 1/4 丸,4~6 岁 1 次 1/2 丸。散剂:口服,1 次 1.6g,每日 1 次;小儿 3 岁以内 1 次 0.4g,4~6 岁 1 次 0.8g。片剂:1 次 5~6 片,每日 1 次;3 岁以内小儿 1 次 1~2 片,4~6 岁 1 次 3 片,或遵医嘱。孕妇慎用。

局方至宝散

【处方来源】 《太平惠民和剂局方》。

【药物组成】 牛黄、水牛角、玳瑁、麝香、安息香、冰片、雄黄粉、朱砂粉、琥珀粉。

【功能主治】 开窍镇惊,清热解毒。

【方解】 由于痰热内闭,扰及心神,痰浊蒙闭心窍,故见高热不退,神昏谵语,痉厥抽搐等症。治以化浊开窍为主,清热解毒为辅。方中以牛黄、水牛角、玳瑁清热解毒,以排除内扰心包之热邪,且牛黄有豁痰定惊之功,水牛角凉血解毒,玳瑁息风止痉。以麝香、冰片、安息香芳香化浊,开窍醒脑。佐朱砂、琥珀镇心安神。配雄黄辟秽解毒。综观本方具有开窍安神,清热解毒的功效。

【临床应用】 中暑,中恶(感受秽浊之气,忽然昏倒,气机闭塞),中风,热病由于痰热内闭引起高热烦躁,痰盛气粗,神昏谵语,痉厥,以及小儿急热惊风等证。

【剂型规格】 散剂,每瓶装 2g。大蜜丸,每丸重 3g。

【用法用量】 散剂:口服,1 次 2g,每日 1 次;小儿 3 岁以内 1 次 0.5g,4~6 岁 1 次 1g;或遵医嘱。蜜丸:口服,1 次 1 丸,每日 1 次,小儿遵医嘱。孕妇忌服。

紫雪丹

【处方来源】 《太平惠民和剂局方》。

【药物组成】 生寒水石、生石膏、生磁石、滑石、羚羊角、水牛角、麝香、木香、沉香、丁香、玄参、升麻、甘草、芒硝、硝石、朱砂。

【功能主治】 开窍解痉,清热解毒。

【方解】 本品所治热邪内陷,扰及心包兼有热极动风之象,故以高热痉厥为主症。方中以生寒水石、生石膏、滑石大寒之品,清热泻火,除烦止渴;以羚羊角清肝热,息风定搐,以解痉厥;以水牛角清心热,凉血,以解热毒,以上均为方中主药。辅以麝香芳香开窍,苏醒神志。佐以玄参、升麻、甘草养阴生津清热。以青木香、丁香、沉香宣通气机。以芒硝、硝石泄热散结,通大便。配朱砂、生磁石重镇安神。诸药配合,具有清热解毒,开窍安神,解痉息风之功。

【临床应用】 温热病邪热内陷,传于心包所引起高热烦躁,神昏谵语,抽搐痉厥,口渴喜饮,唇焦舌干,尿赤便秘,以及小儿痉厥属于热盛者。

【剂型规格】 散剂,每瓶装 1.5g。

【用法用量】 口服,1 次 1.5~3g,一日 2 次;周岁小儿 1 次 0.3g,5 岁以内小儿每增 1 岁,递增 0.3g,每日 1 次;5 岁以上小儿酌情服用。孕妇禁用。

神 犀 丹

【处方来源】 《温热经纬》。

【药物组成】 水牛角、生地黄、玄参、黄芩、连翘、板蓝根、紫草、天花粉、淡豆豉、石菖蒲、忍冬藤。

【功能主治】 清热,凉血,解毒。

【方解】 温疫时邪,邪热入营,热深毒重,故见上述诸症。方中以水牛角、生地黄、玄参清营凉血。以黄芩、忍冬藤、连翘、板蓝根、紫草、天花粉等清热解毒,共起清解血分毒热的作用。又以淡豆豉清宣郁热,透邪外出。配石菖蒲芳香辟秽化浊,宣通窍闭。综观本方,重在清热解毒,兼以凉血开窍。

【临床应用】 由温疫热邪引起高热不退,痉厥神昏,谵语发狂,口糜咽烂,舌色紫绛,及斑疹毒盛等证。

【剂型规格】 水丸。

【用法用量】 口服,1 次 12g,一日 2 次,小儿酌减。

清开灵口服液

【处方来源】 《中华人民共和国药典》2020 年版。

【药物组成】 胆酸、珍珠母、猪去氧胆酸、栀子、水牛角、板蓝根、黄芩苷、金银花。

【功能主治】 清热解毒,镇惊安神。

【方解】 本品以清热解毒为主。方中水牛角、胆酸清热解毒,凉血清心,开窍醒神,为主药。辅以板蓝根、栀子、黄芩、金银花清热解毒,泻火除烦。珍珠母清心肝之热,镇心安神。诸药组合,清热解毒,开窍醒神。除用于热病高热不退外,亦常用于各种感染性疾病所致的高热、神昏痉厥等。

【临床应用】 用于外感风热时毒,火毒内盛所致高热不退,烦躁不安,咽喉肿痛,舌质红绛,苔黄,脉数者;亦可用于上呼吸道感染、病毒性感冒、急性化脓性扁桃体炎、急性咽炎、急性气管炎、高热等属上述证候者。

【剂型规格】 口服液,每支装 10ml。注射剂,每支装 2ml(或 5ml,或 10ml)。颗粒剂,每袋装 3g。胶囊剂,每粒装 0.25g。

【用法用量】 口服液:口服,1 次 20~30ml,一日 2 次;儿童酌减。注射剂:肌内注射,1 次 2~4ml;重症患者使用注射剂静脉滴注:一日 20~40ml,以 10% 葡萄糖注射液 200ml 或生理盐水注射液 100ml 稀释后使用。颗粒剂:口服,1 次 3~6g,一日 2~3 次。儿童酌减或遵医嘱。胶囊剂:口服,1 次 2~4 粒,一日 3 次,儿童酌减或遵医嘱。

醒脑静注射液

【处方来源】 《中华人民共和国卫生部药品标准·中药成方制剂分册》。

【药物组成】 麝香、郁金、冰片、栀子。

【功能主治】 清热泻火，凉血解毒，开窍醒脑。

【方解】 本品为热闭神昏而设。方中以麝香、冰片开窍醒神为主药。辅以栀子、郁金清心凉血，解郁除烦。共奏清热凉血，开窍醒神之功。

【临床应用】 用于流行性乙型脑炎、肝昏迷，属热入营血、内陷心包证，见高热烦躁、神昏谵语、舌绛脉数。

【剂型规格】 注射剂，每支 2ml、5ml 或 10ml。

【用法用量】 肌内注射，一次 2~4ml，一日 1~2 次，或一日 20~40ml，以 5%~10% 葡萄糖注射液或生理盐水注射液 200~250ml 稀释后静脉滴注，或遵医嘱。

万氏牛黄清心丸

【处方来源】 《景岳全书》。

【药物组成】 牛黄、朱砂、黄连、黄芩、栀子、郁金。

【功能主治】 清热解毒，开窍安神。

【方解】 本品属凉开剂，是治疗热病的重要方剂。古人有"温邪内陷包络神昏者，惟万氏此方为妙"之语。方中牛黄为主药，清心解毒、豁痰开窍。黄芩、黄连、栀子清热解毒为辅药。朱砂镇心安神。郁金行气解郁，兼以开窍。诸药合用可清热解毒，开窍安神。

【临床应用】 用于邪热内陷，热入心包，神昏谵语，小儿高热惊风，以及中风窍闭。

【剂型规格】 浓缩丸，每 4 丸相当于原药材 1.5g。片剂，每片重 0.3g。大蜜丸，每丸重 1.5g，或 3g。

【用法用量】 浓缩丸：口服，一次 4 丸，一日 2~3 次。片剂：口服，一次 4~5 片，一日 2~3 次。蜜丸：口服，小丸一次 2 丸，大丸一次 1 丸，一日 2~3 次。小儿酌减。

苏合香丸

【处方来源】 《太平惠民和剂局方》。

【药物组成】 苏合香、安息香、麝香、檀香、木香、沉香、香附、丁香、乳香、荜茇、水牛角、朱砂、冰片、白术、诃子肉。

【功能主治】 温通行气、开窍醒脑。

【方解】 本品所治的中风昏迷，是由于寒邪内闭或痰浊蒙蔽心包所致。故宜用开窍散寒、行气化浊之品。方中苏合香、安息香辛香透闭开窍。麝香、冰片芳香辟秽，通经透络，开窍醒脑。檀香、木香、沉香、乳香、丁香、香附行气解郁，调和脏腑气血之郁滞。白术、荜茇温胃健脾，助上述各药的散寒之力。水牛角清心解毒。朱砂镇心安神。诃子肉温涩敛气，以防诸药耗散太过。诸药配合，集辛香之品于一方，具有温通开窍，解郁散寒，化浊辟秽，醒脑回苏之效。

【临床应用】 中风或感受时疫瘴疠之气所致的突然昏倒、不省人事、牙关紧闭、痰涎壅盛，或中寒气闭、心腹绞痛、欲吐不得等症。凡治疗上述诸证，均应见面色青白、手足不温等症状，方能使用。

【剂型规格】 蜜丸。每丸重 3g。

【用法用量】 口服，一次 1 丸，一日 1~2 次。孕妇禁用。

（十三）补虚中成药与方解

1. 气虚

补中益气丸

【处方来源】 《脾胃论》。

【药物组成】 黄芪、人参、白术、甘草、陈皮、柴胡、升麻、当归。

【功能主治】 调补脾胃，升阳益气。

【方解】 本品为治疗中气不足，气虚下陷的常用成药。由于饮食劳倦，损伤脾胃，致使阳气虚弱,故见肌热怕风、自汗;中气不足,则见气短懒言,身体倦怠,食欲缺乏;脾失健运,津液不得上升,故见口渴喜饮,甚则中气下陷,则产生内脏脱垂等症。方中以黄芪补中益气,升阳固表为主药;人参、白术补气健脾为辅药;补气易致气滞,故配陈皮理气,使之补而不滞;中气下陷,故用升麻、柴胡助黄芪、人参以升举清阳;甘草助黄芪补气;脾虚则血弱,故配当归以补血。诸药合用,使脾胃强健,中气充沛,则诸症自除。

【临床应用】 用于脾胃气虚。症见气短懒言,身体倦怠,肌热有汗,头痛恶风,渴喜热饮,食欲缺乏,以及气陷脱肛,子宫脱垂等。

【剂型规格】 水丸,每100粒重6g。浓缩丸。片剂,每片重0.46g。合剂。煎膏剂。

【用法用量】 水丸:口服,一次6g,一日2~3次。浓缩丸:口服,一次8~10丸,一日3次。片剂:口服,一次4~5片,一日3次。合剂:口服,一次10~15ml,一日3次。煎膏剂:温开水冲服,一次10g,一日2次。忌食生冷。

生 脉 饮

【处方来源】《中华人民共和国药典》2020年版。

【药物组成】 人参、麦冬、五味子。

【功能主治】 益气复脉,养阴生津。

【方解】 气虚,则见体倦气短,自汗;阴亏,则咽干口渴;脉虚细,亦为气阴两虚之象。治宜益气养阴。方中人参益气复脉,生津止渴为主药;麦冬养阴生津为辅药;五味子酸敛止汗,并能益气生津为佐药。三药合用,共奏益气复脉,养阴生津之效,为治疗气阴两亏的名方。

【临床应用】 用于气阴两亏。症见体倦气短,咽干口渴,自汗,脉虚细等。

【剂型规格】 口服液,每支10ml。胶囊。袋泡茶,每袋装4g。

【用法用量】 口服液:口服,一次10ml,一日3次。胶囊:口服,一次3粒,一日3次。袋泡茶:开水泡服,一次1袋,一日3次。

黄芪注射液

【处方来源】《中华人民共和国卫生部药品标准·中药成方制剂分册》。

【药物组成】 黄芪提取物。

【功能主治】 健脾益气,利湿。

【方解】 该成药由一味黄芪经提取精制而成。主治脾虚湿困病证。黄芪为脾、肺二经要药,脾为中央之土,气血生化之源,主运化水谷精微和水湿。气虚则血行不畅,心脉瘀阻,心失所养,故见心悸;脾虚水湿运化无力,故见水肿。所以本品可用于气虚所致上述诸症。

【临床应用】 用于气虚型心肌炎及心功能不全,症见心悸、气短、乏力、水肿等。脾虚湿困型肝炎,症见食少纳呆、倦怠乏力、腹泻等。

【剂型规格】 注射剂,每支装2ml或10ml。

【用法用量】 肌内注射,一次2~4ml,一日1~2次。静脉滴注,一次10~20ml(用5%或10%葡萄糖溶液或生理盐水250~500ml稀释),每日1次,或遵医嘱。

补益蒺藜丸

【处方来源】《清内廷法制丸散膏丹各药配本》。

【药物组成】 黄芪(蜜制)、白术(麸炒)、茯苓、白扁豆、芡实(麸炒)、陈皮、山药、沙苑子、菟丝子、当归。

【功能主治】 补脾益气,滋肾明目。

【方解】 脾主运化,胃主受纳,脾胃虚弱,饮食减少,气血阴液必然不足。气虚则见气短身倦,阴虚血少则见耳鸣眼花,视物模糊。方中以黄芪、白术、山药、茯苓、白扁豆、芡实补脾益胃,促进运化功能,增加阴血物质生成;配沙苑子、菟丝子滋肾养肝,明目;以当归补养肝血;陈皮行气健脾。全方合用,补脾益气,滋肾明目。

【临床应用】 用于脾胃虚弱,肾阴不足。症见气短身倦,食欲缺乏,耳鸣眼花,视物模糊,腰膝酸软等。

【剂型规格】 大蜜丸,每丸重6g。

【用法用量】 口服,一次2丸,一日2次。

2. 血虚

益气止血颗粒

【处方来源】 《中华人民共和国卫生部药品标准·中药成方制剂分册》。

【药物组成】 党参、黄芪、白术(炒)、茯苓、白及、功劳叶、地黄、防风。

【功能主治】 益气止血,固表。

【方解】 该成药为气不摄血而设。方中党参补中益气为主药;黄芪、白术、茯苓协助党参补气,白及、功劳叶收敛止血,地黄清热凉血,共为辅药;防风疏散体表风邪为佐药。诸药合用,益气止血,兼能固表御邪。

【临床应用】 用于气不摄血。症见体倦乏力,咯血,吐血等;尚可用于预防感冒。

【剂型规格】 颗粒剂,每袋装20g,每瓶装250g。

【用法用量】 口服,一次20g,一日3~4次,儿童用量酌减。

阿胶补血膏

【处方来源】 《中华人民共和国卫生部药品标准·中药成方制剂分册》。

【药物组成】 阿胶、熟地黄、党参、黄芪、枸杞子、白术。

【功能主治】 滋阴补血,健脾益气。

【方解】 本方主治血虚。面色萎黄,舌淡,脉细,俱为血虚证候。方中以阿胶补血为主药;熟地黄辅助阿胶补血,枸杞子滋阴养血,党参、黄芪、白术益气生血共为辅药。六药合用,共奏滋阴补血,健脾益气之效。

【临床应用】 久病体弱血虚。症见面色萎黄,头晕目昏,舌淡,脉细等。

【剂型规格】 煎膏剂,每瓶200g。口服液,每支装10ml。颗粒剂,每袋装4g。

【用法用量】 煎膏剂:口服,一次20g,早晚各1次。口服液:口服,一次20ml,一日3次。2个月为一个疗程。颗粒剂:开水冲服,一次4g,一日2次。

健脾生血颗粒

【处方来源】 《中华人民共和国卫生部药品标准·新药转正标准》。

【药物组成】 党参、茯苓、白术、甘草、黄芪、山药、鸡内金、龟甲、麦冬、南五味子、龙骨、牡蛎、大枣、硫酸亚铁。

【功能主治】 益气养血,健脾和胃。

【方解】 本成药主治病证为心脾气血两虚。心血不足则面色萎黄,烦躁多汗;脾气虚弱则倦怠乏力,食少纳呆。方中党参、黄芪补中益气,以助生血为主药。白术、茯苓、山药补脾益气;龟甲、麦冬、南五味子养阴生津;龙骨、牡蛎镇心安神,以治疗烦躁多汗;鸡内金健脾和胃,以资生化之源,共为辅药;大枣、甘草补气养血为佐药。全方合用,益气养血,兼能健脾和胃安神。

【临床应用】 用于心脾两虚型缺铁性贫血,以及小儿脾胃虚弱。症见倦怠乏力,面色萎黄或白,食少纳呆,腹胀脘闷,烦躁多汗,舌淡苔白,脉细弱等。

【剂型规格】 颗粒剂,每袋装7g。

【用法用量】 饭后用开水冲服,1岁以内一次3.5g,1~3岁一次7g,3~5岁一次10.5g,5~12岁一次14g,成人一次21g,一日3次或遵医嘱。4周为一疗程。

复方阿胶浆

【处方来源】 《中华人民共和国卫生部药品标准·中药成方制剂分册》。

【药物组成】 阿胶、熟地黄、人参、党参、山楂。

【功能主治】 补气养血,滋阴填精。

【方解】 气血不足,失于濡润,则见面色萎黄或苍白,唇甲色淡,头晕耳鸣;发为血之余,血虚则见头发干枯少光泽;血不养心则见心悸气短,心神失养则见失眠健忘;血虚不能下注血海,故见月经量少;若气失固摄则见月经量多。舌淡苔白,脉沉细弱皆为气血不足之征。方中以阿胶、熟地黄为主药补血滋阴,填精益髓;辅以人参、党参大补元气,健脾以助运化,气能生血,鼓舞后天生化之源;佐以山楂健胃消食,活血行滞,使其补中寓消,滋而不腻。

【临床应用】 用于气血两虚证。症见面色萎黄或苍白,唇甲色淡,头发干枯少光泽,头晕耳鸣,心悸气短,失眠健忘,月经量少或量多,舌淡苔白,脉沉细弱等。

【剂型规格】 口服液,每瓶装 20ml、200ml 或 250ml。胶囊剂,每粒装 0.45g。颗粒剂,每袋装 4g。

【用法用量】 口服液:口服,一次 20ml,一日 3 次。胶囊剂:口服,一次 6 粒,一日 3 次。颗粒剂:开水冲服,一次 4g,一日 3 次。

3. 气血两虚

人参归脾丸

【处方来源】 《济生方》。

【药物组成】 人参、黄芪(蜜制)、白术(麸炒)、茯苓、甘草(蜜制)、当归、桂圆肉、酸枣仁(炒)、远志(去心甘草制)、木香。

【功能主治】 补养气血,健脾安神。

【方解】 本品为补益心脾的常用成药。脾为气血生化之源,脾虚血少,则心失所养,故症见心悸怔忡,健忘失眠;脾虚胃弱,消化功能失常,则见食少便溏,身体疲倦;脾气虚弱,不能统摄血液,故出现月经过多,甚至淋漓不止,或皮下出血。方中以人参、茯苓、黄芪、白术、甘草扶脾益气,鼓舞生化之源;当归、桂圆肉补血养血;配酸枣仁、远志以养心安神;少佐木香理气醒脾,使之补而不滞。综观本方功效,虽属气血双补,心脾同治,但重点在于益气生血,所以常用于血虚所致的疾病。

【临床应用】 用于思虑过度,劳伤心脾。症见心悸怔忡,健忘失眠,食少便溏,身体疲倦,妇女月经过多,以及脾虚出血等。

【剂型规格】 大蜜丸,每丸重 9g。

【用法用量】 口服,一次 1 丸,一日 2 次。

八 珍 丸

【处方来源】 《瑞竹堂经验方》。

【药物组成】 人参、白术、茯苓、甘草、熟地黄、当归、白芍、川芎。

【功能主治】 调补气血。

【方解】 气血两虚之证,多由病后失调,或久病失治,或失血过多所致。本方由四君子汤(人参、茯苓、白术、甘草)与四物汤(熟地黄、白芍、当归、川芎)组成。治气虚以四君子汤,治血虚以四物汤。本品具有气血双补,阴阳兼顾之效。故可用于病后身体虚弱,气血两虚以及妇女气血两虚之月经不调等。

【临床应用】 用于气虚血亏。症见气短懒言,面色苍白或萎黄,形体消瘦,四肢倦怠,心悸怔忡,头目眩晕;以及妇女气血两虚,月经不调等。

【剂型规格】 大蜜丸,每丸重 9g;水蜜丸。煎膏剂,每瓶装 250g。口服液:每支装 10ml;每瓶装 100ml,或 500ml。颗粒剂:每袋装 8g(含糖型),或 3.5g(无糖型)。袋泡茶:每袋装 2.4g。

【用法用量】 蜜丸:口服,大蜜丸一次 1 丸,水蜜丸一次 8 丸,一日 2 次。煎膏剂:口服,一次

15g,一日2次。口服液:口服,一次10ml,一日2次。颗粒剂:开水冲服,一次1袋,一日2次。袋泡茶:开水泡服,一次2袋,一日2次。

十全大补丸

【处方来源】 《太平惠民和剂局方》。

【药物组成】 人参、茯苓、白术、甘草、熟地黄、白芍、当归、川芎、炙黄芪、肉桂。

【功能主治】 温补气血。

【方解】 本方即八珍丸原方加入黄芪、肉桂而成。八珍丸本为补气补血的主方,本品加入黄芪增强了益气作用,加入了肉桂温阳活血,可促进气血生成,故本品较八珍丸温补功效强。但由于药性偏温,适宜于气血两虚而偏于虚寒者。

【临床应用】 用于气血不足。症见身体虚弱,面色萎黄,肌肉消瘦,短气乏力,精神倦怠,头晕目眩,腰膝无力;以及妇女月经不调,产后体虚等。

【剂型规格】 大蜜丸,每丸重9g。浓缩丸,每8丸相当于原生药3g。片剂。颗粒剂,每袋装15g,或30g。煎膏剂。酒剂。

【用法用量】 蜜丸:姜枣汤或温开水送服,一次1丸,一日2~3次。浓缩丸:口服,一次8~10丸,一日3次。片剂:口服,一次6片,一日2次。颗粒剂:开水冲服,一次15g,一日2次。或用本品30g,加白酒25ml化服,一次10~20ml,一日2次。煎膏剂:温开水冲服,一次10~15g,一日2次。酒剂:口服,一次15~30ml,一日2次。

人参养荣丸

【处方来源】 《太平惠民和剂局方》。

【药物组成】 人参、茯苓、白术、甘草、熟地黄、白芍、当归、五味子、远志、陈皮、黄芪、肉桂。

【功能主治】 益气补血,养心安神。

【方解】 本方即十全大补丸原方减去川芎,加入五味子、远志、陈皮而成。本品功效虽与十全大补丸相仿,但偏于补血养心。由于血虚较甚,心失所养,故伴有惊悸怔忡、失眠多梦等症。方中减去了辛散活血的川芎,加入了酸涩的五味子,用以补心阴,收敛心气,配远志宁心安神,用陈皮疏导气滞,以防过补发生气机阻塞。

【临床应用】 用于气虚血亏,积劳虚损。症见呼吸气少,形瘦神疲,面色萎黄,毛发脱落,饮食减少,惊悸怔忡,失眠多梦,筋惕肉瞤,以及妇女月经不调等。

【剂型规格】 大蜜丸,每丸重9g。煎膏剂。

【用法用量】 蜜丸:口服,一次1丸,一日2次。煎膏剂:温开水冲服,一次10g,一日2次。

4.阴虚

六味地黄丸

【处方来源】 《小儿药证直诀》。

【药物组成】 熟地黄、山茱萸、山药、泽泻、牡丹皮、茯苓。

【功能主治】 滋补肝肾。

【方解】 本方为治疗阴虚疾病的常用成药。由于腰为肾之府,肾主骨生髓,脑为髓海,肾阴亏损,故见腰膝无力,头晕目眩,耳鸣;虚火上炎,则见舌燥咽痛;虚火亢盛,阴不内守,则见盗汗、遗精等症。方中熟地黄滋阴补肾,填精益髓是为主药。以山茱萸温补肝肾,收敛精气;山药健脾益阴,兼能固精,均为辅药。又用泽泻清泻肾火,以防熟地黄滋腻;以牡丹皮清泻肝火,并制山茱萸之温涩;以茯苓淡渗脾湿,使山药补而不滞,均为佐使药。六药配合,具有补中有泻、寓泻于补的特点,为治疗肝肾阴虚的有效成药。

【临床应用】 用于肝肾阴虚。症见身体消瘦,腰酸腿软,头晕目眩,耳鸣,遗精盗汗,舌燥咽痛,口渴等。

【剂型规格】 大蜜丸,每丸重 9g。水丸,每袋装 5g。煎膏剂。胶囊剂,每粒装 0.3g。浓缩丸。口服液,每支装 10ml。颗粒剂,每袋装 5g。

【用法用量】 蜜丸:口服,水蜜丸一次 6g,小蜜丸一次 9g,大蜜丸一次 1 丸,一日 2 次。水丸:口服,一次 5g,一日 2 次。煎膏剂:温开水冲服,一次 10~15g,一日 2 次。片剂:口服,一次 8 片,一日 2 次。胶囊剂:口服,一次 8 粒,一日 2 次。浓缩丸:口服,一次 8 丸,一日 3 次。颗粒剂:开水冲服,一次 5g,一日 2 次。

知柏地黄丸

【处方来源】 《中华人民共和国药典》2020 年版。

【药物组成】 知母、黄柏、熟地黄、山茱萸(制)、牡丹皮、山药、茯苓、泽泻。

【功能主治】 滋阴降火。

【方解】 本品由六味地黄丸加知母和黄柏而成,主治阴虚火旺之证。方中六味地黄丸滋阴补肝肾;知母、黄柏清热降火,知母尚能滋阴。合用有滋阴降火的功效。

【临床应用】 阴虚火旺,潮热盗汗,口干咽痛,耳鸣遗精,小便短赤。

【剂型规格】 大蜜丸,每丸重 9g。浓缩丸,每 8 丸相当于原生药 3g。片剂。

【用法用量】 蜜丸:淡盐汤或温开水送服,一次 1 丸,一日 2~3 次。浓缩丸:口服,一次 8 丸,一日 3 次。片剂:口服,一次 6 片,一日 4 次。

杞菊地黄丸

【处方来源】 《中华人民共和国药典》2020 年版。

【药物组成】 枸杞子、菊花、熟地黄、山茱萸(制)、牡丹皮、山药、茯苓、泽泻。

【功能主治】 滋肾养肝,明目。

【方解】 本品由六味地黄丸加用枸杞子、菊花而成,主治肝肾阴虚目疾。方中六味地黄丸滋补肝肾,枸杞子、菊花明目。合用滋肾养肝,明目,为治疗肝肾阴虚目疾的常用中成药。

【临床应用】 肝肾阴亏,眩晕耳鸣,羞明畏光,迎风流泪,视物昏花。

【剂型规格】 大蜜丸,每丸重 9g。浓缩丸,每 8 丸相当于原生药 3g。口服液,每支装 10ml。胶囊剂,每粒装 0.3g。片剂。

【用法用量】 蜜丸:口服,水蜜丸一次 6g,小蜜丸一次 9g,大蜜丸一次 1 丸,一日 2 次。浓缩丸:口服,一次 8 丸,一日 3 次。口服液:口服,一次 10ml,一日 2 次。胶囊剂:口服,一次 5~6 粒,一日 3 次。片剂:口服,一次 3~4 片,一日 3 次。

归芍地黄丸

【处方来源】 《症因脉治》。

【药物组成】 当归、白芍(酒炒)、熟地黄、山茱萸(制)、牡丹皮、山药、茯苓、泽泻。

【功能主治】 滋肝肾,补精血。

【方解】 本品由六味地黄丸加用当归、白芍而成,主治肝肾两亏、阴虚血少之证。方中六味地黄丸滋补肝肾阴虚,当归、白芍补血。合用滋阴补血,兼退虚热。

【临床应用】 用于肝肾两亏,阴虚血少,头晕目眩,耳鸣咽干,午后潮热,腰腿酸软,脚跟疼痛。

【剂型规格】 大蜜丸,每丸重 9g。

【用法用量】 口服,大蜜丸一次 1 丸,一日 2~3 次。

大补阴丸

【处方来源】 《丹溪心法》。

【药物组成】 熟地黄、龟甲(制)、黄柏(盐制)、知母(盐制)、猪脊髓。

【功能主治】 滋肾水,降虚火。

【方解】 朱丹溪制订本方的原意,是基于他的"阴常不足,阳常有余,宜常养其阴,阴与阳济,则水能制火,斯无病矣"的理论。治宜泻偏亢之阳,滋不足之阴,达到水火既济、培本清源的目的。方中以熟地黄滋补肾阴,龟甲育阴潜阳,猪脊髓峻补精髓,这是培本的一个方面;以知母、黄柏苦寒坚阴,泻降肾火而保存阴液,这是清源的另一方面。全方合用,共起壮水制火的作用。此药对于阴虚火旺所致的上述诸症,颇有捷效。

【临床应用】 用于肾阴不足,相火偏亢。症见骨蒸潮热,盗汗遗精,腰酸脚弱,眩晕耳鸣,或五心烦热,或咳嗽咯血等。

【剂型规格】 大蜜丸,每丸重 9g。水蜜丸。

【用法用量】 蜜丸:口服,一次 6g,一日 2~3 次。水蜜丸:口服,一次 6~9g,一日 2~3 次。

河车大造丸

【处方来源】 《景岳全书》。

【药物组成】 紫河车、熟地黄、龟甲(制)、杜仲(盐炒)、牛膝(盐炒)、天冬、麦冬、黄柏(盐炒)。

【功能主治】 滋阴清热,益肾补肺。

【方解】 本方主治劳伤虚损,精血不足。方中以紫河车峻补精血,是为主药;以熟地黄、龟甲补肾滋阴,杜仲炭、牛膝补肝肾,强腰膝,黄柏泻肾火,退骨蒸,配麦冬、天冬养阴润肺止咳,共为辅药。综合本方具有补精血,清虚热之效。

【临床应用】 用于劳伤虚损,精血不足。症见身体消瘦、精神倦怠、腰酸腿软、四肢无力、骨蒸潮热、梦遗滑精、虚劳咳嗽气喘等。

【剂型规格】 大蜜丸,每丸重 9g。

【用法用量】 口服,水蜜丸一次 6g,小蜜丸一次 9g,大蜜丸一次 1 丸,一日 2 次。

左 归 丸

【处方来源】 《景岳全书》。

【药物组成】 熟地黄、枸杞子、怀牛膝、山茱萸、山药、鹿角胶、龟甲胶、菟丝子。

【功能主治】 补肝肾,益精血。

【方解】 本方源于六味地黄丸,方中减牡丹皮、泽泻、茯苓,而增加了菟丝子、枸杞子滋补肝肾,龟甲胶育阴潜阳,鹿角胶峻补精血,怀牛膝强健筋骨。故本品补肝肾、益精血的作用较六味地黄丸为强。

【临床应用】 用于肝肾虚弱,精血不足。症见形体消瘦、腰膝酸软、目暗耳鸣、骨蒸盗汗、遗精等。

【剂型规格】 大蜜丸,每丸重 9g;小蜜丸,每 100 粒重 30g。

【用法用量】 口服,大蜜丸一次 1 丸,小蜜丸一次 30 粒,一日 2 次。

五子衍宗丸

【处方来源】 《证治准绳》。

【药物组成】 菟丝子、五味子(蒸)、枸杞子、覆盆子、车前子(盐炒)。

【功能主治】 滋肾助阳,固精止遗。

【方解】 肾阴不足,日久不复,伤及肾阳,以致精关不固,则见阳痿早泄,遗精;肾阳不足,则见精冷不育,小便后余沥不尽等症。方中重用枸杞子、菟丝子补肾益精为主药,且菟丝子益阴兼能扶阳,温而不燥,补而不滞;辅以覆盆子、五味子固肾涩精,助阳止遗;用车前子泻肾经虚火。本品具有补中寓泻,补中有利的作用。此为补肾固精平和之药。

【临床应用】 用于肾阴不足,阴损及阳。症见阳痿早泄、遗精、精冷、久不生育、小便后余沥不尽。

【剂型规格】 大蜜丸,每丸重 9g。片剂。口服液,每支装 10ml。

【用法用量】 蜜丸:口服,水蜜丸一次 6g,小蜜丸一次 9g,大蜜丸一次 1 丸,一日 2 次。片剂:

口服,一次 6 片,一日 3 次。口服液:口服,一次 5~10ml,一日 2 次。

5. 阳虚

锁阳固精丸

【处方来源】 《济生方》。

【药物组成】 熟地黄、山茱萸、锁阳、肉苁蓉、菟丝子、八角茴香、韭菜子、巴戟天、补骨脂、山药、茯苓、牡丹皮、泽泻、黄柏、知母、杜仲炭、怀牛膝、大青盐、莲须、莲子肉、芡实、鹿角霜、煅龙骨、煅牡蛎。

【功能主治】 补肾壮阳,收涩固精。

【方解】 本品所治之证,主要由肾阴亏损,导致肾阳不足,精关不固,以致遗精滑泄。方中以熟地黄、山茱萸、锁阳、肉苁蓉、菟丝子补肾填精为主;以八角茴香、韭菜子、巴戟天、补骨脂、鹿角霜温肾壮阳;以山药、芡实、莲子肉健脾,固涩精气;以茯苓、泽泻渗利湿浊;以怀牛膝、杜仲炭补肝肾,强健腰膝;以莲须固精秘气;以煅龙骨、煅牡蛎涩精止遗;稍用知母、黄柏、牡丹皮清虚热;用大青盐取其引药下行入肾,直达病所。诸药配合,共起益肾助阳,涩精止遗之效。

【临床应用】 用于肾虚,精关不固。症见遗精滑泄,腰膝酸痛,四肢无力,目眩耳鸣,精神倦怠等。

【剂型规格】 大蜜丸,每丸重 9g;水蜜丸,每 100 丸重 10g。

【用法用量】 淡盐汤或温开水送服,大蜜丸一次 1 丸,水蜜丸一次 6g,一日 2 次。

金樱子膏

【处方来源】 《普门医品》。

【药物组成】 金樱子肉、蜂蜜。

【功能主治】 补肾涩精,固肠止泻。

【方解】 本品为金樱子一味药煎熬制成的蜜膏剂。金樱子具有酸涩收敛作用,功能涩精摄尿,故本品对于遗精、遗尿、小便频数等症有较好效果;金樱子还能收涩固肠,因此本品对于脾虚久泻也有一定疗效。

【临床应用】 用于肾虚滑精、遗尿、小便频数,以及脾胃虚弱、久泻不止等症。

【剂型规格】 煎膏剂,每瓶装 100g。颗粒剂,每块重 13g。糖浆剂。

【用法用量】 煎膏剂:口服,一次 10~20g,一日 2 次。颗粒剂:开水冲服或浸酒服用,一次 13g,一日 3 次。糖浆剂:口服,一次 8~15ml,一日 3 次。

金匮肾气丸(桂附地黄丸)

【处方来源】 《金匮要略》。

【药物组成】 肉桂、附子、熟地黄、山茱萸、山药、茯苓、泽泻、牡丹皮。

【功能主治】 温补肾阳。

【方解】 本品为温补肾阳的常用成药。肾阳是人体一切活动功能的动力,肾阳不足,不能温养下焦,则见腰膝酸软,下肢常有冷感;肾阳衰弱,不能化气行水,则见小便不利,或肾虚不能摄水,则小便反多;水聚上泛则为痰饮,下注则为脚肿,不能蒸化为津液则为消渴。方中以肉桂、附子温补肾阳,鼓舞肾气,即前人所谓"益火之源,以消阴翳"。由于阴阳互根,相互为用,若单补其阳,易伤其阴,而且肾阳也无所依附,故须配伍熟地黄、山茱萸、山药以滋补肾阴;并佐以茯苓、泽泻、牡丹皮宣泄肾浊,行水利尿。诸药合用,使阴阳协调,肾气充盛,诸症自愈。

【临床应用】 用于肾阳不足。症见腰膝酸软,下半身常有冷感,小便不利或小便反多,以及痰饮、脚肿、消渴等。

【剂型规格】 大蜜丸,每丸重 9g。

【用法用量】 口服,一次 1 丸,一日 2~3 次。

<h1 style="text-align:center">右 归 丸</h1>

【处方来源】 《景岳全书》。

【药物组成】 熟地黄、山茱萸、枸杞子、菟丝子、山药、鹿角胶、当归、杜仲炭、肉桂、川附子。

【功能主治】 温补肾阳,填充精血。

【方解】 本品是在左归丸原方的基础上,减去怀牛膝、龟甲胶,加入川附子、肉桂、当归、杜仲炭所组成。本品与金匮肾气丸均有温补肾阳作用,但金匮肾气丸兼能化气行水,是补中有泻;右归丸兼补益精血,纯补无泻,适用于肾阳不足,命门火衰比较严重的证候。

【临床应用】 用于肾阳不足,命门火衰。症见年老、久病而出现的气虚神倦,畏寒肢冷,阳痿滑精,腰膝酸软,小便自遗,脐腹冷痛。

【剂型规格】 大蜜丸,每丸重 9g。

【用法用量】 口服,一次 1 丸,一日 2 次。

<h2 style="text-align:center">男宝胶囊</h2>

【处方来源】 《中华人民共和国卫生部药品标准·中药成方制剂分册》。

【药物组成】 驴肾、狗肾、鹿茸、海马、阿胶、淫羊藿、仙茅、附子、肉桂、肉苁蓉、补骨脂、覆盆子、枸杞子、菟丝子、熟地黄、山茱萸、黄芪、人参、玄参、麦冬、当归、白术、茯苓、甘草、牡丹皮、杜仲、巴戟天、胡芦巴、锁阳、续断、牛膝。

【功能主治】 温肾助阳,补益精血。

【方解】 本品为肾阳不足之阳痿、遗精而设。阳痿、遗精多因命门火衰、肾气虚寒所致。故方中以驴肾、狗肾、鹿茸、海马等血肉有情之品补肾壮阳、益精养血为主;辅以淫羊藿、仙茅、附子、肉桂、肉苁蓉、补骨脂、巴戟天、胡芦巴、锁阳、杜仲、续断等辛甘温之品以温肾助阳,覆盆子、枸杞子、菟丝子、熟地黄、阿胶、牛膝、山茱萸以补益肝肾,黄芪、人参、当归、白术、茯苓、甘草补益气血;佐以牡丹皮凉血活血,玄参、麦冬甘寒滋阴,且可佐制群药温燥之性。全方合用,以补肾阳为主,兼顾精血,对于阳痿、遗精属于肾阳不足,命门火衰、肾精亏损者尤为适宜。

【临床应用】 用于肾阳不足。症见阳痿不举,遗精滑泄,面色㿠白,畏寒肢冷,精神委顿,腰膝酸软,舌淡,脉细等。

【剂型规格】 胶囊剂,每粒装 0.3g。

【用法用量】 口服,一次 2~3 粒,一日 2 次,早晚服用。

<h2 style="text-align:center">参附注射液</h2>

【处方来源】 《中华人民共和国卫生部药品标准·中药成方制剂分册》。

【药物组成】 红参、附片。

【功能主治】 回阳救逆,益气固脱。

【方解】 本方主治阳气暴脱之证。方中附片回阳救逆,红参益气固脱。二药合用,共奏回阳救逆,益气固脱之功,为治疗阳气暴脱之常用急救药品。

【临床应用】 用于阳气暴脱之厥脱证(感染性、低血容量性休克);也可用于阳虚(气虚)所致的惊悸、怔忡、咳喘、胃痛、泄泻、痹病。

【剂型规格】 注射剂,每支装 2ml 或 10ml。

【用法用量】 肌内注射,一次 2~4ml,一日 1~2 次;静脉滴注,一次 20~100ml(用 5%~10% 葡萄糖注射液 250~500ml 稀释后使用);静脉推注一次 5~20ml(用 5%~10% 葡萄糖注射液 20ml 稀释后使用);遵医嘱。

(十四)固涩中成药与方解

<h2 style="text-align:center">桑螵蛸散</h2>

【处方来源】 《本草衍义》。

【药物组成】 桑螵蛸、茯神、远志、石菖蒲、当归、龙骨、人参(或党参)、龟甲。

【功能主治】 固精止遗,调补心肾。

【方解】 本方为肾虚不固、心虚不宁、心肾不交而设。方中桑螵蛸甘咸入肾,补肾固精止遗,标本兼治,是为君药。辅以龙骨收涩止遗,镇心安神;龟板通心入肾,益肾养阴,二药调补心肾,涩精止遗,增强桑螵蛸固肾之用。佐以人参大补元气,配茯神合而益心气,宁心神;且人参益气使气充自能约束精液,不使直趋下出。当归补血养心,参归合用,补气血,调心神。使以远志、菖蒲安神益智,交通心肾。全方在补肾养心,涩精安神的同时,促进心肾相交,上下相合,共奏调补心肾,补养气血,涩精止遗,安神定志之效。

【临床应用】 用于健忘失眠,心悸头昏,小便频数,遗尿、遗精等症。

【剂型规格】 胶囊剂:每粒装生药 0.5g,每瓶装 100 粒;散剂:每小包 6g,每小盒装 30 包。

【用法用量】 口服:胶囊剂,一次 6g(12 粒),一日 2~3 次,温开水送服;散剂,一次 1 包(6g),一日 3 次。

金锁固精丸

【处方来源】 《医方集解》。

【药物组成】 芡实、莲肉、沙苑子、莲须、煅龙骨、煅牡蛎。

【功能主治】 固精止遗。

【方解】 本方为补肾固精之名方,专治肾虚精关不固之遗精、滑泄。方中沙苑子补肾固精为君药,莲肉、芡实协助沙苑子益肾固精为臣药,君臣相配,以补不足。莲须、煅龙骨、煅牡蛎专以涩精,共为佐使。全方配伍既可固外泄之精液,又能补益肾精之不足,标本同治,固涩精关之效甚佳,故以"金锁"名之。

【临床应用】 用于肾虚精关不固,四肢乏力,失眠多梦,腰膝酸痛等症。

【剂型规格】 大蜜丸:每丸 9g,每盒装 10 丸;水泛丸:每丸 0.5g,每瓶装 250g。

【用法用量】 口服:大蜜丸:一次 1 丸,一日 3 次,温开水送服;水泛丸,一次 9g(18 小粒),一日 3 次,空腹淡盐水或温开水送服。

缩 泉 丸

【处方来源】 《校注妇人良方》。

【药物组成】 益智仁、乌药、山药各 300g。

【功能主治】 温肾祛寒,缩尿止遗。

【方解】 方用益智仁为君药,辛温入肾经,温肾纳气,固涩小便。乌药为臣,辛温质重,下通肾与膀胱,温散下元之寒,以促膀胱气化,使水液蒸腾向上而不是直趋于下。更以山药末为糊,补益脾肾,是方中不可缺少的佐使药。三药合用,温肾祛寒,健脾运湿,肾气足,膀胱固,脾气运,气化复常,固涩有权,而建缩尿止遗之功。

【临床应用】 用于小便频数、小儿遗尿等症。

【剂型规格】 水丸剂:20 粒 1g。

【用法用量】 口服:成人,一次 3g,一日 2 次,空腹温开水送服。儿童服用遵医嘱。

四 神 丸

【处方来源】 《校注妇人良方》。

【药物组成】 补骨脂、五味子、肉豆蔻、吴茱萸、红枣、生姜。

【功能主治】 温补脾肾,涩肠止泻。

【方解】 本方为治疗五更泻之专方。五更之时,肾阳虚衰,阳气当至而不至,阴气极而横行,命门之火不能上温脾土,脾失健运而水谷下趋,故为五更泄泻。方中补骨脂补肾助阳,温脾止泻,为治肾虚泄泻、壮火益土之要药,故为君药。吴茱萸温中散寒,肉豆蔻暖脾涩肠,二药与补骨脂相伍,温肾暖脾之功益彰;五味子主敛涩,为上药止泻之助,共为臣药。加生姜、大枣调补脾胃,以助运化。全方配伍,脾肾温则运化复,肠道固而泻可止。

【临床应用】 用于消化不良,疲倦肢冷,腹痛腰痛,五更泄泻,舌质淡,苔薄白,脉象沉迟弱等症。

【剂型规格】 大蜜丸:每丸 9g,每盒装 10 丸。

【用法用量】 口服:一次 1~2 丸,一日 3 次,空腹淡盐汤或白开水送服。

(十五) 外用中成药与方解

外用中成药指中成药外敷或喷涂,经体表皮肤、黏膜、直肠吸收而起清热解毒、活血化瘀、消肿止痛、祛风除湿、活络止痛、祛腐生新等作用的一类中成药。

本类药物主要适用于外科、皮肤科及五官科病证,如跌打损伤、风湿痹痛、疔疮疖肿、痔疮出血、湿疹瘙痒、口舌生疮,以及痈疽疮疡溃后脓出不畅,或溃后腐肉不去、新肉难生等症状。

外用中成药剂型主要有散剂、锭剂、橡胶贴膏剂、膏药剂、气雾剂等,如冰硼散、紫金锭、生肌橡皮膏、云南白药气雾剂等。

外用中成药以外用为主,不宜内服。因某些中成药中含有毒之品,故外用也不宜过量,以免中毒。皮肤过敏或破损者不宜用。

根据药物作用特点及治疗范围,外用中成药分为五官科类、痔疮类、皮肤类。五官科类外用中成药主要采用黏膜给药途径,适用于鼻腔、咽喉、口腔、耳、眼等疾患。处方组成以外用药如朱砂、冰片、硼砂等为主。常见的中成药有冰硼散等。皮肤类外用中成药主要适用于跌打损伤的瘀血肿痛、风湿痹痛、皮肤疮痈肿毒、痄腮及脘腹冷痛等。处方组成以马钱子、生天南星、麝香、雄黄、生川乌、生草乌、三七、乳香、没药、樟脑等为主。常见的中成药有紫金锭、云南白药气雾剂等。痔疮类外用中成药主要采用直肠给药途径,适用于肛门疾患,如痔疮、肛裂等。处方组成以珍珠、冰片、五倍子、炉甘石等为主。常见的中成药有马应龙麝香痔疮膏等。

冰 硼 散

【处方来源】 《外科正宗》。

【药物组成】 冰片、硼砂、朱砂、玄明粉,以上四味,朱砂水飞成极细粉,硼砂粉碎成细粉,将冰片研细,与上述粉末及玄明粉配研,过筛,混匀,即得。

【功能主治】 清热解毒,消肿止痛。其用于热毒蕴结所致的咽喉疼痛、牙龈肿痛、口舌生疮。

【组方分析】 方中冰片为君药,苦寒归心经,清热止痛,泻火解毒。辅以朱砂甘寒,清心安神解毒,兼助冰片清热解毒止痛之用;硼砂甘咸性凉,清热解毒,消肿防腐,为喉科常用之药。佐以玄明粉咸寒软坚,清热,导热下行,以助君、臣清热逐邪之力。四药相合,共奏清热解毒、消肿止痛之功。

【临床应用】 临床用于热毒蕴结所致的口舌生疮、牙龈肿痛、咽喉肿痛及牙周炎、扁桃体炎、口腔溃疡等口腔疾病;流行性腮腺炎、百日咳、新生儿脐炎、带状疱疹、急性或慢性中耳炎、外阴阴道假丝酵母菌病等属热毒蕴结之证。尚用治鼻塞不通,只需少许吹鼻,数分钟后鼻分泌物即明显减少,鼻黏膜肿胀逐渐消退,鼻腔通畅。

【用法用量】 吹敷患处。每次少许,一日数次。

【剂型规格】 散剂。

伤湿止痛膏

【处方来源】 《中华人民共和国药典》2020 年版。

【药物组成】 伤湿止痛流浸膏(生草乌、生川乌、乳香、没药、生马钱子、丁香、肉桂、荆芥、防风、老鹳草、香加皮、积雪草、骨碎补、白芷、山奈、干姜)、水杨酸甲酯、薄荷脑、冰片、樟脑、芸香浸膏、颠茄流浸膏。

【功能主治】 祛风湿,活血止痛。其用于风湿性关节炎、肌肉疼痛、关节肿痛。

【组方分析】 系中西药复方制剂。方中伤湿止痛流浸膏为君药,祛风湿,止痹痛,辅以薄荷脑辛香疏散,清散风热;冰片清热止痛;樟脑温散除湿,活血止痛,协助伤湿止痛流浸膏辛散祛风,活血止痛。为防寒凉太过,佐以芸香浸膏、颠茄流浸膏,活血祛风,除湿止痛,缓解或减少药物对皮肤的不良刺激。诸药合用,共奏祛风湿,活血止痛之功。

【临床应用】 临床用于风湿性关节炎、颈肩痛、腰腿痛、运动性挫伤、头痛、晕车、晕船等属风湿瘀滞者。

【用法用量】 外用。用时先以温水洗净患处,擦干后再贴。

【剂型规格】 橡胶贴膏。

如意金黄散

【处方来源】 《外科正宗》。

【处方组成】 姜黄、大黄、黄柏、苍术、厚朴、陈皮、甘草、生天南星、白芷、天花粉等。

【功能主治】 清热解毒,消肿止痛。其用于热毒瘀滞肌肤所致疮疡肿痛、丹毒流注,症见肌肤红、肿、热、痛,亦可用于跌打损伤。

【组方分析】 方中天花粉、黄柏、大黄为君药,苦寒清热泻火,凉血解毒,消肿排脓。"血和则肿消痛止",辅以姜黄活血消肿止痛;白芷解表止痛,消肿排脓,使热毒从外而出,与君药合用,内外分消热毒之邪。佐以苍术、厚朴、陈皮燥湿健脾,理气化痰,以杜绝生痰之源,且助气血生化,鼓邪外出,以助君臣;天南星生用,以毒攻毒,散结消肿。使以甘草清热解毒,调和诸药,缓和药物毒烈之性。诸药相合,共奏清热解毒,消肿止痛之功。

【临床应用】 《外科正宗》中记载为"治痈疽发背、诸般疔肿、跌扑损伤、湿痰流毒、大头时肿、漆疮火丹、风热天疱、肌肤赤肿、干湿脚气、妇女乳痈、小儿丹毒,凡外科一切诸般顽恶肿毒"。

(1)本品适用于痈疡疮疖初起:临床应用以局部红肿热痛为证治要点。也可用于跌仆损伤、丹毒流注、乳痈初起等肿胀疼痛者。

(2)用于皮肤化脓性炎症、蜂窝织炎、急性淋巴结炎、流行性腮腺炎、静脉炎、软组织挫伤、压疮、慢性盆腔炎、阑尾周围囊肿、慢性前列腺炎、毒蛇咬伤肢肿等见上述证候者。

【用法用量】 外用适量。疮疡红肿、烦热、疼痛,用清茶调敷;疮疡漫肿无头,用醋或葱酒调敷,亦可用植物油或蜂蜜调敷。一日数次。

【剂型规格】 散剂,每袋装 15g。

马应龙麝香痔疮膏

【处方来源】 《中华人民共和国药典》2020 年版。

【药物组成】 麝香、人工牛黄、珍珠、炉甘石(煅)、硼砂、冰片。

【功能主治】 清热燥湿,活血消肿,去腐生肌。其用于湿热瘀阻所致的各类痔疮、肛裂,症见大便出血或疼痛,有下坠感;亦用于肛周湿疹。

【组成分析】 方中麝香辛香走窜,活血通经,消肿止痛,为君药。牛黄清热解毒,为臣药。珍珠、炉甘石、硼砂解毒生肌,收湿敛疮,冰片清热解毒,防腐生肌,共为佐药。诸药合用,共奏清热燥湿,活血消肿,去腐生肌之功。

【临床应用】

(1)本品适用于肛肠热毒瘀结所致的痔疮肿痛,临床以痔核突出、糜烂、出血或肛裂疼痛为证治要点。

(2)用于内痔、外痔、混合痔等各类痔疮及肛裂、肛周湿疹等见上述证候者。

【用法用量】 外用:便后或每晚临睡前先用温水洗净患处后涂擦患处,每日 1~2 次。

【剂型规格】 软膏;每支装 10g。

七 厘 散

【处方来源】 《良方集腋》。

【药物组成】 血竭、乳香(制)、没药(制)、红花、儿茶、冰片、麝香、朱砂。

【功能主治】 化瘀消肿,止痛止血。其用于治疗跌仆损伤、血瘀疼痛、外伤出血等症状。

【组方分析】 方中重用血竭为君药,可活血止血,散瘀止痛,生肌敛疮。乳香、没药、红花功善活血止痛,祛瘀消肿;儿茶收敛止血,为臣药。冰片、麝香辛香走窜,能除瘀滞而止痛;朱砂清热解毒,镇心安神,尚可防腐,为佐药。诸药合用,共奏化瘀消肿,止痛止血之功效。

【临床应用】 广泛用于气血瘀滞所致的跌打损伤、刀伤枪伤、伤筋骨折、外伤性关节炎等外伤疾病及无名肿毒、水火烫伤等。

【用法用量】 口服,一次 1~1.5g,一日 1~3 次;外用,调敷患处。

【剂型规格】 散剂,每瓶装 1.5g、3g。

生肌象皮膏

【处方来源】 《疡科纲要》。

【药物组成】 当归、血余、象皮粉、生地黄、龟甲、生石膏、炉甘石等。

【功能主治】 生肌、敛疮、杀菌。其可抗炎,抗感染,解毒,收敛,促结痂,减少创面渗出,促进坏死组织脱落,促进上皮生长,减少瘢痕组织增生。生肌象皮膏用于大面积压疮及创伤久不收口等症。

【组方分析】 方中主药为象皮,其主要功效是生肌、敛疮、止血;血余能显著缩短凝血活酶的时间,对血小板聚集有明显的诱导作用,达到止血的作用,对烧烫伤有较好的疗效;生地黄能驱逐血痹,填骨髓,长肌肉;当归活血止痛,生肌敛疮,并有促进上皮再生的功能,配合生石膏清热泻火,治痈疽疮疡、溃不收口;龟甲养阴潜阳;炉甘石收敛止痒敛疮,吸收创面分泌物,具有防腐收敛、保护皮肤的作用;黄蜡解毒生肌定痛,疗疮痈内攻、久溃不敛、水火烫伤,用以香油调和成深褐色膏剂。

【临床应用】 临床主要用于烧烫创伤、压疮、术后感染、溃疡、溃烂、创口不愈合、糖尿病足等都具有良好的治疗作用。

【用法用量】 外用,每次涂药厚度 1~2mm,均匀涂抹,边缘超出创面 1cm,外敷患处,每天换药一次。

【剂型规格】 深褐色半固体油膏。

云南白药膏

【处方来源】 经验方,云南名医曲焕章创制。

【药物组成】 略。

【功能主治】 活血散瘀,消肿止痛,祛风除湿。其用于跌打损伤、瘀血肿痛、风湿疼痛等症。

【临床应用】

(1)跌打损伤:因瘀血阻滞所致软组织损伤,症见伤处青红紫斑,痛如针刺,焮肿闷胀,触痛拒按,活动受限,舌质紫黯。

(2)痹病:因风湿瘀阻经络而致关节疼痛,痛处不移或痛而重着,肢体麻木,筋骨拘急。

【用法用量】 贴患处。

【剂型规格】 橡胶膏剂:6.5cm×10cm;6.5cm×4cm。

云南白药酊

【处方来源】 经验方,云南名医曲焕章创制。

【药物组成】 略。

【功能主治】 活血散瘀,消肿止痛。其用于跌打损伤、风湿麻木、筋骨及关节疼痛、肌肉酸痛及冻伤等症。

【临床应用】

(1)**跌打损伤**:因瘀血阻滞所致软组织损伤,症见伤处青红紫斑,痛如针刺,焮肿闷胀,不敢触摸,活动受限,舌质紫黯。

(2)**痹病**:因风湿瘀阻经络而致关节疼痛,痛处不移或痛而重着,肢体麻木,筋骨拘急。

(3)**冻疮**:因风寒侵袭,瘀血阻络所致的局部或全身性损伤,症见局部肿胀、麻木、痛痒、青紫,或起水疱,甚至破溃成疮;冻伤见上述证候者。

【用法用量】 口服:常用量一次 3~5ml,每日 3 次;极量一次 10ml。外用:取适量擦揉患处,每次 3 分钟左右,每日 3~5 次,可止血消炎;风湿筋骨疼痛,蚊虫叮咬,Ⅰ、Ⅱ度冻伤可擦揉患处数分钟,每日 3~5 次。

【剂型规格】 酊剂:每瓶装 30ml、50ml、100ml。

云南白药气雾剂

【处方来源】 经验方,云南名医曲焕章创制。

【药物组成】 略。

【功能主治】 活血散瘀,消肿止痛。其用于跌打损伤、瘀血肿痛、肌肉酸痛及风湿性关节疼痛等症。

【临床应用】

(1)**跌打损伤**:因瘀血阻滞所致软组织损伤,症见伤处青红紫斑,痛如针刺,焮肿闷胀,不敢触摸,活动受限,舌质紫黯。

(2)**痹病**:因风湿瘀阻经络而致关节疼痛,痛处不移或痛而重着,肢体麻木,筋骨拘急。

【用法用量】 外用,喷于伤患处,一日 3~5 次。凡遇较重闭合性跌打损伤者,先喷云南白药气雾剂保险液,若剧烈疼痛仍不缓解,可间隔 1~2 分钟重复给药,每天使用不得超过 3 次。喷云南白药气雾剂保险液间隔 3 分钟后,再喷云南白药气雾剂。

【剂型规格】 气雾剂:每瓶重 50g,85g。气雾剂保险液:每瓶重 30g,60g,100g。

紫 金 锭

【处方来源】《外科正宗》。

【药物组成】 山慈菇、红大戟、千金子霜、五倍子、麝香、朱砂、雄黄。

【组方分析】 方中麝香为君药,辛香走窜,芳香开窍,消肿止痛。辅以朱砂甘寒,清心泻火,解疮毒;山慈菇辛凉行散,清解热毒,兼行气血积聚,消痈散结;千金子霜、红大戟、雄黄以毒攻毒,消肿散结;雄黄辟秽开窍,以助麝香开窍醒神之力。佐以五倍子涩肠止泻,兼防有毒之药攻逐太过,损伤正气。诸药相合,内服辟秽解毒开窍,外敷消肿散结止痛。

【功能主治】 辟瘟解毒,消肿止痛。其用于中暑、脘腹胀痛、恶心呕吐、痢疾泄泻、小儿痰厥;外治疔疮疖肿、痄腮、丹毒、喉风。

【临床应用】 临床用于急性胃肠炎、食物中毒、痢疾等属秽恶痰浊之邪所致者。外敷亦可治疗小儿腮腺炎及皮肤、软组织急性化脓性疾病。

【用法用量】 口服。一次 0.6~1.5g,一日 2 次。外用,醋磨调敷患处。

【剂型规格】 锭剂。每锭重 0.3g、3g。本品为暗棕色至褐色的长方形或棍状的块状;气特异,味辛而苦。

片 仔 癀

【处方来源】《中华人民共和国药典》2020 年版。

【药物组成】 牛黄、麝香、三七、蛇胆等。

【功能主治】 清热解毒,凉血化瘀,消肿止痛。其用于热毒血瘀所致急性或慢性病毒性肝炎、痈疽疔疮、无名肿毒、跌打损伤及各种炎症。

【组方分析】 方中牛黄、蛇胆清热解毒,为君药;麝香活血通经,消肿止痛,为臣药;田七散瘀消肿止痛,为佐药。诸药合用,共奏清热解毒,凉血化瘀,消肿止痛之功。

【临床应用】 热毒血瘀所致急性或慢性病毒性肝炎、痈疽疔疮、无名肿毒、跌打损伤及各种炎症。

【用法用量】 口服。每次 0.6g,8 岁以下儿童每次 0.15~0.3g,每日 2~3 次;外用研末用冷开水或食醋少许调匀涂于患处(溃疡者可在患处周围涂敷)。每日数次,常保持湿润,或遵医嘱。

【剂型规格】 每粒重 3g。

生 肌 散

【处方来源】 《外科正宗》。

【药物组成】 制象皮、儿茶、赤石脂、龙骨、血竭、乳香、没药、冰片等。

【功能主治】 生肌止痛。其用于治疗因湿热瘀滞所致的一切疮疡肿毒。

【组方分析】 方中制象皮、龙骨、赤石脂均为外科常用收敛药,具有生肌敛疮、促进疮口愈合的作用,为主药。血竭既能散瘀消肿,亦可生肌合疮,配合乳香、没药则具活血行瘀、消肿止痛之功。冰片能散郁热火毒,祛腐杀虫,又能除秽臭,与儿茶相伍,除加强清热解毒之功外,更可收湿敛疮。诸药合用,可达解毒止痛、生肌敛疮之目的。

【临床应用】 主要用于疮疡阳证已溃,脓腐未清、久不生肌等,如下肢慢性溃疡(臁疮)、压疮、静脉炎溃疡(脉管炎溃烂)、骨髓炎溃烂、老烂腿、糖尿病足、糖尿病坏疽、疮毒痈疽溃后、疖肿、脓肿溃疡、乳痈溃疡、淋巴结核与骨结核溃烂、窦道、瘘管、手术后感染、伤口不愈合顽固症及其他各种原因引起的皮肤溃烂等外科溃疡感染疾病。凡创面溃疡,脓腐未清,疮口下陷,常流毒水,久不生肌者,皆为适应证。

【用法用量】 外用,取适量薄薄纱布于疮面上,再敷以油纱布或薄敷药膏贴之,一日换药 1 次。

【剂型规格】 散剂,每瓶装 3g。

提 脓 散

【处方来源】 《湖北省药品标准》。

【药物组成】 红升丹、轻粉、冰片。

【功能主治】 拔脓祛腐,生肌止痛。

【组方分析】 方用红升丹,其味辛燥热,有大毒,功擅拔毒提脓,祛腐生肌为主药。配以轻粉能蚀疮、拔毒、祛腐肉,二药相伍其蚀疮提脓之力倍增。佐以冰片,取其辛香走窜,通经透肉,全方力专化腐、提脓。

【用法用量】 外用。未溃者,取适量掺于药膏(化毒散软膏)中,摊于消毒纱布上贴于局部波动最明显处;已溃者,取适量均匀撒布于疮面腐肉较多处,或用油纱条蘸药粉敷于腐肉处,再盖敷软膏或膏药。每日换药 1~2 次。

【临床应用】 适用于一切痈疽疮疡、肿痛成脓期,未溃或已溃阶段。未溃者可促其溃破排脓;已溃者,可加速祛腐肉生新肉。急性蜂窝织炎,已形成脓肿切开引流阶段,坏死组织尚多或引流不畅者亦可使用。

【剂型规格】 散剂,每支 1.5g。

京万红软膏

【处方来源】 《中华人民共和国药典》2020 年版。

【药物组成】 地榆、栀子、大黄、血竭、乳香、没药、白蔹、五倍子、冰片等。

【功能主治】 活血消肿,祛瘀止痛,解毒排脓,去腐生肌,主要用于烧伤、烫伤、刀伤、外伤、创面溃疡等症的治疗。

【组方分析】 烧烫伤不论轻重,治疗皆以清热解毒、活血消肿、去腐生肌为主。方中以地榆、栀子等药清热凉血解毒为主,血竭、乳香、没药等药活血消肿止痛为辅,佐以白蔹、五倍子收敛生肌,冰片等药香窜止痛为使,全方共奏消肿止痛、收敛生肌之效。

【临床应用】 用于烧伤、烫伤、刀伤、外伤、创面溃疡等症的治疗。

【用法用量】 用生理盐水清理创面,涂敷本品或将本品涂于消毒纱布上,覆盖创面,消毒纱布包扎,每日换药一次。外用,对于一般烧伤、烫伤、皮肤损伤等外科创面,经清洗创面后可直接敷药一薄层或一层含药纱布,如无感染,可不换药,直至痊愈。对已感染的深度创面,经过清洗后,涂敷本品或覆盖含有本品的纱布,即可收到去腐生肌长皮之良效。为了引流创面腐物和加快创面痊愈可以结合浸浴并注意每日换药1次的方法。敷药后是否包扎,应该根据具体情况酌定。

【剂型规格】 油膏剂,每大瓶装500g;小瓶装10g、30g、50g。

(张 虹 季有波 潘韦韦)

思考题

1. 麻黄汤的功效及主治有哪些?
2. 列举常用的补益剂并说出其功效。
3. 藿香正气散的功效及主治有哪些?

ER 7-3

练习题

第八章 | 中医常用外治技术

ER 8-1
教学课件

ER 8-2
思维导图

学习目标

1. 掌握：经络、腧穴的概念；经络系统的组成；十二经脉的循行走向、交接规律、体表分布规律、表里属络关系、十二经流注次序；常用腧穴定位；中医常用外治技术的操作方法及流程。

2. 熟悉：奇经八脉的概念及生理功能；经络的生理功能；中医常用外治技术的取穴原则和临床应用。

3. 了解：经络学说的临床应用，中医常用外治技术的适应证与禁忌证。

4. 能够描述经络学说的基本内容，能对人体常用腧穴进行准确定位，能够结合患者病情进行中医常用外治技术的基本诊疗操作。

5. 具备应用经络腧穴基本知识和技能去分析解决临床常见问题的能力、针灸"治未病"的意识、针灸临床严谨的态度、良好的医患沟通能力及反应处置能力。

案例导入

患者，男，30岁，工人。患者突然出现牙痛，疼痛剧烈难忍1日，伴口臭，口渴，大便秘结，舌红苔黄，脉弦。患者平素喜食煎炸炙煿之品，诊断为胃火牙痛。

请思考：

1. 如何运用经络学说解释患者的发病机制？

2. 本病治疗选择哪经腧穴为主？请列出至少5个主要腧穴。

3. 请选择适宜的外治法进行调理。

第一节 经络与腧穴概述

经络是人体组织结构的重要组成部分，经络学说在中医理论中占有重要地位，在解释人体生理病理、协助疾病诊断与治疗方面具有重要意义。正如《灵枢·经别》曰："夫十二经脉者，人之所以生，病之所以成，人之所以治，病之所以起，学之所始，工之所止也。"

腧穴是一切穴位的总称，一般分布在经脉上，而经脉又分别隶属于一定的脏腑，故腧穴-经脉-脏腑之间形成了相互联系、相互影响的密不可分的关系。

一、经络概述

（一）经络的概念及组成

1. 经络的概念 经络是经脉和络脉的总称，是人体运行气血、联系脏腑、沟通内外、贯穿上下的通道。经脉是经络系统的主干，多循行于深部，纵行于固定的路径；络脉是经脉的细小分支，纵横交错、遍布全身。《灵枢·经别》："经脉为里，支而横者为络，络之别者为孙。"经脉与络脉相互沟通联系，将人体组织器官、四肢百骸联络成一个有机整体，保证人体生命活动的正常运行。

2. 经络系统的组成 经络系统由经脉和络脉组成。经脉包括十二经脉、奇经八脉和附属于十二经脉的十二经别、十二经筋、十二皮部;络脉包括十五络脉和难以计数的浮络、孙络等。经络系统的组成如图 8-1。

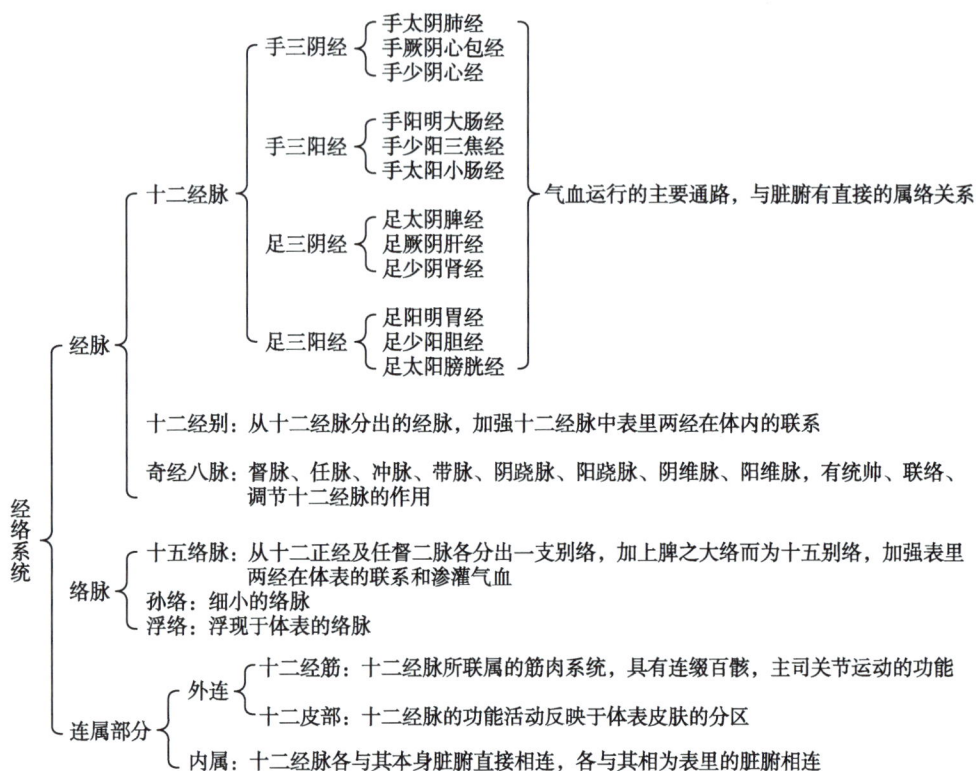

图 8-1　经络系统的组成

(二) 十二经脉

1. 定义　十二经脉即手太阴肺经、手厥阴心包经、手少阴心经、手阳明大肠经、手少阳三焦经、手太阳小肠经、足阳明胃经、足少阳胆经、足太阳膀胱经、足太阴脾经、足厥阴肝经、足少阴肾经的总称,是经络系统的主体,故又称"正经"。

2. 命名　十二经脉根据手足、阴阳、脏腑来命名。循行于上肢的经脉,在经脉名称之前冠以"手"字;循行于下肢的经脉,在经脉名称之前冠以"足"字。内属阴,外属阳,循行于肢体内侧面的经脉为阴经,循行于肢体外侧面的经脉为阳经。一阴一阳衍化为三阴三阳,即肢体内侧面的前、中、后,分别称为太阴、厥阴、少阴;肢体外侧面的前、中、后分别称为阳明、少阳、太阳。脏"藏精气而不泻"为阴,腑"传化物而不藏"为阳,故阴经隶属于脏,阳经隶属于腑。

3. 体表分布规律　十二经脉左右对称分布于人体的头面、躯干与四肢,纵贯全身。以正立姿势、两臂自然下垂、掌心向内、拇指向前为标准体位。十二经脉中六条阳经分布于四肢外侧和头面、躯干,其中上肢外侧为手三阳经,下肢外侧为足三阳经,其分布规律为阳明在前、少阳在中(侧)、太阳在后。六条阴经分布于四肢内侧和胸腹,其中,上肢内侧为手三阴经,下肢内侧为足三阴经。手三阴经的分布规律是太阴在前、厥阴在中、少阴在后。足三阴经在内踝上 8 寸以下分布规律是厥阴在前、太阴在中、少阴在后,在内踝上 8 寸以上,太阴交出厥阴之前,分布规律为太阴在前、厥阴在中、少阴在后(表 8-1)。

4. 循行走向与交接规律　循行走向规律是手三阴经从胸走手,手三阳经从手走头,足三阳经从头走足,足三阴经从足走腹(胸)。交接规律是相表里的阴经与阳经在手足末端相交接;手足同名阳经在头面部交接;相互衔接的阴经与阴经在胸部交接。

5. 表里络属关系　手足三阴、三阳经,通过经别和别络的互相沟通,组合成六对"表里相合"的关系。即手阳明大肠经与手太阴肺经相表里,手少阳三焦经与手厥阴心包经相表里,手太阳小肠经与手少阴心经相表里,足阳明胃经与足太阴脾经相表里,足少阳胆经与足厥阴肝经相表里,足太阳膀胱经与足少阴肾经相表里。在循行路线上,凡有表里关系的两条经脉,分别循行于四肢内外两侧的相对位置,在四肢末端交接。十二经脉的表里关系,不仅使互为表里的两条经脉加强了联系,而且互为

表 8-1　十二经脉名称分类表

	阴经(属脏)	阳经(属腑)	循行部位 (阴经行于内侧,阳经行于外侧)	
手	太阴肺经	阳明大肠经	上肢	前缘
	厥阴心包经	少阳三焦经		中线
	少阴心经	太阳小肠经		后缘
足	太阴脾经*	阳明胃经	下肢	前缘
	厥阴肝经*	少阳胆经		中线
	少阴肾经	太阳膀胱经		后缘

*在小腿下半部和足背部,肝经在前,脾经在中。至内踝上八寸处交叉后,脾经在前,肝经在中。

络属的脏腑在生理上相互配合、病理上相互影响,在治疗时,相表里经脉的腧穴可相互为用。

6. 流注次序　十二经脉气血运行流注顺序有一定规律。始于手太阴肺经,依次传至足厥阴肝经,再传至手太阴肺经,形成一个周而复始、如环无端的循环流注系统。其循环流注次序见图 8-2。

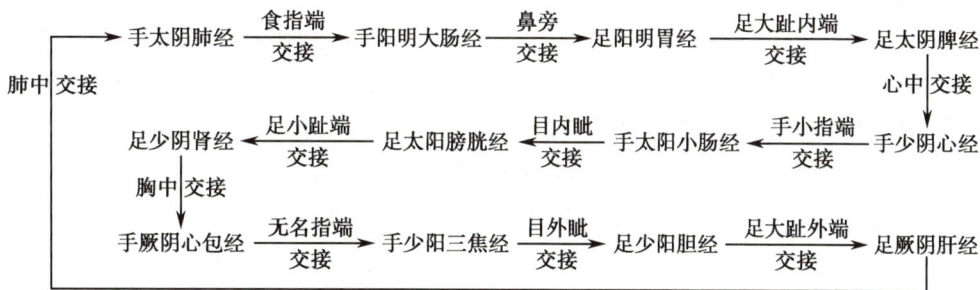

图 8-2　十二经脉流注次序图

(三) 奇经八脉

奇经八脉是督脉、任脉、冲脉、带脉、阴跷脉、阳跷脉、阴维脉、阳维脉的总称。奇经八脉是十二经脉之外的特殊通路,与十二正经有所不同,既不直接隶属于脏腑,又无阴阳表里配合关系,且无循环流注和交接规律,有的经脉与奇恒之腑(脑、髓、骨、脉、胆、女子胞)有密切联系,故统称"奇经"。其生理功能主要是沟通十二经脉之间的联系,并对十二经气血有蓄积和渗灌的调节作用。

八脉之中,督、任、冲三脉均起于胞中,同出会阴后别道而行,称为"一源三歧"。其中任脉行于胸腹部正中,上抵颏部,能总任一身阴经,称为"阴脉之海"。督脉行于腰背正中,上至头面,能总督一身阳经,称为"阳脉之海"。又因任、督二脉有专穴,故常与十二经脉并称为"十四经"。冲脉并足少阴肾经挟脐上行,环绕口唇,至目眶下,并通过其分支行脊柱,通督脉,上至头,下至足,贯穿全身,成为气血的要冲,能调节十二经脉的气血,故称为"十二经之海",亦称"血海"。带脉起于胁下,环腰一周,状如束带,能约束纵行诸经。阴跷脉起于足跟内侧,伴足少阴肾经上行,至目内眦与阳跷脉会合。阳跷脉起于足跟外侧,伴足太阳膀胱经上行,至目内眦与阴跷脉会合,沿足太阳经上额,于项后会于足少阳经。跷脉主宰一身左右的阴阳,共同调节肢体运动和眼睑开合。阴维脉起于小腿内侧,沿股内侧上行,与六阴经相联系,至咽喉与任脉会合,主一身之里。阳维脉起于足跗外侧,沿股膝外侧上行,与六阳经相联系,至项后与督脉会合,主一身之表。维脉维系一身表里之阴阳,加强了机体的统一性。

(四) 经络的生理功能

1. 联系脏腑,沟通肢窍　十二经脉及其分支纵横交错,能入里出表,通达上下,又相互络属脏腑,连接肢节;奇经八脉联系沟通于十二正经;十二经筋、十二皮部联络筋脉皮肉,从而使人体各个

脏腑组织器官有机联系起来,机体内外、上下保持协调统一,构成一个有机的整体。经络的沟通联络作用,具体表现在脏腑与外周肢节的联系、脏腑同五官九窍的联系、脏腑之间的联系、经脉和络脉的联系。

2. 运行气血,濡养周身 经络是气血运行的通道,能使气血通达全身,以发挥营养组织器官、抗御外邪、保卫机体的作用,从而维持人体各脏腑组织器官的正常生理活动。

3. 传导感应,调节平衡 经络系统对于针刺或其他刺激有感觉传递和通导作用。当体表受到刺激时,如针刺,可通过经络传于脏腑,以达到调整脏腑功能活动的目的;脏腑功能状态亦可通过经络传导反映于体表。当人体发生疾病,出现气血不和及阴阳失调时,即可运用针灸等治法,激发经络调节作用,从而使脏腑阴阳重新平衡,恢复身体健康。

(五)经络学说的应用

1. 说明病理变化 经络是人体通内达外的一个通道。正常情况下,通过经络,人体脏腑之间相互沟通,彼此联系。但在疾病情况下,经络又是病邪传注的途径,外邪通过经络,从皮毛腠理内传五脏六腑。脏腑之间又因经络而使病变相互影响,如足厥阴肝经"挟胃""注肺中",可解释临床肝病犯胃、犯肺;互为表里的两经病理上常相互影响,如心火下移小肠;大肠实热、腑气不通,可使肺气不利而喘咳胸痛等。

2. 指导疾病诊断 经络是脏腑病变反映于外的途径,临床上可运用"以表知里"的思维方法诊察疾病。应用经络学说诊断疾病,主要体现在通过经络的循行部位,判断病位经络脏腑所在。

(1)根据经络循行部位作为病候诊断的依据:由于经络有一定的循行部位和络属脏腑,可以反映所属脏腑的病证。如心火上炎引起的舌尖赤痛;肝火上炎引起的两目红赤;肾虚可致耳聋、足跟痛等;两胁疼痛,多为肝胆疾病;缺盆中痛,常是肺的病变。又如头痛一症,痛在前额,多与阳明经有关;痛在两侧,多与少阳经有关;痛在后头部及项部,多与太阳经有关;痛在巅顶,多与厥阴经有关。

(2)根据经络所属穴位异常反应作为疾病诊断依据:当机体患病时,常在体表的某些穴位或部位出现病理性反应,或表现为压痛,或呈现为结节状、条索状反应物,或局部皮肤肌肉出现形态变化等,这些变化可协助诊断疾病。如足三里、上巨虚等穴出现压痛提示胃肠疾病;肺俞、中府等穴出现压痛或结节提示肺相关疾病。

3. 指导临床治疗 经络学说广泛地指导临床各科的治疗,对针灸、按摩和药物治疗,均具有较大的意义。针灸与按摩治疗常采用"循经取穴"的方法治疗某一脏腑组织病证。如胃病取胃经的足三里穴,肝病刺肝经的期门穴等。药物治疗也是以经络为基础,根据某些药物对某一脏腑经络具有特殊选择性作用,产生了"药物归经"理论,对临床用药有一定指导作用。如治疗头痛,属太阳经头痛用羌活;阳明经头痛用白芷;少阳经头痛用柴胡;厥阴经头痛用藁本等,针对疾病归经优选药物,以提高疗效。

4. 预防疾病 刺激体表腧穴,通过经络传导,可达到调整脏腑功能、预防疾病的目的。如常灸足三里穴,可强身、防病、益寿;灸风门穴可预防感冒;灸足三里、悬钟穴可预防中风等。

二、腧穴概述

腧穴是人体脏腑经络之气血输注于体表的特殊部位,是针灸推拿以及其他一些外治法的施术部位。腧穴通过经络与脏腑密切联系,脏腑的生理、病理变化可以反映到腧穴,同样给予腧穴适当刺激,也可调整脏腑功能。

(一)腧穴的分类

腧穴分为经穴、经外奇穴和阿是穴三类。

1. 经穴 是指分布并归属于十二经脉和任督二脉的腧穴,亦称"十四经穴",简称"经穴"。经穴有明确的固定位置和专用名称,是腧穴的主要部分,目前公认的经穴有 361 个。

2. 经外奇穴 是指未归属十四经系统、有固定位置和专用名称的一些腧穴,也称"奇穴""经外穴"。这类腧穴一般对某些病证疗效独特,如四缝穴治疗小儿疳积。

3. 阿是穴　是指既无固定部位,又无具体名称,而是在人体患病时以压痛点或其他反应点为取穴点,又称"天应穴""不定穴"。

(二)腧穴的治疗作用

1. 近治作用　每一个腧穴都能治疗该穴所在部位及邻近组织、器官的病证。如眼区的睛明、承泣、四白穴均能治疗眼病;耳周的耳门、听宫、听会穴能治疗耳疾。腧穴的近治作用是腧穴最基本的治疗作用,所有腧穴都有这种作用,它体现了腧穴主治作用的普遍性。

2. 远治作用　在十四经腧穴中,尤其是十二经脉在四肢肘膝关节以下的腧穴,不仅能治疗局部病证,还能治疗本经循行所过远隔部位的组织、器官、脏腑病证。如合谷穴不仅能治疗上肢病证,还能治疗颈部及头面部疾患。

3. 特殊作用　某些穴位具有特殊的治疗作用。如至阴穴矫正胎位、少泽穴通乳、大椎穴退热等。

(三)腧穴的定位方法

腧穴定位准确与否,直接影响着治疗效果。腧穴定位的方位是以人体自然站立,双手下垂,掌心向内的姿势规定的(内外:掌心向内,手背向外;近身体正中为内,反之为外。前后:近身体腹侧为前,背侧为后;上下:高者为上,低者为下)。

常用的腧穴定位方法有体表解剖标志定位法、"骨度"分寸定位法、指寸定位法和简便取穴法四种。

1. 体表解剖标志定位法　是以解剖学的各种体表标志为依据来确定腧穴位置的方法。体表解剖标志可分为固定标志和活动标志两种。

(1)固定标志:是指固定不移、不受人体活动影响的标志,如人体的毛发、指甲、五官、乳头、肚脐及各部位由骨骼和肌肉形成的凹陷或隆起。例如眉头定攒竹、脐中旁开 2 寸定天枢、两眉之间定印堂等。

(2)活动标志:利用关节、肌肉、皮肤随活动而出现的凹陷、凸起或皱纹等作为取穴标志的一种方法。如张口在耳屏前凹陷处取听宫,屈肘在肘横纹桡侧端凹陷处取曲池等。

2. "骨度"分寸定位法　以体表骨节为主要标志折量全身各部的长度和宽度,定出分寸,作为腧穴定位的方法。详细骨度分寸见图 8-3、表 8-2。

表 8-2　骨度折量寸表

部位	起止点	折量寸	度量法	说明
头面部	前发际正中至后发际正中	12 寸	直寸	头部腧穴的纵向取穴
	两眉间至前发际正中	3 寸	直寸	前额腧穴的纵向
	第七颈椎棘突下(大椎)至后发际	3 寸	直寸	颈部腧穴纵向
	两眉间至第七颈椎棘突下	18 寸	直寸	头颈部腧穴纵向
	前额两发角之间	9 寸	横寸	头前部腧穴的横向
	耳后两乳突之间	9 寸	横寸	颈部及头部腧穴的横向
胸腹胁部	胸骨上切迹(天突)至胸剑联合中点(岐骨)	9 寸	直寸	胸部腧穴的纵向
	胸剑联合中点至脐中	8 寸	直寸	上腹部腧穴纵向
	脐中至耻骨联合上缘	5 寸	直寸	下腹部腧穴纵向
	两乳头之间	8 寸	横寸	胸部腧穴的横向
	腋窝顶端至第十一肋游离端	12 寸	直寸	胁肋部腧穴直寸
背腰部	肩胛骨内缘至后正中线	3 寸	横寸	背腰部腧穴横向
	肩峰缘至后正中线	8 寸	横寸	肩背部腧穴横向

部位	起止点	折量寸	度量法	说明
上肢部	腋前、后纹头至肘横纹（平肘尖）	9寸	直寸	上臂部的腧穴纵向
	肘横纹至腕掌或背侧横纹	12寸	直寸	前臂部的腧穴纵向
下肢部	耻骨联合上缘至股骨内上髁上缘	18寸	直寸	大腿部内侧三阴经腧穴纵向
	胫骨内侧髁下方至内踝尖	13寸	直寸	胫部三阴经腧穴纵向
	股骨大转子至腘窝横纹	19寸	直寸	大腿部三阴经腧穴纵向
	腘窝横纹至外踝尖	16寸	直寸	胫部三阳经腧穴纵向

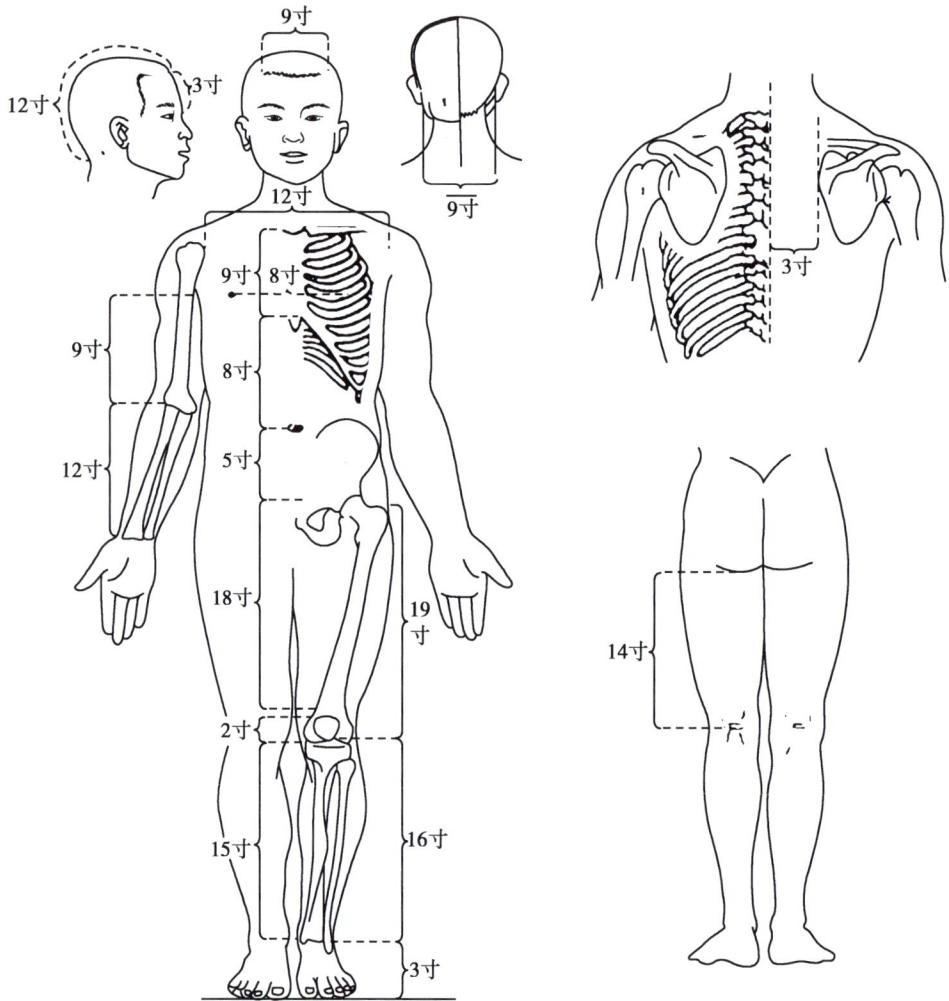

图 8-3　常用骨度分寸示意图

3. 指寸定位法　是依据患者本人手指所规定的分寸以量取腧穴的方法，又称"手指同身寸取穴法"（图 8-4）。

指寸定位法包括：

（1）**中指同身寸**：以患者中指中节侧屈时桡侧两端横纹头之间的距离作为 1 寸（图 8-4）。

（2）**拇指同身寸**：以患者拇指指间关节的宽度作为 1 寸（图 8-5）。

（3）**横指同身寸（一夫法）**：令患者将食指、中指、无名指和小指并拢，以中指中节横纹为准，其四指的宽度作为 3 寸（图 8-6）。

4. 简便取穴法　是应用一种简便易行的定位方法取穴。如两虎口平直交叉，食指尖下取列缺。此法是临床经验的总结，是一种辅助取穴方法。

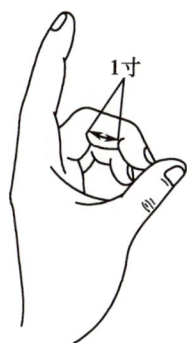

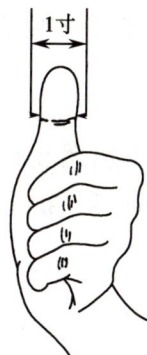

图 8-4　中指同身寸　　　图 8-5　拇指同身寸　　　图 8-6　横指同身寸

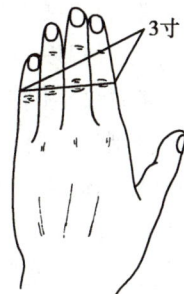

第二节　十四经循行及常用腧穴

一、手太阴肺经

1. 经脉循行　起于中焦,下络大肠,返回胃上口,通过横膈,属于肺,由肺与喉咙相连处横出腋下(中府),沿上臂内侧,行手少阴、厥阴经之前,下行肘窝中,沿前臂内侧前缘,入寸口,过鱼际,沿其边缘,出拇指桡侧端(少商)。

其支脉,从腕后桡骨茎突上分出,走向食指桡侧端(商阳),交手阳明大肠经(图 8-7)。

2. 主治概要　本经腧穴主治喉、胸、肺部病证,以及本经循行部位的其他病证。本经 11 穴,左右共 22 穴。

3. 常用腧穴

(1)尺泽 chǐ zé(LU5)

[定位]在肘横纹中,肱二头肌腱桡侧凹陷处(图 8-8)。

[主治]咳喘,咯血,咽喉肿痛,急性吐泻,小儿惊风,肩背痛,肘臂挛痛等。

[操作]直刺 0.8~1.2 寸或点刺放血;可灸。

(2)列缺 liè quē(LU7)

[定位]在前臂桡侧缘,桡骨茎突上方,腕横纹上 1.5 寸。当肱桡肌与拇长展肌腱之间(图 8-8)。

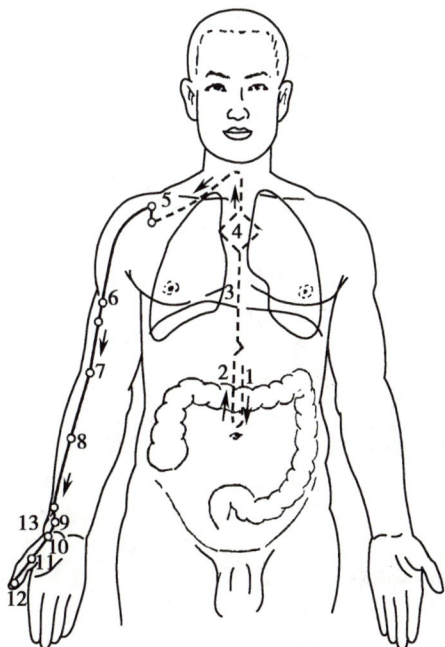

图 8-7　手太阴肺经循行图

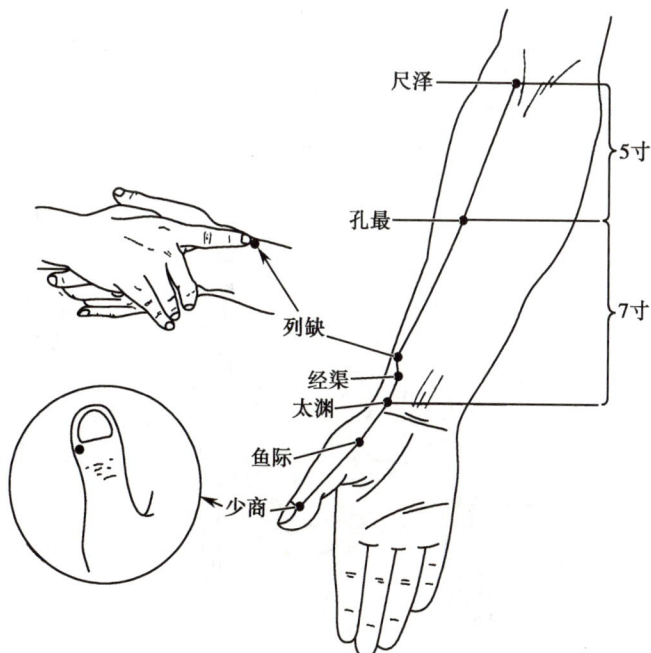

图 8-8　尺泽等穴位图

［主治］咳喘，咽喉肿痛，头痛，项强，牙痛，口眼㖞斜，手腕酸痛等。

［操作］向上斜刺0.3~0.5寸；可灸。

（3）**太渊 tài yuān（LU9）**

［定位］在腕掌横纹桡侧端，桡动脉搏动处（图8-8）。

［主治］感冒、咳喘、咯血，咽喉肿痛，胸痛，腕痛无力，无脉证等。

［操作］避开桡动脉，直刺0.3~0.5寸；可灸。

（4）**少商 shào shāng（LU11）**

［定位］在手拇指末节桡侧，距指甲角约0.1寸（图8-8）。

［主治］中风昏迷，发热，癫狂，小儿惊风，咽喉肿痛，鼻衄。

［操作］直刺0.1寸，或用三棱针点刺出血；可灸。

二、手阳明大肠经

1. 经脉循行　起于食指桡侧端（商阳），沿食指内侧向上，通过第一、第二掌骨之间（合谷），向上进入两筋（拇长伸肌腱和拇短伸肌腱）之间，沿前臂外侧面前缘，至肘外侧，再沿上臂外侧前缘，上走肩端，经肩峰前缘交会于第七颈椎棘突下，进入锁骨上窝，下络于肺，通过横膈，属于大肠。

其支脉，从锁骨上窝出走颈部，经过面颊入下齿龈，回绕至上唇，交叉于人中，左脉向右，右脉向左，至鼻孔两侧（迎香），交足阳明胃经（图8-9）。

2. 主治概要　本经腧穴主治热性病证、头面、五官、咽喉、胃肠病证，以及本经循行部位的其他病证。本经共20穴，左右共40穴。

3. 常用腧穴

（1）**合谷 hé gǔ（LI4）**

［定位］半握拳，在手背第一、第二掌骨之间，约平第二掌骨桡侧中点处（图8-10）。

［主治］感冒，发热，头痛，咽喉肿痛，失声，牙痛，面肿，鼻衄，目赤肿痛，耳鸣耳聋，牙关紧闭，晕厥，口眼㖞斜，上肢瘫痪，多汗，腹痛，吐泻，便秘，痛经，滞产，风疹等。

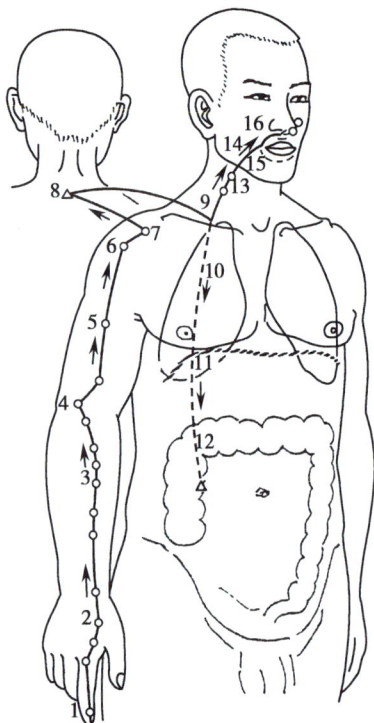

图 8-9　手阳明大肠经循行图

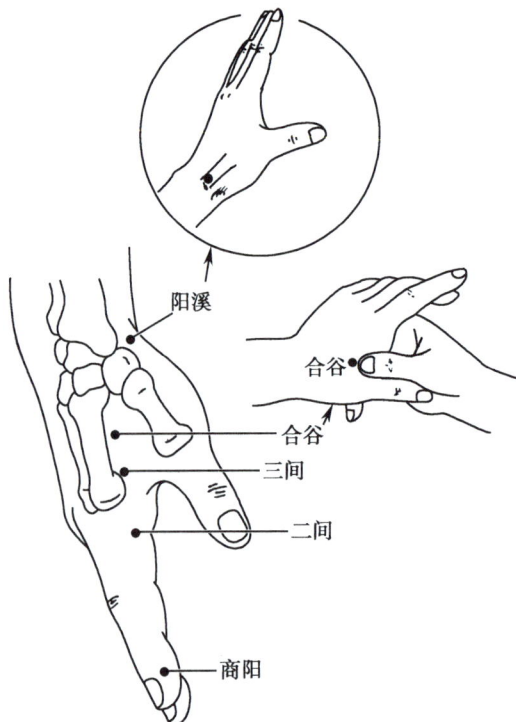

图 8-10　合谷穴位图

［操作］直刺 0.5~1 寸;可灸。孕妇慎用。

（2）曲池 qū chí（LI11）

［定位］在肘横纹外侧端,屈肘时,当尺泽与肱骨外上髁连线中点(图 8-11)。

［主治］发热,吐泻,眩晕,牙痛,风疹,肘痛,上肢麻木、瘫痪等。

［操作］直刺 1~1.5 寸,或点刺放血;可灸。

（3）肩髃 jiān yú（LI15）

［定位］在肩部,手臂外展至水平位,当肩峰前下方凹陷处(图 8-12)。

［主治］肩臂疼痛,上肢麻木、瘫痪,手臂挛急等。

［操作］直刺或向下斜刺 0.8~1.5 寸;可灸。

（4）迎香 yíng xiāng（LI20）

［定位］在鼻翼外缘中点旁,当鼻唇沟中(图 8-13)。

［主治］鼻塞,鼻渊,鼻衄,口眼㖞斜,面肿,中风失语等。

［操作］直刺或向上斜刺 0.2~0.5 寸。

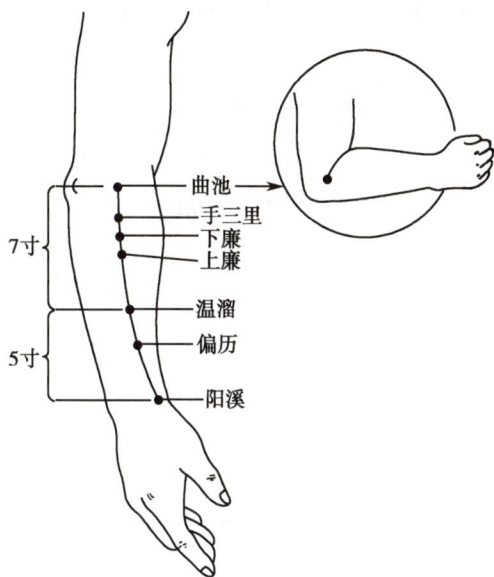

图 8-11　曲池穴位图

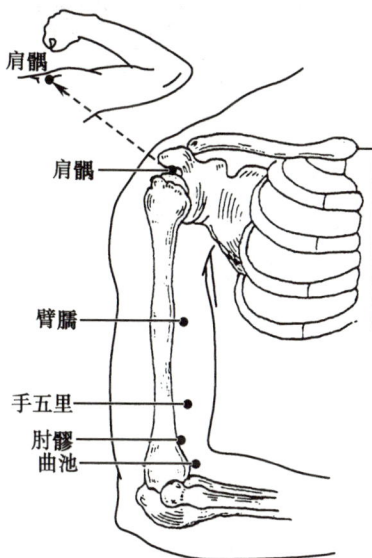

图 8-12　肩髃穴位图

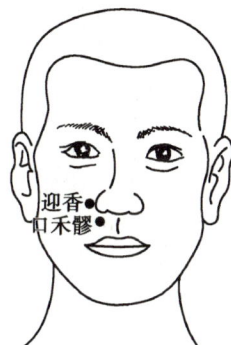

图 8-13　迎香穴位图

三、足阳明胃经

1. 经脉循行　起于鼻翼旁(迎香),夹鼻上行到鼻根部,入目内眦,与足太阳膀胱经脉交会于睛明穴,下沿鼻柱外侧,入上齿中,回出绕唇,向下交会于承浆穴,再沿下颌角上行,经耳前及发际抵前额。

下行支脉,从下颌部下行,沿喉咙入锁骨上窝,下过横膈,属于胃,络于脾。

直行经脉,由锁骨上窝分出,经过乳头,下行腹部,挟脐旁到达腹股沟处。

另一支脉,从胃口分出,沿腹壁内下行到腹股沟处,与循行于体表的经脉相会,由此沿大腿外侧前缘及胫骨外侧到足背部,走向第二趾外侧端。

胫部支脉,从膝下 3 寸处分出,至足中趾外侧端。

足背支脉,从足背(冲阳)分出,进入足大趾内侧端,交足太阴脾经(图 8-14)。

2. 主治概要　本经腧穴主治胃肠病和头面、目、鼻、口齿痛和神志病,以及经脉循行部位的其他病证。本经共 45 穴,左右共 90 穴。

3. 常用腧穴

(1)地仓 dì cāng(ST4)

[定位]在面部,口角外侧,上直对瞳孔(图 8-15)。

[主治]面神经炎,口角㖞斜,唇缓不收,流涎,牙痛,颊肿等。

[操作]向颊车方向平刺 0.5~1.5 寸;可灸。

(2)颊车 jiá chē(ST6)

[定位]在下颌角前上方一横指(中指)凹陷中,当咀嚼时咬肌隆起最高点处(图 8-16)。

[主治]牙痛,颊肿,口噤不语,口眼㖞斜,痄腮,面痛,面肌挛急等。

[操作]直刺 0.3~0.5 寸,或向地仓平刺 1~1.5 寸;可灸。

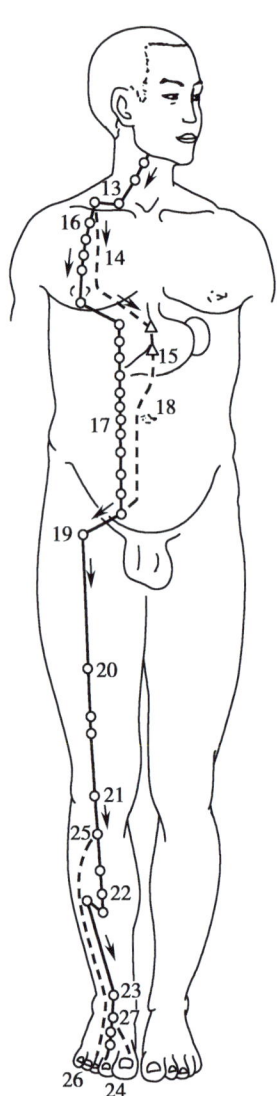

图 8-15　地仓穴位图

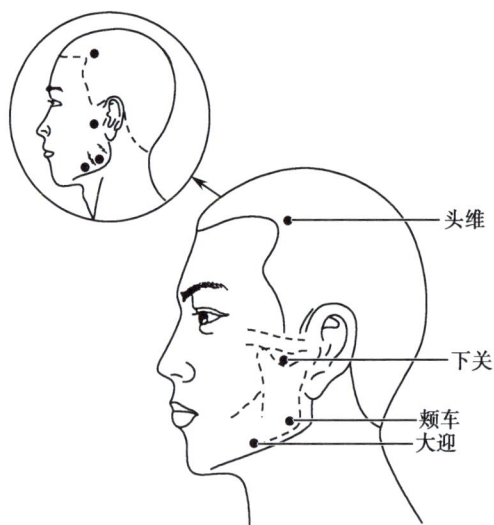

图 8-14　足阳明胃经循行图

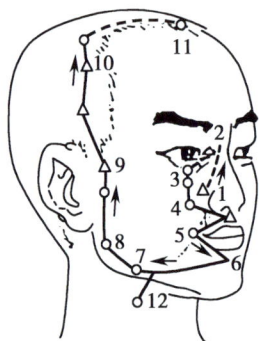

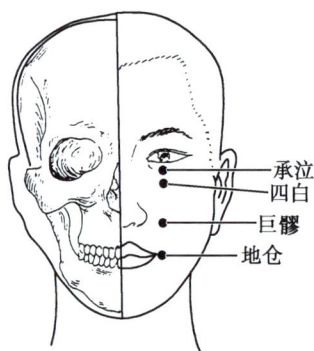

图 8-16　颊车穴位图

(3)天枢 tiān shū(ST25)

[定位]在腹中部,脐中旁开 2 寸处(图 8-17)。

[主治]腹痛,腹胀,肠鸣,泄泻,痢疾,便秘,肠痈,痛经,月经不调等。

[操作]直刺 1~1.2 寸;可灸。

(4)犊鼻 dú bí(ST35)

[定位]屈膝,当髌骨与髌韧带外侧凹陷中(图 8-18)。

〔主治〕膝痛,下肢麻痹等。

〔操作〕向后内方斜刺0.8~1.2寸;可灸。

(5)**足三里** zú sān lǐ(ST36)

〔定位〕在小腿前外侧,犊鼻穴下3寸,距胫骨前缘一横指处(图8-18)。

〔主治〕胃痛,腹痛,腹胀,呕吐,泄泻,痢疾,便秘,疳疾,黄疸,下肢不遂、瘫痪,膝胫酸痛,头晕耳鸣,心悸气短,失眠多梦,体虚羸瘦,癫狂,昏厥,乳痈,产后血晕,遗尿,水肿等。本穴为全身保健要穴。

〔操作〕直刺1~2寸;可灸。

(6)**丰隆** fēng lóng(ST40)

〔定位〕在小腿前外侧,当外踝尖上8寸,距胫骨前缘2横指处(图8-18)。

〔主治〕痰多,咳喘,头痛眩晕,呕吐痰涎,癫狂痫证,便秘,水肿,下肢不遂等。

〔操作〕直刺1~1.5寸;可灸。

四、足太阴脾经

1. 经脉循行 起于足大趾内侧端(隐白),沿大趾内侧赤白肉际,上行至内踝前,沿小腿内侧正中上行,至内踝尖上8寸交出于足厥阴经之前,经膝股内侧前缘进入腹中,属于脾,络于胃,上膈挟咽,连舌根,散舌下。

其支脉,从胃分出,向上过膈,注于心中,交手少阴心经(图8-19)。

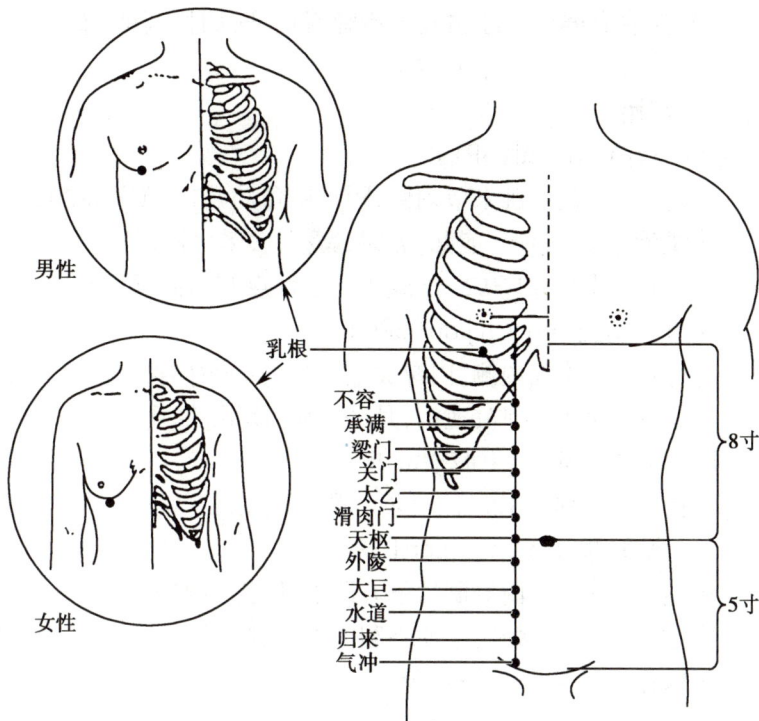

图 8-17　天枢穴位图

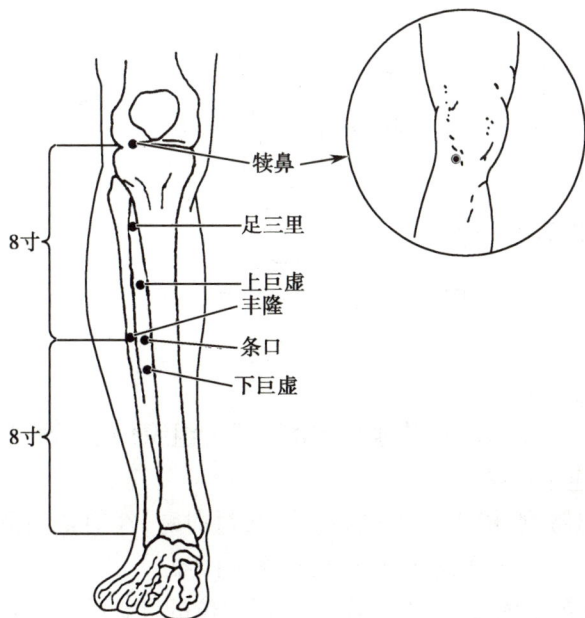

图 8-18　犊鼻等穴位图

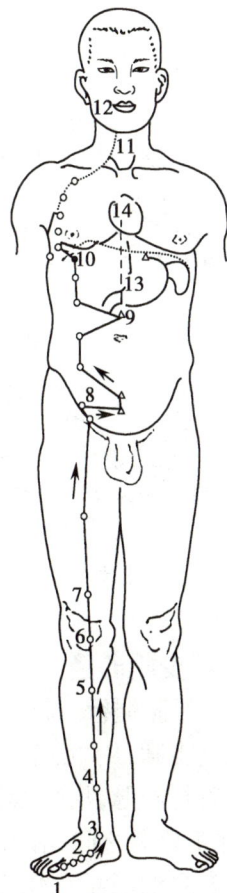

图 8-19　足太阴脾经循行图

2. **主治概要**　本经腧穴主治脾胃病证,妇科病证,前阴小便病证,以及本经循行部位的其他病证。本经共 21 穴,左右共 42 穴。

3. **常用腧穴**

(1)**隐白** yǐn bái(SP1)

[定位]在足大趾末节内侧,距趾甲角约 0.1 寸(图 8-20)。

[主治]月经过多,崩漏,鼻衄,癫狂,多梦,惊风等。

[操作]浅刺 0.1~0.2 寸,或用三棱针点刺出血;可灸。

(2)**三阴交** sān yīn jiāo(SP6)

[定位]在小腿内侧,内踝尖上 3 寸,胫骨内侧缘后方(图 8-21)。

[主治]腹胀,肠鸣,泄泻,月经不调,崩漏,带下,痛经,闭经,不孕,难产,阴挺,阳痿,早泄,遗尿,小便不利,失眠多梦,下肢痿痹等。

[操作]直刺 1~1.5 寸;可灸。孕妇慎用。

(3)**阴陵泉** yīn líng quán(SP9)

[定位]在胫骨内侧髁后下方凹陷处(图 8-21)。

[主治]腹胀,水肿,小便不利或失禁,膝痛,泄泻,黄疸等。

[操作]直刺 1~2 寸;可灸。

(4)**血海** xuè hǎi(SP10)

[定位]屈膝,在大腿内侧,髌底内侧端上 2 寸,当股四头肌内侧头的隆起处(图 8-22)。

[主治]月经不调,崩漏,痛经,闭经,带下,小便淋涩不畅,风疹,膝骨疼痛等。

[操作]直刺 0.8~1.2 寸;可灸。

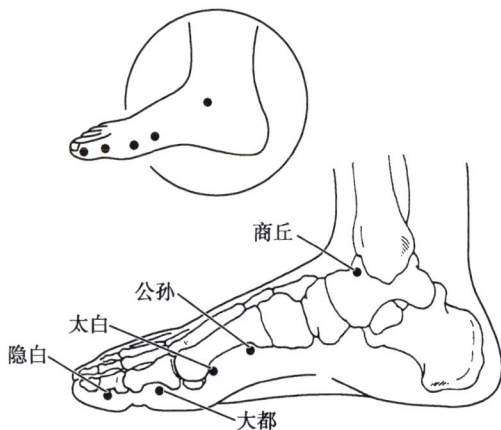

图 8-20　隐白穴位图　　　图 8-21　三阴交等穴位图　　　图 8-22　血海穴位图

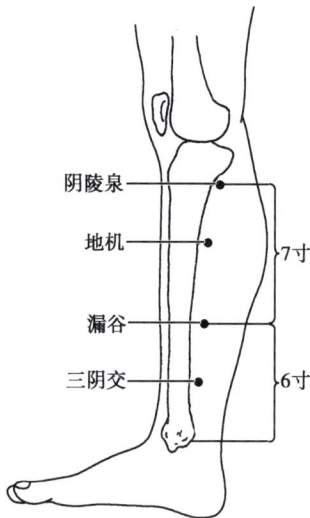

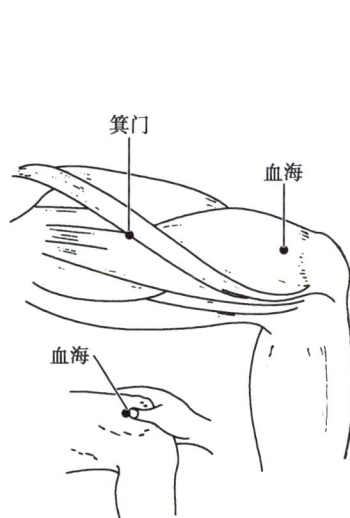

五、手少阴心经

1. **经脉循行**　起于心中,出属"心系"(心与其他脏腑相联系的组织),向下通过横膈,络于小肠。其支脉,从"心系"上行挟咽,连于目系。

直行经脉,从心抵肺,向下浅出腋窝,沿上臂内侧后缘下行过肘窝,经前臂内侧后缘入掌,经第四、第五掌骨之间,沿小指桡侧出其端(少冲),交手太阳小肠经(图 8-23)。

2. **主治概要**　本经主治心、胸、神志病证,以及本经脉循行部位的其他病证。本经共 9 穴,左右共 18 穴。

3. 常用腧穴

(1) 少海 shào hǎi（HT3）

[定位] 屈肘,在肘横纹内侧端与肱骨内上髁连线的中点处(图 8-24)。

[主治] 心痛,失眠,肘臂酸痛,屈伸不利,颈痛肢麻,头晕目眩等。

[操作] 直刺 0.5~1 寸;可灸。

(2) 神门 shén mén（HT7）

[定位] 在腕掌横纹尺侧端,当尺侧腕屈肌腱的桡侧凹陷处(图 8-24)。

[主治] 失眠健忘,心烦,心悸,心痛,癫狂痫,癔症等。

[操作] 直刺 0.2~0.5 寸;可灸。

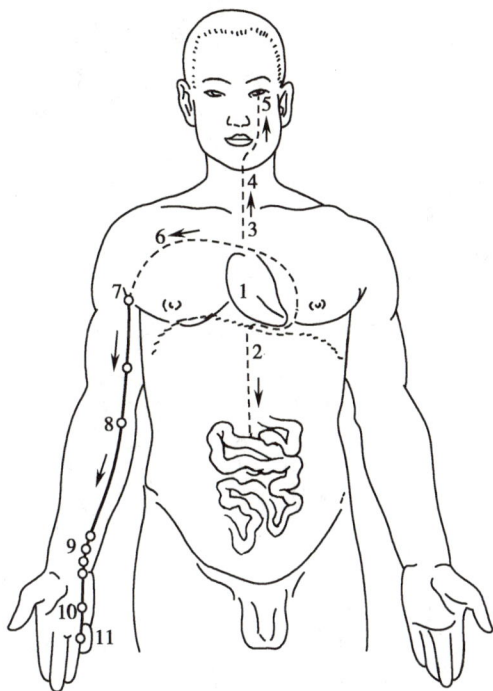

图 8-23　手少阴心经循行图

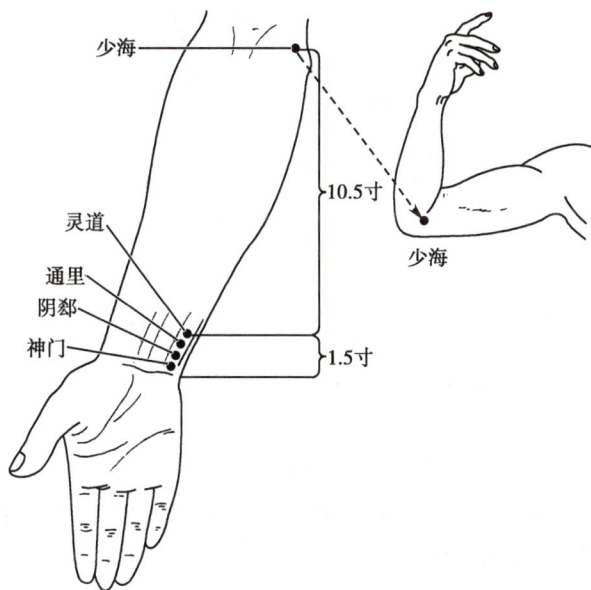

图 8-24　少海等穴位图

六、手太阳小肠经

1. 经脉循行　起于小指尺侧端(少泽),循手背外侧至腕,出尺骨茎突,沿前臂后边尺侧直上,至尺骨鹰嘴与肱骨内上髁之间,上达肩部,绕肩胛,交会于大椎穴,入锁骨上窝,下络于心,沿食管,过横膈,抵胃部,属于小肠。

其支脉,从锁骨窝上行,循颈达面颊,至目外眦,转入耳中。

另支脉,从面颊部分出,至目内眦,交足太阳膀胱经(图 8-25)。

2. 主治概要　本经腧穴主治头、颈、耳、目、咽喉病证,热性病证,神志病证,以及本经循行部位的其他病证。本经共 19 穴,左右共 38 穴。

3. 常用腧穴

(1) 少泽 shào zé（SI1）

[定位] 在小指末节尺侧,距指甲角约 0.1 寸(图 8-26)。

[主治] 热病,神昏,头痛,耳鸣耳聋,咽喉肿痛,目翳,乳汁少,乳痈等。

[操作] 浅刺 0.1 寸,或三棱针点刺放血;可灸。

(2) 后溪 hòu xī（SI3）

[定位] 在手掌尺侧,微握拳,当小指本节(第 5 掌指关节)后的远侧掌横纹头赤白肉际(图 8-26)。

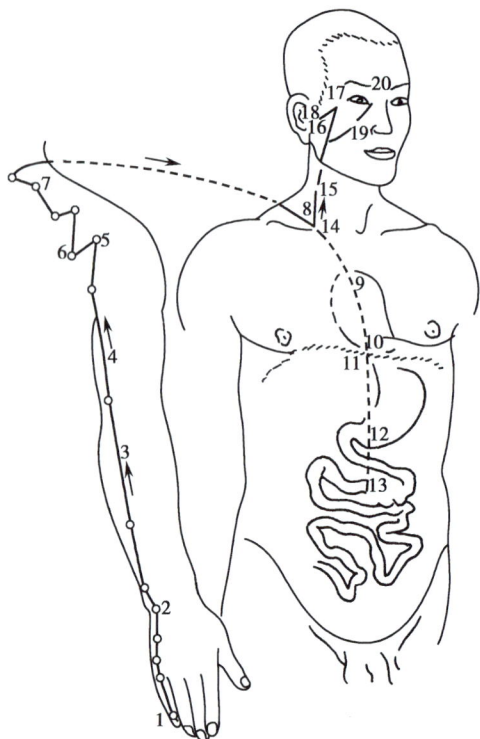

图 8-25 手太阳小肠经循行图

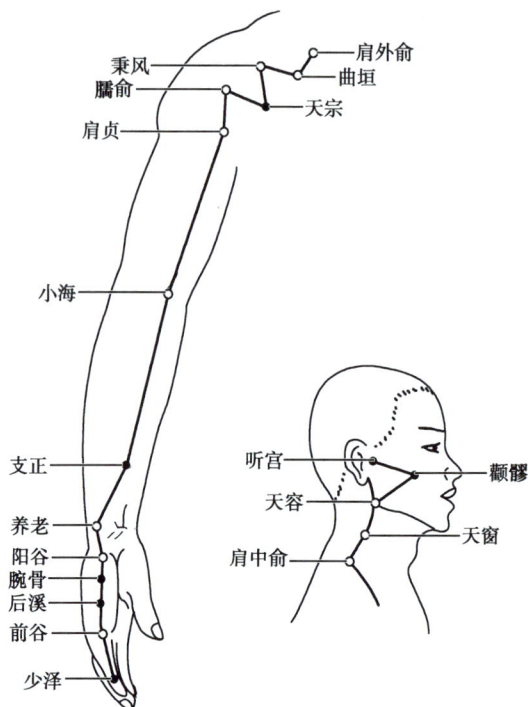

图 8-26 少泽等穴位图

［主治］头项强痛,肩背腰痛,耳鸣耳聋,目赤生翳,落枕,瘛症,癫痫,手指挛痛等。

［操作］直刺 0.5~1 寸;可灸。

（3）听宫 tīng gōng（SI19）

［定位］在面部,耳屏前、下颌骨髁状突的后缘,张口时呈凹陷处(图 8-26)。

［主治］耳鸣,耳聋,聤耳,牙痛,头痛,癫狂等。

［操作］张口,直刺 0.5~1 寸;可灸。

七、足太阳膀胱经

1. 经脉循行　起于目内眦(睛明),上额,交会于头顶(百会)。

其支脉,从头顶分出到耳上角。

直行经脉,从头顶入颅内,络于脑,复出项部,分开下行。一支交会于大椎穴,沿肩胛内侧,挟脊柱(正中旁开1.5 寸),达腰部,入内络于肾,属于膀胱。

其支脉,再从腰部挟脊柱下行,过臀部进入腘窝中。

另一支脉,从项分出,沿肩胛内缘下行,过臀部,沿大腿后外侧至腘中,与腰部下行的支脉会合,由此向下,过腓肠肌,至足外踝后,沿足背外侧缘到足小趾外侧端(至阴),交足少阴肾经(图 8-27)。

2. 主治概要　本经腧穴主治头、目、项背、腰腿部病证,与背部十二俞穴相应的脏腑病证,热性病证,以及本经循行部位的其他病证。本经共 67 穴,左右共 134 穴。

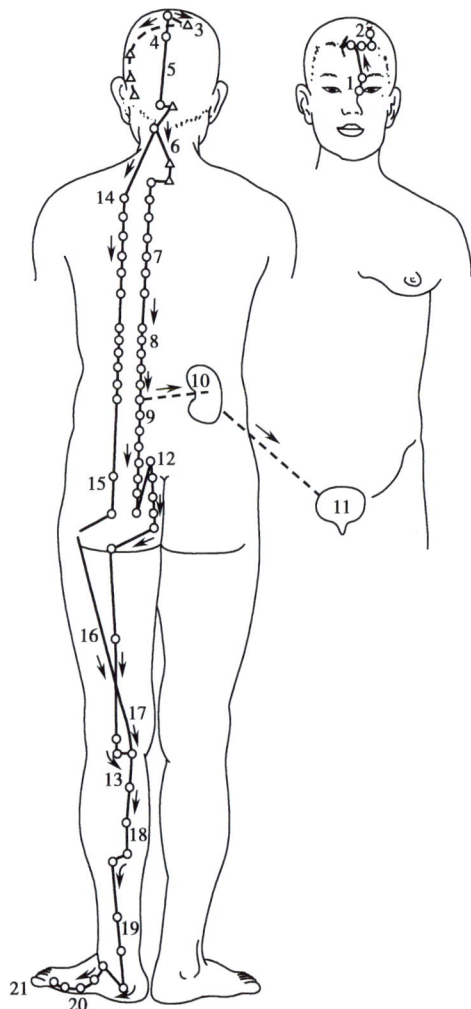

图 8-27 足太阳膀胱经循行图

3. 常用腧穴

(1) 睛明 jīng míng (BL1)

[定位] 在目内眦角稍上方凹陷处（图 8-28）。

[主治] 目赤肿痛，视物模糊，雀盲，流泪等各种目疾。

[操作] 嘱患者闭目，医者左手食指将眼球推向外侧固定，针沿眼眶缘缓慢直刺 0.3~0.5 寸，不提插行针，出针按压针孔 1~2 分钟，以防出血；禁灸。

(2) 攒竹 cuán zhú (BL2)

[定位] 在头面部，当眉头凹陷中，眶上切迹处（图 8-28）。

[主治] 头痛目眩，眉棱骨痛，口眼㖞斜，目赤肿痛等。

[操作] 向外沿眉弓平刺 0.5~0.8 寸；不宜灸。

(3) 肺俞 fèi shù (BL13)

[定位] 在第三胸椎棘突下，旁开 1.5 寸（图 8-28）。

[主治] 咳嗽，气喘，喉痹，胸闷，背痛，咯血，潮热盗汗，感冒，鼻塞等。

[操作] 斜刺 0.5~0.8 寸；可灸。

(4) 心俞 xīn shù (BL15)

[定位] 在第五胸椎棘突下，旁开 1.5 寸（图 8-28）。

[主治] 心悸怔忡，心绞痛，心烦失眠，癫狂，痫症，胸背疼痛等。

[操作] 斜刺 0.5~0.8 寸；可灸。

(5) 肝俞 gān shù (BL18)

[定位] 在第九胸椎棘突下，旁开 1.5 寸（图 8-28）。

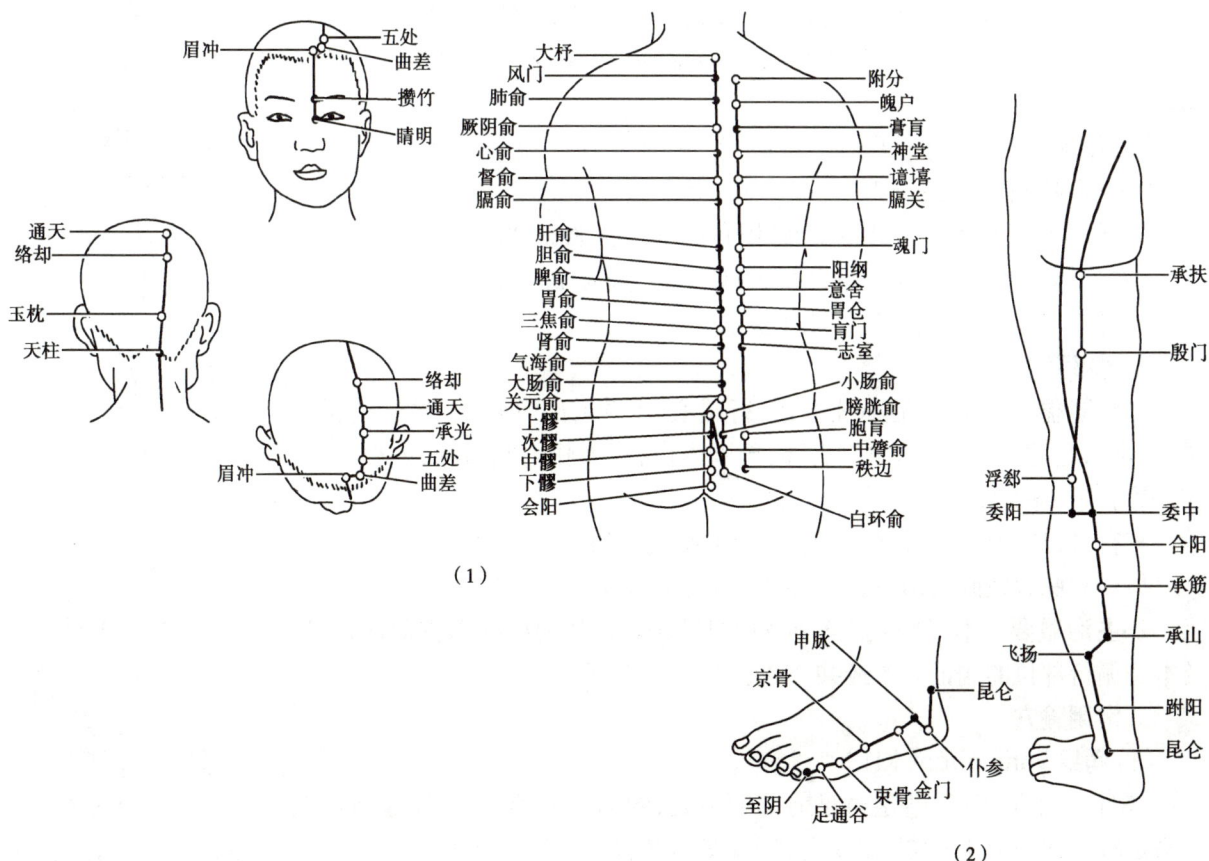

（1）

（2）

图 8-28　睛明等穴位图

［主治］胁痛,黄疸,肝胆病,吐血,胃痛,眼疾,癫狂,痫证,腰背疼痛等。

［操作］斜刺 0.5~0.8 寸;可灸。

（6）脾俞 pí shù（BL20）

［定位］在第十一胸椎棘突下,旁开 1.5 寸（图 8-28）。

［主治］食少腹胀,胃痛呕吐,泄泻,痢疾,黄疸,水肿,血虚体弱,背痛等。

［操作］斜刺 0.5~0.8 寸;可灸。

（7）胃俞 wèi shù（BL21）

［定位］在第十二胸椎棘突下,旁开 1.5 寸（图 8-28）。

［主治］胃痛,胁腹胀痛,胸脘痞满,纳食不化,恶心呕吐,泛酸,胃下垂等。

［操作］斜刺 0.5~1 寸;可灸。

（8）肾俞 shèn shù（BL23）

［定位］在第二腰椎棘突下,旁开 1.5 寸（图 8-28）。

［主治］腰痛,阳痿,遗精,早泄,不育,不孕,水肿,月经不调,痛经,带下,遗尿,小便不利,耳聋耳鸣,肾虚气喘等。

［操作］直刺 0.5~1 寸;可灸。

（9）委中 wěi zhōng（BL40）

［定位］在腘横纹中央,当股二头肌腱与半腱肌腱的中央处（图 8-28）。

［主治］腰背疼痛,腰腿扭伤,小腿挛急,下肢瘫痪,痹证,腹痛,急性吐泻,高热抽搐,中风昏迷,膝痛等。

［操作］直刺 1~1.2 寸,可用三棱针点刺腘静脉放血;可灸。

（10）承山 chéng shān（BL57）

［定位］用力伸足,当腓肠肌肌腹下出现"人"字凹陷处（图 8-28）。

［主治］腰背痛,小腿挛急疼痛,下肢瘫痪,腹痛,疝气,痔疾,脱肛,便秘等。

［操作］直刺 1~2 寸;可灸。

（11）至阴 zhì yīn（BL67）

［定位］在足小趾末节外侧,距趾甲角约 0.1 寸（图 8-28）。

［主治］胎位不正,难产,胞衣不下,头痛,鼻塞,鼻衄,目赤等。

［操作］浅刺 0.1 寸;胎位不正用灸法。

八、足少阴肾经

1. 经脉循行　起于足小趾下,斜行足心（涌泉）,出舟骨粗隆之下,沿内踝后,进入足跟,上行小腿内侧后缘,至腘内侧,经大腿内侧后缘,入脊柱（长强）,属于肾,络于膀胱。

直行者,从肾到肝,过横膈,入肺,沿喉咙到舌根。

另一支脉,从肺出,络心,注入胸中,交手厥阴心包经（图 8-29）。

2. 主治概要　本经腧穴主治前阴、妇科、咽喉、肺、肾、神志方面病证,以及本经循行部位的病证。本经共 27 穴,左右共 54 穴。

3. 常用腧穴

（1）涌泉 yǒng quán（KI1）

［定位］在足底部,卷足时足前部凹陷处,约当足底第二、三趾趾缝纹头端与足跟连线的前 1/3 与后 2/3 交点上（图 8-30）。

［主治］晕厥,小儿惊风,休克,癫证,癔症,足心热,头顶痛等。

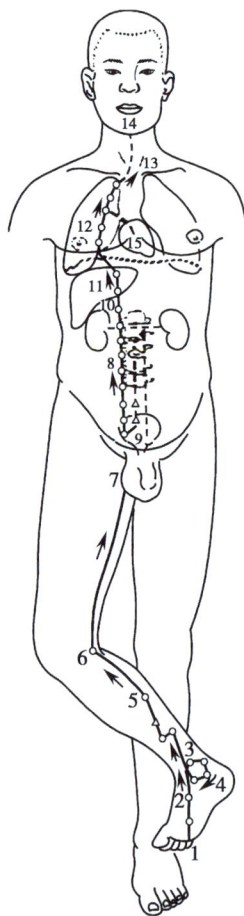

图 8-29　足少阴肾经循行图

［操作］直刺 0.5~1 寸；可灸。

（2）太溪 tài xī（KI3）

［定位］在内踝尖与跟腱之间的凹陷处（图 8-31）。

［主治］咳喘，胸痛咯血，头痛眩晕，耳聋耳鸣，咽痛，牙痛，月经不调，阳痿，遗精，尿频，腰痛，踝痛，足跟疼痛等。

［操作］直刺 0.5~1 寸；可灸。

（3）照海 zhào hǎi（KI6）

［定位］内踝尖下方凹陷处（图 8-31）。

［主治］小便频数，癃闭，月经不调，带下，阴痒，喑哑，咽干咽痛，梅核气，失眠，癫痫，便秘等。

［操作］直刺 0.3~0.5 寸；可灸。

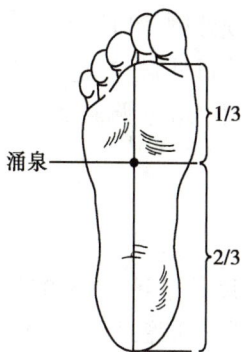

图 8-30　涌泉穴位图

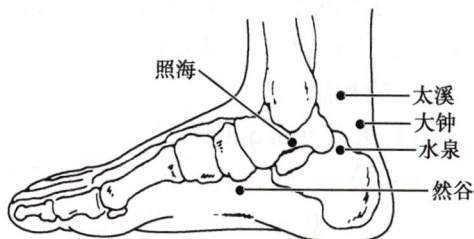

图 8-31　太溪等穴位图

九、手厥阴心包经

1. **经脉循行**　起于胸中，属于心包，向下过膈，从胸至腹历络上、中、下三焦。

其支脉，从胸分出，至腋下，沿上臂内侧中线入肘窝，行前臂两筋之间，入掌中，出中指末端。

另一支脉，从掌中分出，走向无名指端，交手少阳三焦经（图 8-32）。

2. **主治概要**　本经腧穴主治心、胸、胃、神志病证，以及本经循行部位的病证。本经共 9 穴，左右共 18 穴。

3. **常用腧穴**

（1）曲泽 qū zé（PC3）

［定位］在肘横纹中，当肱二头肌腱尺侧缘（图 8-33）。

［主治］心痛，心悸，胃痛，呕吐，泄泻，热病，肘臂疼痛等。

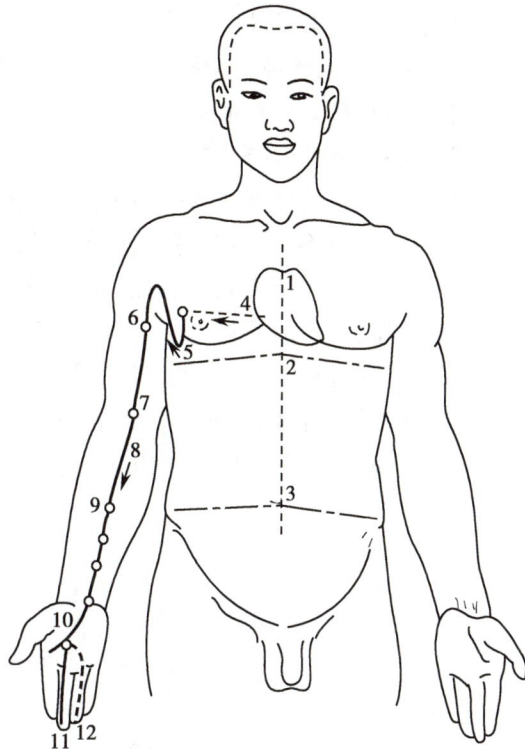

图 8-32　手厥阴心包经循行图

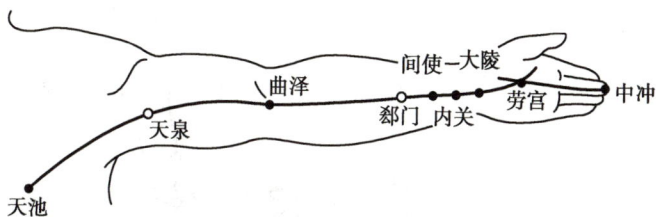

图 8-33　曲泽等穴位图

［操作］直刺 0.8~1 寸；可灸。

（2）内关 nèi guān（PC6）

［定位］在腕横纹上 2 寸，当掌长肌腱与桡侧腕屈肌腱之间（图 8-33）。

［主治］心悸，心痛，胸闷胸痛，胃痛，恶心呕吐，呃逆，失眠多梦，眩晕头痛，热病，癫狂，癔症，中风偏瘫，肘臂疼痛等。

［操作］直刺 0.5~1 寸；可灸。

十、手少阳三焦经

1. **经脉循行**　起于无名指尺侧端（关冲），经手背第四、五掌骨间，沿前臂外侧桡、尺骨之间，上过肘尖，再沿上臂外侧达肩，入锁骨上窝，布于胸中，络于心包，下过横膈，从胸至腹，历属上、中、下三焦。

胸中支脉,从胸向上,出锁骨上窝,行颈外侧,沿耳后直上,达额角,再屈而下行面颊,至目眶下。另一支脉,从耳后入耳中,出走耳前,至目外眦,交足少阳胆经(图8-34)。

2. 主治概要 本经腧穴主治头面、耳目、咽喉、胸胁病证,热性病证,以及本经循行部位的病证。本经共23穴,左右共46穴。

3. 常用腧穴

(1)**外关** wài guān(SJ5)

[定位]在腕背横纹上2寸,当桡骨与尺骨之间(图8-35)。

[主治]热病,头痛,颊痛,目赤肿痛,耳鸣耳聋,胸胁疼痛,肩痛,上肢痹痛,麻木不遂等。

[操作]直刺0.5~1寸;可灸。

(2)**支沟** zhī gōu(SJ6)

[定位]在腕背横纹上3寸,当桡骨与尺骨之间(图8-35)。

[主治]胁痛,便秘,热病,失声,耳鸣耳聋等。

[操作]直刺0.5~1寸;可灸。

(3)**肩髎** jiān liáo(SJ14)

[定位]在上臂外展时肩峰后下方凹陷处(图8-35)。

[主治]肩重不举,肩臂疼痛,屈伸不利,风疹等。

[操作]向肩关节直刺1.2~1.5寸;可灸。

(4)**翳风** yì fēng(Sj17)

[定位]在耳垂后方,当乳突与下颌角之间的凹陷处(图8-35)。

[主治]耳鸣耳聋,面瘫,头痛,颊肿,牙痛,牙关紧闭,聤耳等。

[操作]直刺0.8~1.2寸;可灸。

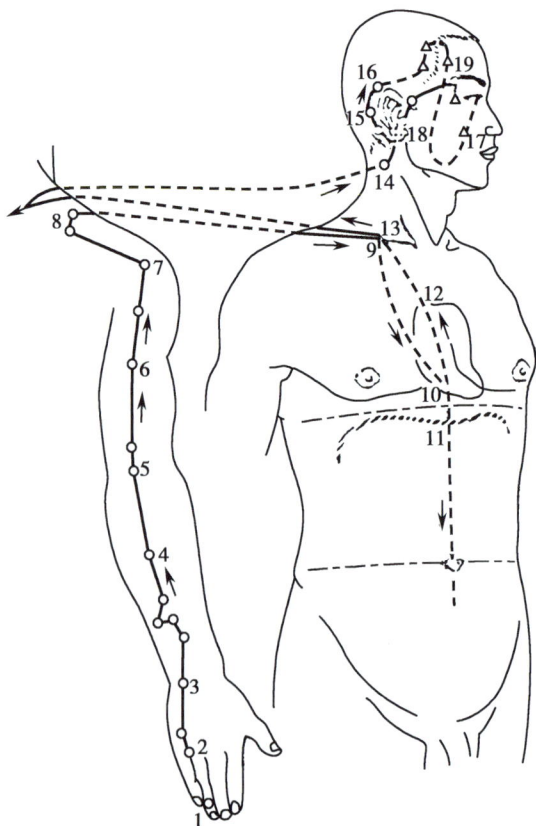

图8-34 手少阳三焦经循行图

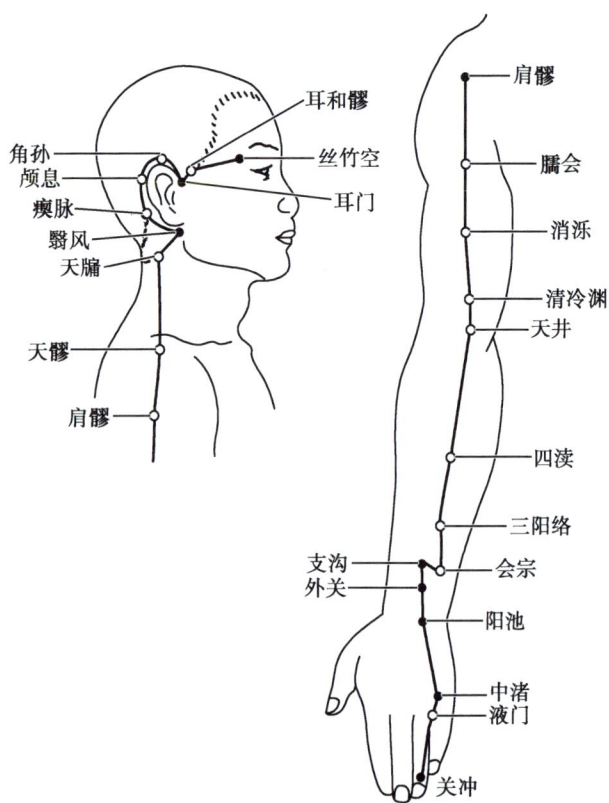

图8-35 外关等穴位图

十一、足少阳胆经

1. 经脉循行　起于目外眦,上达头角,下行耳后,再折上额角,向后沿颈下行到肩,交会于大椎,进入锁骨上窝。

其支脉,从耳后入耳中,出耳前,至目外眦后方。

另一支脉,从目外眦,下走面颊,与手少阳经会于眼眶下,经颊车,循颈入锁骨上窝,与前面的经脉相会,然后下入胸中,通过横膈,络于肝,属于胆,沿胁内,出于腹股沟,绕毛际,入髋关节处(环跳)。

直行经脉,从锁骨上窝下行腋下,沿胸侧,过胁肋,下会前脉于髋关节处,下沿大腿外侧,至膝关节外缘,下行腓骨前,至腓骨下端,出外踝前,沿足背入第四趾外侧端(足窍阴)。

足背支脉,从足背分出,沿第一、二跖骨之间,至足大趾外侧端,回贯趾甲,布于趾甲后丛毛中,交足厥阴肝经(图 8-36)。

2. 主治概要　本经腧穴主治头、耳、目、咽喉病证,肝胆病证,热性病证,神志病证,以及本经循行部位的其他病证。本经共 44 穴,左右共 88 穴。

3. 常用腧穴

(1)风池 fēng chí(GB20)

[定位]在枕骨下,当胸锁乳突肌与斜方肌上端之间的凹陷处(图 8-37)。

[主治]颈项强痛,头痛眩晕,感冒,发热,鼻塞,目赤,耳聋耳鸣,中风,癫痫等。

[操作]针尖微下,向鼻尖方向斜刺 0.8~1.2寸,深部为延髓,必须严格掌握针刺角度与深度。

(2)肩井 jiān jǐng(GB21)

[定位]在肩上,当大椎穴与肩峰端连线的中点处(图 8-37)。

[主治]肩背疼痛,手臂不举,中风瘫痪,落枕,难产,乳汁不下,乳痈等。

[操作]直刺 0.5~0.8 寸,深部为肺尖,不可深刺;可灸。

(3)环跳 huán tiào(GB30)

[定位]在股外侧部,侧卧屈股,当股骨大转子最高(凸)点与骶管裂孔连线的外 1/3 与内 2/3 交点处(图 8-37)。

[主治]腰胯疼痛,下肢痹痛,半身不遂,瘫痪等。

[操作]直刺 2~3 寸;可灸。

(4)阳陵泉 yáng líng quán(GB34)

[定位]在腓骨小头前下方凹陷处(图 8-37)。

[主治]胁痛,呕吐,口苦,黄疸,膝痛,下肢痿痹,半身不遂,小儿惊风等。

[操作]直刺 1~1.5 寸;可灸。

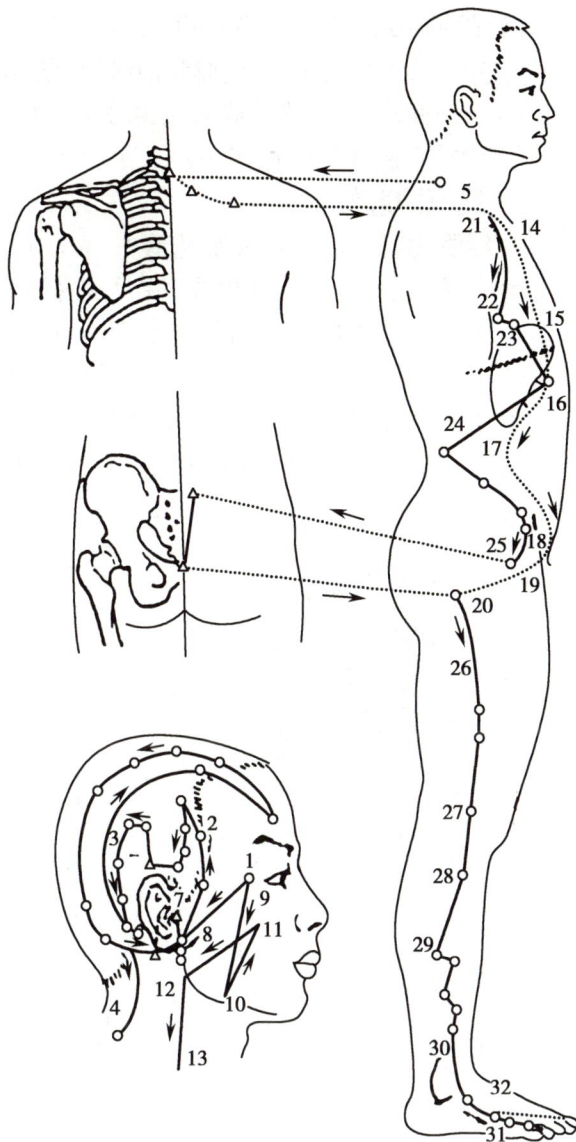

图 8-36　足少阳胆经循行图

（5）悬钟 xuán zhōng（GB39）

[定位]在外踝尖上 3 寸,腓骨前缘处(图 8-37)。

[主治]颈项强痛,胸胁胀满,咽喉肿痛,半身不遂,下肢痿痹,痔疾,踝痛等。

[操作]直刺 0.5~1 寸;可灸。

十二、足厥阴肝经

1. **经脉循行**　起于足大趾丛毛中(大敦),沿足背,过内踝前,上行胫骨内缘,至踝上八寸处交出足太阴脾经之后,上至膝内缘,沿大腿内侧上行,绕阴器,抵小腹,挟胃旁,属于肝,络于胆,过横膈,布胸胁,循喉至咽,上连目系,上额,至巅顶,与督脉会合。

其支脉,从目下行面颊部,环绕唇内。

另一支脉,从肝分出,通过横膈,上注于肺,交手太阴肺经(图 8-38)。

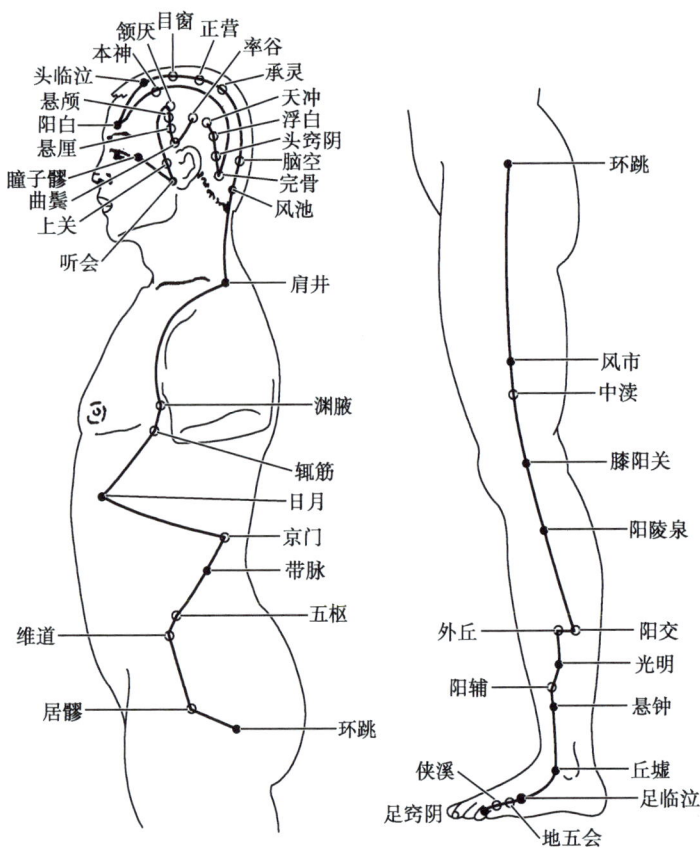

图 8-37　风池等穴位图

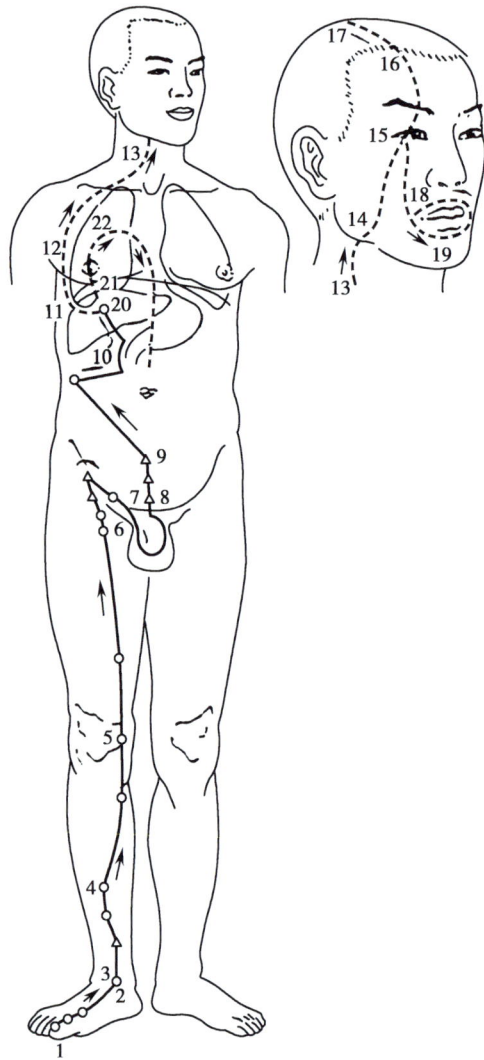

图 8-38　足厥阴肝经循行图

2. **主治概要**　本经腧穴主治头目、胸胁、腹部、前阴、妇科、肝胆病证,以及本经循行部位的病证。本经共 14 穴,左右共 28 穴。

3. **常用腧穴**

（1）**太冲** tài chōng（LR3）

[定位]在足背第一、二跖骨结合部前的凹陷处(图 8-39)。

[主治]头痛眩晕,目赤肿痛,咽痛,胁痛,黄疸,癫狂,惊风,遗尿,癃闭,月经不调,痛经,下肢痿痹等。

[操作]直刺 0.5~0.8 寸;可灸。

（2）期门 qī mén（LR14）

［定位］在乳头直下，当第六肋间隙处（图8-39）。

［主治］胸胁疼痛，腹胀，呕吐，咳喘，乳痈等。

［操作］斜刺或平刺0.5~0.8寸；可灸。

十三、任脉

1. 经脉循行　起于胞中，下出会阴，前行阴阜，沿前正中线，上经腹、胸到达咽喉，上行环唇，沿面颊分行，至目眶下（图8-40）。

2. 主治概要　本经腧穴主治胸腹、头面部病证，以及相应的内脏器官病证，某些腧穴具有强壮保健作用。本经共24穴。

3. 常用腧穴

（1）中极 zhōng jí（RN3）

［定位］在下腹前正中线，脐下4寸处（图8-41）。

［主治］遗尿，癃闭，小便不利，月经不调，痛经，不孕，崩漏，带下，阴挺，遗精，阳痿等。

［操作］直刺0.5~1寸；可灸。孕妇慎用。

（2）关元 guān yuán（RN4）

［定位］在下腹前正中线，脐下3寸处（图8-41）。

［主治］腹痛，久泻久痢，尿频，尿闭，遗尿，遗精，阳痿，月经不调，痛经，经闭，不孕，崩漏，带下，

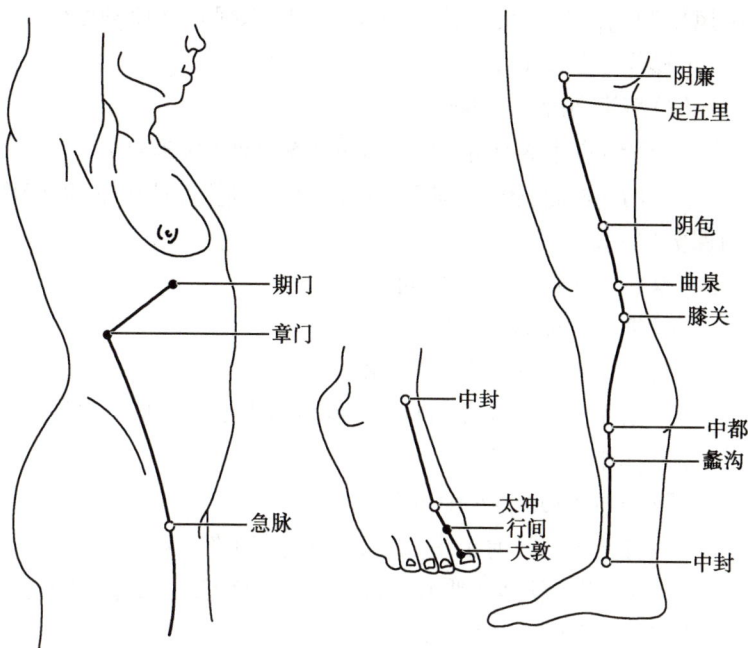

图 8-39　太冲等穴位图

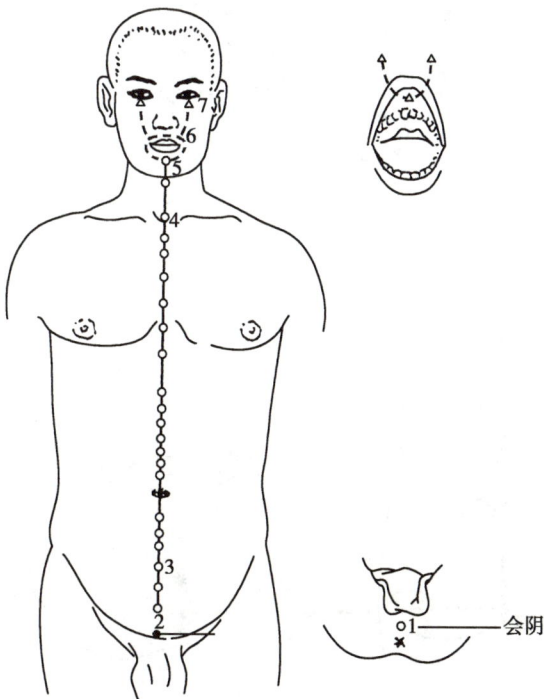

图 8-40　任脉循行图

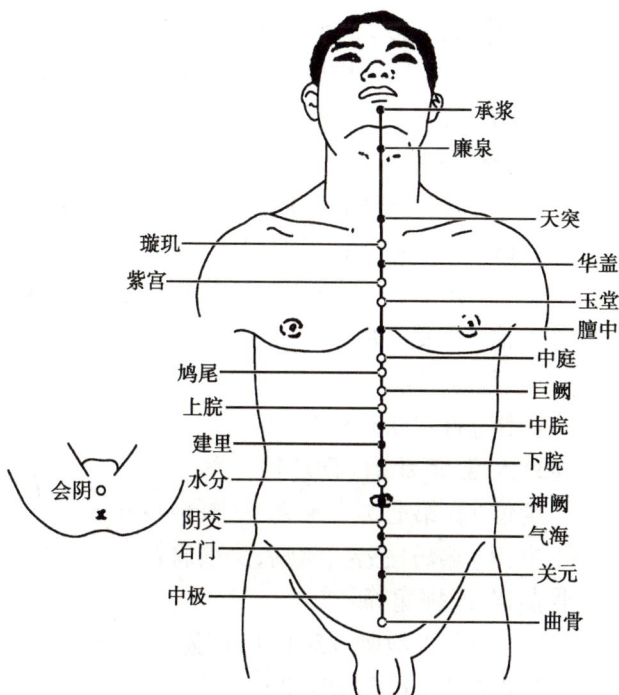

图 8-41　中极等穴位图

中风虚脱,脾胃虚寒,虚劳体弱等。为固本强身之保健要穴。

［操作］直刺 1~1.5 寸;可灸。

（3）气海 qì hǎi（RN6）

［定位］在下腹前正中线,脐下 1.5 寸处（图 8-41）。

［主治］腹痛,腹胀,泄泻,便秘,遗尿,遗精,月经不调,经闭,不孕,带下,身体虚弱,中风虚脱等。为保健要穴。

［操作］直刺 1~1.5 寸;可灸。

（4）神阙 shén què（RN8）

［定位］在脐窝正中处（图 8-41）。

［主治］中风虚脱,四肢厥冷,绕脐腹痛,肠鸣泄泻,脱肛,水肿,臌胀等。

［操作］宜灸;禁针。

（5）中脘 zhōng wǎn（RN12）

［定位］在上腹前正中线,脐上 4 寸处（图 8-41）。

［主治］胃脘疼痛,恶心呕吐,嗳气吞酸,食少腹胀,肠鸣泄泻,黄疸等。

［操作］直刺 1~1.5 寸;可灸。

（6）膻中 dàn zhōng（RN17）

［定位］在胸前正中线,平第四肋间隙处（图 8-41）。

［主治］咳嗽,气喘,胸闷,胸痛,心悸,呕吐,噎膈,乳少,乳痈等。

［操作］平刺 0.3~0.5 寸;可灸。

十四、督脉

1. 经脉循行　起于女子胞,下出会阴,向后沿脊柱内上行,至项后入颅内,络脑,上行巅顶,沿头正中线,至前额,达鼻柱,止于上唇系带（龈交）处（图 8-42）。

2. 主治概要　本经腧穴主治腰背、头项部病证,神志、生殖方面病证,以及热性病证和相应的内脏病证。本经共 28 穴。

3. 常用腧穴

（1）腰阳关 yāo yáng guān（DU3）

［定位］在第四腰椎棘突下（图 8-43）。

［主治］腰痛,月经不调,带下,阳痿,遗精,下肢痿痹等。

［操作］向上斜刺 0.5~1 寸;可灸。

（2）命门 mìng mén（DU4）

［定位］在第二腰椎棘突下（图 8-43）。

［主治］阳痿,遗精,月经不调,带下,腰痛,尿频,泄泻等。

［操作］直刺 0.5~1 寸;可灸。

（3）大椎 dà zhuī（DU14）

［定位］在第七颈椎棘突下（图 8-43）。

［主治］热病,感冒,咳喘,头项肩背疼痛,骨蒸盗汗,癫痫等。

［操作］向上斜刺 0.5~1 寸;可灸。

（4）百会 bǎi huì（DU20）

［定位］在头部,当前发际正中直上 5

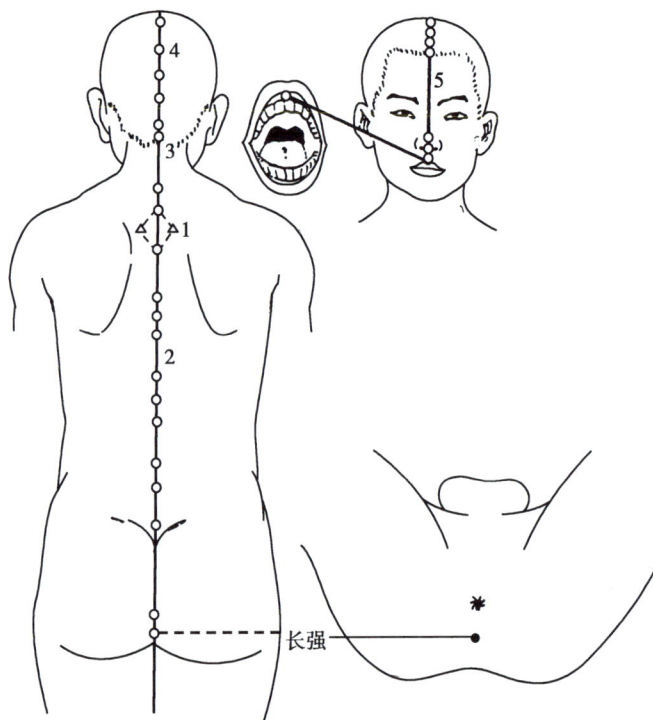

图 8-42　督脉循行图

长强

寸（图 8-43）。

[主治]昏厥,中风失语,头痛头晕,失眠健忘,癫狂,脱肛,阴挺等。

[操作]平刺 0.5~0.8 寸;可灸。

（5）水沟 shuǐ gōu（DU26）

[定位]在鼻下人中沟上 1/3 与下 2/3 交点处（图 8-43）。

[主治]晕厥,昏迷,中暑,小儿惊风,牙关紧闭,口角㖞斜,癫狂,痫证等。为急救要穴。

[操作]向上斜刺 0.3~0.5 寸,或用指甲按掐;不灸。

十五、常用经外穴

（一）四神聪 sì shén cōng（EX-HN1）

[定位]在巅顶,当百会前后左右各 1 寸处（图 8-44）。

[主治]头痛头晕,失眠多梦,健忘,癫痫等。

[操作]平刺 0.5~0.8 寸;可灸。

（二）太阳 tài yáng（EX-HN5）

[定位]在眉梢与目外眦之间向后约 1 寸凹陷处（图 8-45）。

[主治]头痛,头晕,目赤肿痛,牙痛,感冒等。

[操作]直刺或向下斜刺 0.3~0.5 寸,或三棱针点刺放血;禁灸。

（三）定喘 dìng chuǎn（EX-B1）

[定位]在第七颈椎棘突下,旁开 0.5 寸（图 8-46）。

[主治]哮喘,咳嗽,肩背疼痛,落枕,风疹等。

[操作]向椎体方向斜刺 0.5~1 寸,可灸。

（四）夹脊 jiā jǐ（EX-B2）

[定位]自第一胸椎至第五腰椎棘突下,旁开 0.5 寸（图 8-46）。

[主治]胸、腹、腰、背部疾患,和相应的脏腑病证。

[操作]斜刺 0.3~0.5 寸,或用梅花针叩刺;可灸。

（五）胆囊 dǎn náng（EX-LE6）

[定位]在阳陵泉穴直下 2 寸处（图 8-47）。

[主治]胁痛,急慢性胆囊炎,胆石症,胆道蛔虫症,下肢痿痹等。

[操作]直刺 1~1.5 寸;可灸。

（六）阑尾 lán wěi（EX-LE7）

[定位]在足三里穴直下 2 寸处（图 8-48）。

[主治]腹痛,急慢性阑尾炎,消化不良,下肢痿痹等病证。

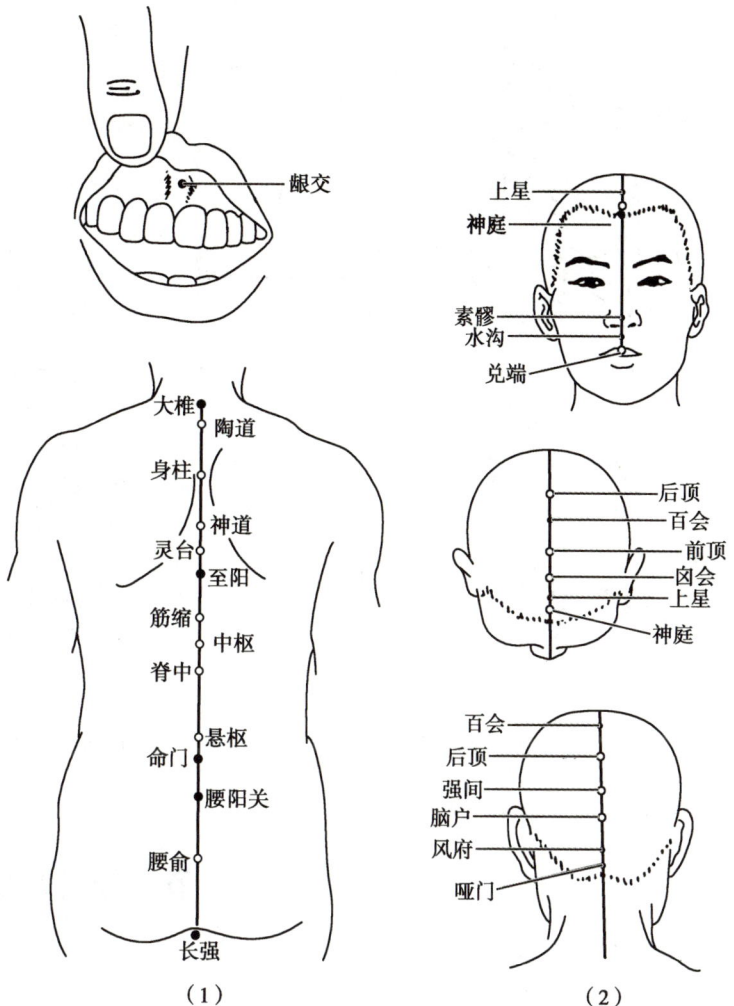

图 8-43 腰阳关等穴位图

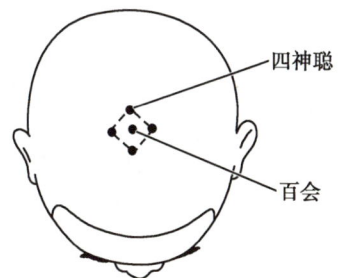

图 8-44 四神聪穴位图

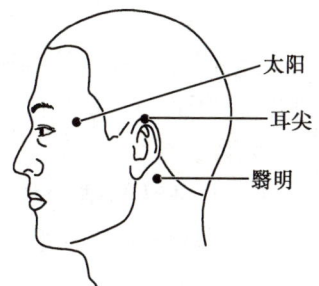

图 8-45 太阳穴位图

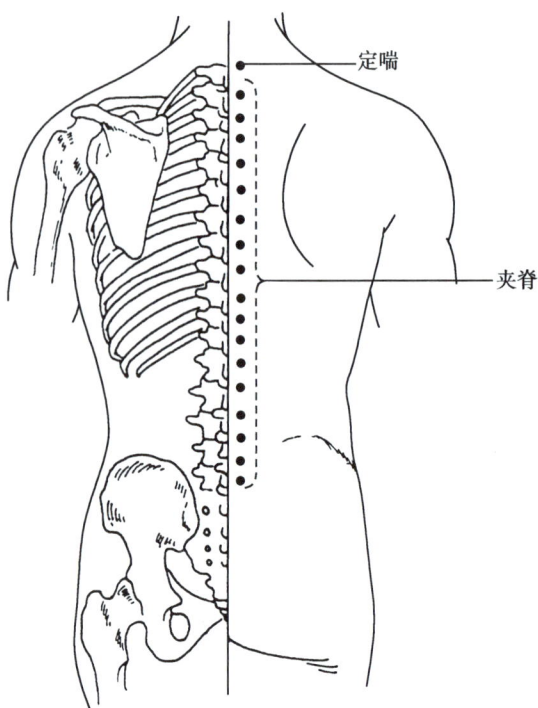

图 8-46　定喘等穴位图　　　　　图 8-47　胆囊穴位图　　　　　图 8-48　阑尾穴位图

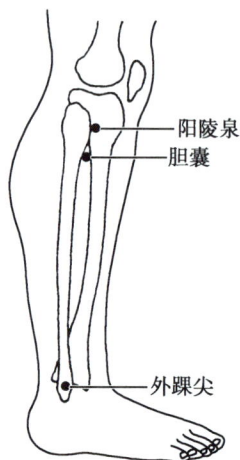

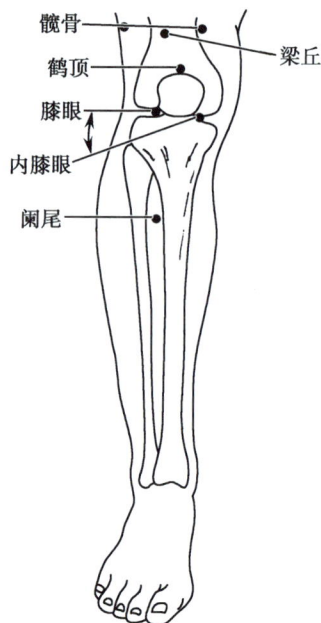

[操作]直刺 1~1.5 寸;可灸。

第三节　毫针刺法

案例导入

　　患者,女,45 岁,办公室职员。主诉"长期伏案工作,反复颈肩部酸痛伴头晕 1 年,加重 1 周",近期加班后症状明显,表现为颈肩肌肉僵硬、转头受限,头晕以午后为甚,偶有手指麻木。舌淡红、苔薄白,脉弦细。体检:C_4~C_6 椎旁压痛(+),臂丛神经牵拉试验(-)。

　　请思考:

　　1. 根据上述症状,请分析该患者的证型,并列出毫针刺法治疗的主穴及配穴。

　　2. 针对该患者的颈肩部疼痛,说明毫针操作时应关注的进针方向、深度及补泻手法。

　　3. 若患者在针刺过程中出现晕针现象,作为医师应如何紧急处理? 结合该患者体质特点,平时治疗还需提醒哪些注意事项?

一、概述

　　刺法:古称"砭刺",后称"针法",是用各种针具在人体的特定部位施以不同的刺激手法,以达到防治疾病目的的一种方法。刺法包括毫针刺法、三棱针法、皮肤针法、电针法、耳针法等。

　　毫针刺法是指利用毫针针具,通过一定的手法刺激机体的穴位,以疏通经络,调节脏腑,从而达到扶正祛邪、防治疾病的目的。毫针刺法的适应证非常广泛,能治疗内、外、妇、儿等科的多种常见病、多发病。

(一)毫针的结构与规格

　　1. 毫针的结构　　毫针由金属制作而成,以不锈钢针最为常用。不锈钢针因有较高的强度和韧性,能耐热和防锈,不易被化学物品腐蚀,被临床上广泛采用。也有用其他金属制作的毫针,如金针、银针,因针体较粗,强度和韧性较差,且价格昂贵,一般较少使用。铁针和普通钢针,因容易锈蚀,弹性、韧性及牢固度也差,除偶用于磁针法外,已不采用。

毫针可分为5个部分,即针尖、针身、针根、针柄、针尾。针尖,是指针的尖端锋锐部分,亦称针芒;针身,是针尖与针柄之间的主体部分,亦称针体;针根,是针身与针柄连接的部分;针柄,是针体与针根后面手持着力的部分;针尾,是针柄的末梢部分。针柄与针尾多用铜丝或铅丝缠绕,呈螺旋状或圆筒状,主要是便于着力,有利于进针操作。针柄的形状有圈柄、花柄、平柄、管柄等多种(图8-49)。

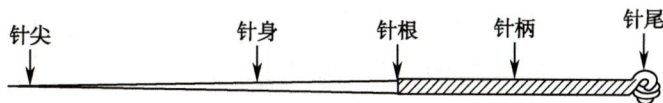

图 8-49　毫针的结构

2. 毫针的规格　是指针身的长短和粗细,以毫米(mm)为计量单位(表8-3、表8-4)。

表 8-3　毫针长度规格表

寸	0.5	1.0	1.5	2.0	2.5	3.0	3.5	4.0
mm	15	25	40	50	65	75	90	100

表 8-4　毫针粗细规格表

号数	26	28	29	30	32	34	36
直径/mm	0.45	0.40	0.35	0.30	0.25	0.22	0.20

(二)针刺练习

针刺练习包括指力和手法的练习。良好的指力是施行针刺手法的基础,熟练的手法是针刺治病获效的保证。只有加强手指力量和灵活度的训练,才能顺利进针并进行捻转、提插等各种行针手法。针刺的练习,一般分指力练习、手法练习和手感练习。

1. 指力练习　主要在纸垫上进行。练习时,左手平执纸垫,右手拇、食指或拇、食、中三指持针柄,使针身垂直于纸垫,手指向下渐加压力,使针迅速刺入其内,再捻转退针,如此反复练习至针身可以垂直刺入纸垫,并能保持针身不弯、不摇摆、进退自如(图8-50)。

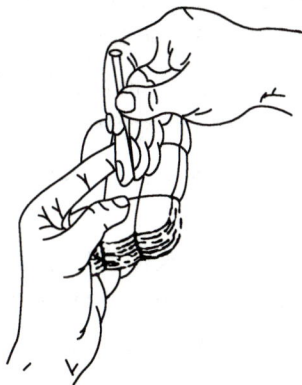

2. 手法练习　主要在棉团上进行。因棉团松软,可以练习提插、捻转、进针、出针等各种毫针操作手法。当做提插练习时,将针刺入棉团,做上提下插的动作,要求深浅适宜,幅度均匀,针身垂直,动作连贯。在此基础上,进行捻转练习,将针刺入一定深度后,左右捻转针柄;要求提插幅度、捻转角度、操作频率均匀一致,逐步达到动作协调、运用自如的程度(图8-51)。

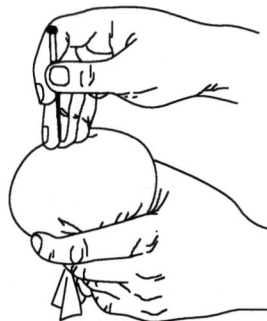

图 8-50　纸垫练针法　　图 8-51　棉团练针法

3. 手感练习　具有了一定的指力和手法基础后,可以在自己身上进行试针练习,或学习者彼此之间相互试针练习,以亲身体会进针、行针、得气的感觉。

(三)针刺的角度、深度和方向

正确的针刺角度、深度和方向是加强针感,提高疗效,防止意外的关键。

1. 针刺的角度　针刺的角度是指进针时针身与皮肤表面所形成的夹角。一般根据腧穴所处的部位和治疗目的而定。一般分为直刺、斜刺、平刺三种(图8-52)。

(1)**直刺**:针身与皮肤表面呈90°垂直刺入体内。其适用于人体大部分腧穴。

(2)**斜刺**:针身与皮肤表面呈45°左右刺入体内。其适用于肌肉浅薄处或内有重要脏器,或不宜直刺、深刺的腧穴。

（3）平刺：又称横刺、沿皮刺，指针身与皮肤表面呈 15°左右或以更小的角度刺入体内。其适用于皮薄肉少部位的腧穴，如头部、胸胁部的腧穴等。

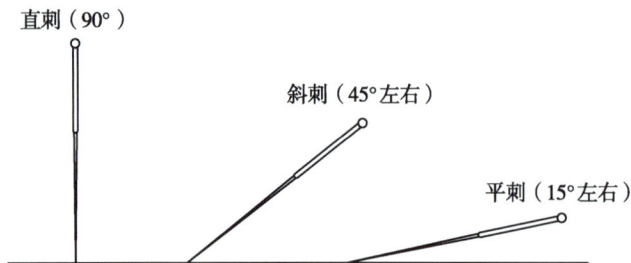

图 8-52　针刺角度

2. 针刺的深度　针刺的深度是指针刺入腧穴的深度。一般以安全且取得针感为原则。临床操作时，还需结合患者的体质、年龄、病情、针刺部位等情况来调整。

（1）浅刺：适用于年老体弱、形体消瘦、气血虚衰者，小儿稚嫩和肌肉浅薄等处的腧穴，以及表证、阳证、新病者等。

（2）深刺：适用于形体肥胖、年轻体壮、皮肉结实之体和肌肉丰厚处的腧穴，以及里证、阴证、久病者等。

此外，不同季节对针刺深浅的要求也不同，一般是"春夏宜浅刺，秋冬宜深刺"。

3. 针刺的方向　指进针时针尖的朝向。一般根据经脉循行的方向、腧穴部位的特点和治疗的需要而定。根据经脉循行走向，或顺经而刺，或逆经而刺，以达到疏通经气、提高疗效的目的。如虚证用补法时，应顺经而刺；反之，应逆经而刺。为了保证安全，针刺某些穴位时必须朝向特定方向，方能保证治疗效果和针刺安全，如针刺哑门时，针尖应朝向下颌方向。根据治疗需要，为使针感到达病变部位，针尖应朝向病所。

（四）针刺前的准备

1. 患者准备　针对初诊或对针刺恐惧的患者要做好解释工作，缓解患者紧张情绪，使其积极配合治疗。

2. 针具准备　一般是根据腧穴的所在部位及患者的性别、年龄、体质、病情、病位等情况进行选针，如男性、体壮、形肥，且病位较深者，针刺宜深的腧穴应选用稍长、稍粗的毫针；反之应选用较短、较细的毫针。临床上选针常以将针刺入腧穴应至之深度，而针身还应露在皮肤上稍许为宜。检查针具的质量，针尖是否带钩、变钝，针身和针根是否弯曲、缺损、有毛刺或折痕。

3. 体位准备　为了使患者在治疗过程中有较为舒适而又能耐久的体位，既便于取穴、操作，又能适当留针，在针刺时必须选择好体位。临床常用的有仰卧位、俯卧位、侧卧位、仰靠坐位、俯伏坐位、侧伏坐位等。

4. 定穴与消毒　暴露治疗部位，根据治疗方案选定穴位，进行消毒。针刺消毒是一项基本操作要求。一般而言，针刺前的消毒范围包括针具器械、医者双手、患者的施术部位、治疗室内等。其中针具消毒方法很多，以高压蒸汽灭菌法为佳，临床一般多采用一次性无菌针灸针。施术部位和医生的手指多用 75% 的酒精棉球消毒。

> **知识拓展**
>
> ### 针刺急救的经典——毫针
>
> 针刺急救的最早文字记载当属汉语成语"起死回生"的典故来历，即《史记》一书中《扁鹊仓公列传》关于扁鹊用针砭进行急救虢太子，刺激数穴的翔实记载。这一传纪成为针刺急救的最早成功案例。自此以后，用毫针进行针刺急救便逐渐成为历代医家应急的主要措施。
>
> 东汉医家华佗以对外科及针灸精通而著称。如《三国志》记载华佗针刺救急："若当针，亦不过一两处。下针言当引某许，若至，语人，病者言已到，应手拔针，病亦行差。"指华佗针刺时

常常取穴不多,且操作简单,但能"手到病除",显示出华佗的针刺技术十分精湛。同时也反映出在汉代时期用毫针救急已成为常见的医疗手段之一。

二、技术操作要点

毫针基本操作技术包括持针法、进针法、行针法、留针法和出针法等。

1. 持针法 指拿针操作,一般用右手,称为"刺手",而辅助针刺或按压针刺部位的手称为"押手",一般为左手。一般以拇、食、中三指夹持针柄,以无名指抵住针身,有如执笔,故又称执笔式持针法。还有拇、食指持针的二指持针法,拇、食指持针柄,中指抵住针身的三指持针法,此法临床上最常用,适用于一般长度毫针的操作。

2. 进针法 又称刺针法、下针法、入针法,是指毫针在刺手与押手的配合下,运用各种手法将针刺入腧穴皮下的方法,是毫针刺法的首要操作技术。在进针时要注意指力与腕力的协调一致,要求做到无痛或微痛进针。毫针进针方法很多,现代常用的有单手进针法和双手进针法等。

(1)**单手进针法**:刺手拇、食指持针,中指指端紧靠腧穴,指腹抵于针身下段,当拇食指向下用力按压时,中指随势屈曲将针刺入,直至所需深度。此法适用于容易进针和肌肉浅薄部位的腧穴(图8-53)。

(2)**双手进针法**:即刺手与押手相互配合,协同进针。其包括指切进针法、夹持进针法、提进针捏法和舒张进针法。

1)指切进针法:又称爪切进针法。用押手拇指或食指指端切按在腧穴的位置上,刺手持针,紧靠押手指甲面将针刺入腧穴,适用于短针、婴幼儿及畏针者(图8-54)。

2)夹持进针法:又称骈指进针法。以押手拇、食二指夹持消毒干棉球捏住针身下段,将针尖固定于所刺腧穴的皮肤表面,刺手持针柄,双手同时施力,将针刺入腧穴,适用于长针的进针(图8-55)。

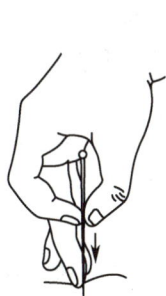

图 8-53　单手进针法　　　　图 8-54　指切进针法　　　　图 8-55　夹持进针法

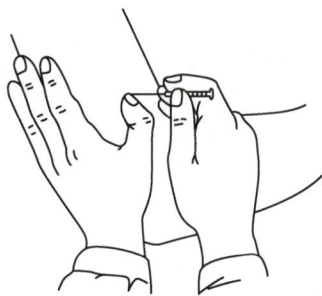

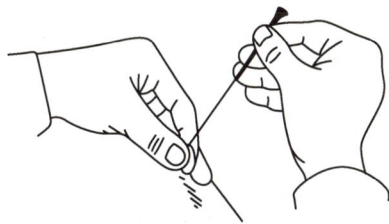

3)提捏进针法:用押手拇、食二指将针刺部位皮肤捏起,刺手持针从捏起的一端刺入。其适用于皮肉浅薄部位的腧穴,如印堂穴(图8-56)。

4)舒张进针法:用押手的食、中二指或拇、食二指,将所刺腧穴部位的皮肤舒展,使之绷紧,刺手持针,将针刺入皮下。其适用于皮肤松弛或有皱纹的部位,如腹部(图8-57)。

3. 行针法 针刺要求得气,并在得气基础上施行适当的手法(针刺剂量),才能获得满意的效果。

(1)**行针**:又称运针,是将针刺入腧穴后,为使得气、调节针感和进行补泻而实施的各种操作方法。基本行针手法有提插法和捻转法,辅助手法有循法、弹法、刮法和摇法等。

1)提插法:将针刺入腧穴一定深度后,施以上提下插的操作手法。提插幅度的大小、频率的快慢和操作时间的长短,应根据患者的体质、病情、腧穴部位和针刺目的来调整(图8-58)。

2)捻转法:将针刺入腧穴后,前后捻动,使针在腧穴内来回旋转的行针手法。捻转角度、频率、

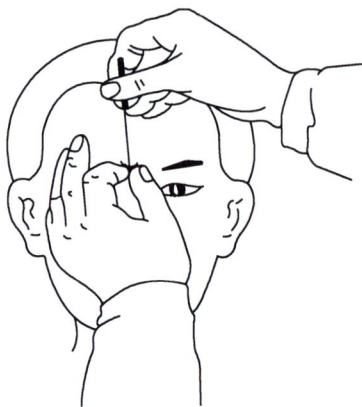

图 8-56 提捏进针法

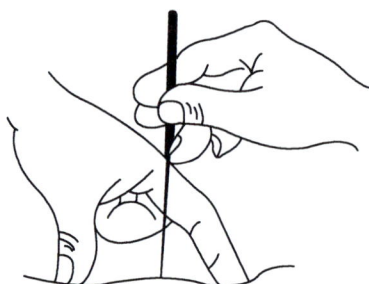

图 8-57 舒张进针法

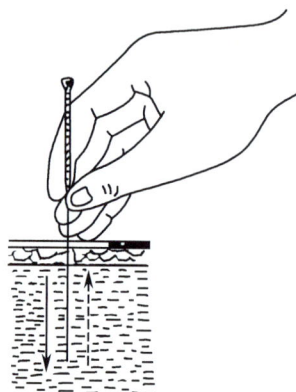

图 8-58 提插法

时间需根据具体情况灵活掌握(图 8-59)。不可单向捻针,以免滞针。

3)循法:在留针过程中,医者用手指沿经络循行路径,在所刺腧穴部位上下循按叩打的方法。此法有推动气血,激发经气,促使针感传导的作用(图 8-60)。

4)弹法:在留针过程中,医者以手指轻弹针尾或针柄,使针身微微振动的方法。此法具有催气、行气、加强针感的作用(图 8-61)。

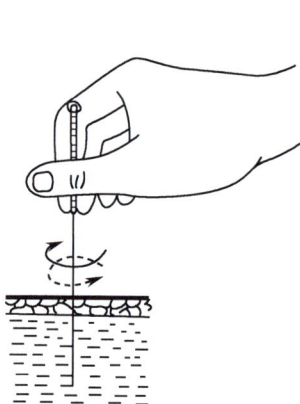

图 8-59 捻转法

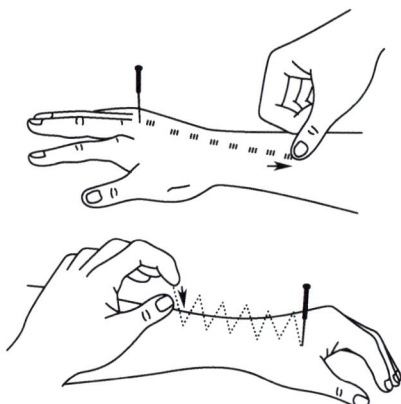

图 8-60 循法

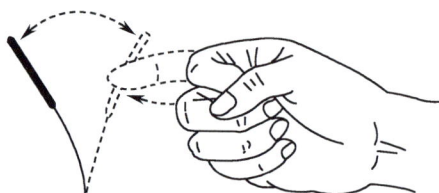

图 8-61 弹法

5)刮法:将针刺入腧穴后,医者用指甲刮动针柄的方法。此法可激发经气,加强针感的传导和扩散(图 8-62)。

6)摇法:将毫针刺入腧穴后,医者手持针柄,将针轻轻摇动的方法。直立摇针,可加强得气感应;卧倒针身而摇,可使经气向一定方向传导(图 8-63)。

7)飞法:将针刺入腧穴后,医者用右手拇、食指持针柄,细细捻搓数次,然后张开两指,一捻一放,反复数次,状如飞鸟展翅,故称飞法。此法具有催气、行气,加强针感的作用(图 8-64)。

8)震颤法:指针刺入腧穴一定深度后,刺手持针柄,用小幅度、快频率的提插、捻转手法,使针身轻微震颤的方法(图 8-65)。

(2)得气:指针刺时或行针后患者在针刺部位出现酸、麻、沉、胀的感觉,有时还会沿着一定的方向传导和扩散。同时医者指下也会有沉紧感,这种针下感应就是得气,又称"针感"。得气的强弱与有无,与疗效密切相关。一般认为,得气快、针感强、传导远,疗效就好;反之,疗效就差。

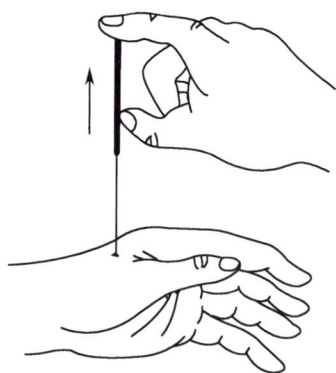

图 8-62 刮法

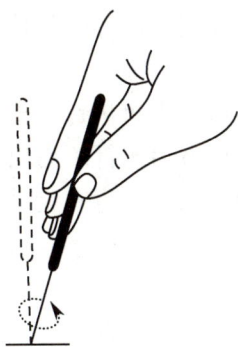

图 8-63　摇法

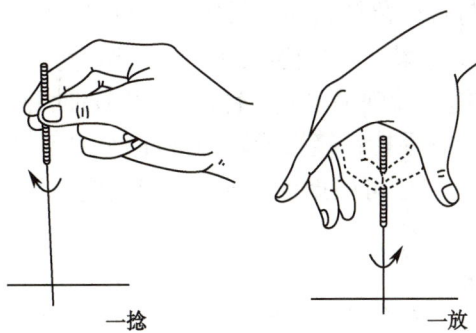

一捻　　一放

图 8-64　飞法

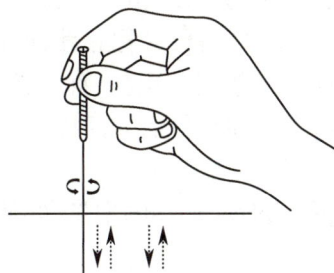

图 8-65　震颤法

4. 针刺补泻　是根据病情需要而采用不同的操作方法。补法,能鼓舞人体正气,使低下的功能恢复旺盛,适用于虚证;泻法,能疏泄病邪,使亢进的功能恢复正常,适用于实证。

(1) 单式补泻手法

1) 提插补泻:先浅后深,重插轻提,以下插用力为主者为补法。先深后浅,轻插重提,以上提用力为主者为泻法。

2) 捻转补泻:以右手持针,拇指向前用力重,向后用力轻,捻转角度小(180°左右),频率慢,时间短,为补法;反之拇指向前用力轻,向后用力重,捻转角度大(360°以上),频率快,时间长,为泻法。

3) 疾徐补泻:徐徐刺入,疾速出针者为补法;疾速刺入,徐徐出针者为泻法。

4) 迎随补泻:针尖随着经脉循行去的方向,顺经刺入为补法;针尖迎着经脉循行来的方向,逆经刺入为泻法。

5) 呼吸补泻:在患者呼气时进针,吸气时出针为补法;在患者吸气时进针,呼气时出针为泻法。

6) 开阖补泻:出针后迅速按压针孔为补法;出针时摇大针孔而不按为泻法。

7) 平补平泻:进针后均匀的提插、捻转,即为平补平泻。

(2) 复式补泻手法

1) 烧山火:是一种补虚生热,用于治疗虚寒证的手法。视穴位的可刺深度,分作浅、中、深三层(天、人、地三部),进针时,速进针于皮下,得气后稍停,先在天部重插轻提,上下行针,反复9次;再稍停,将针插入人部,如前法上下提插反复9次;再稍停,将针插入地部,如前法上下提插反复9次,操作完毕,将针一次提至皮下,此为一度。此即三进一退。以针下出现热感为标准,通过施用此法,能使阳气隆至,阴寒自除,起到补虚的作用。

在敏感的患者身上,操作一度可有热感,若无热感,可如前法行第二度、第三度,连续做完,一般均可产生热感。如果三度做完仍无热感,可静留片刻,再继续按度数重做,直至产生热感或局部皮温升高。出针时按压针孔。

2) 透天凉:是一种用于实热证的凉泻手法。视穴位的可刺深度,分为浅、中、深三层(天、人、地三部),进针时,速进针于皮下,稍停,一次直达地部,得气后轻插重提,上下行针,反复6次;将针退至人部,如前法上下提插反复6次;再将针退至天部,如前法上下提反复6次,操作完毕,将针一次插至地部,此为一度。此即一进三退。

在敏感的患者身上,操作一度可有清凉感,若无凉感,可如前法行第二度、第三度连续做完,一般均可产生凉感。如果三度做完仍不成功,可静留片刻,再继续按度数重做,直至产生凉感或局部皮温降低。出针时不按压针孔。

5. 留针与出针

(1) 留针:将针刺入腧穴并行针后,将针留置穴内称为留针。留针的目的是加强针刺作用和便于继续行针施术。在临床上留针与否或留针时间的长短,应根据患者具体病情而定。留针时勿让患者移动体位,精神病患者及小儿不宜留针,重要脏器附近慎用留针。

（2）出针:又称起针、退针。在施行针刺手法或留针达到预期目的和治疗要求后,即可出针。出针时一般用左手拇、食指按于穴旁,右手持针轻微捻转,慢慢退至皮下,静留片刻,然后出针。易出血者应在出针后立即按压针孔,其他穴位可根据针刺补泻要求而定。最后核对针数,并注意有无晕针延迟反应。

三、针刺意外情况的处理及预防

一般来说,针刺异常情况,可能会有晕针、滞针、弯针、断针和血肿等。不同情况的处理方法也有所差异,具体处理如下:

1. 晕针　指在针刺过程中患者突然出现头晕心慌、胸闷气短、面色苍白,甚至晕厥,不省人事等现象。其多因患者精神紧张、体质虚弱、饥饿疲劳,或医者手法过重等引起。此时应护住患者,并立即出针,让其平躺,避免摔伤,可饮些温开水,休息片刻,即可恢复。重者在上述处理的基础上,可指切或针刺人中、合谷、内关等穴,或艾灸百会穴,即可恢复。必要时配合其他急救措施。

预防:解释针刺治疗过程及可能出现的感觉,消除患者的思想顾虑;对饥饿和疲劳者不予针刺或先进食、休息后再行针刺;选取舒适体位,最好卧位或侧卧位;针刺手法不要过重等。

2. 滞针　指在针刺时由于患者精神紧张或行针不当,出现针刺部位明显疼痛、行针困难,甚至无法出针的情况。若因精神紧张、肌肉强烈收缩所致者,可轻叩滞针部位,或在附近再刺一针,以缓解肌肉紧张状态即可出针。如因肌纤维缠绕针身,可反向捻转针体,待针松动后即可出针。

预防:做好解释工作,消除患者顾虑,选取舒适体位,行针手法轻柔,捻转幅度恰当,避免单向捻针等。

3. 弯针　指由于操作失误或用力过猛,或患者体位变化等原因使针体在患者体内发生弯折的情况。此时切不可再行提插捻转,需将针沿着弯折的方向缓慢起出,若因体位改变所致,应先恢复原本体位再进行操作。

预防:患者体位要舒适,医者手法要熟练,嘱患者留针时不要改变体位等。

4. 断针　指针体折断留在患者体内,多是患者体位突然改变或滞针、弯针处理不当导致,此时需要冷静,让患者保持不动,避免针体发生移动,可使用镊子夹出或手术取出。

预防:仔细地检查针具,剔除质量不合格的针具;行针手法力度要恰当;嘱咐患者在留针时不要改变体位;针刺时更不可将针身全部刺入腧穴,应留部分针身在体外,以便于针根折断时取针;对于弯针等应及时正确的处理,不可强行硬拔。

5. 血肿　在针刺时刺伤毛细血管引起出血,出血会在局部形成青紫色瘀血,一般面积较小可以自行消退,面积较大时可冷敷局部止血,之后可用热敷促进瘀血吸收。

预防:针刺时避开血管,易出血部位出针时要按压针孔,避免使用针尖弯曲带钩的针具。

6. 刺伤内脏　多因操作不当,进针过深导致。针刺时如果出现伤及内脏的情况,叮嘱患者卧床休息,轻症者一般可自愈。如果损伤严重,应对症处理。

预防:医者针刺手法要精确柔和,掌握腧穴解剖知识,避开危险部位。

四、注意事项

1. 过度饥饿、饱食、饮酒、疲劳和精神紧张者,不宜针刺。

2. 孕妇的下腹部、腰骶部、会阴部及一些特殊穴位,如合谷、足三里、三阴交、血海、至阴等,禁止针刺。

3. 有出血倾向者,或皮肤有过敏、感染、溃疡、瘢痕、肿瘤等部位,不宜在患部针刺。

4. 重要脏器所在处,如胁肋部、背部、眼区、耳区、肾区、肝区,不宜深刺。

第四节　推拿疗法

推拿是中医学的一种外治方法,是在中医理论的指导下,运用各种特定的技巧动作作用于人体特定部位或穴位,以疏通经络、调和气血、平衡阴阳,从而达到防治疾病目的的一种方法。

一、概述

推拿手法是指以治疗、保健为目的,用手或肢体其他部位,按各种特定的技术标准动作,在患者体表进行操作,使之获得良性刺激,从而达到预防和治疗疾病目的的一种方法。

(一)基本要求

推拿手法需要做到持久、有力、均匀、柔和,从而达到深透。"持久"是指按照技术的要求以及规范进行操作,操作时要保证充足的时间,并且在操作的过程中手法不能走样。"有力"是指手法应有一定的力量,但不能使用蛮力,应该适度地使用巧力。"均匀"是指手法必须有节律,不能时快时慢,时轻时重,要做到均匀操作。"柔和"是指手法要轻而不浮,重而不滞,手法灵活,轻重适中。深透是指手法具备渗透力,这种渗透力可透皮入内,能深达深层组织及脏腑。

(二)推拿手法的作用

推拿具有疏通经络、促进气血运行、调整脏腑机能、滑利关节、增强人体抗病能力的作用。对运动系统具有纠正解剖位置,促进血液循环,促进组织修复,分离与松解粘连,解痉,消炎,镇痛的作用。

(三)常用介质

推拿时,为了减少对皮肤的摩擦,或为了借助某些药物的辅助作用,可在施术部位涂些液体、膏剂或撒些粉末,这些液体、膏剂或粉末统称为推拿介质。常用介质有滑石粉、液体石蜡、按摩乳、薄荷水和活络油等。临床应用可根据患者病情合理选用。

二、常用推拿手法

推拿手法种类很多,根据动作形态来分类,一般分为六大类,包括摆动类、摩擦类、挤压类、叩击类、振动类和运动关节类手法,每类手法又由数种手法组成。

(一)摆动类

摆动类是通过腕部有节奏地摆动,使压力轻重交替地作用于机体的一类手法,包括一指禅推法、㨰法、揉法等。

1.**一指禅推法**　是用大拇指指端、螺纹面或偏锋着力于一定部位或穴位上,通过前臂与腕部的摆动,带动拇指关节作屈伸活动,使产生的力持续作用于治疗部位的一类方法(图 8-66)。

动作要领:腕部放松,沉肩,垂肘,悬腕,肘关节略低于腕部。以肘部为支点,前臂做主动摆动,带动腕部和拇指关节做屈伸运动。压力平稳,紧推慢移。不可用蛮力,摆动幅度要均匀,动作要灵活,频率 120~160 次/min。

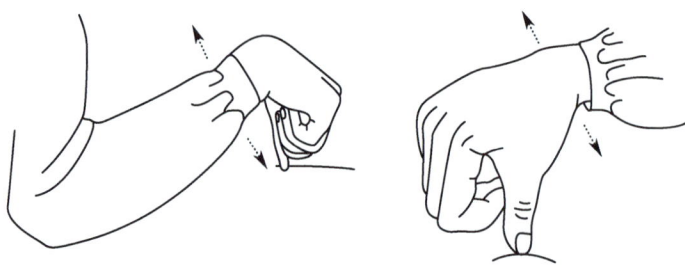
图 8-66　一指禅推法

临床应用:此手法接触面积小,渗透度大,刺激量中等,适用于全身各部的穴位。其有调和营卫,舒筋活络,健脾和胃,祛瘀消积,调和脏腑的功能。

2. **滚法**　是用第五掌指关节背侧着力于施术部位,以前臂的旋转运动与腕关节的屈伸运动相结合,使小鱼际和手背尺侧在施术部位进行连续不断的往返滚动的一种手法(图 8-67)。

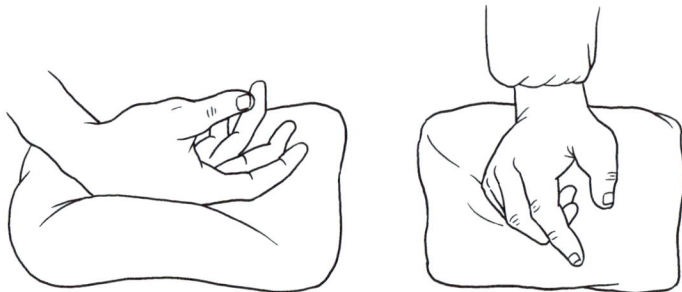
图 8-67　滚法

动作要领:沉肩、垂肘、紧推慢移。腕部放松,以肘部为支点。小指掌指关节背侧为吸定点,小鱼际掌背侧着力于施术部位。吸定部位要紧贴体表,不能拖动、跳动、辗动,压力、节律、摆动幅度要均匀一致,频率为 120~160 次/min。

临床应用:此手法压力大,接触面也较大,适用于肌肉较丰富的肩背、腰臀及四肢等部位。其有舒筋活血、缓解痉挛、滑利关节、消除疲劳的功能。

3. **揉法**　是用大鱼际、掌根或手指等,吸定于一定部位或穴位上,带动该处的皮下组织,做轻柔缓和的环旋转动的一类手法(图 8-68)。

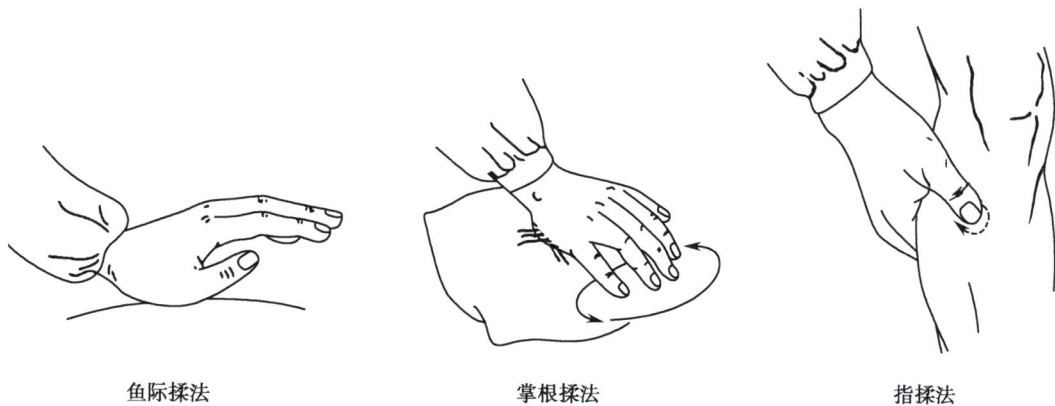

鱼际揉法　　　　　　　　掌根揉法　　　　　　　　指揉法
图 8-68　揉法

动作要领:手腕部放松,沉肩,垂肘。以肘部为支点,前臂做主动摆动。着力点紧贴体表,压力要轻柔,动作要协调而有节律,频率 100~150 次/min。

临床应用:此手法接触面积较大,轻柔缓和,刺激量小,适用于全身各部位。其有宽胸理气、活血祛瘀、舒筋活络、消积导滞、消肿止痛的功能。其中,指揉法多用于穴位;掌根揉法多用于背、腰、臀、下肢等肌肉较丰厚处;大鱼际揉法多用于头面、胸腹部等。

(二) 摩擦类

摩擦类是以手掌面、指面或肘臂等操作部位贴附在体表,做直线或环旋移动的一类手法。其包括摩法、擦法、推法、搓法、抹法等。

1. **摩法**　是用手掌面或食、中、无名指指面附着于一定穴位或部位上,以腕关节连同前臂带动掌、指做节律性的环旋抚摩的一类手法(图8-69)。

动作要领:肘关节自然屈曲,腕部放松,指掌自然伸直。着力部位做环旋抚摩动作而不带动皮下组织。动作要缓和而协调,指面或掌面要紧贴体表,做顺时针或逆时针方向均匀环旋运动,以患者舒适为度。频率80~120次/min。

临床应用:摩法刺激轻柔和缓,具有理气止痛、调理脾胃、活血散瘀、消积导滞的功能。其适用于全身各部,为胸腹、胁肋的常用手法。

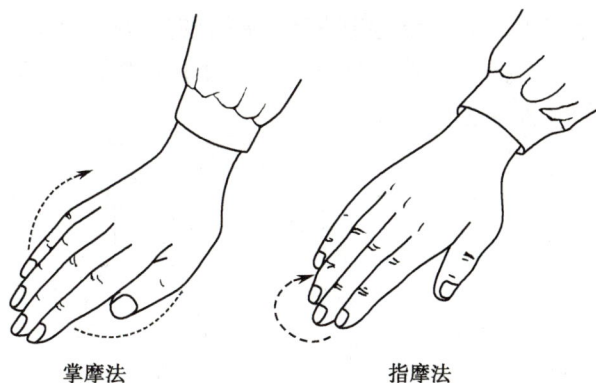

掌摩法　　　　　指摩法

图8-69　摩法

2. **擦法**　是用手掌的掌根、大鱼际、小鱼际或掌面附着在一定部位上,腕关节自然伸直,前臂与手背面接近水平,五指自然伸开,上臂主动运动,以肩关节为支点,带动掌指面或鱼际做快速的直线往返连续摩擦的一类手法(图8-70)。

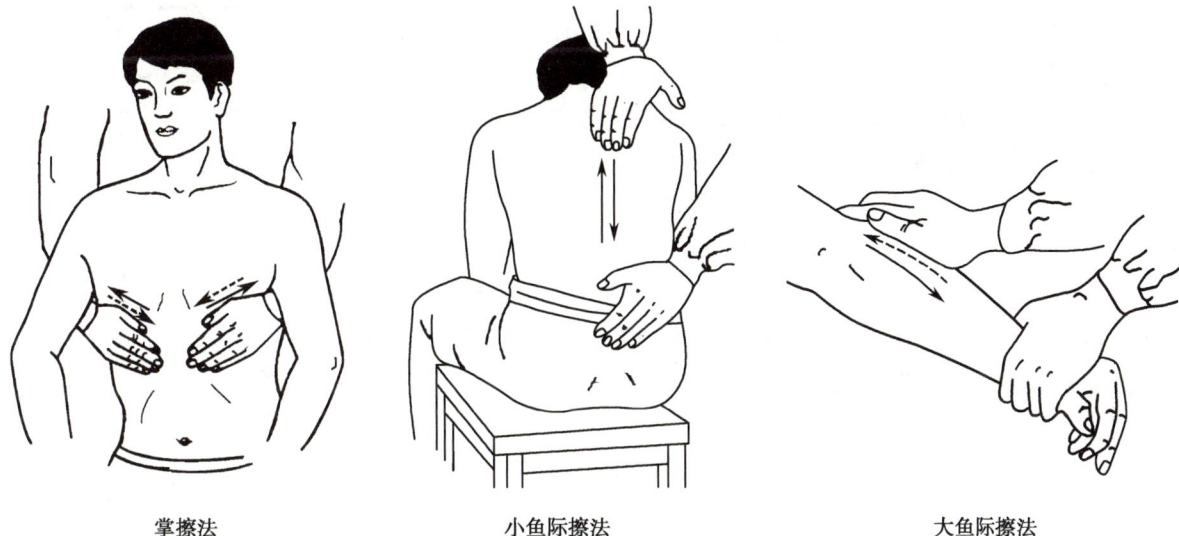

掌擦法　　　　　　　　小鱼际擦法　　　　　　　　大鱼际擦法

图8-70　擦法

动作要领:上肢放松,腕关节自然伸直,用全掌或大、小鱼际为着力点紧贴治疗部位,以肩关节为支点,做上下或前后直线往返摩擦移动,使治疗部位产生一定的热量。动作要连续、均匀。频率100~120次/min。

临床应用:擦法是一种温热而柔和的刺激,适用于全身各部位。其有活血祛瘀、消肿止痛、温通经络、祛风散寒、健脾和胃的功能。掌擦法多用于胸胁、背腹部,大鱼际擦法用于四肢,小鱼际擦法多用于腰背部及下肢部。擦法在使用时宜暴露皮肤,涂适量润滑油或药膏以防擦破皮肤,还可通过药物的渗透作用加强疗效。

3. **推法**　是以掌、指、肘关节紧贴于施术部位,运用适当压力,进行单方向直线移动的一种手法。有掌推法、指推法和肘推法等(图8-71)。

动作要领:沉肩,垂肘,肘关节微屈或屈曲。指、掌或肘部紧贴皮肤,压力要平稳,速度要均匀而缓慢。频率30~60次/min。

临床应用:推法适用于全身各部位。其有行气活血、消肿止痛、舒筋活络、健脾和胃的功能。临床用于肝郁气滞、脘腹胀满、肩臂酸痛、麻木不仁等病证。

4.搓法 是用双手掌面着力于施术部位,相对用力交替或往返做快速搓动,并做上下往返移动的一种手法(图 8-72)。

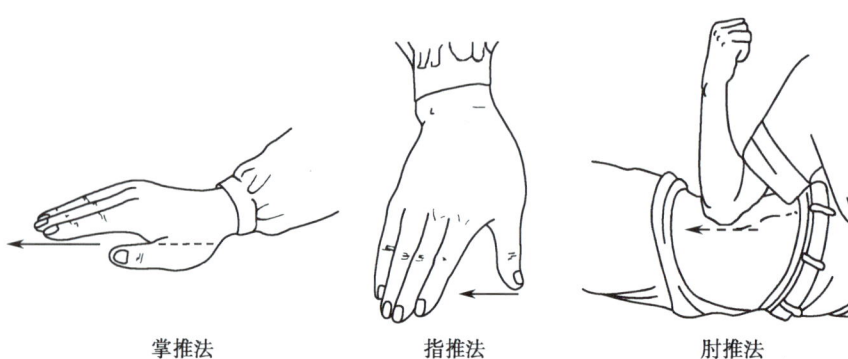

掌推法　　　　　　指推法　　　　　　肘推法

图 8-71　推法

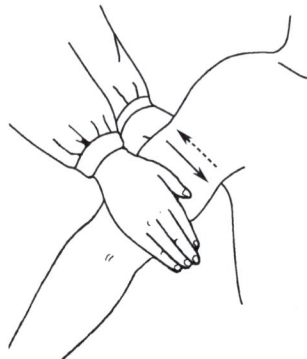

图 8-72　搓法

动作要领:沉肩,垂肘,腕关节放松,夹持肢体时力度适中,动作幅度均等,用力对称,紧搓慢移,动作要连贯。频率 120~150 次/min。

临床应用:搓法动作轻快柔和,适用于胁肋、腰背及四肢部,最常用于上肢部。其有疏通经络、调和气血、解痉止痛、疏肝理气、放松肌肉的功能。其常作为推拿治疗的结束手法之一。

5.抹法 是用拇指螺纹面或手掌面紧贴于皮肤施术部位,略用力做左右或上下往返移动的一种手法(图 8-73)。

动作要领:沉肩,垂肘,拇指螺纹面紧贴皮肤,其余四个手指固定被操作的部位。用力要轻而不浮,重而不滞。

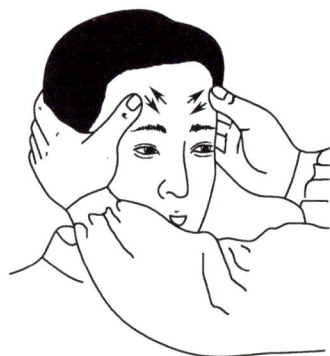

图 8-73　抹法

临床应用:抹法轻柔舒适,适用于头面、颈项、胸背及手足部。其有开窍镇静、活血通络、醒脑明目、疏肝理气、解除痉挛的作用。抹法主要用于感冒、头痛、眩晕、耳鸣、失眠、肋间神经痛及肢体酸痛等。

(三) 挤压类

挤压类是用指、掌、肘或肢体的其他部位在施术部位按压或挤压的一类手法,包括按法、拿法、捏法等。

1.按法 术者以手掌、拇指或肘尖着力,垂直按压于施术部位,用力下按,按而留之,用力由轻到重、稳而持续,使压力充分渗透组织深层,操作结束时缓慢撤力。其包括掌按法、指按法和肘按法等(图 8-74)。

动作要领:操作时着力部位要紧贴体表,不可移动。方向要垂直,用力由轻到重,逐渐发力,不

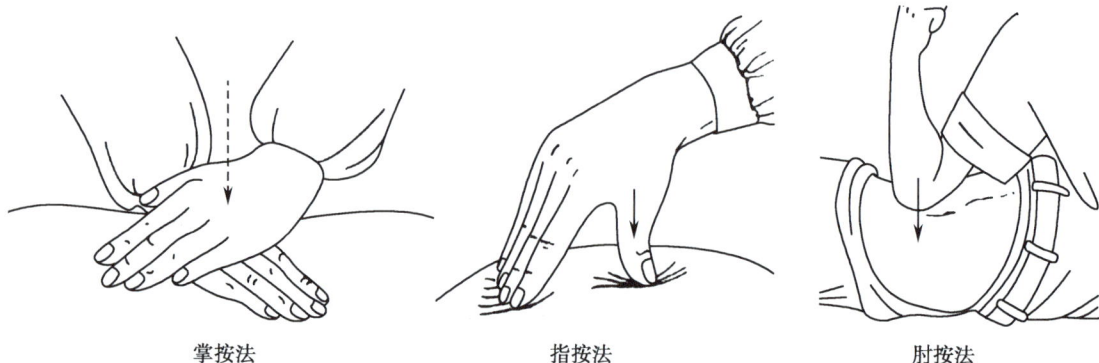

掌按法　　　　　　指按法　　　　　　肘按法

图 8-74　按法

可突然使劲地按压。按法常与揉法结合使用,组成"按揉"复合手法。

临床应用:指按法接触面积小,适用于全身各部位;掌按法接触面积大,压力重而刺激缓和,适用于腰背、腹部;肘按法主要用于肌肉丰厚处,如臀、股后及腰脊两旁。有活血止痛、解痉散结、开通闭塞的功能。临床用于肢体酸痛麻木、胃脘痛及头痛等。

2. 拿法 捏而提起谓之"拿"。拿法是用大拇指与其余四指指面,或与食、中两指指面做相对用力,在一定穴位或部位进行节律性地提捏的一种手法(图 8-75)。

动作要领:沉肩,垂肘,以指面和指峰为着力部,对称用力由轻而重,再由重而轻,动作要缓和而有连续性。不可突然用力、断断续续、忽轻忽重。指端微带揉捏动作。

临床应用:拿法刺激性较强,适用于四肢、肩、颈项等部位。其有祛风散寒、舒筋通络、开窍止痛、解除痉挛的功能。

3. 捏法 是用拇指与其余手指的螺纹面夹住施术部位并相对用力挤压的手法。其可用指面相对用力挤压,随即放松,再挤压、再放松,如此重复上述操作,并循序在施术部位缓慢移动;也可双手捏提皮肤,交替捻动,做连续的提捏推进,用于捏脊(图 8-76)。

动作要领:沉肩,垂肘,指腹着力,以腕关节活动为主,带动掌指关节做连续不断的、轻快灵活的捻转挤捏。动作要柔和、均匀而有节律性,且循序而下。频率可快可慢。

临床应用:捏法柔和,适用于头颈、背脊及四肢部。其有行气活血、舒筋通络、缓解痉挛、健脾和胃、调和阴阳的功能。捏法常用于小儿推拿,是捏脊疗法的主要手法。

(四) 叩击类

叩击类是用手掌、拳背、手指、掌侧面等有节律地击打体表,使之产生叩击感觉的一类手法,包括拍法、叩法、击法等。

1. 拍法 是五指并拢,掌指关节微屈,虚掌,腕关节放松,肘关节为支点,前臂主动施力上下运动,带动掌指有节奏地拍打(图 8-77)。

动作要领:操作时手指自然并拢,掌指关节微屈,平稳而有节奏地拍打患部。

临床应用:拍法适用于肩背、腰臀及下肢部,对风湿痹痛、局部感觉迟钝或肌肉痉挛等症状常用本法配合其他手法治疗,具有舒筋通络、行气活血的作用。

2. 叩法 两手半握拳呈空拳,以腕部屈伸带动手部,用掌根及小指尺侧着力,双手交替叩击施术部位,在患者施术部位进行节律性的叩击动作,称为叩法(图 8-78)。

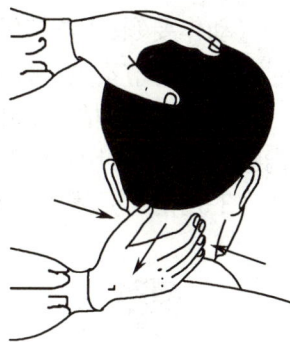

图 8-75　拿法

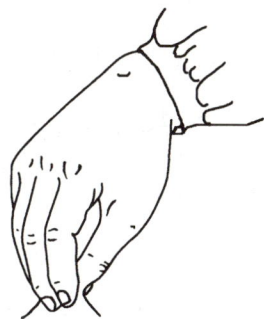

图 8-76　捏法

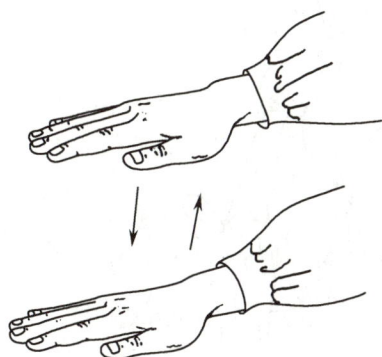

图 8-77　拍法

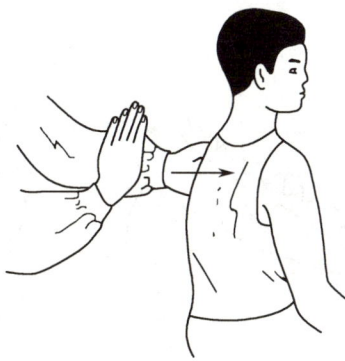

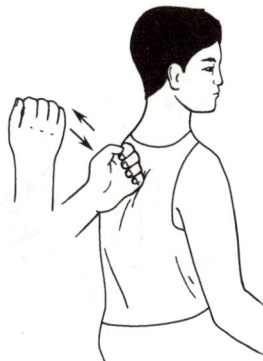

图 8-78　叩法

动作要领:手法持续有序,手腕灵巧,动作轻快而富有弹性,用力均匀而柔缓,手法熟练时,叩击时可发出有节奏的"啪、啪"声响。

临床应用:拍法适用范围较广,颈肩部最为常用,具有舒筋通络、行气活血的作用。对项强、肌肉酸痛等症,常用本法配合治疗。

3.击法 是术者以掌根、指尖、手掌侧面等有节律地击打施术部位或穴位的手法。(图 8-79)。

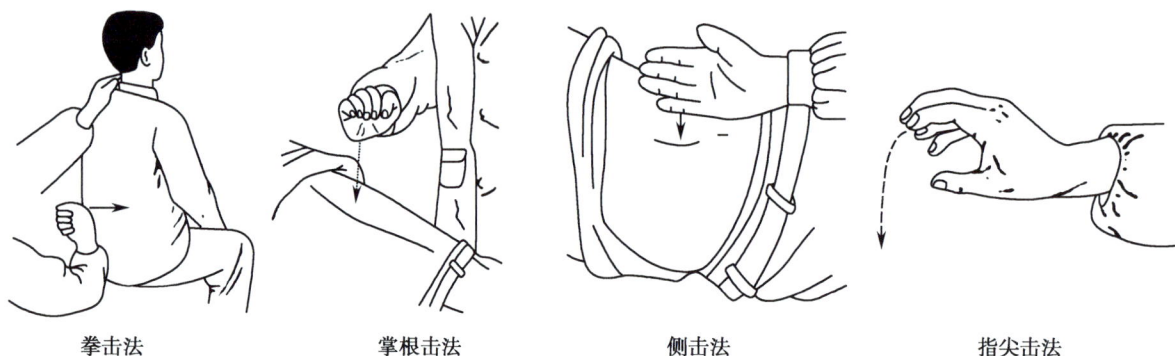

拳击法　　　　　　　掌根击法　　　　　　　侧击法　　　　　　　指尖击法

图 8-79　击法

动作要领:击法动作要轻快而有节奏,用力要快速而短暂,垂直击打体表,不能有拖抽动作,上下幅度要小,频率要快。

临床应用:击法是辅助手法,适用于头项、肩背、腰臀及四肢部。击法的力量较大且动作快速,对施术部位有一股冲击力,其主要作用于深部组织,不同的击法适用于不同的部位。拳击法常用于腰背部;掌根击法常用于腰臀及四肢部;侧击法常用于颈肩、腰背及下肢部;指尖击法常用于头部;桑棒击法常用于腰背及四肢部。击法具有舒筋通络、调和气血的作用,对风湿痹痛、局部感觉迟钝、肌肉痉挛或头痛等症,常用本法配合治疗。

(五) 振动类

振动类是以较高频率进行节律性的轻重交替刺激,持续作用于人体某一部位,使之产生振动感的一类手法,包括抖法、振法。

1.抖法 是用单手或双手握住患肢远端,稍用力做连续的小幅度、高频率上下抖动的一种手法(图 8-80)。

动作要领:被抖动的肢体要自然伸直、放松。术者沉肩、垂肘,两手握住患者肢体的腕上或踝上,同时做快速小幅度的抖动,使被抖动的肢体有轻松感。动作要轻松、连续,幅度要小,频率要快。抖动的频率,下肢约 100 次/min,上肢约 200 次/min。

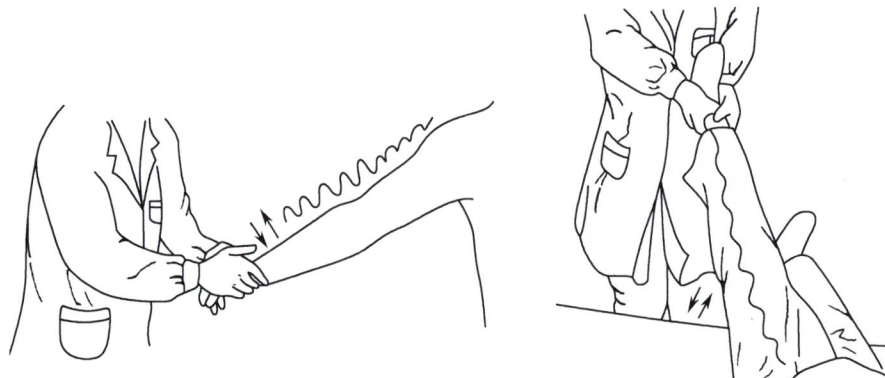

图 8-80　抖法

临床应用:抖法柔和、轻快,适用于四肢,常用于上肢。有舒筋活络、调和气血、解除痉挛、通利关节、消除疲劳的功能。实际应用中常与搓法配合,作为推拿治疗的结束手法,使患者有一种舒松的感觉。

2. 振法 是以掌或指着力按压于患者体表,做连续不断的快速振动,使被治疗部位产生震颤感的一种方法(图 8-81)。

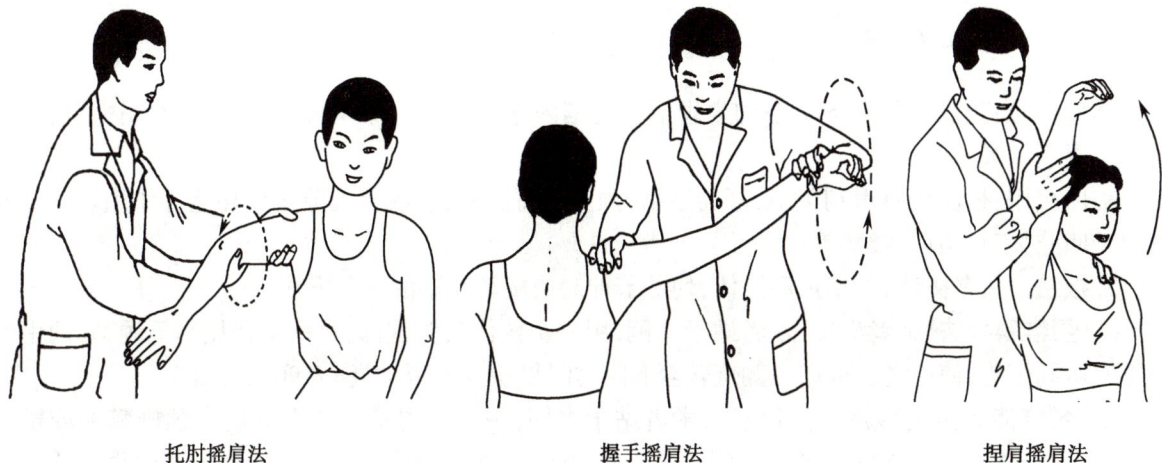

掌振法　　　　　　指振法

图 8-81　振法

动作要领:沉肩,垂肘,肘关节微屈曲,腕部放松,注意力集中于掌或指部,前臂腕屈肌群和腕伸肌群交替静止性发力,产生快速而强烈的振动,使施术部位或穴位产生温热感或舒松感。

临床应用:指振法适用于全身各部穴位;掌振法多用于胸腹部。本法具有温中散寒、理气和中、消食导滞、调节胃肠道蠕动、行气活血等作用。临床主要用于头痛、失眠、胃下垂、胃脘痛、咳嗽、气喘、月经不调等病证的治疗。

(六)运动关节类

运动关节类是使关节在生理活动范围内进行屈伸、旋转、内收、外展等被动性活动的一类手法,包括摇法、扳法、拔伸法等。

1. 摇法 一手扶住被摇关节的近端肢体,另一手握住关节的远端肢体,以关节为轴心,使肢体作被动的环转运动,称为摇法。

(1)**颈项部摇法**:患者坐位,医者站于侧后方,一手按在头枕部,另一手托住其下颌部,两手反方向用力,使颈椎做前后左右的环转摇动(图 8-82)。

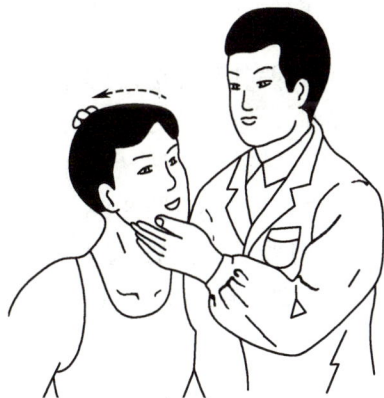

图 8-82　颈项部摇法

(2)**肩关节摇法**:患者坐位,医者站于一侧,一手按压其肩部固定,另一手托住肘部,使患者肩关节做小幅度环转运动,称为托肘摇肩法,又称小幅度摇法;若一手握住其腕部,另一手固定肩部,做肩关节的环转运动,称为握腕摇肩法,又称大幅度摇法。此外还有握手摇肩法、捏肩摇肩法等(图 8-83)。

(3)**肘关节摇法**:患者坐位,术者站于其侧方,一手托住其肘后部固定,另一手握住其腕部,以肘关节为支点,使患者肘关节做环转摇动(图 8-84)。

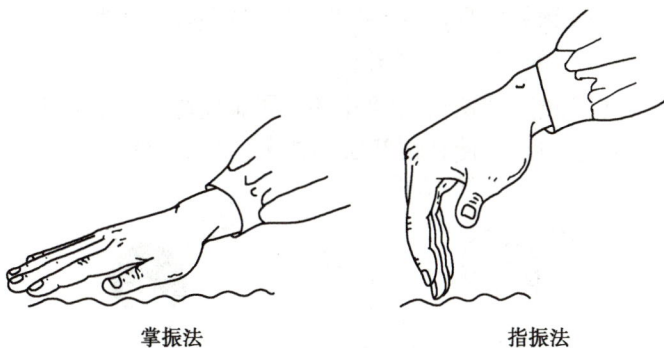

托肘摇肩法　　　　　　握手摇肩法　　　　　　捏肩摇肩法

图 8-83　肩关节摇法

（4）**腕关节摇法**：患者坐位，术者握住其手腕上部，另一手握住其掌部在稍用力拔伸情况下做患者腕关节的环转运动（图 8-85）。

（5）**腰部摇法**：患者仰卧位，屈髋屈膝。术者站于一侧，一手按在膝部，另一手按在踝部，两手臂协调主动施力，使其腰部做环转运动（图 8-86）。

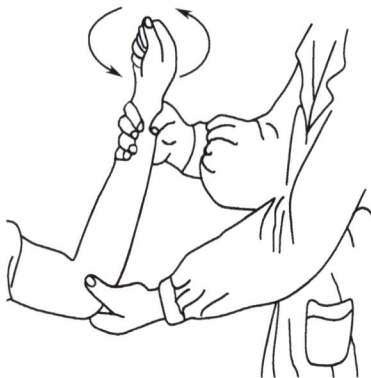

图 8-84　肘关节摇法　　　　图 8-85　腕关节摇法　　　　图 8-86　腰部摇法

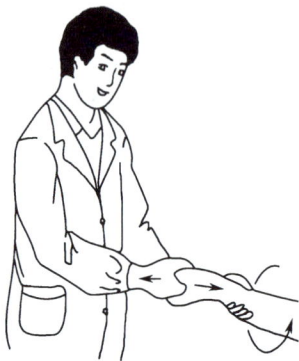

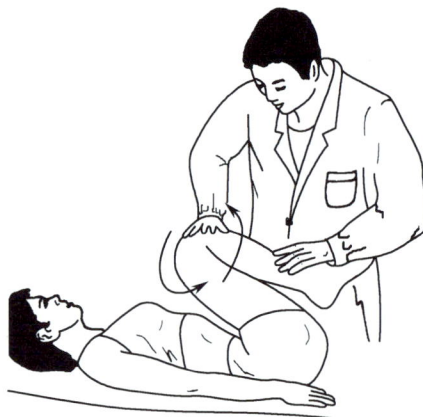

（6）**髋关节摇法**：患者仰卧位，一侧下肢屈膝屈髋，医者立于一侧，一手握住患者足跟，另一手扶其膝部，做髋关节的环转运动（图 8-87）。

（7）**膝关节摇法**：患者仰卧位，术者站于一侧，一手按压在其膝部，另一手握住其足踝部，使其膝关节做环转摇动（图 8-88）。

（8）**踝关节摇法**：患者仰卧位，术者站于其足端，一手托住其足跟固定，另一手握住其足趾部，使踝关节做环转摇动（图 8-89）。

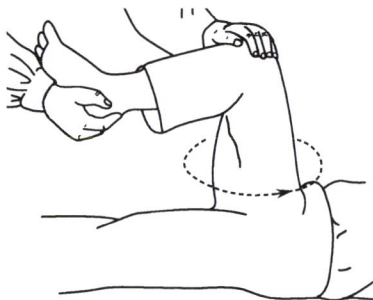

图 8-87　髋关节摇法　　　　图 8-88　膝关节摇法　　　　图 8-89　踝关节摇法

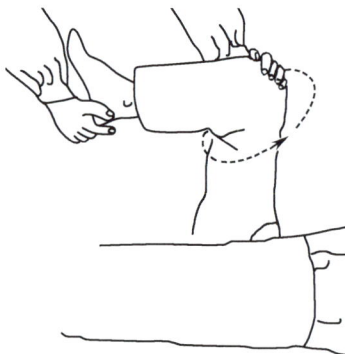

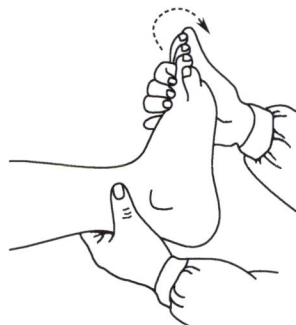

动作要领：摇法必须在各关节的生理活动范围内进行操作。操作时动作要缓和，用力沉稳，摇动幅度逐渐加大。

临床应用：摇法具有滑利关节，舒筋通络，预防和解除粘连，改善关节运动功能等作用。其主要适用于四肢关节、颈项、腰部等。

2. 扳法　又名搬法，是指扳动肢体，使关节伸展或旋转活动的一种方法。

（1）**颈椎斜扳法**：患者坐位，术者站于一侧，用一手扶住其头枕部，另一手托住其下颌部，两手臂反方向协同施力，使患者头部向一侧旋转至有阻力时做快速的扳动（图 8-90）。

（2）**颈椎旋转定位扳法**：患者坐位，术者站于患侧，用一手拇指按压在其病变颈椎棘突或横突旁，另一手托住其下颌部嘱患者向患侧屈颈至最大幅度，然后将头缓慢旋转至有阻力时做快速的扳动（图 8-91）。

（3）**扩胸牵引扳法**：患者坐位，令其双手十指相扣置于枕后，术者立其身后，用一侧膝部顶住患者胸椎病变处，两手分别握住其两肘部，嘱其做俯仰动作，当后伸到一定限度时，以膝为支点，两手以"巧力寸劲"向后上方猛然拉动（图8-92）。

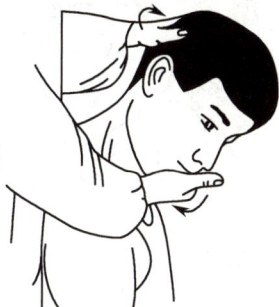

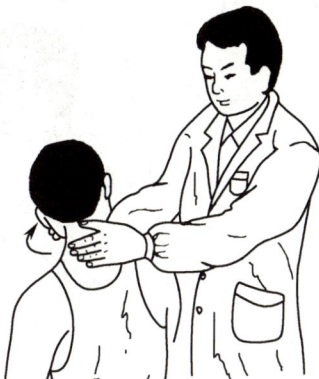

图 8-90　颈椎斜扳法　　　　　图 8-91　颈椎旋转定位扳法　　　　　图 8-92　扩胸牵引扳法

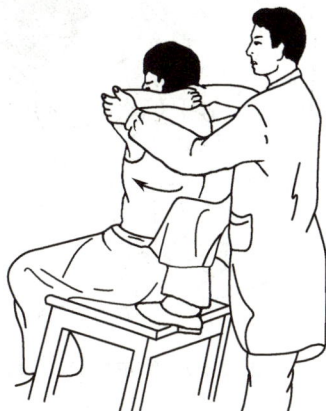

（4）**腰椎斜扳法**：患者侧卧位，上侧腿屈髋屈膝，下侧腿自然伸直。医者一手按压其肩前部，另一手或前臂用力按压其髋部，两手协调施力，先将其腰椎旋转至最大限度后，两手同时用力做相反方向扳动（图8-93）。

（5）**腰椎后伸扳法**：患者俯卧位，两下肢并拢。术者站于一侧，医者一手托住患者两膝部，缓缓向上提起，另一手紧压在腰部，当腰后伸至有明显阻力时，两手协调反方向用力，做快速的腰部扳动（图8-94）。

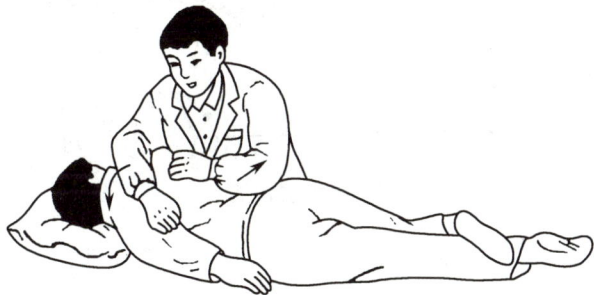

图 8-93　腰椎斜扳法　　　　　　　　　　图 8-94　腰椎后伸扳法

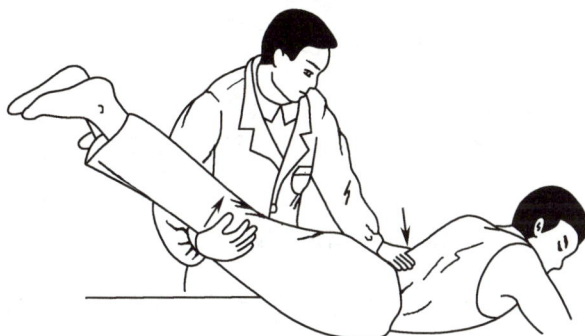

（6）**腰椎旋转复位扳法**：患者坐位，助手用两下肢夹住其小腿部，两手按压在其大腿固定。术者用左手拇指抵住其腰椎病变处，右手掌从其右腋下穿过按在颈部向下按压，令患者做腰部前屈动作，术者两手协调反方向用力，使患者腰部向右扭转至有阻力时，做快速的扳动（图8-95）。

动作要领：当施用扳法时，要果断而快速，用力要稳；两手动作配合要协调一致，扳动幅度不要超过各关节的生理活动范围。操作手法要求做到轻巧、准确。

临床应用：扳法有理筋整复、滑利关节、松解粘连等作用。临床上常与其他手法配合使用，起到相辅相成的治疗作用。其主治关节错位或关节功能障碍。

3. 拔伸法　指固定肢体或关节的一端，牵拉另一端的方法。

（1）**头颈部拔伸法**：患者坐位，术者站于其后，双手拇指按压在其两侧风池穴处，两掌托其两侧下颌部的下方，两前臂尺侧下按其两肩的同时，拇指与双掌缓缓用力向上，做相反方向的拔伸（图8-96）。

（2）**肩关节拔伸法**：患者坐位，术者站于一侧，以双手握住患侧的腕或肘部，在肩关节外展

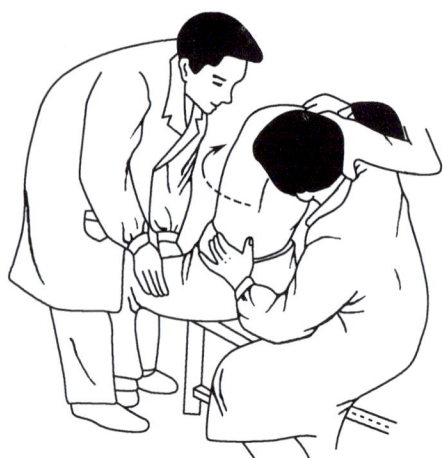

图 8-95　腰椎旋转复位扳法

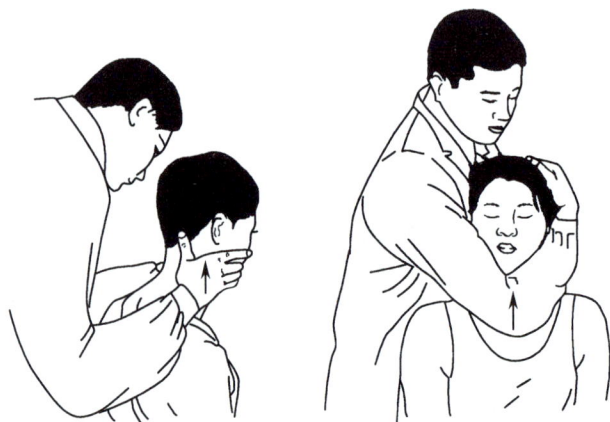

图 8-96　头颈部拔伸法

45°~60°位时逐渐用力牵拉,嘱患者向另一侧倾斜(或助手帮助固定患者身体),与牵拉之力相对抗,持续拔伸 1~2 分钟(图 8-97)。

(3)**腰椎拔伸法**:患者俯卧位,双手抓住床头。术者站于其足端部,用两手分别握住其双足踝部,身体后倾,两膝屈曲,以两足和双膝为支点,手足及身体协调主动用力使患者腰部得到持续拔伸(图 8-98)。

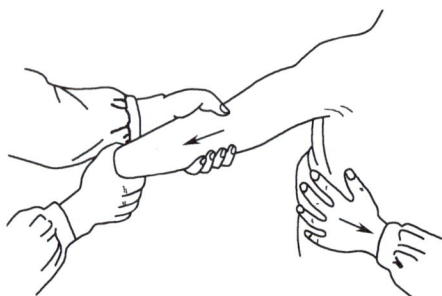

图 8-97　肩关节拔伸法

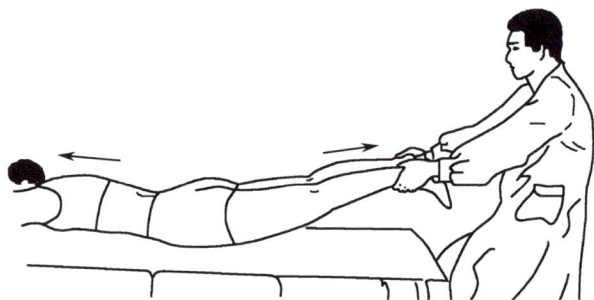

图 8-98　腰椎拔伸法

(4)**腕关节拔伸法**:患者坐位,术者站于一侧,一手握住其前臂中段,另一手握住其手掌部,双手对抗用力进行拔伸 1~2 分钟(图 8-99)。

(5)**肘关节拔伸法**:患者坐位,术者手握住其腕部,另一手握住其上臂上段处,将上肢外展位时双手同时做相反方向的用力牵拉,持续拔伸 1~2 分钟(图 8-100)。

(6)**踝关节拔伸法**:患者仰卧位,术者一手握住其小腿下段(或足跟部),另一手握住其跖趾部,先使其踝关节背屈,然后使其跖屈,用力持续拔伸 1~2 分钟(图 8-101)。

动作要领:拔伸法操作时用力要均匀而持久,动作要缓和。

临床应用:拔伸法能够疏通经络、缓解疼痛,促进关节功能恢复,缓解肌肉紧张、痉挛状态。

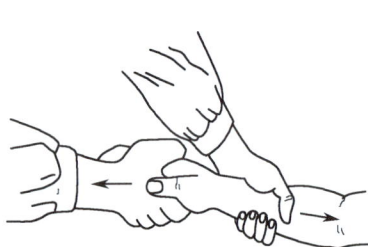

图 8-99　腕关节拔伸法

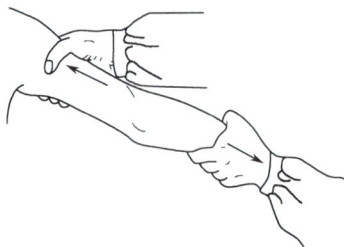

图 8-100　肘关节拔伸法

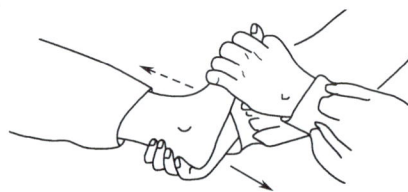

图 8-101　踝关节拔伸法

三、注意事项

推拿疗法应用广泛,临床各科均有使用,其中以骨伤科、儿科、内科应用较多。其中在骨伤科多用于治疗腰椎间盘突出症、腰椎退行性关节炎、腰椎小关节紊乱、腰肌劳损、坐骨神经痛、颈椎病、落枕、肩周炎、膝关节退行性关节炎、肱骨外上髁炎、腱鞘炎、腱鞘囊肿、腕管综合征、各种扭挫伤等;在内科多用于治疗头痛、咳喘、半身不遂、失眠、慢性胃肠炎等。在进行推拿后,身体的血液循环速度增加,毛孔张开,这时很容易受到风寒的影响,所以需要注意保暖,在推拿当天不能洗澡,避免寒气侵入身体。

推拿虽然可以疏通经络,促进血液循环,缓解疲劳,但是禁忌证很多,如有皮肤外伤或皮肤病者,推拿可能会加重皮肤破损的情况。另外感染性疾病,如骨髓炎、骨结核、丹毒、化脓性关节炎、蜂窝织炎等患者不宜进行推拿。凝血障碍、急腹症以及传染性疾病,如疥疮、结核病、病毒性肝炎、白喉等患者忌用推拿。除以上人群外,严重心脏病、肝病、重度骨质疏松症、久病体质特别虚弱的患者,以及妊娠期女性,无法承受强烈刺激者,均是推拿禁忌的人群。饱食、酒后或剧烈运动后,不建议做推拿治疗。

此外,推拿医生也要勤学苦练,掌握娴熟的推拿技艺,正确恰当地进行诊治,才能做到有的放矢;推拿时一定要注意控制好力度,避免力度太大造成损伤。在诊治异性患者时,对于推拿部位的选择要恰当,在诊治过程中要认真细心、严肃,注意尊重和保护患者的隐私。

第五节 艾灸疗法

一、概述

灸法是以艾绒为主要燃烧材料,烧灼、熏熨体表的一定部位或腧穴,借灸火的热力以及药物的作用,通过激发经气的活动,来调整人体紊乱的生理功能,达到防治疾病目的的一种治疗方法。灸法操作简单、成本低廉、效果显著。其具有温经散寒、活血化瘀、扶阳固脱、引热外行等作用。

1. 温经散寒 灸法能够促进血液流通,起到温经散寒的效果,临床上多用于治疗风寒湿痹和寒邪为患的胃脘痛、腹痛、泄泻、痢疾等病证。

2. 活血化瘀 灸法可以疏通经络,调和营卫,使瘀结自散,常用于治疗气血凝滞之疾,如乳痈初起、瘰疬、瘿瘤等疾病。

3. 扶阳固脱 通过在关元或神阙穴施灸,可扶阳固脱,回阳救逆,缓解脉弱、手足发冷等症状。临床上,可用于各种虚寒证、寒厥证、虚脱证和中气不足、阳气下陷而引起的遗尿、脱肛、阴挺、崩漏、带下、久泄、久痢、痰饮等。

4. 引热外行 灸法能使皮肤腠理开泄,毛窍通畅,热有去路,从而引热外行。临床上可用灸法治疗带状疱疹、丹毒等郁热证。对阴虚发热,也可使用艾灸,但要注意腧穴特性与灸法的配合。如选用膏肓穴治疗骨蒸潮热、虚劳咳喘等。

> **知识拓展**
>
> 艾 绒
>
> 施灸的主要材料为艾绒,艾绒是由菊科植物艾叶制成。在农历 4~5 月份艾叶茂盛花未开放时采收,风干后在室内放置 1 年后,去除杂质粗梗,放置于石臼或其他器械中,进行反复捣杵碾压,筛除杂质和泥沙,得到的细碎如棉的物品。
>
> 艾绒的质量,直接影响施灸的疗效。好的艾绒,干燥无杂质,细软如棉,易于搓捏成大小不同的艾炷。劣质艾绒,杂质多,不易被捏成团,燃烧时火力暴躁,灸感差。
>
> 新艾含有较多挥发油,燃烧时火力过强,易于伤人。陈年艾绒内含的挥发油消失殆尽,灸

力柔和,疗效好,更适合对人体施灸。《本草纲目》说:"凡用艾叶,须用陈久者,制令细软,谓之熟艾,若生艾灸之,则易伤人肌脉。"故施灸以陈艾为佳。

二、灸法的种类

灸法常用艾绒作原材料,因此也叫艾灸。艾灸的方法有很多,临床常用的有艾炷灸、艾条灸、温针灸和温灸器灸。灸法具体分类如图 8-102。

(一) 艾炷灸

艾炷灸是将艾炷直接或间接放在穴位上施灸的方法。施灸时艾炷的大小、多少,应根据疾病性质、轻重程度、施灸部位和患者情况综合考虑。如新病体质强壮,男性,腰腹、肩背和四肢肌肉丰厚处,艾炷宜大,壮数宜多。久病体质虚弱,头面、胸部、四肢末端皮薄肉少处,妇孺等,艾炷宜小,壮数宜少。

将纯净细软的艾绒用艾炷模具或用手制成圆锥形、大小规格不同的艾炷。根据其大小分为大、中、小三号。大号者,其高和底面直径约为 1cm;中号者,其高和底面直径约为 0.5cm;小号者,其高和底面直径约为 0.3cm(图 8-103)。施灸时,每燃烧 1 个艾炷即为 1 壮。艾炷灸可分为直接灸和间接灸两类。

1. 直接灸 又称明灸、着肤灸,是将艾炷直接放在穴位皮肤上施灸的一种方法。根据灸后对皮肤刺激程度的不同,分为瘢痕灸和无瘢痕。若施灸时将皮肤烫伤化脓,愈后留有瘢痕者,称为瘢痕灸,又称化脓灸;若仅使局部皮肤充血、红晕,不使皮肤烫伤化脓,不留瘢痕者,称为无瘢痕灸,又称非化脓灸。临床上,瘢痕灸多用小号艾炷施灸,用于治疗哮喘、肺结核、瘰疬等慢性疾病。无瘢痕灸多用中、小号艾炷施灸,适用于一般慢性虚寒性疾患的治疗(图 8-104)。

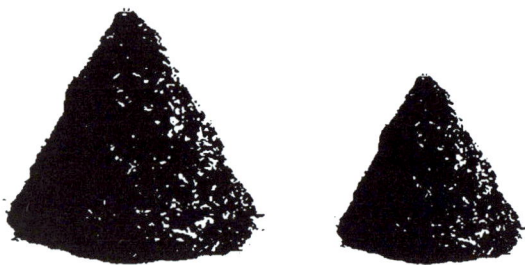

图 8-103　艾炷

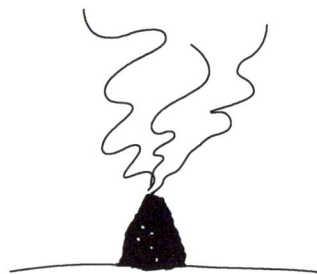

图 8-104　直接灸

2. 间接灸 又称隔物灸,是在艾炷与皮肤之间隔一层姜片、蒜片之类的药物而施灸的一种方法。常用的药物有生姜、大蒜、食盐、附子饼等。间接灸既有艾灸的温热刺激,又有间隔药物的药效作用。间隔物不同,治疗作用也不同(图 8-105)。

(1)**隔姜灸**:将鲜生姜切成直径大约 3cm、厚约 0.3cm 的薄片,中间以针刺数孔,然后置于施灸部位,上面放艾炷点燃施灸,当患者感觉灼烫时可将姜片稍微提起,稍停后放下再灸,以免烫伤。艾炷燃尽易炷再灸,每穴每次灸 5~7 壮,以皮肤红润而不起疱为度。其适用于虚寒性疾患。

(2)**隔蒜灸**:将鲜大蒜切成厚约 0.3cm 的薄片,灸法同隔姜灸。其适用于痈疽初起、肺痨、毒虫咬伤等。

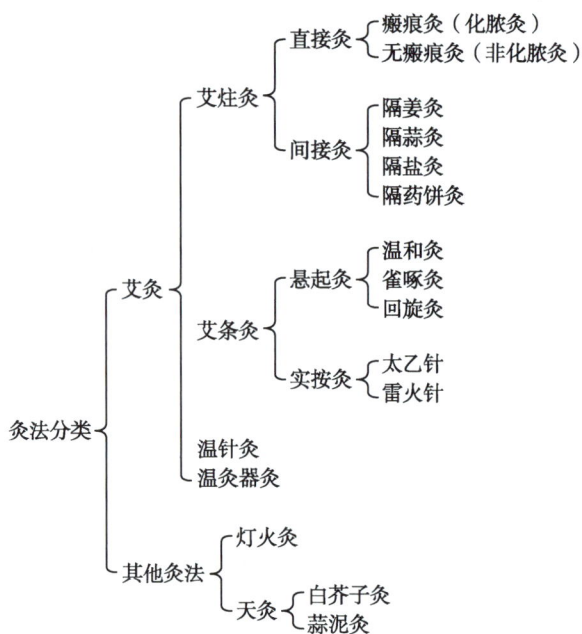

图 8-102　灸法分类

灸法分类
- 艾灸
  - 艾炷灸
    - 直接灸
      - 瘢痕灸(化脓灸)
      - 无瘢痕灸(非化脓灸)
    - 间接灸
      - 隔姜灸
      - 隔蒜灸
      - 隔盐灸
      - 隔药饼灸
  - 艾条灸
    - 悬起灸
      - 温和灸
      - 雀啄灸
      - 回旋灸
    - 实按灸
      - 太乙针
      - 雷火针
  - 温针灸
  - 温灸器灸
- 其他灸法
  - 灯火灸
  - 天灸
    - 白芥子灸
    - 蒜泥灸

（3）**隔盐灸**：用纯净的细食盐填平肚脐，然后置艾炷施灸。此法有回阳救逆之功，适用于寒性腹痛、吐泻、痢疾、中风脱证等。

（4）**隔附子饼灸**：用附子研粉，以酒调和成饼为施灸的衬垫物。此法温肾回阳，适用于肾阳虚衰的寒冷痼疾、疮疡久溃不敛等。

图 8-105　间接灸

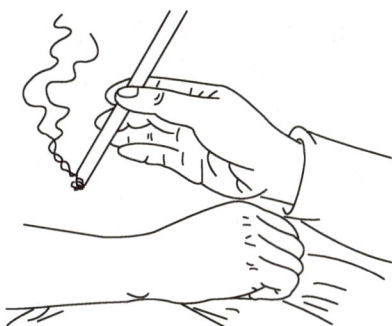

（二）艾条灸

艾条灸又称艾卷灸，一般分为悬起灸和实按灸两大类。

1. **悬起灸**　是艾条灸中常用的方法。将艾条悬放在距离穴位一定高度上进行熏烤，而不使艾条点燃端直接接触皮肤。悬起灸一般用无药艾条，有时也可用药物艾条进行熏灸。临床常用的有温和灸、雀啄灸、回旋灸三种方法。

（1）**温和灸**：将艾条燃着的一端与施灸处的皮肤保持 3cm 左右距离，使局部温热而无灼痛感，每穴灸 5~10 分钟，至皮肤红润为度。此法温度较恒定和持续，对局部气血阻滞有较好的疗效，主要用于病痛局部的灸疗（图 8-106）。

（2）**雀啄灸**：将艾条点燃的一端对准施灸部位，似鸟雀啄食状，一上一下移动熏灸。此法热感较强，且温度忽热忽凉，对激发腧穴和经络的功能有较强的作用，适用于患部面积小或小儿疾患、胎位不正等（图 8-107）。

（3）**回旋灸**：将艾条点燃的一端接近施灸部位，距皮肤 3cm 左右，平行往复回旋施灸。一般灸 20~30 分钟。此法热感较广，适用于患部面积大或风寒湿痹、瘫痪等（图 8-108）。

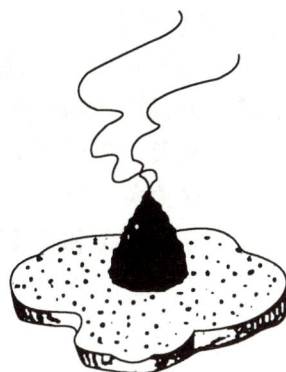

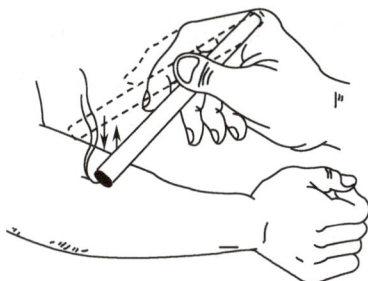

图 8-106　温和灸　　　　图 8-107　雀啄灸　　　　图 8-108　回旋灸

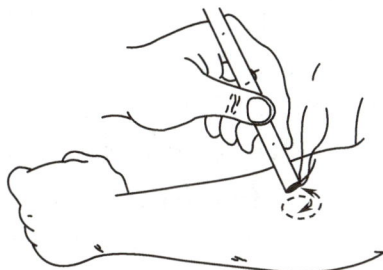

2. **实按灸**　将艾条（通常用药艾条）燃着的一端，隔棉布或油纸数层（一般为 7 层），紧按在穴位上施灸，使热气透入皮肉，待火灭热减后，再重新点火按灸，每穴可按灸几次至几十次。常用的实按灸有太乙针灸和雷火针灸。

（三）温针灸

当针刺得气后留针时，在针柄上穿置一段长约 2cm 的艾卷施灸，或在针尾上搓捏少许艾绒点燃施灸，直待燃尽，除去灰烬，每穴每次可施灸 1~3 壮，施灸完毕再将针取出。此法适用于既需留针又需艾灸的病证（图 8-109）。

（四）温灸器灸

将温灸器内穿置一节或多节长约 5cm 的艾条，点燃艾条后将温灸器置于施灸部位的方法。每穴每次 20~30 分钟，一次可灸数穴（图 8-110）。

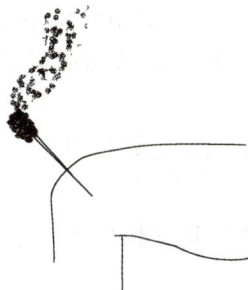

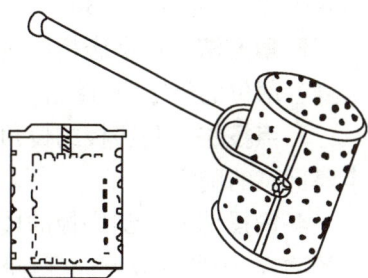

图 8-109　温针灸　　　　图 8-110　温灸器灸

三、注意事项

1.施灸过量,时间过长,局部出现水疱,只要不擦破,可自然吸收。如水疱较大,可用消毒毫针刺破水疱,放出水液,再涂以碘伏

2.施灸过程要防止燃烧的艾绒脱落烧伤皮肤和衣物。

3.瘢痕灸者,在灸疮化脓期间,疮面局部勿用手搔,以保护痂皮防止感染。

4.孕妇腹部和腰骶部不宜灸;颜面、五官、乳头、大血管等处不宜使用直接灸;关节活动部位,不宜瘢痕灸。

5.空腹、过饱、极度疲劳和对灸法恐惧者应慎用。

第六节　刮痧疗法

一、概述

"痧",多发于夏秋两季,因感受时令不正之气或疫疠秽浊之气而出现的一些病证。刮痧疗法是以中医经络皮部理论为基础,用边缘钝滑的刮痧器具,蘸取适量的润滑介质,在患者体表的经络、腧穴及特定部位进行单向刮拭,使局部皮下出现痧点或痧斑,以防治疾病的治疗方法。其具有舒筋通络、行气活血、调整阴阳的作用。

(一)刮痧器具及介质

1.刮痧器具　刮痧板是刮痧的主要器具。其常用的有半圆形、鱼形、肾形、圆形刮痧板及多功能刮痧板等。刮痧板的材质不同,作用也有所不同。常用的刮痧板有牛角刮痧板和玉制刮痧板。水牛角味辛、咸、寒,具有发散行气、清热凉血解毒以及活血化瘀的作用。玉具有清音哑,止烦渴,定虚喘,安神明,滋养五脏六腑的作用,是具有清纯之气的良药,可避秽浊之病气。此外,刮痧板还可用砭石、贝壳、木制品(如木梳)以及边缘光滑的瓷器片、小汤匙、铜钱、有机玻璃纽扣等代替刮痧板。

2.刮痧介质　为减小刮痧时的阻力,避免皮肤损伤和增强疗效,在刮拭部位皮肤表面涂抹适量的润滑剂,称为刮痧介质。常用的刮痧介质有刮痧乳、刮痧油,也可用植物油、紫草油、酒、凡士林、护肤霜以及水等作为刮痧介质。

(二)持板方法

刮痧时,持刮痧板进行各种刮痧操作的手,称之为"持板手",通常为右手。而左手通常起辅助作用,称为"辅助手",操作时双手紧密配合,协同操作。

一般用右手持刮痧板,将刮痧板的长边放入持板手中,紧贴掌心,拇指与其余四指自然弯曲,分别放在刮痧板的两面抓握刮痧板。在刮拭不同部位或使用不同刮痧手法时持板方法稍有不同,以操作流畅、动作自然、力度适宜为准。

二、常用刮痧法

(一)刮痧手法

根据刮痧操作手法的不同,可分为刮法、角推法、点按法、角揉法、拍打法等。

1.刮法　是最基本、最常用的刮痧方法。刮拭时刮痧板的长边接触皮肤,刮痧板向刮拭方向倾斜45°左右(面部小于30°),单向刮拭。其适用于身体比较平坦的部位。

2.角推法　用刮痧板的棱角接触皮肤,适当用力下压后向同一方向直线推移。其主要适用于全身各部位的经络循行线。

3.点按法　刮痧板的棱角与施术部位垂直,由轻到重逐渐加压然后抬起。其适用于肌肉比较丰厚部位的腧穴。

4.角揉法　用刮痧板的棱角附着于施术部位,做连续柔和的回旋环转揉动。其主要针对各部位的腧穴、阳性反应点进行刺激。

5.拍打法　用刮痧板一端的平面有节奏地拍击施术部位。其多用于四肢,特别是肘窝和腘窝处。

(二)刮痧顺序

刮痧的顺序应先头颈,后躯干,再四肢,刮拭面尽量拉长。面部、胸部、肩部的刮痧方向是由内向外,即由前、后正中线向身体两侧刮拭;其他部位如颈部、背部、腹部、四肢的刮痧方向均由上向下。但下肢水肿或静脉曲张者应从下向上刮。

1. 头部刮痧 头部两侧,从太阳穴刮至风池穴;前头部,从百会穴刮至上星穴;后头部,从百会穴刮至哑门穴;全头部,以百会穴为中心,呈放射状向全头发际处刮拭,刮至头皮发热为宜。头部刮痧可改善头部血液循环,疏通全身阳气,预防和治疗中风及中风后遗症、头痛、不寐等病证(图8-111)。

2. 面部刮痧 角度要小、压力要轻,做到有舒适感,无疼痛感。由内向外、由上向下,沿着穴位、肌肉的走向刮痧。在穴位或阳性反应点处可适当揉按。穴位要精准,动作要柔缓,压力要平稳,刮至皮肤红润发热,不出痧为度(图8-112)。

3. 颈部刮痧 患者可取俯伏坐位或俯卧位,沿后正中线从后发际线刮至大椎穴,沿颈部两侧从风池穴刮至肩井穴,力度由轻到重,以患者能耐受为度。

一般顺刮或从内向外反复刮动,逐渐加重,刮时要沿同一方向刮,力量要均匀,采用腕力,一般刮10~20次,刮至皮肤出现潮红、紫红色等颜色变化,或出现粟粒状、丘疹样斑点,或片状、条索状斑块等形态变化,并伴有局部热感或轻微疼痛。对一些不易出痧或出痧较少的患者,不可强求出痧(图8-113)。

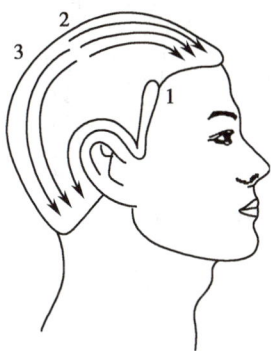

图 8-111 头部刮痧法　　图 8-112 面部刮痧法　　图 8-113 颈部刮痧法

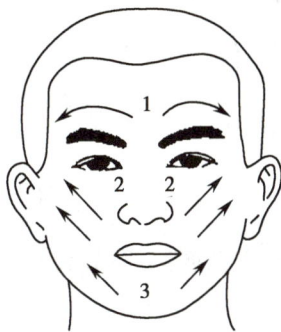

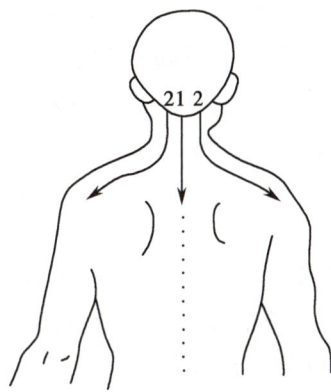

4. 背部刮痧 由上向下刮拭,一般先刮后正中线,再刮两侧的膀胱经和夹脊穴,肩部从颈部分别向两侧肩峰处刮拭。背部正中线刮拭手法以补法为主,用力不可过大,以免伤及脊椎;身体瘦弱、脊椎棘突突出者,可由上而下用刮板棱角点按两棘突之间。背部两侧刮拭用力要均匀,尽量拉长刮拭长度。背部刮痧可以治疗五脏六腑的病证,如刮拭心俞可治疗心律失常等,刮拭肺俞可治疗支气管哮喘、肺气肿咳嗽等。背部刮痧还可诊断疾病,如刮拭心俞部位出现明显压痛或出现大量痧斑提示心脏有病变或预示心脏即将出现问题等(图8-114)。

5. 胸部刮痧 先刮拭胸部正中线(任脉胸部循行部分),从天突穴经膻中到鸠尾穴,从上向下刮;再刮拭胸部两侧,从正中线由内向外刮,刮拭时避开乳头。胸部刮痧可治疗心律不齐、慢性支气管炎、支气管哮喘、肺气肿、乳腺小叶增生、乳腺炎等。胸部刮痧时手法应轻柔,不可用力过大。对于久病体弱、身体瘦削的患者,可用刮痧板棱角沿两肋间隙刮拭(图8-115)。

6. 腹部刮痧 腹部刮痧由上向下刮拭,用刮板的整个边缘或1/3边缘,先刮腹部正中线,再刮腹部两侧。腹部刮痧主要治疗胆囊炎、慢性肝炎、胃十二指肠溃疡、慢性肾炎、前列腺炎、呕吐、胃痛、消化不良、便秘、泄泻、月经不调、不孕、卵巢囊肿、更年期综合征等。腹部刮痧还可用点、按、揉、推等手法。空腹或饭后半小时内禁在腹部刮拭,神阙穴禁刮(图8-116)。

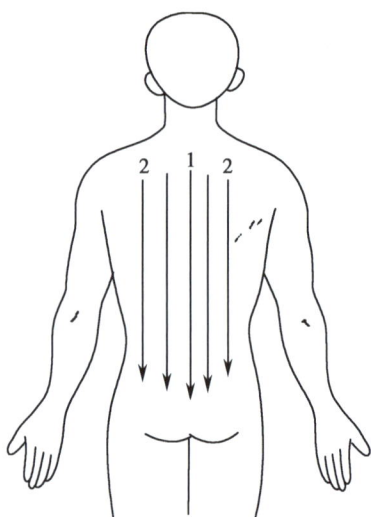

图 8-114　背部刮痧法　　　　　图 8-115　胸部刮痧法　　　　　图 8-116　腹部刮痧法

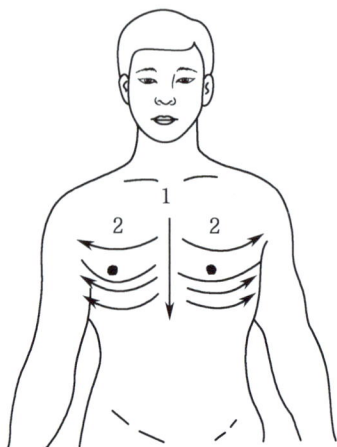

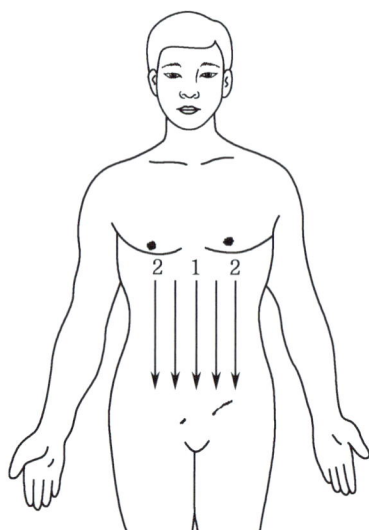

7. 四肢刮痧　由近端向远端刮拭,下肢静脉曲张及下肢水肿患者,从肢体末端向近端刮拭。四肢刮痧可主治全身病证,亦可起到保健作用。四肢刮痧尽量拉长刮拭长度,关节骨骼凸起部位应顺势减轻力度,不可强力重刮。四肢穴位多用点、按等手法;肘部和腘窝处可用拍法。皮下有不明原因的包块、感染病灶、皮肤破溃、痣瘤等处,不宜刮

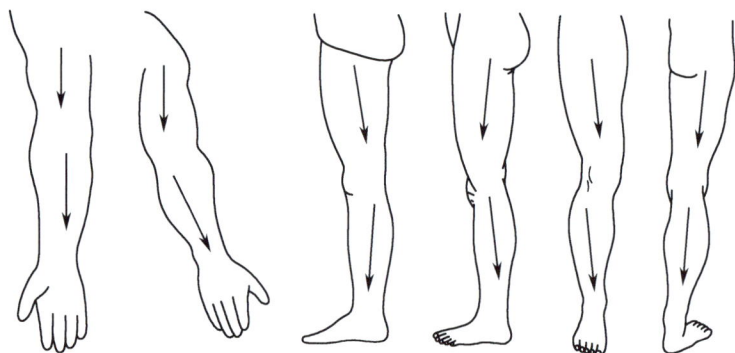

图 8-117　四肢刮痧法

拭;四肢多见的急性骨关节创伤、挫伤处不宜刮痧;下肢静脉曲张、水肿患者慎刮(图 8-117)。

(三) 补泻手法

刮痧手法的补泻,主要从力量的轻重、速度的急缓来区别。一般认为力度小、速度慢、顺经刮拭为补法;力度大、速度快、逆经刮拭为泻法;而力度和速度适中的为平补平泻法。

三、注意事项

1. 刮痧时应注意环境适宜,刮痧后 30 分钟内忌洗澡,刮痧治疗时应注意避风和保暖,室温较低时应尽量减少暴露部位。每次刮痧只治疗一种病证,每次治疗时刮拭时间不可过长,亦不可连续大面积出痧,以保护正气。

2. 刮痧时要根据患者情况选择合适的力量。年老、体弱、久病等虚证患者用力宜轻柔、和缓;年轻、体壮、新病等实证患者用力宜强烈、有力;正常人保健刮痧时压力、速度宜适中。

3. 孕妇、有危急重症、出血倾向、传染性疾病、心力衰竭、肾衰竭、腹腔积液、皮肤高度过敏或皮肤病患者不可刮痧。过饥、过饱、过渴、过劳、醉酒者禁刮痧;对年老体弱、久病消瘦者要慎刮痧;大病初愈及气血亏虚者也不宜刮痧。

4. 有皮损、骨折、肿瘤者不宜在病灶部位刮拭。

第七节　拔罐疗法

一、概述

拔罐疗法古称为"角法",又称火罐疗法或吸筒疗法。其是以罐为工具,利用点火或抽气等方式

造成罐内负压,使之吸附于施术部位,通过负压、温热等作用治疗疾病的方法。

(一) 罐的种类

临床可见玻璃罐、竹罐、陶罐、抽气罐等不同种类的罐具,其中玻璃罐最为常用。

1. 玻璃罐　用透明玻璃制成,中央呈球形,罐口厚实平滑。优点是质地透明,能直接观察罐内皮肤充血、瘀血等情况,吸附力强,易于清洗消毒。缺点是易碎。

2. 竹罐　用直径 3~5cm 坚固无损的竹子,截成 6~10cm 不同长度磨光而成。优点是取材容易制作简便,轻巧价廉,不易摔碎。缺点是易爆裂而漏气,不透明,无法观察皮肤反应。

3. 陶罐　由陶土烧制而成。罐口平滑厚实,大小不一。优点是吸附力强,易于高温消毒。缺点是质重易碎,不透明。

4. 抽气罐　由抽气吸筒和带有活塞的透明塑料罐组成。优点是可随意调节吸附力,不易破损,不会烫伤,操作方便。缺点是无温热刺激,负压持续时间较短,只适用于留罐,不适用于走罐。

(二) 拔罐的作用

拔罐疗法是一种传统的中医疗法,通过负压原理促进身体气血运行,起到温经通络、散寒除湿、行气活血、消肿止痛的作用。从现代医学角度讲,拔罐具有负压作用、温热作用、调节作用。

1. 负压作用　人体在火罐负压吸拔时,局部的毛细血管通透性发生变化或毛细血管破裂,少量血液进入组织间隙,产生瘀血,红细胞受到破坏,血红蛋白释出,出现自身溶血现象,在机体自我调整中增强局部耐受性和机体的抵抗力,产生行气活血、舒筋活络、消肿止痛、祛风除湿等功效,起到一种良性刺激、促其恢复正常功能的作用。

2. 温热作用　拔罐法对局部组织有一定的温热刺激,温热作用能使血管扩张,促进以局部为主的血液循环,改善充血状态,加强新陈代谢,使体内的废物、毒素加速排出,改变局部组织的营养状态,起到温经散寒、清热解毒等作用,从而达到促使疾病好转的目的。

3. 调节作用　由于拔罐后产生的自家溶血现象,会生成一种类组织胺的物质,随体液周流全身,刺激各个器官,增强其功能活力,调节阴阳平衡,有助于机体功能的恢复。

(三) 适用范围

拔罐疗法的适应证较多,包括五官科疾病、妇科疾病、儿科疾病等。

1. 五官科疾病　目痒、目赤肿痛、鼻塞、咽喉肿痛等五官科疾病,可以使用拔罐疗法。例如,鼻塞患者可拔大椎穴、至阳穴、大杼穴、肺俞穴等穴位,起到疏风解表、宣散外邪、益气固表的作用,以达到治疗鼻塞的目的。

2. 妇科疾病　拔罐疗法可应用于妇科疾病的治疗,包括月经先期、后期、经闭、痛经、产后缺乳等。如经闭患者可通过拔罐关元穴、三阴交、足三里等穴进行治疗;痛经患者可以拔罐肝俞穴、肾俞穴、次髎穴等穴位,以使其症状得到缓解。

3. 儿科疾病　小儿发热、呕吐、泄泻、遗尿等疾病也可通过拔罐疗法进行治疗。小儿发热时,通常可对大椎穴、肺俞穴、曲池穴等穴进行拔罐,起到宣肺解表、理气清热的作用,从而缓解小儿发热的症状。

此外,骨科疾病如落枕、颈椎病、腰椎间盘突出等也是拔罐疗法的适应证。例如,落枕者可拔罐大椎穴、肩井穴、阿是穴等,以疏通经络,达到治疗疾病的目的;颈椎病可拔罐肩井穴、阿是穴、风池穴等,以改善局部血液循环,从而缓解不适。但需注意的是,对于患有心脏病、血友病等疾病的患者,要禁止采用拔罐疗法。

二、拔罐的操作要点

准备用品包括治疗盘、火罐、95% 酒精棉球、镊子或血管钳、打火机、刮痧油等。

(一) 选择体位

原则上以能充分暴露治疗部位,使患者舒适持久,方便术者操作为准。

1. **仰卧位**　患者自然平躺于床上，双上肢放于体侧，下肢自然分开，膝下可垫一软枕。适用于头面、胸腹、上肢内侧、下肢前面、内外侧部的拔罐治疗。

2. **俯卧位**　患者自然俯卧于床上，胸前可垫软枕，踝关节也可垫软枕。其适用于项、背、腰、臀及双下肢后侧的拔罐治疗。

3. **侧卧位**　患者自然侧卧于床，双下肢屈曲，上面的前臂下可垫一软枕。其适用于肩、胁肋、膝以及上下肢外侧的拔罐治疗。

4. **仰靠坐位**　仰面靠坐于手椅上的坐位。其适用于前头、面颊、上胸、肩臂、腿膝足踝等部位的拔罐治疗。

（二）吸附方法

根据罐的种类不同，吸拔方法也有多种，有火罐法、水罐法、抽气罐法等。

火罐法是利用燃烧的热力排出空气，形成负压吸附在皮肤上的方法。常用的火罐法有闪火法、投火法、架火法、贴棉法等。

1. **闪火法**　用镊子夹住 95% 酒精棉球，点燃后在罐内中部绕 1~2 圈，退出后迅速将罐扣在施术部位。闪火法不受体位限制，吸附力大，较为安全，临床最为常用。

2. **投火法**　将折叠的软质纸卷（或 95% 酒精棉球），点燃后投入罐内，迅速将罐扣在施术部位。此法多用于侧面拔罐。

3. **架火法**　取一不易燃烧及传热的块状物，上置 95% 酒精棉球，放在应拔的部位上，点燃后迅速将罐扣上。

4. **贴棉法**　将蘸有 95% 酒精的棉球或纱布，贴在罐的中下段或底部，点燃后迅速扣在施术部位。此法多用于侧面拔罐。

此外，还有适用于竹罐的煮罐法，适用于抽气罐的抽气法等。

（三）运用方法

1. **单罐**　单罐独用，适用于病变范围较小的部位或压痛点。

2. **多罐**　多罐并用，一般用于治疗病变范围比较广泛、病变处肌肉较丰满的疾病，或敏感反应点较多者，可根据病变部位的具体情况，酌情吸拔数个至十余个。

3. **闪罐**　用闪火法将罐拔住后立即起下，如此反复多次地拔住起下、起下拔住，直至皮肤潮红、充血或瘀血为度。此法的兴奋作用较为明显，多用于肌肉痿弱、局部皮肤麻木、疼痛或功能减退等虚证及中风后遗症等疾病。闪罐法是平补平泻法，可祛风舒筋。

4. **走罐**　亦称推罐法，即拔罐时先在罐口及所拔部位的皮肤涂以润滑介质，将罐用闪火法吸住之后手握罐底，在应拔部位上下、左右往返推动，至所拔部位的皮肤潮红、充血、甚或瘀血时，将罐起下，适宜于面积较大、肌肉丰厚的部位，如脊背、腰臀、大腿等部位，主宣卫驱邪，通经活血（图 8-116）。

5. **留罐**　又称坐罐法，即将罐吸附在体表后，使罐留置于施术部位 10~15 分钟，然后将罐起下，此法是最常用的一种方法，一般疾病均可应用。

6. **针罐**　一般指留针拔罐法。选定穴位，针刺得气后，留针过程中，在其上拔罐。其常用于风湿痹痛等病证。

7. **刺血拔罐**　又称刺络拔罐法，先对应拔部位皮肤进行消毒，用三棱针或皮肤针，按病变部位的大小和出血量要求刺破皮肤，再将火罐吸拔于刺血的部位，加强刺血的疗效。此法适用于急性或慢性软组织损伤、神经性皮炎、皮肤瘙痒和丹毒、痤疮等皮肤疾患，以及热病、痛证、瘀血证等。注意此法不适用于急性传染病患者、血小板减少的患者、精神病患者以及孕妇等。

（四）起罐的方法

起罐时一手握住罐体，另一手拇指或食指按压罐口边缘的皮肤，使罐口与皮肤之间产生空隙，空气进入罐内即可将罐取下,不可生拉硬拔,以免损伤皮肤。

三、注意事项

1. 选择体位要舒适,拔罐时不要随意移动体位,以防罐具脱落。

2. 皮肤有毛发、皱纹、溃疡、瘢痕、骨骼凹凸、水肿、过敏处避免拔罐;有皮损、骨折、肿瘤部位或大血管分布区域,急危重症患者,不宜拔罐。外伤骨折部位,大血管分布部位,五官部位,孕妇的腹部、腰骶部等禁止拔罐。

3. 操作时动作必须迅速、准确。拔罐时棉球蘸酒精不可过多,亦不能在罐口停留,以免罐口烧烫灼伤皮肤;当使用多罐时,罐距不宜太近,以防互相牵拉产生疼痛或脱罐;刺络拔罐时,出血量不宜过多,一般 5~7ml。

4. 拔罐后局部呈红晕或紫色为正常现象,可自行消退。若烫伤或皮肤起水疱时,小水疱无需处理,防止擦破,任其自行吸收;大水疱可用消毒针具刺破放出水液,涂以碘伏,敷上消毒纱布以防感染。

第八节　其他针刺疗法

一、三棱针法

用特制的三棱形不锈钢针,刺破腧穴或浅表血络,放出适量的血液或少量的液体或挑断皮下纤维组织,以治疗疾病的方法称为三棱针法,也称为"放血疗法"。

三棱针古称"锋针"。古人对此十分重视,如《灵枢·九针论》谈到九针中的锋针主要就用于"泻热出血";《灵枢·小针解》则提出了"宛陈则除之,去血脉也"的治疗原则;《灵枢·官针》中更有"络刺""赞刺""豹文刺"等法的记载。

(一)针具

三棱针由不锈钢制成,针长约 6cm,针柄呈圆柱形,针身呈三棱形,尖端三面有刃,针尖锋利。

(二)操作方法

1. **点刺法**　针刺前在预定针刺部位上下推按,使之充血;常规消毒后,左手拇、食、中三指夹紧点刺部位,右手持针,迅速刺入 2~3mm,快进快出,轻轻挤压针孔,使出血少许或挤出液体少许,然后用消毒干棉球按压针孔止血或将液体及时擦去。为刺出血液或液体,点刺穴位的深度不宜太浅。此法多用于四肢末端放血,如十宣、十二井穴和耳尖等(图 8-118)。

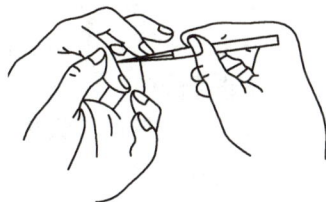
图 8-118　点刺法

2. **散刺法**　散刺法又称豹文刺,此法是在病变局部及其周围连续点刺以治疗疾病的方法。根据病变部位大小,可刺 10~20 针,由病变外围向中心环形点刺,以消除瘀血、肿胀或脓液,达到祛瘀生新、通经活络、排脓消肿目的。此法多用于局部瘀血、血肿或水肿、顽癣、脓肿等(图 8-119)。

3. **刺络法**　以橡皮管结扎于针刺部位上端(近心端),然后消毒。当针刺时,左手拇指压在被针刺部位下端,右手持三棱针对准针刺部位的静脉,刺入 2~3mm 即将针迅速退出,使其流出少量血液,出血停止后,用消毒棉球按压针孔。在其出血时,也可轻轻按压静脉上端,以助瘀血外出,使毒邪得泻。此法多用于曲泽、委中等穴,治疗急性吐泻、中暑发热等(图 8-120)。

4. **挑刺法**　用三棱针挑断穴位皮下纤维组织,以治疗某些疾病的方法。操作时先常规消毒,用左手按压施术部位两侧,或夹起皮肤固定,右手持针迅速刺入皮肤 1~2mm,随即将针身倾斜挑破皮肤,使之出血或流出少量黏液。也有刺入 5mm 左右深,将针身倾斜并使针尖轻轻提起,挑断皮下部分纤维组织,然后出针,覆盖敷料。此法常用于治疗血管神经性头痛、肩周炎、失眠、胃脘痛、颈椎病、支气管哮喘等(图 8-121)。

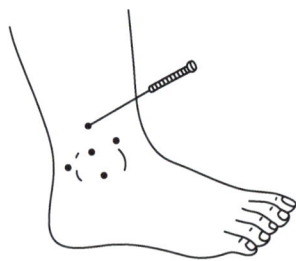

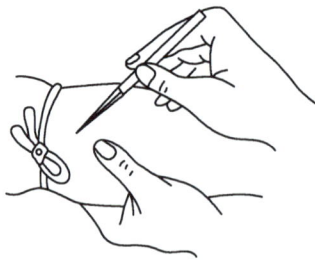

图 8-119　散刺法　　　　　图 8-120　刺络法　　　　　图 8-121　挑刺法

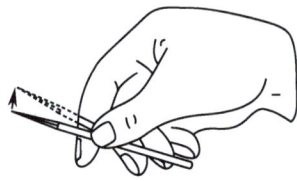

（三）临床应用

本法具有通经活络、消肿止痛、开窍泻热等作用。其适用范围较为广泛，多用于治疗各种实热证、瘀血证、疼痛性病证与急症等。

（四）禁忌证

1. 禀赋素虚、久病体弱及明显贫血、低血压者慎刺或禁刺。
2. 孕妇、产后、习惯性流产者禁刺。
3. 传染病患者和心、肝、肾功能损害者禁刺。
4. 大出血后或一切虚脱症者禁刺。
5. 凝血机制障碍的患者禁用。
6. 皮肤有感染、溃疡、重度下肢静脉曲张者，不要直接针刺患处局部，可在周围选穴针刺。血管瘤部位、不明原因的肿块部位禁刺。

（五）注意事项

1. 术前做好解释工作，预防晕针。
2. 严密消毒，以防感染。
3. 点刺、散刺时，宜轻、宜快、宜浅；刺络法出血不宜过多，切勿刺伤深部动脉。
4. 血络和穴位不吻合，施术时宁失其穴，勿失其络。

二、皮肤针法

运用皮肤针叩刺人体一定部位或穴位，激发经络功能，调整脏腑气血，以达到防治疾病的方法，称为皮肤针法。

（一）针具

皮肤针又称"梅花针""七星针""罗汉针"，是由5~7支不锈钢短针集成一束呈小锤形的针头，而针柄一般长 15~19cm（图 8-122）。

图 8-122　皮肤针

（二）操作方法

1. 叩刺方法　针具和叩刺部位用酒精消毒后，右手拇指、中指夹持针柄，无名指和小指将针柄固定在掌根部，食指伸直置于针柄中段，针头对准皮肤叩击，运用腕部弹力，使针尖垂直叩打在皮肤上，立即弹起，如此反复叩击。叩击时针尖与皮肤必须垂直，弹刺要准确，强度要均匀，也可根据病情选择不同的刺激强度。

> **知识拓展**
>
> ### 三棱针、皮肤针放血疗法的现代研究作用
>
> 1. 对血液成分的影响　放血疗法对感染性疾病的血液成分，有明显的影响。可以对血常规进行双向调节。

2. 对免疫功能的影响　放血疗法有调动人体免疫功能,激发机体防御功能的作用,不仅可以治疗疾病,也具有增强体质,预防疾病的作用。

3. 对疼痛的影响　放血疗法是通过局部血液的流出,可直接使部分致痛物质随血液排出体外,恢复微环境正常的动态平衡,减少了致痛物质的生成和堆积。另外放血疗法可改善局部血液循环障碍,缓解疼痛的产生、传递和感知。

2. 叩刺部位

(1) 循经叩刺:指沿着经脉循行路线进行叩刺的一种方法,常用于项背、腰骶部的督脉或膀胱经。另外,上肢可按手三阴经、手三阳经,下肢按足三阴经、足三阳经循经叩刺。

(2) 穴位叩刺:指在穴位上进行叩刺的一种方法,主要是根据穴位的主治作用,选择适当的穴位予以叩刺治疗,临床常用某些特定穴、华佗夹脊穴、阿是穴等。

(3) 局部叩刺:即患部叩刺,如扭伤局部瘀血肿痛、顽癣、斑秃等,可在局部进行叩刺。

3. 刺激强度与疗程　根据患者体质、病情、年龄、叩打部位的不同,可分轻、中、重三种。

(1) 轻叩:叩打时腕力较轻,皮肤仅显潮红、充血为度。其适用于老、弱、幼、初诊患者及敏感度高的部位。

(2) 中叩:叩打时腕力稍大,以局部皮肤有潮红、丘疹,但不出血为度。其适用于一般患者和一般部位。

(3) 重叩:叩打时腕力较重,以皮肤局部潮红,并有轻微出血为度。其适用于年轻体壮及肌肉丰厚处,病属实证、新病者。

叩刺治疗,一般每日或隔日 1 次,10 次为一疗程,疗程间可间隔 3~5 日。

(三) 临床应用

本法主要用于头痛、失眠、痴呆、脑瘫、面瘫、高血压、咳嗽、哮喘、慢性胃肠病、痿证、痹证、痛经、斑秃、顽癣、皮肤麻木、近视等。

(四) 禁忌证

1. 贫血、低血糖、有血液病或出血倾向者禁用本法。

2. 有肝肾、心脏严重疾患者禁用本法。

3. 局部皮肤溃疡、破损处不宜使用本法。

4. 孕妇、年老体弱者宜慎用。

(五) 注意事项

1. 术前检查针具,对于针尖有钩曲、不齐、缺损,针柄松动的针具,须及时修理或更换。

2. 针具及针刺局部皮肤必须消毒。叩刺后皮肤如有出血,须用消毒干棉球擦拭干净,保持清洁,以防感染。

3. 运用灵活的腕力垂直叩刺,避免斜刺或钩挑。

4. 局部皮肤有创伤、溃疡、瘢痕等,不宜使用本法。

三、皮内针

皮内针法是将特制的小型针具固定于腧穴部的皮内做较长时间留针的方法,属"埋针法"。针刺入皮肤后,固定留置一定的时间,给皮肤以弱而长时间的刺激,可调整经络脏腑功能,达到防治疾病的目的。此法本于"静以久留"(《素问·离合真邪论》)的理论。皮内针有颗粒式和揿钉式两种。

皮内针刺法

皮内针最早出现于 20 世纪 50 年代,后由我国中医学家承淡安先生改进针具,创制了目前的皮内针,并创造出皮内针疗法。其中医理论基础源于《内经》中的浅刺理论和留针候气或者调气理论,《素问·离合真邪论》记载"吸则纳针,无令气忤,静以久留"。

(一)针具

1. 颗粒式皮内针 针身长 5mm,针身直径 0.28mm(32 号),针柄呈圆形,其直径 3mm,针身与针柄在同一平面。其可应用于身体大部分皮肤平坦、屈伸度不大的部位,头颈背部及四肢均可埋针(图 8-123)。

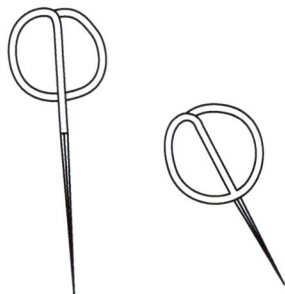

2. 揿钉式皮内针 针身长 2~2.5mm,针身直径 0.28~0.30mm(30~32 号),针柄呈圆形,其直径 4mm,针身与针柄垂直。临床以针身长度为 2mm 和针身直径为 0.28mm(32 号)者最常用。其多用于面部及耳穴等需要垂直浅刺的部位,也可用于皮肤屈伸度较大的部位(图 8-124)。

图 8-123 颗粒式皮内针　　图 8-124 揿钉式皮内针

(二)定位

根据不同的疾病部位,选取不同的穴位。多以不妨碍正常的活动处腧穴为主,一般多采用背俞穴、四肢穴和耳穴等;对于痛症,一般以局部取穴为主;对于各类慢性疾病,可取相应的背俞穴。

(三)操作方法

1. 揿钉式皮内针操作 常规皮肤消毒,用镊子夹住针柄,将针尖对准穴位,垂直刺入,然后以 1.0cm×1.0cm 胶布将针柄固定于皮肤,要求圆环平整地贴在皮肤上,并用指腹按压,无刺痛即可。

2. 颗粒式皮内针操作 常规皮肤消毒,以左手拇、食指按压穴位上下皮肤,稍用力将针刺部皮肤撑开固定,右手用镊子的尖端夹持皮内针圆环中之针体,对准腧穴与皮肤呈 15° 角横刺入皮内 5~8mm,皮内针的方向与经脉走向呈"十"字交叉,经脉循行是自上而下,针则自左向右,或自右向左的横刺。皮内针刺入皮内后,在露出皮外部分粘贴一块小方形(1.0cm×1.0cm)胶布,再用一条较前稍大的胶布固定,然后用指腹轻轻按压皮内针,以检查是否有刺痛,如有刺痛可剥去胶布,用镊子把皮内针退出少许,如无刺痛,则胶布如前固定。

(四)疗程

一般 1~3 天为宜。秋天时间适当延长,夏天适当缩短。两次埋针间隔时间为同一穴位起针后 1 周可再次埋针,不同穴位可以连续进行。若为疼痛性疾病,埋针时间以疼痛缓解为度,不必足疗程。

(五)适用范围

皮内针法临床多用于某些需要留针时间长的疼痛疾病和久治不愈的慢性病证,如神经性头痛、胆绞痛、腰痛、痹证、神经衰弱、高血压、哮喘、痛经等。部分病例举例如表 8-5。

(六)禁忌证

关节处、红肿局部、皮肤化脓感染处、紫癜和瘢痕处,均不宜埋针。皮肤过敏患者、出血性疾病患者也不宜埋针。

(七)注意事项

1. 穴位、针具、镊子须常规消毒。

2. 埋针要选择易于固定和不妨碍肢体活动的穴位。

3. 关节附近不可埋针,因活动时会疼痛。胸腹部因呼吸时会活动,亦不宜埋针。

4. 埋针处不宜用水浸泡。当夏季多汗时,要检查埋针处有无汗浸、皮肤发红等。若埋针发生疼痛可以调整针的深度、方向。若埋针处发红、疼痛,有感染现象应立即取针,必要时可给予外科包扎处理。

5. 患者可以用手指间断按压针柄,以加强刺激量,提高效果。

四、电针法

电针法是用电针器输出脉冲电流,通过毫针作用于人体经络穴位以治疗疾病的方法。其特点是通过毫针与电相结合可提高治疗效果;同时,能控制刺激量,代替手法运针,目前临床应用十分广泛。

表 8-5　皮内针刺法临床应用举例

常见病证	针刺部位	操作
神经性头痛	完骨、风池	按麦粒型皮内针操作
偏头痛	太阳、头维	按麦粒型皮内针操作
高血压	风池、肝俞、心俞	按麦粒型皮内针操作
失眠	神门、三阴交	按麦粒型皮内针操作
支气管哮喘	肺俞、天突、膻中、定喘	按麦粒型皮内针操作
胃痛	中脘、胃俞	按麦粒型皮内针操作
胆绞痛	胆俞、阳陵泉	按麦粒型皮内针操作
便秘	腹结、大肠俞、天枢、支沟	按麦粒型皮内针操作
踝关节扭伤	商丘、足三里、丘墟	按麦粒型皮内针操作
遗尿	列缺	按麦粒型皮内针操作
睑腺炎	耳穴的眼、肝、神门、皮质下	按图钉型皮内针操作

知识拓展

电针的形成

电针的形成,是在针灸学发展的基础上,吸取了现代电子科学的理论,经过临床实践而逐渐产生的。1955 年,陕西学者朱龙玉先生在总结前人经验和自己临床研究的基础上,提出以人体神经分布与经络相结合的"电针疗法",并著书《中国电针学》,系统地阐述了电针原理、方法和临床治疗。

(一) 针具

目前我国普遍使用的电针仪器多属于脉冲发生器的类型。电针仪的种类很多,临床常用的为调制脉冲式电针仪,比较常用的电针治疗仪为:

1. **G6805 型电针仪**　该仪器交流、直流两用,具有体积小,易于操作,便于携带等优点;性能稳定,能输出三种不同的波形,即连续波(波形规律,连续不变)、疏密波(电脉冲的频率周而复始地由慢变快)、断续波(呈周期性间断的连续波)。连续波频率为 1~100Hz 可调;疏密波的疏波为 4Hz,密波为 20Hz;断续波为 1~100Hz 可调。正脉冲幅度(峰值)为 50V,负脉冲幅度(峰值)为 35V;正脉冲波宽为 500μs,负脉冲波宽为 250μs。

2. **WQ1002 韩氏多功能电针治疗仪**　该仪器采用电子集成电路,结构小巧,功能多样,其性能为脉冲幅度负载为 250Ω 时,峰值电流为 0~60V(电针疗法用),脉冲宽度为 300μs,频率范围为 2~100Hz,调制方式连续波 2~100Hz 可调,簇行每秒发出 2 串脉冲,脉冲频率 15~100Hz 可调,疏密波,是疏波(2Hz)和密波(15~100Hz)脉冲串交替出现,每种波形持续 2.5s。输出双路,四电极,双路同步刺激或交替刺激,每对电极的输出持续 5s。电源内装直流 9V 电池或外接电源。

(二) 操作方法

1. **电针选穴**　电针选穴处方配穴与针刺法相同,可按经络、脏腑辨证选穴,也可以结合神经的分布,选取有神经干通过的穴位及肌肉神经运动点。例如,头面部:听会、翳风(面神经);下关、阳白、四白、夹承浆(三叉神经)。上肢部:颈夹脊 6~7、天鼎(臂丛神经);青灵、小海(尺神经);手五里、曲池(桡神经);曲泽、郄门(正中神经)。下肢部:环跳、殷门(坐骨神经);委中(胫神经);阳陵泉(腓神经);冲门(股神经)。腰骶部:气海俞(腰神经);八髎(骶神经)。

按电流回路要求,电针选穴宜成对,即在选定主穴后,再选其邻近的一个配穴与之成对。例如,胃痛可选足阳明胃经的足三里穴,另可取同侧足太阴脾经的公孙以配对。此外,可根据受损部位的神经支配选穴。例如,上肢瘫痪,以天鼎或缺盆为主穴,三角肌配肩髎,肱三头肌配臑会;屈腕和伸指肌以曲池为主配四渎。

2. 电针方法 毫针刺入所选穴位得气后,将电针仪的输出线分别夹在毫针针柄上。每一对输出电极最好连接同一侧的两个穴位。把电针仪的输出电位器调至"0",打开电源开关,再选择所需的频率和强度。在治疗过程中,患者往往会发生电适应,即觉得刺激强度逐渐变小,应及时进行调整。电针刺激时间一般为 5~20 分钟,用于镇痛则一般在 15~45 分钟。电针刺激强度,多以患者能够耐受为度,如感觉弱时,可适当加大输出电流量,或暂时断电 1~2 分钟后再行通电。当达到预定时间后,先将输出电位器退至"0"位,然后关闭电源开关,以避免关闭电源时产生突然增强的电刺激,再撤去导线,将毫针轻轻捻动几下拔出。起针后要观察毫针针体是否变黑、变细或缺损,如出现这些情况,要停止使用这种电针仪。

3. 电流刺激强度 在电针治疗时,电流强度的选择应根据疾病的性质、患者的敏感程度等不同情况而定,一般以患者的耐受度为宜,按刺激强度大小可分为强、中、弱三种。

(1)**强刺激**:刺激强度大,针感强烈,患者局部肌肉出现明显的收缩,并出现明显痛感。其多用于瘫痪、肌肉麻痹的患者。

(2)**中刺激**:刺激量能引起局部肌肉收缩,但痛感不明显。其多用于镇痛和一般疾病的治疗。

(3)**弱刺激**:刺激量较小,不引起局部肌肉收缩,但可见震颤,患者无痛感。其常用于神经衰弱、失眠、焦虑等疾病的治疗。

4. 电针刺激参数的选择 电针刺激参数包括波形、波幅、波宽、频率等。

(1)**波形**:常见的波形有方形波、尖峰波、三角波和锯齿波,也有混合波型。单个脉冲波可以不同方式组合而形成连续波、疏密波、断续波和锯齿波等(图 8-125)。

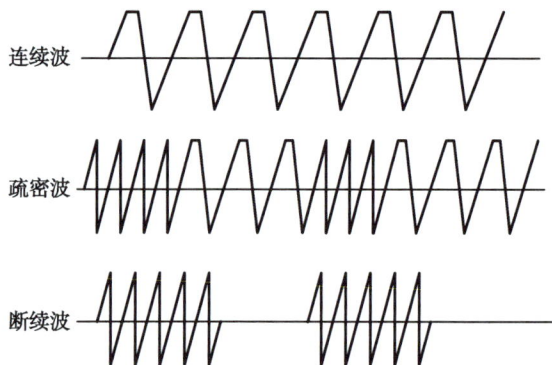

图 8-125 连续波、疏密波、断续波示意图

密波:一般频率高于 30Hz 的连续波称为密波。密波能降低神经应激功能,常用于止痛、镇静、缓解肌肉和血管痉挛,也可用于针刺麻醉等。

疏波:一般频率低于 30Hz 的连续波称为疏波。其刺激作用较强,能引起肌肉收缩,提高肌肉韧带张力。其常用于治疗痿证、各种肌肉、关节及韧带的损伤。

疏密波:是疏波和密波交替出现的一种混合波型,疏密交替持续时间各约 1.5 秒。该波能克服单一波型产生适应性的特点,能促进代谢和血液循环,改善组织营养,消除炎症水肿等。其常用于扭挫伤、关节炎、痛证、面瘫、肌无力等。

断续波:是有节律地时断时续自动出现的波型。断时在 1.5 秒时间内无脉冲电输出;续时,密波连续工作 1.5 秒。此种波型机体不易产生适应性,其作用较强,能提高肌肉组织的兴奋性,对横纹肌有良好的刺激收缩作用。其常用于治疗痿证、瘫痪。

锯齿波:是脉冲波幅按照锯齿状自动改变的起伏波。16~20 次/min,或 20~25 次/min,其频率接近人体呼吸频率,故又称呼吸波。其可用于刺激膈神经,做人工电动呼吸,配合抢救呼吸衰竭。

(2)**波幅**:一般指脉冲电压或电流的最大值与最小值之差,也指它们从一种状态变化到另一种状态的跳变幅度值。电针的刺激强度主要取决于波幅的高低，波幅的计量单位是伏特（V），如电压从 0~30V 间反复的突然跳变，则脉冲的幅度为 30V，治疗时通常不超过 20V。若以电流表示，一般不超过 2mA，多在 1mA 以下。其也有以电压和电流乘积表示的。

（3）**波宽**：是指脉冲的持续时间，脉冲宽度与刺激强度有关，宽度越宽则意味着给患者的刺激强度越大。电针仪一般采用适合人体的输出脉冲宽度约为 0.4ms。

（4）**频率**：即每秒内出现的脉冲个数，单位为赫兹（Hz）。脉冲电流的频率不同，其作用也不同，临床使用时应根据病情适当选择。

（三）适应证

一般来说，凡是毫针治疗适应证，都可用电针法。临床常用于治疗各种痛证、痹证和心、胃、肠、胆、膀胱、子宫等器官的功能失调，以及癫狂和肌肉、韧带、关节的损伤性疾病等，并可用于针刺麻醉。

（四）禁忌证

1. 垂危患者，孕妇，过度劳累、饥饿、醉酒者，不宜用电针。
2. 心脏病患者，尤其是安装心脏起搏器者，应禁止用电针。
3. 在接近延髓、脊髓部位，慎用电针。
4. 孕妇亦当慎用电针。

（五）注意事项

1. 电针刺激较一般毫针为大，须注意预防晕针，体质虚弱、精神紧张者，尤应注意电流不宜过大。

2. 当调节电流时，不可突然增强，以防止引起肌肉强烈收缩，造成弯针或折针。

3. 电针仪最大输出功率在 40W 以上者，最大输出电流应限制在 1mA 以内，防止触电。

4. 毫针的针柄如经过温针火烧之后，表面氧化不导电，不宜使用。若要继续使用，输出导线应夹持针体。

5. 使用电针仪前应检查其性能是否正常，功能是否完整；如果遇到电流时断时续，应检查导线接触是否良好，使用干电池的电针仪在输出电流减弱的时候，应注意及时更换电池。

第九节　耳针疗法

耳针疗法是用针刺或其他方法在耳郭穴位上进行刺激以达到防治疾病的一种方法。其治疗范围较广，操作方便，且对疾病的诊断也有一定的参考意义。

早在公元前 8 世纪，我国就有关于刺激耳郭治疗疾病的记载，及至公元前 4—公元前 2 世纪成书的《黄帝内经》中已有较完善的记述。古代医著中有"耳脉"、耳与脏腑经络的生理病理关系，望、触耳郭以诊断疾病，以及运用针、灸、熨、按摩、耳道吹药等方法刺激耳郭以防治疾病的记载。近几十年来，医务工作者在继承前人经验的基础上，通过大量的临床实践和实验研究，耳穴诊治方法迅速发展，已初步形成了耳穴诊治体系。

一、耳郭表面解剖

耳轮：耳郭卷曲的游离部分。

耳轮结节：耳轮后上部的膨大部分。

耳轮尾：耳轮向下移行于耳垂的部分。

耳轮脚：耳轮深入到耳甲的部分。

对耳轮：与耳轮相对呈"Y"字形的隆起部，由对耳轮体、对耳轮上脚和对耳轮下脚三部分组成。

对耳轮体：对耳轮下部呈上下走向的主体部分。

对耳轮上脚：对耳轮向上分支的部分。

对耳轮下脚:对耳轮向前分支的部分。

三角窝:对耳轮上、下脚与相应耳轮之间的三角形凹窝。

耳舟:耳轮与对耳轮之间的凹沟,又称"舟状沟"。

耳屏:指耳郭前面瓣状隆起。

屏上切迹:耳屏与耳轮之间的凹陷处。

对耳屏:耳垂上方,与耳屏相对的瓣状隆起。

屏间切迹:耳屏与对耳屏之间的凹陷处。

轮屏切迹:对耳屏与对耳轮之间凹陷处。

耳垂:耳郭最下部,无软骨的部分。

耳甲腔:耳轮脚以下的耳甲的位置。

耳甲艇:耳轮脚以上的耳甲部。

外耳门:在耳甲前方的孔窍。

耳郭表面解剖见图 8-126。

二、耳穴的分布规律

耳穴在耳郭上的分布有一定的规律。一般来说,耳郭好像倒置的胎儿,头部朝下,臀部朝上。与头面相对应的穴位在耳垂;与上肢相对应的穴位在耳舟;与躯干和下肢相对应的穴位在对耳轮体部和对耳轮上、下脚;与内脏相对应的穴位集中在耳甲;与消化道相对应的穴位在耳轮脚周围呈环形排列(图 8-127)。

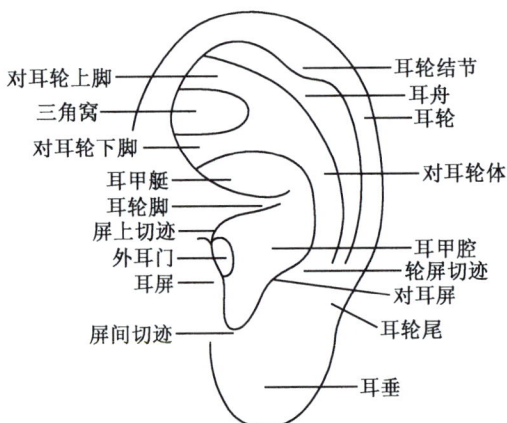

图 8-126　耳郭表面解剖

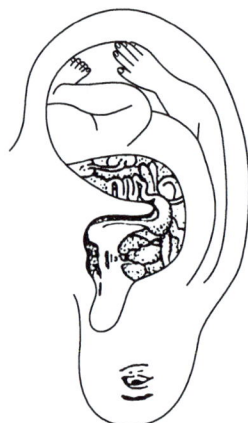

图 8-127　耳穴分布规律图

> **知识拓展**
>
> ### 耳郭皮下的神经分布
>
> 耳郭皮下神经分布丰富:耳大神经和枕小神经多分布在耳垂、耳轮、耳舟和对耳轮区;耳颞神经、面神经耳支、迷走神经分支和舌咽神经分支合成的耳支及来自颈动脉丛的交感神经多分布在耳甲区;三角窝的神经分布更为丰富,几乎所有的支配外耳的神经都有分支至三角窝。

三、常用耳穴的定位

常用耳穴定位及耳郭分区见图 8-128 和图 8-129。

四、常用耳穴的主治

(一)耳轮部

耳轮部耳穴分区说明:将耳轮分为 12 区,耳轮脚为耳轮 1 区,耳轮脚切迹至对耳轮下脚上缘之

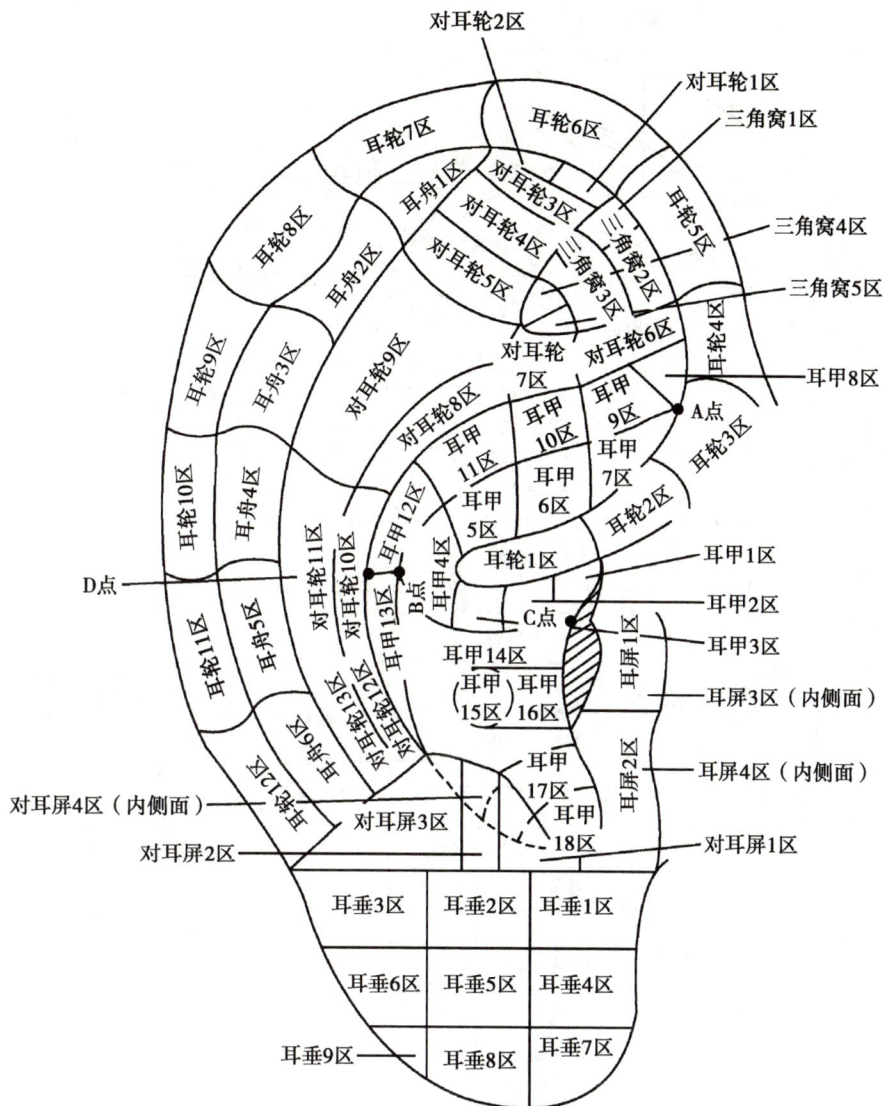

图 8-128　耳郭分区示意图

间的耳轮分为 3 等份,自下而上依次为耳轮 2、3、4 区,对耳轮下脚上缘至对耳轮上脚前缘之间的耳轮为耳轮 5 区。对耳轮上脚前缘至耳尖之间的耳轮为耳轮 6 区。耳尖至耳轮结节上缘为耳轮 7 区。耳轮结节上缘至耳轮结节下缘为耳轮 8 区。耳轮结节下缘至轮垂切迹之间的耳轮分为 4 等份,自上而下依次为耳轮 9、10、11、12 区(表 8-6)。

表 8-6　常用耳轮穴位定位和主治

耳穴名称	定位	主治	耳穴名称	定位	主治
耳中	耳轮 1 区	呃逆、荨麻疹、皮肤瘙痒、小儿遗尿、咯血	结节	耳轮 8 区	头晕、头痛、高血压
直肠	耳轮 2 区	便秘、腹泻、脱肛、痔疮	轮 1	耳轮 9 区	扁桃体炎、上呼吸道感染、发热
尿道	耳轮 3 区	尿频、尿急、尿痛、尿潴留	轮 2	耳轮 10 区	扁桃体炎、上呼吸道感染、发热
外生殖器	耳轮 4 区	睾丸炎、附睾炎、外阴瘙痒症	轮 3	耳轮 11 区	扁桃体炎、上呼吸道感染、发热
肛门	耳轮 5 区	痔疮、肛裂	轮 4	耳轮 12 区	扁桃体炎、上呼吸道感染、发热
耳尖	耳轮 6、7 区交界处	发热、高血压、急性结膜炎、睑腺炎			

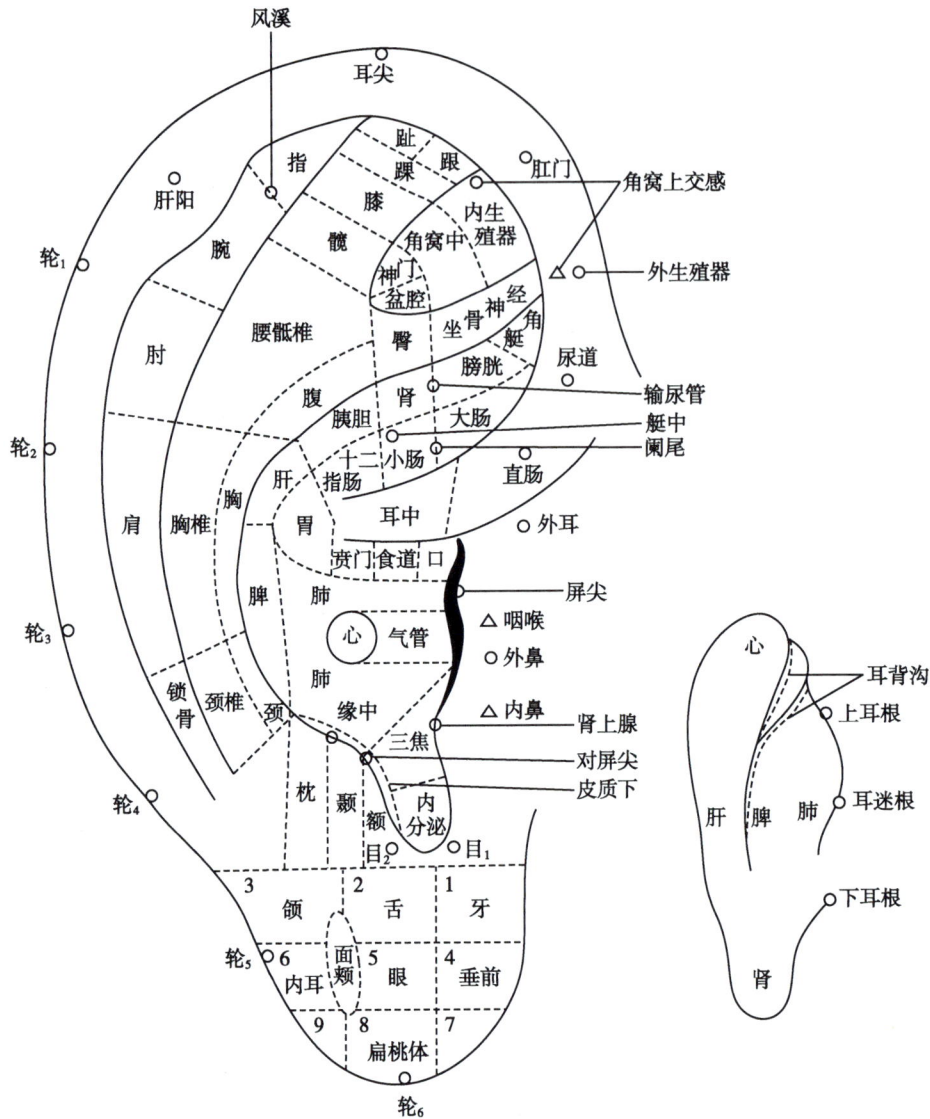

图 8-129　耳穴定位示意图

（二）耳舟部

将耳舟分为 6 等份,自上而下依次分为耳舟 1、2、3、4、5、6 区（表 8-7）。

表 8-7　常用耳舟穴位定位和主治

耳穴名称	定位	主治	耳穴名称	定位	主治
指	耳舟 1 区	甲沟炎、手指疼痛、麻木	肘	耳舟 3 区	肱骨外上踝炎、肘部疼痛
风溪	耳舟 1、2 区交界处	荨麻疹、皮肤瘙痒、过敏性鼻炎	肩	耳舟 4、5 区	肩关节周围炎、肩部疼痛
腕	耳舟 2 区	腕部扭伤、肿痛	锁骨	耳舟 6 区	肩关节周围炎、肩部疼痛

（三）对耳轮部

　　对耳轮分为 13 区。对耳轮上脚分为上、中、下 3 等份,下 1/3 为对耳轮 5 区,中 1/3 为 4 区;将上 1/3 分为上、下 2 等份,下 1/2 为 3 区;再将上 1/2 分为前后 2 等份,后 1/2 为 2 区,前 1/2 为 1 区。对耳轮下脚分为前、中、后 3 等份,前、中 2/3 为对耳轮 6 区,后 1/3 为 7 区。对耳轮体从对耳轮上、下脚分叉处至轮屏切迹分为 5 等份,再沿对耳轮耳甲缘将对耳轮体分为前 1/4 和后 3/4 两部分,前上 2/5 为对耳轮 8 区,后上 2/5 为对耳轮 9 区,前中 2/5 为对耳轮 10 区,后中 2/5 为对耳轮 11 区,前下 1/5 为对耳轮 12 区,后下 1/5 为对耳轮 13 区(表 8-8)。

表 8-8　常用对耳轮穴位定位和主治

耳穴名称	定位	主治
跟	对耳轮 1 区	足跟痛
趾	对耳轮 2 区	甲沟炎、趾部疼痛、麻木
踝	对耳轮 3 区	踝关节扭伤、踝关节炎
膝	对耳轮 4 区	膝关节肿痛
髋	对耳轮 5 区	髋关节疼痛、坐骨神经痛
坐骨神经	对耳轮 6 区	坐骨神经痛
交感	对耳轮 6 区前端	胃肠痉挛、心绞痛、胆绞痛、输尿管结石、自主神经功能紊乱
臀	对耳轮 7 区	坐骨神经痛、臀筋膜炎
腹	对耳轮 8 区	腹痛、腹胀、腹泻、急性腰扭伤
腰骶椎	对耳轮 9 区	腰骶部疼痛
胸	对耳轮 10 区	胸胁疼痛、胸闷、乳腺炎
胸椎	对耳轮 11 区	胸痛、经前乳房胀痛、乳腺炎、产后泌乳不足
颈	对耳轮 12 区	落枕、颈项强痛
颈椎	对耳轮 13 区	落枕、颈椎综合征

(四) 三角窝部

将三角窝由耳轮内缘至对耳轮上、下脚分叉处分为前、中、后 3 等份,中 1/3 为三角窝 3 区;再将前 1/3 分为上、中、下 3 等份,上 1/3 为三角窝 1 区,中、下 2/3 为三角窝 2 区;再将后 1/3 分为上、下 2 等份,上 1/2 为三角窝 4 区,下 1/2 为三角窝 5 区(表 8-9)。

表 8-9　常用三角窝穴位定位和主治

耳穴名称	定位	主治
角窝上	三角窝 1 区	高血压
内生殖器	三角窝 2 区	痛经、月经不调、白带过多、功能性失调性子宫出血、遗精、早泄
角窝中	三角窝 3 区	哮喘
神门	三角窝 4 区	失眠、多梦、痛症、戒断综合征
盆腔	三角窝 5 区	盆腔炎

(五) 耳屏部

将耳屏分为 4 区。耳屏外侧面分为上、下 2 等份,上部为耳屏 1 区,下部为耳屏 2 区;将耳屏内侧面分为上、下 2 等份,上部为耳屏 3 区,下部为耳屏 4 区(表 8-10)。

表 8-10　常用耳屏穴位定位和主治

耳穴名称	定位	主治
上屏	耳屏 1 区	咽炎、鼻炎
下屏	耳屏 2 区	鼻炎、鼻塞
外耳	耳屏 1 区上缘处	外耳道炎、中耳炎、耳鸣

耳穴名称	定位	主治
外鼻	耳屏 1、2 区之间	鼻前庭炎、鼻炎
屏尖	耳屏 1 区后缘处	发热、牙痛
肾上腺	耳屏 2 区后缘处	低血压、风湿性关节炎、腮腺炎、间日疟、链霉素中毒性眩晕
咽喉	耳屏 3 区	声音嘶哑、咽喉炎、扁桃体炎
内鼻	耳屏 4 区	鼻炎、副鼻窦炎、鼻衄

（六）对耳屏部

将对耳屏分成 4 区。由对屏尖及对屏尖至轮屏切迹连线中点，分别向耳垂上线作两条垂线，将对耳屏外侧面及其后部分分成前、中、后 3 区，依次为对耳屏 1、2、3 区，对耳屏内侧面为 4 区（表 8-11）。

表 8-11　常用对耳屏穴位定位和主治

耳穴名称	定位	主治
额	对耳屏 1 区	头晕、头痛、失眠、多梦
颞	对耳屏 2 区	偏头痛
枕	对耳屏 3 区	头晕、头痛、哮喘、癫痫、神经衰弱
皮质下	对耳屏 4 区	痛症、间日疟、神经衰弱、假性近视
对屏尖	对耳屏 1、2、4 区交点处	哮喘、腮腺炎、皮肤瘙痒症、睾丸炎、附睾炎
缘中	对耳屏 2、3、4 区交点处	遗尿、内耳眩晕症
脑干	对耳屏 3、4 区之间	眩晕、后头痛、神经症、假性近视

（七）耳甲部

将耳甲分为 18 区。在耳轮的内缘上，设耳轮脚切迹至对耳轮下脚间中、上 1/3 交界处为 A 点；在耳甲内，由耳轮脚消失处向后作一水平线与对耳轮耳甲缘相交，设交点为 D 点；设耳轮脚消失处至 D 点连线中、后 1/3 处为 B 点；设外耳道口后缘上 1/4 与下 3/4 交界处为 C 点。从 A 点向 B 点作一条与对耳轮耳甲艇缘弧度大体相仿的曲线；从 B 点向 C 点作一条与耳轮脚下缘弧度大体相仿的曲线。

将 BC 线前段与耳轮脚下缘间分成 3 等份，前 1/3 为耳甲 1 区，中 1/3 为耳甲 2 区，后 1/3 为耳甲 3 区，ABC 线前方，耳轮脚消失处为耳甲 4 区。将 AB 线前段与耳轮脚上缘及部分耳轮内缘间分成 3 等份，后 1/3 为 5 区，中 1/3 为 6 区，前 1/3 为 7 区。将对耳轮下脚下缘前、中 1/3 处与 A 点连线，该线前方的耳甲艇部为耳甲 8 区。将 AB 线前段与对耳轮下脚下缘间耳甲 8 区以后的部分，分成前、后 2 等份，前 1/2 为耳甲 9 区，后 1/2 为耳甲 10 区。在 AB 线后段上方的耳甲艇部，将耳甲 10 区后缘与 BD 经之间分成上、下 2 等份，上 1/2 为耳甲 11 区，下 1/2 为耳甲 12 区。由轮屏切迹至 B 连线，该线后方、BD 线下方的耳甲腔部为耳甲 13 区。以耳甲腔中央为圆心，圆心与 BC 线间距离的 1/2 为半径作圆，该圆形区域为耳甲 15 区。过 15 区最高点及最低点分别向外耳门后壁作两条切线，切线间为耳甲 16 区。15、16 区周围为 14 区。将外耳门的最低点与对耳屏耳甲缘中点相连，再将该线以下的耳甲腔部分分为上、下 2 等份，上 1/2 为耳甲 17 区，下 1/2 为耳甲 18 区（表 8-12）。

表 8-12　常用耳甲部穴位定位和主治

耳穴名称	定位	主治
口	耳甲 1 区	面瘫、口腔炎、胆囊炎、胆石症、戒断综合征
食管	耳甲 2 区	食管炎、食管痉挛、神经性呕吐
贲门	耳甲 3 区	贲门痉挛、神经性呕吐
胃	耳甲 4 区	胃痉挛、胃炎、胃溃疡、失眠、牙痛、消化不良
十二指肠	耳甲 5 区	十二指肠溃疡、胆囊炎、胆石症、幽门痉挛
小肠	耳甲 6 区	消化不良、腹痛、心动过速、心律不齐
大肠	耳甲 7 区	腹泻、便秘、咳嗽、痤疮
阑尾	耳甲 6、7 区交界处	单纯阑尾炎、腹泻
艇角	耳甲 8 区	前列腺炎、尿道炎
膀胱	耳甲 9 区	膀胱炎、遗尿症、尿潴留、腰痛、坐骨神经痛、后头痛
肾	耳甲 10 区	腰痛、耳鸣、神经衰弱、肾盂肾炎、哮喘、遗尿症、月经不调、遗精、早泄
输尿管	耳甲 9、10 区交界处	输尿管结石绞痛
艇中	耳甲 6、10 区交界处	腹痛、腹胀、胆道蛔虫症、腮腺炎
胰胆	耳甲 11 区	胆囊炎、胆石症、胆道蛔虫症、偏头痛、带状疱疹、中耳炎、耳鸣、听力减退、急性胰腺炎
肝	耳甲 12 区	胁痛、眩晕、经前期紧张症、月经不调、更年期综合征、高血压、假性近视、单纯性青光眼
脾	耳甲 13 区	腹胀、腹泻、便秘、纳呆、崩漏、带下、内耳眩晕症
肺	耳甲 14 区	咳喘、胸闷、声音嘶哑、痤疮、皮肤瘙痒症、荨麻疹、扁平疣、便秘
心	耳甲 15 区	心动过速、心律不齐、心绞痛、无脉症、神经衰弱、癔症、口舌生疮
气管	耳甲 16 区	咳喘
三焦	耳甲 17 区	便秘、腹胀、上肢外侧疼痛
内分泌	耳甲 18 区	痛经、月经不调、更年期综合征、痤疮、间日疟

（八）耳垂部

将耳垂分为 9 区。在耳垂上线至耳垂下缘最低点之间作两条等距离的平行线,于该平行线引两条垂直等分线,将耳垂分为 9 区,上部由前到后依次为耳垂 1、2、3 区,中部由前到后依次为耳垂 4、5、6 区,下部由前到后依次为耳垂 7、8、9 区(表 8-13)。

表 8-13　常用耳垂穴位定位和主治

耳穴名称	定位	主治
牙	耳垂 1 区	牙痛、牙周炎、低血压
舌	耳垂 2 区	舌炎、口腔炎
颌	耳垂 3 区	牙痛、颞颌关节功能紊乱
垂前	耳垂 4 区	神经衰弱、牙痛
眼	耳垂 5 区	急性结膜炎、电光性眼炎、针眼、假性近视
内耳	耳垂 6 区	内耳眩晕症、耳鸣、听力减退
面颊	耳垂 5、6 区交界线周围	周围性面瘫、三叉神经痛、痤疮、扁平疣
扁桃体	耳垂 8 区	扁桃体炎、咽炎

（九）耳根部

耳根穴位定位和主治（表8-14）。

表8-14　常用耳根穴位定位和主治

耳穴名称	定位	主治
上耳根	耳根最上缘	鼻衄
耳迷根	耳背与乳突交界的根部，耳轮脚的对应处	胆囊炎、胆石症、胆道蛔虫症、鼻塞、心动过速、腹痛、腹泻
下耳根	耳根最下缘	低血压

（十）耳背部

将耳背分为5区。分别过对耳轮上、下脚分叉处耳背对应点作两条水平线，将耳背分为上、中、下三部。上部为耳背1区，下部为耳背5区，再将中部分为内、中、外3等份，依次为耳背2区、3区、4区（表8-15）。

表8-15　常用耳背穴位定位和主治

耳穴名称	定位	主治	耳穴名称	定位	主治
耳背心	耳背1区	心悸、失眠、多梦	耳背肝	耳背4区	胆囊炎、胆石症、胁痛
耳背肺	耳背2区	咳喘、皮肤瘙痒症	耳背肾	耳背5区	头晕、头痛、神经衰弱
耳背脾	耳背3区	胃痛、消化不良、食欲缺乏	耳背沟	对耳轮沟和对耳轮上、下脚沟处	高血压、皮肤瘙痒症

五、耳穴的探察

当机体患病时，往往在相应的耳穴区域内出现阳性反应点，一般认为刺激这些反应点，疗效较好。因为人的耳郭形状、大小体表分布不尽相同，所以耳郭上"阳性反应点"的出现就可能因人而异，故临床使用耳穴时，不能仅局限于耳穴图、耳穴模型等所标志的位置，还应进行探察后再确定。临床常用以下几种方法：

（一）观察法

用肉眼或借助放大镜在自然光线下直接观察耳穴区域内有无变形、变色的征象，如凹陷、脱屑、水疱、丘疹、硬结、疣赘、软骨增生、充血、色素沉着等，这些反应处一般有较明显的压痛或电阻变低。

（二）按压法

这是目前临床最常用的探察方法。即用探针、毫针柄或火柴棒，在与疾病相应的耳区从周围逐渐向中心探压，或对肉眼观察所发现的阳性反应点进行探压，探压时手法要轻、慢、均匀。当压到敏感点时，患者会出现皱眉、呼痛、躲闪等反应，挑选压痛最明显的一点作为耳针治疗点。

（三）手指抚摩法

医师以食指紧贴耳背，拇指指腹轻抚耳郭前面，比较有无隆起、增厚、结节、大小、硬度等情况。少数患者应用按压法找不到压痛点时，可用手指按摩该耳区，然后再测。

（四）电测定法

电测定法是用特制的电子仪器测定耳穴皮肤电阻、电位、电容等变化。多数患者可能在疾病的相应耳穴处出现电阻下降，导电量增高的现象，这些反应点称为"良导点"，可作为耳针的刺激点。探测时，患者握住电极，医者执探头，在患者耳郭相应部位探察，当探头触及"良导点"时，可通过指示信号、音响或仪表反映出来。

六、耳穴的临床应用

（一）辅助诊断

当人体内脏或躯体某部位有病时,尤其是器质性病变,多数患者可在耳郭的相应部位出现阳性反应。临床上可以利用这些阳性反应,结合患者的症状、体征、病史等综合分析,做出临床诊断。在使用耳穴作辅助诊断时,必须注意以下两点:

1. 各反应点与全身的联系　根据中医藏象学说来找反应点。如神经和精神系统疾病可在心区、皮肤病在肺区、眼病在肝区、消化系统在脾区和胃区探察阳性反应。

2. 与正常反应点的区别　健康人的耳穴,往往也会出现反应点。鉴别真假阳性,可认真比较左右两耳,如均为阳性者,多为真阳性;压之不痛者,多为假阳性。此外,健康人耳郭上的色素沉着、疣痣、小脓疱、冻疮、瘢痕等均宜注意鉴别。

（二）处方选穴原则

1. 辨证选穴　根据中医脏腑、经络学说辨证选取耳穴。如皮肤病选肺穴,目疾选肝穴,骨病选肾穴等。

2. 按病选穴　根据临床诊断,选取与疾病相应部位的耳穴。如妇科病选内生殖器穴,胆道疾病选胰胆穴。

3. 对症选穴　根据西医学生理、病理知识,对症选取耳穴。如月经病选内分泌穴,神经衰弱选皮质下穴。

4. 经验选穴　根据临床经验,选取有效耳穴。如耳中穴用来治疗膈肌痉挛以及咯血、皮肤病,神门穴既可止痛,又可镇静安神,耳尖穴可退热、消炎等。

（三）适用范围

耳针在临床上治疗的疾病广,不仅可治疗许多功能性疾病,而且对部分器质性疾病,也有一定的疗效。现将其适应证举例如下:

1. 多种疼痛性疾病,如头痛、偏头痛、三叉神经痛、坐骨神经痛等。

2. 多种炎症性疾病,如急性结膜炎、扁桃体炎、咽喉炎。

3. 过敏与变态反应性疾病,如荨麻疹、过敏性鼻炎、过敏性肠炎等,有改善症状、减少用药量的辅助治疗作用。

4. 功能紊乱性病证,如月经不调、癔症、神经衰弱、遗尿、多汗、眩晕、高血压、心律不齐、胃肠功能紊乱等,具有良性调整作用。

5. 内分泌及代谢性病证,如单纯性甲状腺肿、甲状腺功能亢进、绝经期综合征等,有改善症状、减少用药量的辅助治疗作用。

6. 各种慢性病证,如慢性肠炎、慢性鼻炎、肢体麻木、慢性腰腿疼痛、慢性肝炎等,耳针可以改善症状。

近年来,耳针在戒烟、减肥以及治疗美容性皮肤病(如青年痤疮、黄褐斑等)、竞技综合征等方面,取得良好疗效。

（四）操作方法

1. 毫针法

(1)定穴:根据诊断,确定处方,选定耳穴。尽可能在选用的耳区内探准敏感反应点,并以探棒或针柄稍用力按压做一标记。

(2)消毒:除了针具和医者手指消毒外,耳穴皮肤也应先用2%碘酒消毒,再用75%酒精消毒并脱碘。

(3)针刺:耳针的刺激方法很多,根据治疗需要可选用短毫针、电针、皮内针、三棱针进行针刺,亦可做耳穴注射、埋针、压籽、温灸、激光照射等。

当毫针针刺时，左手拇、食指固定耳郭，中指托着针刺部位，这样既可掌握针刺深度，又可减轻进针时的疼痛。右手持针 180° 顺时针方向捻转刺入，深度以穿入软骨但不透过对侧皮肤为度，要求操作既准确又迅速。针刺手法以小幅捻转为主，留针时间一般为 20~30 分钟，慢性病、疼痛性疾病可适当延长，小儿、老人不宜多留。起针时，左手托住耳背，右手快速起针，然后用消毒干棉球压迫针孔，以防出血，必要时进行常规消毒，以防感染。

2. 压丸法　压丸法即在耳穴表面贴敷压丸的一种简易疗法。此法既能持续刺激穴位，又安全无痛，无副作用，目前广泛应用于临床。

耳穴压丸的材料多种多样，可选用王不留行、白芥子等中药籽，六神丸、益视丸等中成药丸，以及磁珠、绿豆、小米、菜籽等，其中王不留行因表面光滑，大小和硬度适宜而多用。应用前应用沸水烫洗，晒干装瓶备用。

应用时，将王不留行贴附在 0.6cm×0.6cm 大小胶布中央，用镊子夹住，贴敷在选用的耳穴上。每日自行按压 3~5 次，每次每穴按压 30~60 秒，3~7 日更换 1 次，双耳交替。刺激强度视患者情况而定，一般儿童、孕妇、年老体弱、神经衰弱者用轻刺激法，急性疼痛性病证宜用强刺激法。

3. 穴位注射法　是将微量药物注入耳穴的治疗方法。一般使用结核菌素注射器配 26 号针头，依病情吸取选用的药物，押手固定耳郭，刺手持注射器刺入耳穴的皮内或皮下，行常规皮试操作，缓缓推入 0.1~0.3ml 药物，使皮肤形成小皮丘，耳郭有痛、胀、红、热等反应，完毕后用消毒干棉球轻轻按压针孔，隔日 1 次。

4. 电针法　指应用针刺耳穴获得针感后，接上电针仪两个电极，具体操作参照电针法。通电时间一般以 10~20 分钟为宜。其适用于神经系统疾患、内脏痉挛、哮喘等。

5. 埋针法　是将皮内针埋入耳穴治疗疾病的方法，适用于慢性疾病和疼痛性疾病，起到持续刺激、巩固疗效和防止复发的作用。

使用时，押手固定常规消毒后的耳部，刺手用镊子夹住皮内针柄，轻轻刺入所选耳穴，再用胶布固定。一般埋患侧耳郭，必要时埋双耳，每日自行按压 3~5 次，每次留针 3~5 日，5 次为 1 疗程。

七、注意事项

1. 严格消毒，防止感染。因耳郭暴露在外，表面凹凸不平，结构特殊，针刺前必须严格消毒，有伤或炎症部位禁针。针刺后如针孔发红、肿胀，应及时涂 2.5% 碘酒，防止化脓性软骨膜炎的发生。

2. 对扭伤和运动障碍的患者，进针后应嘱其适当活动患部，有助于提高疗效。

3. 有习惯性流产的孕妇应禁针。

4. 患有严重器质性病变和伴有高度贫血者不宜针刺，对严重心脏病、高血压者不宜行强刺激法。

5. 耳针治疗时亦应注意防止发生晕针，一旦发生应及时处理。

第十节　穴位注射疗法

穴位注射疗法是将药水注入穴位以防治疾病的一种治疗方法。它可将针刺刺激和药物的性能及对穴位的渗透作用相结合，发挥其综合效应，故对某些疾病有特殊的疗效。穴位注射法的适应范围很广，凡是针灸治疗的适应证大部分均可采用本法，如痹证、腰腿痛和支气管哮喘等。

一、针具与常用药物

（一）针具

根据使用药物的剂量大小及针刺的深浅，选用不同规格的注射器和针头。一般可使用 1ml、2ml、5ml 注射器，若肌肉丰厚部位可使用 10ml、20ml 注射器。针头可选用 5~7 号普通注射针头、牙科用 5 号长针头，以及封闭用的长针头。

(二) 常用药物

凡是可供肌内注射用的药物,都可供穴位注射用。一般选取易于吸收、刺激性弱的药物,常用的有以下几类:

1. **中药制剂** 当归、丹参、红花、板蓝根、柴胡、鱼腥草、川芎等。

2. **西药制剂** 25% 硫酸镁,维生素 B_1、维生素 B_{12}、维生素 C,0.25%~2% 盐酸普鲁卡因,阿托品,利血平,抗生素,生理盐水,风湿宁,骨宁等。

知识拓展

穴位注射疗法的形成

穴位注射的临床应用始于 20 世纪 50 年代。当时主要是将硫酸镁、普鲁卡因等药物注射到神经及其周围组织,用于治疗某些疾病。随着中药注射液的出现和发展及针灸事业的复兴,像当归、丹参等这些中药注射液逐渐被广大针灸工作者采用,且注射部位及范围也不断扩大,主要集中在人体穴位方面。

二、操作方法

1. **穴位选择** 一般可根据针具治疗时的处方原则辨证取穴,但作为本法的特点,常结合经络、穴位按诊法以选取阳性反应点。如在背部、胸腹部或四肢的特定穴部位出现的条索、结节、压痛,以及皮肤的凹陷、隆起、色泽变异等,软组织损伤可选取最明显的压痛点。一般每次 2~4 穴,不宜过多,以精为要,宜选取肌肉较丰满的部位进行穴位注射。

2. **注射剂量** 应根据药物说明书规定的剂量,不能过量。做小剂量注射时,可用原药物剂量的 1/5~1/2。一般以穴位部位来分,耳部可注射 0.1ml,头面部可注射 0.3~0.5ml,四肢部可注射 1~2ml,胸背部可注射 0.5~1ml,腰臀部可注射 2~5ml 或 5%~10% 葡萄糖注射液 10~20ml;刺激性较大的药物(如乙醇)和特异性药物(如抗生素、激素、阿托品等)一般用量较小,即所谓小剂量穴位注射,每次用量多为常规剂量的 1/10~1/3;中药注射液的穴位注射常规剂量为 1~4ml。

3. **操作程序** 首先使患者取舒适体位,选择适宜的消毒注射器和针头,抽取适量的药液,在穴位局部消毒后,右手持注射器对准穴位或阳性反应点,快速刺入皮下,然后将针缓慢推进,达一定深度后产生得气感应,如无回血,便可将药液注入。

急性病、体强者可用较强刺激,推液可快;慢性病、体弱者,宜用较轻刺激,推液可慢;一般疾病,则用中等刺激,推液也宜采用中等速度。如所用药液较多时,可由深至浅,边推药液边退针,或将注射针向几个方向注射药液。

4. **疗程** 急症患者每日 1~2 次,慢性病一般每日或隔日 1 次,6~10 次为 1 疗程;反应强烈者,可隔 2~3 日 1 次,穴位可左右交替使用;每个疗程间可休息 3~5 日。

三、适用范围

凡是适应针灸治疗的疾病,基本上均可用穴位注射法。

主要应用范围为:

(1) **运动系统疾病**:腰腿痛(腰肌劳损、骨质增生、腰椎间盘突出症)、颈椎病、扭伤等。

(2) **神经系统疾病**:头痛、失眠、口眼㖞斜、三叉神经痛、坐骨神经痛等。

(3) **消化系统疾病**:胃痛(溃疡病、胃肠神经症)、腹泻等。

(4) **呼吸系统疾病**:咳嗽(急慢性支气管炎、上呼吸道感染)、哮喘等。

(5) **五官科疾病**:咽喉肿痛、目赤肿痛、耳鸣耳聋、鼻炎等。

四、禁忌证

1. 婴儿、诊断不清、意识障碍、体质十分虚弱或者对药物过敏的患者禁用穴位注射法。

2. 有频繁的晕针病史的患者、穴位注射的局部皮肤感染较为严重的患者禁用。

3. 孕妇的下腹部、腰骶部的穴位,以及可能引起子宫收缩的穴位尽量少用或者不用。

五、注意事项

1. 注意药物的性能、药理作用、剂量、禁忌及毒副作用。凡能引起过敏的药物,如青霉素、链霉素、普鲁卡因等,必须先做皮试,阴性者方可使用。副作用较严重的药物,慎用或不用。

2. 不能将药液注入关节腔、脊髓腔内,以免引起不良反应;如误入关节腔,可引起关节红肿、发热、疼痛等;误入脊髓腔,有损伤脊髓的可能。

3. 药液不可注入血管内,注射时如回抽有血,须避开血管后再注射。

4. 在主要神经干通过的部位作穴位注射时,必须避开神经干,如针尖触到神经干,患者即有触电感,要稍退针或改变方向,然后再注入药物,以免损伤神经。

5. 颈项、胸背部腧穴注射时,不能过深,以防误伤重要脏器;孕妇的下腹部、腰骶部及合谷、三阴交等穴,一般不宜做穴位注射,以免引起流产。

6. 年老体弱及初次接受治疗者,最好取卧位,注射部位不宜过多,药量也可酌情减少,以免晕针。

第十一节　熏洗疗法

熏洗疗法是利用药物煎汤趁热在皮肤或患处进行熏蒸、淋洗的治疗方法(一般先用药汤蒸气熏,待药液稍凉时再洗)。此法是借助药力和热力,通过皮肤、黏膜作用于机体,具有疏通经络、调和气血、解毒化瘀、扶正祛邪的功效,从而达到预防和治疗疾病的目的。

> **知识拓展**
>
> ### 熏洗疗法
>
> 熏蒸疗法历史悠久、源远流长。古人用热水洗浴,用树枝、柴草熏烤身体部位,发现可以缓解病痛,这就是熏蒸疗法的起源。据记载,熏蒸疗法远在奴隶社会殷商时期就有应用,在战国早期就有对中药熏蒸疗法的文字描述,如《礼记·曲礼》也有"头有疮则沐,身有疡则浴"的论述,《庄子》载"越人熏之以艾"的记载。

一、操作技术

熏洗疗法一般采用一些简单的熏蒸、沐浴方法,患者可以在家中进行。而复杂的熏洗疗法需要单独蒸疗室进行,设备完善的熏洗需要由下列设备组成:熏蒸仪或床、盆、小木凳、浴桶、毛巾、浴罩、床单等,并配备洗浴室及治疗后休息室等。熏洗疗法可分为全身疗法和局部疗法两大类。根据具体病情,又可以分为四肢、眼部、坐浴等疗法。

(一) 全身熏洗法

根据病证选定处方用药,将煎好药汤倒入浴盆中,进行全身淋浴,或将药汤倒入大木桶(或大水缸)内,桶内放一小木凳,高出水面 3cm 左右,患者坐在小木凳上,用布单或毯子从上面盖住(仅露头部在外面,勿使热气外泄),待药汤不烫人时,取出小木凳,患者再浸泡于药汤内淋浴,以微微汗出为度。熏洗完毕后,擦干全身并用浴巾盖住,卧床休息,如能稍睡片刻更好,待消汗以后,再换穿衣服。全身熏洗法主要用于全身性皮肤病等疾患。

(二)局部熏洗法

1. 四肢熏洗法

（1）根据病证先选定用药处方，准备好盆、毛巾、布单。

（2）将煎好的药物趁热倾入盆中，将患肢架于盆上，用浴巾围盖患肢及盆或桶，使蒸汽熏蒸患部，待药液不烫时，将患部浸入药液中泡洗。

（3）熏洗完毕后用干毛巾轻轻擦干，避风。

2. 眼熏洗法

（1）按照病证先选定用药处方，准备好脸盆或热水瓶，消毒药棉或消毒纱布、布单、毛巾。

（2）将煎好的药汤趁热倒入盆中，患者取坐位，可向前微弯腰，面向药汤，两眼紧闭，用布单将脸盆口盖严，勿使热气外泄。或将煎好的药汤趁热注入保温瓶内，患者将患眼对准瓶口先熏，待药液降温至不烫手时，用消毒棉花或消毒纱布蘸药液热洗患眼；也可用洗眼杯盛温热药汤（约为全杯容积的2/3），患者先低头，使洗眼杯口紧扣在患眼上，接着手持洗眼杯随同抬头，不断开合眼睑，转动眼球，使眼部与药汤接触。如患眼分泌物过多，应用新鲜药液多洗几次。

（3）熏洗完毕后，用干毛巾轻轻擦干眼部，然后闭目休息5~10分钟。

(三)坐浴熏洗法

1. 按照病证先选定用药处方，准备好脸盆、横木架或坐浴椅、毛巾。

2. 将煎好的药汤趁热倾入盆内，在盆上放置横木架，患者暴露臀部坐在横木架上进行熏疗；或用坐浴椅，把盆放在椅子下熏疗。待药汤不烫手时，把臀部浸入盆中泡洗。

3. 熏洗完毕后，用干毛巾擦干，更换干净的内裤。

熏洗次数一般为1~3次/d，20~30min/次。其疗程视疾病而定，以病愈为准。

二、适应证

1. 内科疾病，如遗尿、泄泻、便秘、失眠等。

2. 外科疾病，如血栓闭塞性脉管炎、闭塞性动脉硬化症、糖尿病肢体血管病变、雷诺综合征、血栓性浅静脉炎等多种周围血管疾病。

3. 皮肤科疾病，如银屑病、带状疱疹、湿疹、手足癣等。

三、禁忌证

1. 急性传染病、严重心脏病、严重高血压等，均忌用全身熏洗。

2. 危重外科疾病，严重化脓感染疾病，需要进行抢救者，忌用熏洗。

3. 慢性肢体动脉闭塞性疾病，严重肢体缺血，发生肢体感染性坏疽者，禁止使用中高温（超过38℃）熏洗。

4. 妇女妊娠和月经期间不宜进行熏洗。

5. 饱食、饥饿以及过度疲劳不宜熏洗。

6. 饭前饭后半小时内不宜熏洗。

7. 有过敏性哮喘病的患者禁用香包熏法。

四、注意事项

1. 冬季熏洗时，应注意保暖，夏季要避风。全身熏洗后皮肤血管扩张，血液循环旺盛，全身温热出汗，必须待汗解，穿好衣服后再外出，以免感受风寒，发生感冒等病证。

2. 药汤温度要适宜，避免烫伤；如果熏洗时间较久，药汤稍凉时，须再加热，这样持续温热熏洗，才能收到良好的治疗效果。

3. 夏季要当日煎药当日使用，汤药不要过夜，以免变质，影响治疗效果或发生不良反应。

4. 在全身熏洗过程中，如患者感到头晕不适，应立即停止洗浴，卧床休息。

5. 如熏洗无效或病情反而加重者，则应停止熏洗，改用其他方法治疗。

6. 熏洗后的木盆或木桶一定要及时清洗,保持清洁。

7. 药物可持续煎煮使用 2~3 天。

五、临床常见病证应用举例

中药熏洗疗法一般以活血化瘀药、祛风湿药、发汗解表药、杀虫止痒药为主。通常选用当归、红花、五加皮、丹参、防风、艾叶、川牛膝、桑枝、肉桂、羌活、独活等。以下是常见病临床熏洗方药,可供参考(表 8-16)。

表 8-16 临床常用熏洗方药

常见病证	出处	参考药物
头痛	《理瀹骈文》	当归、川芎、荆芥
阴痒	《疡科心得集》	苦参、蛇床子、白芷、金银花、菊花、黄柏、地肤子、石菖蒲
鹅掌风	《外科正宗》	白矾、皂矾、孩儿茶、侧柏叶
风湿性关节炎	《理瀹骈文》	海风藤、豨莶草、防风、秦艽、桑枝、松节、木瓜、白芷、川芎、当归、羌活、续断、细辛
痔疮	《疡科选粹》	五倍子、朴硝、桑寄生、莲房、荆芥
骨折	《医宗金鉴》	海桐皮、透骨草、乳香、没药、当归、川椒、川芎、红花、威灵仙、甘草、防风、白芷
鼻窒	《重订严氏济生方》	苍耳子、辛夷花、白芷、薄荷
脑卒中	《中国传统康复技术》,主编:陈健尔、郫德江	伸筋草、透骨草、姜黄、桑枝、红花
小儿脑瘫	《中国传统康复技术》,主编:陈健尔、李艳生	红花、钻地风、香樟木、苏木、紫草、伸筋草、千年健、桂枝、路路通、乳香、没药、宣木瓜
腰腿痛	《中国传统康复技术》,主编:陈健尔、李艳生	红花、威灵仙、川芎、艾叶、制川乌、制草乌、桂枝、鸡血藤、独活、木瓜、伸筋草、透骨草、杜仲、白花蛇
冻疮	《验方大全》,主编:王维	当归、赤芍、红花、细辛、防风、荆芥、桂枝、艾叶、甘草、乳香、白矾、生姜

第十二节 敷药疗法

敷药疗法是将药物制成一定的剂型(药膏、膏药、药粉),然后贴敷于某个或某组穴位、患处或特定部位上,利用药物对穴位的刺激作用、药物的渗透作用和药物的药理作用而产生对机体的调节作用,以达到治疗疾病目的的方法。因所敷的药物不同,故分别具有清热解毒、消肿止痛、活血、止血、促使肿毒消散或溃破等作用。

一、临床应用

(一)操作技术

1. 将药物捣烂或磨成粉,平摊于棉垫上。

2. 取一块大小相等的棉纸或纱布覆盖在药物上,将四边往里折叠整齐。

3. 清洁局部,将药物敷贴于患处,用胶布或绷带固定。

(二)敷药不同剂型的具体配置方法

1. **调合剂** 将所需药物共同碾成极细的粉末,然后用蜜、醋、油、脂、酒、水、鲜药汁等调和,调至捏成型即可敷用。

2. **橡皮膏** 选择剂型调好后,根据病情所选部分或范围,选择合适的橡皮膏,将药物直接敷贴在穴位或患处,再用橡皮膏固定即可。

药膏贴敷时间的选择,通常根据病情和气候情况来决定,一般情况下多是 24 小时更换 1 次,慢性病患者可酌情延长贴敷时间;古时有"春三、夏二、秋三、冬四"的说法,可以作为参考。少数患者对敷药膏或橡皮膏过敏,或发生接触性皮炎,而出现皮肤瘙痒、药疹、水疱时,应马上停止敷药,并外涂碘伏严重者给予抗过敏治疗,出现感染者还应给以抗菌治疗。

3. 膏药 是把若干药物,浸于植物油中(如麻油、棉籽油等),再经加热熬炼而成的一种富有黏性、能固定贴敷在一定位置上的中成药。其特点是遇热则软化而具有一定的黏性,能贴敷于皮肤上而发挥一定的治疗作用;其优点是应用方便,用法简单,药效持久,痛苦小,便于携带和保存,是患者乐于接受的一种剂型和治疗方法。

4. 药粉 又叫掺药,是将所需药物直接碾磨成极细的粉末,然后密储备用,对于贵重的易挥发性药物,一般临床时再与药粉共同掺和,以保证药效。其多用于填脐疗法,也可以撒敷于患处,一般3~5小时更换1次。

三 伏 贴

三伏贴是结合针灸、经络与中药学,以中药直接贴敷于穴位,达到治病、防病的效果。最早源自清代《张氏医通》记载的白芥子发疱治疗冷哮。中医认为,"人与天地相参,与日月相应",因此人体的阳气与自然界生物的阳气相接,季节变化直接影响到人的健康,人体之阳气"生于春,长于夏,收于秋,藏于冬",春夏,尤其是三伏天,由于气温升高,人体内阳气上升,经络通达,气血充沛。利用这一有利时机治疗某些寒性疾病,调整人体的阴阳平衡,预防旧病复发或减轻其症状,属于中医治未病的一种手段。

二、适应证

1. 内科疾病 如高血压、胃炎、胃下垂、溃疡性结肠炎、神经性失眠、三叉神经痛等。

2. 外科疾病 如急性软组织损伤、骨折、脱位、颈肩腰腿痛、关节痛等。

3. 皮肤病 如急性蜂窝织炎、痈、疖、疔、疮、鸡眼、湿疹等。

三、禁忌证

1. 孕妇禁用。

2. 对药物过敏者禁用。

3. 局部皮肤破损者慎用。

四、注意事项

1. 用药部位必须做皮肤常规消毒。

2. 敷药时温度要适中,以 0.2~0.5cm 厚为宜,围敷时药膏要超出肿块 2cm 左右。

3. 用水或药汁、醋调配的敷药,容易干燥,须经常加原调的液体湿润,以免降低药效和引起不适。用饴糖调敷的药,热天容易发酵,可加适量苯扎溴铵(新洁尔灭)防腐。

4. 调药宜随调随用,敷药温度根据病情、病程而定,需防烫伤。敷药一般每天1次,每次敷药6小时左右(过久易皮肤过敏)。

5. 敷药后应注意观察,如皮肤过敏,应立即洗去敷料。

6. 不可在同一部位长期连续用药,一般应备 2 组穴位相互交替使用,以防损伤皮肤。

7. 当应用药物发泡疗法时,治疗后应注意保持创面清洁,以预防感染。

8. 骨折患者换药时必须保持骨折处的有效固定,不稳定骨折不宜敷药。

第十三节　热熨疗法

热熨疗法是采用药物和适当的辅料经过加热处理后,敷于患部或腧穴的一种治疗方法。本法是中医独特、有效的外治法之一。

它可借助温热之力,将药性由表及里,通过皮毛腠理,循经运行,内达脏腑,疏通经络,温中散寒,畅通气机,镇痛消肿,调整脏腑阴阳,从而达到治病的目的。

> **知识拓展**
>
> ### 传导热疗法
>
> 现代医学传导热疗法即温热疗法(简称热疗)是一种将加热后的介质(水、沙、盐、蜡、泥等)直接作用于机体,从而治疗疾病促进康复的一种治疗方法,包括石蜡疗法、干热疗法、湿热疗法、电热疗法、泥疗等,类似于中医热熨疗法。国内最早记录见于周口店北京猿人,用火烧烤石头缓解疼痛;国外古希腊希波克拉底将热水装入动物膀胱中制成热水囊治疗坐骨神经痛和直肠局部炎症。

一、临床应用

(一)坎离砂热熨法

用净铁末 50kg、米醋 3kg、防风 400g、当归 300g、川芎 400g、透骨草 400g,加清水 3kg 配制而成。本法与铁屑加醋热熨法相比,坎离砂热熨法加入中草药,通过发热,可充分发挥其药物效能,具有良好的镇痛解痉作用和活血化瘀、祛风散寒、止痛消肿等功效。

坎离砂热熨法用于治疗慢性风湿性关节炎、慢性肺炎、肥大性脊椎炎、肌肉纤维组织炎、腰肌劳损、关节扭挫伤、关节手术后功能障碍、神经痛、慢性腰痛等。

(二)麸熨法

用麦麸或棉籽壳 500g 炒热,也可加入苍术 50g、木香 50g、乳香 25g、没药 25g,再炒 1~2 分钟。炒时可加入一些水,使锅内产生热气,以充分发挥药力。炒好后装入布袋,熨烙患处。

此法常用于治疗消化不良、急慢性寒性腹痛、腹泻等病证。

(三)瓶熨法

用 500ml 的医用盐水空瓶装满热开水,先在患处放上一个装满葱白切成丝的布袋,布袋上再放一块厚布,然后放上热水瓶作局部熨烙。开始时瓶的热度较高,可用手垫上干布或戴上绒手套拿热水瓶做一起一落的反复熨烙,瓶内热度降低后,可将瓶放于患处不动,进行固定熨烙。瓶熨常用于治疗跟骨刺引起的疼痛,或适用于一般性腹痛。

(四)盐熨法

用食盐 250g,爆炒加热后,加入陈醋 200ml,边洒边炒,均匀地加入锅内后,再炒半分钟。然后马上装入布袋,将袋口扎紧,放于患处熨烙。

此法可缓解痉挛,用于治疗妇女痛经、夜间小腿抽筋和坐骨神经痛等症。

(五)生姜熨法

取生姜 500g,捣烂装布袋内,敷于患处,上置热水袋熨 1~2 小时。其适用于心胸痞满、胃气虚寒、痰饮积滞、消化不良、呕吐腹泻、寒湿痹痛等症。

(六)吴茱萸熨法

取吴茱萸 60g(研细),与食盐 60g 同入砂锅内炒热,装袋后热熨脐部,温度降低后则加热水袋续熨,共 1~2 小时。其适宜于吐泻腹痛、疝气瘕聚等症。

二、适应证

本法适用范围相当广泛,既可治疗某些慢性病,又可治疗一些急性病证。其常可用于以下病证:

1. 风湿痹证引起的关节冷痛、酸胀、沉重、麻木。

2. 跌打损伤等引起的局部瘀血、肿痛。

3. 扭伤引起的腰背不适、行动不便。

4. 脾胃虚寒所致的胃脘疼痛、腹冷泄泻、呕吐等症状。

三、禁忌证

1. 凡热性病、神昏、谵语、精神分裂症患者,均不可用本法。

2. 有出血性疾病,如血小板减少性紫癜、过敏性血小板减少性紫癜、月经过多、崩漏等,不宜用本法。

四、注意事项

1. 热熨时,尤其要防止局部烫伤。开始时熨器热度过高,应采用起伏放置式熨烙,或者加厚垫布。

2. 热熨后,患者可在室内散步,但暂时不得外出,要注意避风,防止着凉。

（霍新慧　贾建昌　隋翠翠）

思考题

1. 腧穴的治疗作用有哪些?

2. 试述晕针的临床表现、处理及预防。

3. 试述揉法的操作要领及动作要求。

ER 8-3
常用外治
技术操作

ER 8-4
练习题

第九章 | 临床常见疾病诊治

教学课件

思维导图

学习目标

1. 掌握：临床常见疾病的概念及主要临床表现。
2. 熟悉：临床常见疾病的辨证论治。
3. 了解：临床常见疾病的病因病机。
4. 能够准确运用所学知识对临床常见疾病进行诊断，会正确应用中成药及其他中医疗法治疗临床常见疾病。
5. 具备良好的人际沟通能力和中医思辨能力，体现中医"大医精诚"的良好品德。

第一节 内科常见疾病诊治

案例导入

患者，女，42岁，职员。昨晚应邀赴宴后，半夜腹痛，便出酸腐后疼痛缓解。继之出现恶寒发热，头身困重，心烦口渴，渴不多饮，汗出，胸闷脘痞，腹胀，小便短赤。舌苔薄黄而腻，脉濡数。

请思考：

1. 本病发生的病因病机是什么？
2. 如何运用所学知识为该患者制订一个中医的诊治方案？

一、感冒

（一）概述

感冒是感受风邪或时行疫毒，导致肺卫功能失调，出现以鼻塞、流涕、喷嚏、咳嗽、头痛、恶寒、发热、全身不适等为主要特征的常见外感病证。西医所称的普通感冒、流行性感冒、上呼吸道感染，均可参照本病辨证论治。

（二）病因病机

本病多因感受外邪与正气不足，以致卫表失和发为感冒。

1.感受外邪 感冒是由六淫、时行疫毒侵袭人体而发病。

（1）感受六淫之邪：因肺开窍于鼻，外合皮毛，当气候骤变，淋雨受凉，或汗后以致风邪挟他邪（寒、热、湿）从口鼻或皮毛侵入人体，出现肺卫功能失调，卫表不和，而成普通感冒。

（2）感受时行疫毒：时行疫毒为四时不正之气，也可从口鼻侵入机体，表现为全身症状明显的时行感冒。时行疫毒致病性强，发病迅速，症状较重，流行性强，且不受季节局限。

2.正气不足 当人体卫外功能减弱，肺卫调节失常，外邪侵袭时易发病。如气候突变，冷热失常，六淫时邪猖獗，以致肺卫调节疏懈；或生活起居不当，寒温失调，过度疲劳导致腠理不密，营卫失和;或体质虚弱,卫外不固,属虚体感邪。

（三）诊断要点

1. 主症

(1) **普通感冒**:以恶寒、发热、全身不适、鼻塞、流涕、喷嚏、咳嗽为主症;起病较急,病程约3~7天。

(2) **时行感冒**:起病急,高热,全身酸痛,热退之后,可有鼻塞流涕、咽痛、干咳等症。

2. 病史 四季均可发生,以冬春季为多见;常在气候突然变化、淋雨、劳倦、酗酒后发病,或正值时行感冒流行之际发病。

3. 辅助检查 白细胞计数多正常或减少,淋巴细胞相对增加,中性粒细胞减少。

（四）鉴别诊断

1. 外感咳嗽、外感头痛 当感冒出现发热恶寒、咳嗽、头痛时,易与外感咳嗽、外感头痛混淆,其鉴别应以主症为主,若发热恶寒症状突出者,须按感冒论治;若咳嗽吐痰,甚则喘息症状突出者,可辨为外感咳嗽病证;若头痛明显,以其为主要痛苦者,应辨为外感头痛病证。

2. 鼻渊 感冒与鼻渊均可见鼻塞流涕或伴头痛等症。鼻渊多流腥臭浊涕但无恶寒发热等表证,感冒多为清涕并无腥。鼻渊病程长,反复发作,不易治愈;感冒病程短,治愈快。

（五）辨证论治

1. 治疗原则 本病邪在肺卫,多为实证,治取《黄帝内经》"其在皮者、汗而发之"之旨,以解表达邪为原则。风寒治以辛温发汗,风热治以辛凉解表,暑湿又当清暑祛湿解表,体虚感冒则应扶正解表,不可专行发散,重伤肺气。至于时行感冒,因其发热,易传变,故清热解毒法常用。

2. 分证论治

(1) **风寒感冒**

[证候表现]恶寒发热(恶寒重、发热轻),头痛,肢节酸痛,无汗,鼻塞流涕,咽痒咳嗽,口不渴或渴喜热饮,舌苔薄白而润,脉浮紧。

[治法]辛温解表,宣肺散寒。

[代表方]荆防败毒散(《摄生众妙方》)加减(荆芥、防风、柴胡、薄荷、羌活、独活、川芎、枳壳、前胡、桔梗、茯苓、甘草)。

(2) **风热感冒**

[证候表现]身热微恶风,汗出不畅,头胀痛,咽喉肿痛,咽燥口渴,鼻流浊涕,咳嗽,痰黏或黄,舌苔薄黄,脉浮数。

[治法]辛凉解表,宣肺清热。

[代表方]银翘散(《温病条辨》)加减(金银花、连翘、薄荷、荆芥、淡豆豉、桔梗、牛蒡子、甘草、竹叶、芦根)。

(3) **暑湿感冒**

[证候表现]身热恶风,无汗或少汗,肢体酸重或疼痛,头昏重胀痛,咳嗽痰黏,鼻流浊涕,心烦口渴,或口中黏腻,渴不多饮,胸闷泛恶,小便短赤,舌苔薄黄而腻,脉濡数。

[治法]清暑祛湿解表。

[代表方]新加香薷饮(《温病条辨》)加减(香薷、金银花、连翘、厚朴、扁豆花)。

(4) **时行疫毒**

[证候表现]呈流行性,突然恶寒,高热不退,甚至寒战,周身酸楚,咳嗽,咽喉疼痛,口干,无汗,伴明显全身症状。

[治法]清热解毒解表。

[代表方]清瘟解毒丸(《中华人民共和国药典》2020年版第一部)加减(葛根、黄芩、牛蒡子、白芷、连翘、羌活、防风、玄参、大青叶、甘草、赤芍、川芎、淡竹叶、玄参、天花粉、柴胡、桔梗)。

(5)阴虚感冒

[证候表现]发热微恶风寒,无汗或少汗,或寐中盗汗,头痛心烦,手足心热,干咳少痰或痰中带血,舌淡红,苔少,脉细数。

[治法]滋阴解表。

[代表方]加减葳蕤汤(《重订通俗伤寒论》)加减(白薇、玉竹、葱白、桔梗、薄荷、豆豉、甘草、大枣)。

(6)气虚感冒

[证候表现]恶寒甚,发热轻,无汗或自汗,头身疼痛,鼻塞,咳嗽痰白,声低息短,倦怠乏力,舌质淡,苔白,脉浮无力。

[治法]益气解表。

[代表方]参苏饮(《太平惠民和剂局方》)加减(人参、茯苓、甘草、苏叶、葛根、半夏、陈皮、桔梗、前胡、木香、枳壳、姜、枣)。

(六)其他疗法

1.中成药 正柴胡饮颗粒、午时茶颗粒适用于风寒感冒初期;银翘解毒丸(片)、维 C 银翘片、感冒舒颗粒、桑菊感冒片适用于风热感冒;藿香正气(软胶囊、口服液、水)适用于外感风寒、内伤湿滞者;防风通圣颗粒适用于感冒外寒里热者;板蓝根颗粒、连花清瘟胶囊、感冒退热颗粒、柴胡口服液、双黄连口服液适用于风热感冒热甚和时行感冒。

2.单方验方

(1)**葱豉汤**:葱白 7~12 根,豆豉 10~15g,鲜生姜 5~10g,陈皮 5~10g。水煎后加红糖 30g 调服。其主治风寒感冒初期轻证。

(2)板蓝根 15~30g,大青叶 10~15g,贯众 10g,荆芥 10g,金银花 10~30g,甘草 3g 水煎服,每日 1 剂。其适用于时行感冒预防和早期治疗。

3.刮痧疗法 用铜钱、瓷匙、水牛角等钝缘光滑的硬物器具,蘸植物油刮项背。项部自风池穴而下,刮背部从脊柱两旁自上而下。刮时用力均匀,不要太重,防止刮破皮肤,至皮肤出现紫红色瘀血点为止。刮痧疗法对风寒、风热、暑湿感冒均适用。

(七)预防与调摄

1.预防 适度体育锻炼以增强机体适应气候变化的调节能力,在气候变化时适时增减衣服,慎接触感冒患者以防时邪入侵。可在时行感冒的流行季节,预防性服药可使感冒的发病率大为降低,如贯众、大青叶、板蓝根、藿香、鸭跖草、佩兰、薄荷、荆芥等。不过,预防感冒的药物亦应随着季节的变化有所区别,如冬春季用紫苏、荆芥;夏季用藿香、薄荷;时邪毒盛,流行广泛时用板蓝根、菊花、金银花、大青叶等,经常用葱、蒜、食醋亦有预防感冒的作用。

2.调摄 感冒患者应适当休息,卧室空气应流通,但不可直接吹风。多饮水,饮食以素食流质为宜,慎食油腻难消化之物。药物煎煮时间宜短,无汗者宜服药后进热粥或覆被以促汗解表,汗后须及时更换干燥洁净衣服,以免再次受邪。

二、咳嗽

(一)概述

咳嗽是指外感或内伤等多种因素导致肺失宣降,肺气上逆,以咳嗽或咳吐痰液为主要表现的病证。古代曾将无痰有声称为咳,无声有痰谓之嗽,临床二者常并见,故合称咳嗽。西医学中上呼吸道感染,急、慢性支气管炎,支气管扩张,肺炎等以咳嗽、咳痰为主要临床表现者,可参照本病进行辨证论治。

(二)病因病机

本病多因外感或内伤等原因,以致肺失宣降,肺气上逆而咳。

1. **外感咳嗽**　多因风、寒、暑、湿、燥、火之邪从口鼻、皮毛入侵,伤及于肺,清肃失常,肺气上逆而咳嗽。

2. **内伤咳嗽**　多因饮食不节、情志不遂或劳倦体虚等因素导致。饮食不节,过食醇酒厚味,或劳逸失调,以致脾失健运,痰浊内生,上干于肺,肺失清肃发为咳嗽;或痰浊郁而化热,亦可壅阻于肺而导致咳嗽。情志失调,肝郁化火,反侮于肺,以致肺气上逆发为咳嗽。久病失于调理,直接损伤于肺,或耗伤肾精,以致肺气不足,则清肃失职,宣降失常发为咳嗽;或肺阴不足,肺失于清润,肺气上逆而咳嗽。

(三)诊断要点

1. **主症**　咳嗽、咳痰为本病的主要临床表现。

2. **病史**　外感咳嗽起病急,病程短,初起多有恶寒发热等表证;内伤咳嗽病势缓,病程长,常因外感诱发而致反复咳嗽,常可见相应脏腑功能失调的证候。

3. **辅助检查**　急性咳嗽,周围血白细胞总数和中性粒细胞增高;听诊可闻及两肺野呼吸音增粗,或伴散在干湿性啰音;肺部 X 线摄片检查正常或肺纹理增粗。

(四)鉴别诊断

1. **肺痨**　咳嗽是肺痨的主症之一,但肺痨尚有咯血、潮热、盗汗、身体消瘦等症状,必要时可结合痰液涂片、血沉、结核菌素试验及 X 线肺部检查,以助诊断。

2. **哮病、喘证**　哮病与喘证虽然也会兼见咳嗽,但各以哮、喘为其主要临床表现。哮病以发作性喉中哮鸣有声,呼吸急促困难,甚则喘息不能平卧为特征;喘证是以呼吸困难,甚至张口抬肩,鼻翼扇动,不能平卧为特征,是多种急、慢性疾病的一个症状。

(五)辨证论治

1. **治疗原则**　咳嗽的治疗应分清邪正虚实,辨别标本缓急。外感咳嗽应祛邪宣肺,用药宜轻清上扬,因势利导,使邪去正安;内伤咳嗽多虚实夹杂,发作时标实为主,当化痰止咳以治其标;缓解时当扶正补虚以治本。

2. **分证论治**

(1)外感咳嗽

1)风寒袭肺

[证候表现]咳声重浊,喉痒,气急,伴鼻塞,流清涕,咳痰稀薄色白,恶寒发热,头痛,肢体酸楚,无汗,舌苔薄白,脉浮或浮紧。

[治法]疏风散寒,宣肺止咳。

[代表方]三拗汤(《太平惠民和剂局方》)合止嗽散(《医学心悟》)加减(三拗汤:麻黄、杏仁、甘草;止嗽散:荆芥、紫菀、白前、百部、陈皮、桔梗、甘草)。

2)风热犯肺

[证候表现]咳嗽频剧气粗,或咳声嘶哑,喉燥咽痛,咳痰不爽,痰黄或黏稠,鼻流黄涕,口渴,恶风,身热头痛,舌苔薄黄,脉浮数。

[治法]疏风清热,宣肺止咳。

[代表方]桑菊饮(《温病条辨》)加减(桑叶、菊花、薄荷、桔梗、杏仁、甘草、连翘、芦根)。

3)风燥伤肺

[证候表现]干咳少痰或痰少而黏,不易咯出,甚或痰中带血丝,咽干鼻燥,咳甚则胸痛,初起或有恶寒发热,头痛,舌尖红,苔薄黄而干,脉浮数或小数。

[治法]疏风清肺,润燥止咳。

[代表方]温燥者用桑杏汤(《温病条辨》)加减(桑叶、豆豉,杏仁、象贝,南沙参、梨皮、山栀),凉燥者用杏苏散(《温病条辨》)加减(杏仁、紫苏叶、橘皮、半夏、生姜、枳壳、桔梗、前胡、茯苓、甘草、

大枣)。

(2)内伤咳嗽

1)痰湿蕴肺

[证候表现]咳嗽反复发作,咳声重浊,痰多易咯,痰黏腻或稠厚成块,早晨或食后咳甚痰多,进甘甜油腻之物加重,胸闷脘痞,呕恶,食少,体倦,大便时溏,舌苔白腻,脉濡滑。

[治法]健脾燥湿,化痰止咳。

[代表方]二陈平胃散(《症因脉治》)合三子养亲汤(《杂病广要》)(二陈平胃散:半夏、茯苓、陈皮、甘草、苍术、厚朴;三子养亲汤:白芥子、苏子、莱菔子)。

2)痰热郁肺

[证候表现]咳嗽气息急促,或喉中有痰声,痰多色黄稠黏,咳吐不爽,或喉间有腥味,或咳吐血痰,胸胁胀满,或咳引胸痛,舌苔薄黄腻,舌质红,脉滑数。

[治法]清热肃肺,化痰止咳。

[代表方]清金化痰汤(《杂病广要》)加减(黄芩、知母、山栀、桑白皮、茯苓、贝母、瓜蒌、桔梗、陈皮、麦冬、甘草)。

3)肝火犯肺

[证候表现]上气咳逆阵作,咳时面赤,痰少质黏,或如絮状,咯之难出,咽干口苦,胸胁胀痛,咳而引痛,舌苔薄黄少津,脉弦数。

[治法]清肺泻肝,顺气降火。

[代表方]黛蛤散(《医说》)合加减泻白散(《伤寒全生集》)(黛蛤散:青黛、海蛤壳;加减泻白散:黄芩、桑白皮、地骨皮、粳米、甘草、知母、桔梗、青皮、陈皮)。

4)肺阴亏耗

[证候表现]干咳,咳声短促,痰少黏白,或声音逐渐嘶哑,口干咽燥,或痰中带血丝,常伴有午后潮热,手足心热,夜寐盗汗,舌质红少苔,或舌上少津,脉细数。

[治法]滋阴清热,润肺止咳。

[代表方]沙参麦冬汤(《温病条辨》)加减(沙参、麦冬、玉竹、天花粉、桑叶、甘草、扁豆)。

5)肺气亏虚

[证候表现]久咳不愈,咳声低弱无力,痰液清稀色白量多,食少,神疲懒言,面色无华,自汗,恶风,易因感冒而咳嗽加重,舌淡,苔白,脉细弱。

[治法]补肺益气,止咳化痰。

[代表方]补肺汤(《永类钤方》)加减(人参、黄芪、熟地黄、五味子、紫菀、桑白皮)。

(六)其他疗法

1.中成药 风寒咳嗽,可服杏苏止咳糖浆、止咳宝片;风热咳嗽,可服川贝清肺糖浆牛黄蛇胆川贝液、急支糖浆;风燥咳嗽,可服川贝雪梨膏、止咳川贝枇杷露;久咳无痰者,可服咳特灵胶囊;肺气虚咳嗽,可服金水宝胶囊等。

2.单方验方

(1)白芥子5g,麻黄5g,细辛3g,共研末,生姜汁调成糊状,等分为二,分敷两肺俞穴,纱布、胶布固定。每日1次,7日1个疗程。其适用于咳嗽、咯白痰者。

(2)鲜竹一截,装红糖填满,在蒸饭锅汽化,饮汁。治痰热咳嗽。

(3)川贝母10g,梨子1个,煮汁饮服。其适用于干咳少痰者。

(七)预防与调摄

1.预防 提高机体卫外功能,遇有感冒及时治疗;若常自汗出者,可给予玉屏风散服用。

2.调摄 注意观察痰的变化,若咳痰不爽时,可轻拍其背以促其痰液咳出;慎食肥甘厚腻之品,以免碍脾助湿生痰;若属燥、热、阴虚咳嗽者,忌辛辣动火食品;各类咳嗽均应戒烟,避免接触烟尘。

三、心悸

(一) 概述

心悸是以患者自觉心中悸动,惊惕不安,甚则不能自主为主要表现的病证。西医学中由各种原因引起的心律失常,如心动过速、心动过缓、期前收缩、心房颤动或扑动、房室传导阻滞、病态窦房结综合征、预激综合征及心功能不全、神经症等,凡以心悸为主要临床表现的,均可参照本节辨证论治。

(二) 病因病机

本病多因饮食不节、七情内伤、体虚劳倦、感受外邪、药物中毒等因素,以致心神被扰或心神失养而发。

1. 饮食不节 平素嗜食煎炸肥甘,损伤脾胃,蕴热化火生痰,痰火扰心,以致心神不宁而发为心悸。

2. 七情内伤 平素心虚胆怯,突遇惊恐,以致心神动摇,不能自主而发为心悸;或思虑过度,肝郁化火,或灼津成痰,痰火扰心而心悸;或火热灼伤心阴,心神失养而心悸。

3. 体虚劳倦 先天禀赋不足,或素体虚弱,或久病失养,皆可损伤气血阴阳,以致心神失养而心悸。

4. 感受外邪 风寒湿热之邪可内侵于心,耗伤心气、心阴发为心悸;或风寒湿之气侵入机体后导致痹证,痹证日久,内舍于心,使心脉痹阻,发为心悸。

此外,药物中毒可直接损及心脉,从而引发心悸。

(三) 诊断要点

1. 主症 自觉心慌不安,心跳剧烈,神情紧张,不能自主,呈阵发性或持续不止。

2. 病史 中老年常见,发作常由情志刺激,如惊恐、紧张、劳倦过度、饮酒饱食等因素而诱发。

3. 辅助检查 心电图、测血压、胸部 X 线摄片等检查有助于明确诊断。

(四) 鉴别诊断

心悸与真心痛均可出现心慌、心悸,脉结或代,但真心痛以心前区或胸骨后刺痛,牵及两背肩胛为主症,多呈短暂发作,但甚者心痛剧烈不止,唇甲发绀或手足青冷至节,呼吸急促,大汗淋漓,脉微欲绝,直到晕厥,病情危笃。

(五) 辨证论治

1. 治疗原则 心悸治当补益气血,调理阴阳,并配合应用养心安神之品,促进脏腑功能的恢复。

2. 分证论治

(1) 心虚胆怯

[证候表现]心悸不宁,遇惊则心悸怵惕,善惊易恐,坐卧不安,少寐多梦而易惊醒,苔薄白或如常,脉细略数或细弦。

[治法]镇惊定志,养心安神。

[代表方]安神定志丸(《普济方》)加减(龙齿、朱砂、茯苓、茯神、石菖蒲、远志、人参)。

(2) 心血不足

[证候表现]心悸气短,头晕目眩,面色无华,神疲乏力,少寐多梦,健忘,纳呆食少,舌淡红,脉细弱。

[治法]补血养心,益气安神。

[代表方]归脾汤(《济生方》)加减(当归、龙眼肉、黄芪、人参、白术、炙甘草、茯神、远志、酸枣仁、木香、生姜、大枣)。

（3）阴虚火旺

［证候表现］心悸易惊，心烦失眠，多梦，五心烦热，口干，盗汗，耳鸣，腰酸，头晕目眩，舌红少津，苔少或无苔，脉象细数。

［治法］滋阴清火，养心安神。

［代表方］天王补心丹（《校注妇人良方》）合朱砂安神丸（《医学发明》）加减（天王补心丹：人参、茯苓、玄参、丹参、桔梗、远志、当归、五味子、麦冬、天冬、柏子仁、酸枣仁、生地黄、朱砂；朱砂安神丸：朱砂、黄连、炙甘草、生地黄、当归）。

（4）心阳不振

［证候表现］心悸不安，动则尤甚，面色苍白，胸闷气短，形寒肢冷，舌淡苔白，脉虚弱，或沉细无力。

［治法］温补心阳，安神定悸。

［代表方］桂枝甘草龙骨牡蛎汤（《伤寒论》）合参附汤（《正体类要》）加减（桂枝甘草龙骨牡蛎汤：桂枝、炙甘草、生龙齿、生牡蛎；参附汤：人参、附子）。

（5）心血瘀阻

［证候表现］心悸，胸闷不适，心痛时作，痛如针刺，唇甲青紫，舌质紫黯或有瘀斑，脉涩或结或代。

［治法］活血化瘀，理气通络。

［代表方］桃仁红花煎（《陈素庵妇科补解》）合桂枝甘草龙骨牡蛎汤（《伤寒论》）加减（桃仁红花煎：桃仁、红花、丹参、赤芍、川芎、延胡索、香附、青皮、生地黄、当归；桂枝甘草龙骨牡蛎汤：桂枝、甘草、牡蛎、龙骨）。

（六）其他疗法

1. 中成药　丹七片、银杏叶片适用于瘀阻心脉的心悸；生脉饮适用于气阴两虚、脉虚欲脱的心悸；参附强心丸适用于心阳虚、心阳暴脱的心悸；黄芪生脉颗粒、补心气口服液适用于心气不足的心悸；滋心阴口服液适用于心阴虚的心悸。

2. 单方验方

（1）**酸枣仁粥**：酸枣仁末 15g，粳米 100g，先将粳米熬粥，在将熟之时放入酸枣仁末，继续煮至米熟粥成。宜趁温热时食之，具有宁心安神的功效，可用于心虚胆怯心悸。

（2）**小麦红枣粥**：小麦 60g，粳米 100g，红枣 6 枚，龙眼肉 15g，先将上述四物洗净，放入砂锅煮成粥，起锅时放入 20g 白糖，搅匀后趁温热时食之。本方具有养心安神、健脾益气的功效，可用于心气不足的心悸。

（七）预防与调摄

1. 预防　预防本病的关键是增强体质、情志调畅、饮食有节及避免外感六淫邪气；同时须积极治疗胸痹心痛、痰饮、肺胀、喘证及痹病等。

2. 调摄　心悸患者须精神乐观，情绪稳定，坚持治疗，坚定信心；生活作息要有规律；宜进食营养丰富而易消化吸收的食物，注意低脂、低盐、忌烟酒、浓茶。轻症可适当进行体力活动，避免剧烈活动。重症心悸须卧床休息，及早发现变证、坏病的先兆症状，做好急救准备。

四、胃痛
（一）概述

胃痛，也称胃脘痛，是以上腹胃脘部近心窝处发生疼痛为主症的病证。西医学中胃及十二指肠溃疡、急慢性胃炎、功能性消化不良、胃痉挛、胃癌、胃肠功能紊乱、胃黏膜脱垂等以胃脘疼痛为主要表现的疾病，均可参照本节辨证论治。

（二）病因病机

本病多因外感寒邪,饮食所伤,情志不遂,脾胃虚弱等因素,以致胃失和降,不通则痛,或胃腑失养,不荣则痛。

1. 感受外邪 外感寒、热、湿邪气,可直接阻滞于胃,以致胃脘气机不畅,不通则痛。

2. 饮食不节 暴饮暴食,或饥饱失常,或食入不洁之物,直接损伤胃气,胃失和降,发为胃痛;过食生冷,可致阴寒之邪凝滞于胃脘,发为胃痛;过食肥甘厚腻、辛辣之品,或饮酒过度,湿热内生,壅滞于胃脘,发为胃痛。

3. 情志不遂 忧思恼怒,肝失疏泄,横逆犯胃,以致胃脘气机不通则痛;久则气滞血瘀,阻于脉络,不通则痛;气机郁滞日久亦可化火,火热灼伤胃阴,胃失濡润,发为胃痛。

4. 脾胃虚弱 素体脾胃虚弱,或劳倦内伤,或久病不愈,影响脾胃,或用药不当,损伤脾胃,以致脾胃运化受纳失常,或致脾阳不足,胃脘失于温煦,或致胃阴不足,胃脘失于濡养,发为胃痛。

（三）诊断要点

1. 主症 本病以上腹胃脘部近心窝处发生疼痛为主要临床表现,可伴食欲缺乏,胃脘痞闷胀满,恶心、呕吐,吞酸,嘈杂等症。

2. 病史 发病常由饮食不节,情志不遂,劳累,受寒等诱因引起。

3. 辅助检查 胃镜、上消化道造影、胃黏膜活检、幽门螺杆菌(Hp)检测、胃液分析、胃电图、心电图、腹部 B 超、CT 等检查有助于诊断和鉴别诊断。

（四）鉴别诊断

胃痛与胸痹心痛、胁痛、腹痛、痞满鉴别见表 9-1。

表 9-1　胃痛与胸痹心痛、胁痛、腹痛、痞满鉴别

	胃痛	胸痹心痛	胁痛	腹痛	痞满
病位	上腹胃脘部	胸膺部或左前胸	上腹两侧胁肋部	胃脘以下,耻骨毛际以上的部位	胃脘部
疼痛性质	胀痛、隐痛,痛势一般不剧,其疼痛的发生与饮食关系密切	刺痛、绞痛,每突然发作,疼痛剧烈,可向左侧肩背或左臂内侧放射,痛势较急,时间较短,可因休息或服药而缓解	多为胀痛,也可出现刺痛、灼痛、隐痛	胀痛、刺痛、冷痛	无压痛,可有隐痛,但以痞塞满闷为主
伴随症状	吞酸,嗳气,恶心,呕吐	心悸,气短,汗出	恶心、口苦等肝胆病症状	腹胀,矢气,大便性状改变	触之无物,按之柔软,外无胀形

（五）辨证论治

1. 治疗原则 胃痛治以理气和胃止痛。属实者,治以祛邪为主;属虚者,治以扶正为主。虚实并见者,则扶正祛邪之法兼而用之。

2. 分证论治

(1)寒邪客胃

[证候表现]胃痛暴作,甚则拘急作痛,得热痛减,遇寒痛增,口淡不渴,或喜热饮,苔薄白,脉弦紧。

[治法]温胃散寒,理气止痛。

[代表方]香苏散(《太平惠民和剂局方》)合良附丸(《中华人民共和国药典》2020 年版第一部)加减(香苏散:香附、紫苏叶、陈皮、甘草;良附丸:高良姜、香附)。

(2)饮食停滞

[证候表现]暴饮暴食后,出现胃脘疼痛,胀满不消,疼痛拒按,得食更甚,嗳腐吞酸,或呕吐不消

化食物,其味腐臭,吐后痛减,不思饮食或厌食,大便不爽,得矢气及便后稍舒,舌苔厚腻,脉滑。

［治法］消食导滞,和胃止痛。

［代表方］保和丸(《丹溪心法》)加减(山楂、神曲、莱菔子、半夏、陈皮、茯苓、连翘)。

(3)肝气犯胃

［证候表现］胃脘胀满,攻撑作痛,脘痛连胁,遇烦恼郁怒则痛作或痛甚,喜太息,胸闷嗳气,大便不爽,苔薄白,脉弦。

［治法］疏肝解郁,理气止痛。

［代表方］柴胡疏肝散(《景岳全书》)加减(柴胡、白芍、川芎、香附、陈皮、枳壳、甘草)。

(4)肝胃郁热

［证候表现］胃脘灼痛,痛势急迫,烦躁易怒,泛酸嘈杂,口干口苦,舌红少苔,脉弦数。

［治法］疏肝泄热,和胃止痛。

［代表方］丹栀逍遥散(《太平惠民和剂局方》)合左金丸(《丹溪心法》)加减(丹栀逍遥散:柴胡、当归、白芍、薄荷、牡丹皮、栀子、白术、茯苓、甘草、生姜;左金丸:黄连、吴茱萸)。

(5)湿热中阻

［证候表现］胃脘疼痛,脘闷灼热,嘈杂,口干口苦,口渴而不欲饮,身重肢倦,纳呆恶心,小便色黄,大便不爽,舌红苔黄腻,脉滑数。

［治法］清热化湿,理气和胃。

［代表方］清中汤(《古今医彻》)加减(黄连、栀子、半夏、茯苓、草豆蔻、陈皮、甘草)。

(6)瘀阻胃络

［证候表现］胃脘疼痛,痛如针刺,痛有定处,按之痛甚,食后加剧,入夜尤甚,或见吐血、黑便,舌质紫黯或有瘀斑,脉涩。

［治法］化瘀通络,和胃止痛。

［代表方］失笑散(《太平惠民和剂局方》)合丹参饮(《时方歌括》)加减(失笑散:五灵脂、蒲黄;丹参饮:丹参、檀香、砂仁)。

(7)脾胃虚寒

［证候表现］胃痛隐隐,绵绵不休,喜温喜按,空腹痛甚,得食则缓,劳累、食冷或受凉后疼痛发作或加重,泛吐清水,食少,神疲乏力,手足不温,大便溏薄,舌淡苔白,脉虚弱。

［治法］温中健脾,和胃止痛。

［代表方］黄芪建中汤(《金匮要略》)加减(黄芪、桂枝、芍药、甘草、生姜、大枣、饴糖)。

(8)胃阴亏虚

［证候表现］胃脘隐隐灼痛,似饥而不欲食,口燥咽干,五心烦热,口干不多饮,大便干结,舌红少津或光剥无苔,脉细数。

［治法］养阴益胃,和中止痛。

［代表方］益胃汤(《温病条辨》)合芍药甘草汤(《伤寒论》)加减(益胃汤:沙参、麦冬、生地黄、玉竹;芍药甘草汤:芍药、甘草)。

(六)其他疗法

1. **中成药** 胃气痛片、枳实导滞丸、胃舒肝丸、舒肝和胃丸、左金片(丸、胶囊)均可用于肝气犯胃或肝胃郁热型胃痛;安胃片、乌贝散、复方陈香胃片、胃康胶囊、胃痛宁、快胃片可用于胃痛并见吞酸者;元胡止痛片、金佛止痛丸、气滞胃痛颗粒等用于气滞型胃痛;黄芪建中丸、小建中冲剂、香砂养胃冲剂(丸)、香砂六君(子)丸、温胃舒颗粒用于脾胃虚寒型胃痛;养胃舒颗粒用于胃阴不足型胃痛。临床用于胃痛中成药颇多,须辨证选择应用。

2. 单方验方

（1）**生姜红糖汤**：适用于寒邪犯胃疼痛较轻者。

（2）吴茱萸沸水泡过 14 粒，白开水送下；或高良姜末 3 分，米汤调下。其适用于寒凝气滞所致疼痛。

（3）百合、丹参各 30g，乌药、高良姜、制香附各 9g，檀香（后下）6g，砂仁（后下）3g，水煎服。其适用于寒热虚实夹杂胃痛。

（4）海螵蛸、浙贝母以等分研细末，每次服 3g。其适用于胃脘痛泛酸明显者。

（5）青木香研细末，每次服 3g。其适用于胃脘痛气滞证。

（6）三七粉 3g，白及粉 4.5g，大黄粉 1.5g，混合均匀，每次服 3g。其适用于胃脘痛瘀血证而呕血者。

（七）预防与调摄

1. 预防　本病的预防重在养成良好的饮食习惯，保持良好的情绪。

2. 调摄　当胃痛发作时，需适当休息，可减轻胃痛和减少胃痛发作；饮食以少食多餐，营养丰富，清淡易消化为主，忌粗硬饮食，暴饮暴食，或饥饱无常；保持精神愉快，避免情绪紧张及忧思恼怒；注意劳逸结合。

五、泄泻

（一）概述

泄泻是以排便次数增多，粪质稀溏或完谷不化，甚至泻出如水样为主症的病证。西医学中的急慢性肠炎、肠结核、肠易激综合征、吸收不良综合征等，以泄泻为主要临床表现时，均可参考本病辨证论治。

（二）病因病机

本病多因感受外邪、饮食不节、情志失调、体虚久病等因素，以致脾虚湿盛而发。

1. 感受外邪　外感寒湿暑热之邪，尤其是湿邪，困阻于脾，脾失健运，清浊不分，水谷混杂而下发为泄泻。

2. 饮食不节　暴饮暴食，饮食停滞不化；或过食肥甘，湿热内蕴，脾失健运；或误食生冷不洁之物，脾胃受损，以致产生的湿邪下注于大肠，发为泄泻。

3. 情志失调　忧郁恼怒，精神紧张，易致肝气郁结，木郁不达，横逆犯脾；忧思伤脾，土虚木乘，均可使脾失健运，而成本病。

4. 体虚久病　素体脾胃不足，或劳倦过度，脾胃受损，清浊不分，混杂而下发为泄泻；久病之后，或年老体衰，以致肾阳受损，命门火衰，不能温煦脾土，水湿不化，下注于大肠发为泄泻。

（三）诊断要点

1. 主症　本病以大便次数增多，每日三五次，甚至十余次，粪质稀溏，或完谷不化，或如水样为主要临床表现，可兼见腹痛、腹胀、肠鸣、纳呆。

2. 病史　常有感受外邪、饮食不节、情志不遂以及久病体虚等病史。

3. 辅助检查　大便常规、结肠镜、小肠镜及腹部 B 超或 CT 等检查有助于诊断及鉴别诊断。

（四）鉴别诊断

泄泻与痢疾均出现大便次数增多、粪质稀薄，腹痛的症状，但痢疾除腹痛、腹泻外，还有里急后重，痢下赤白脓血便，或纯下鲜血，或纯为白冻等症。

（五）辨证论治

1. 治疗原则　本病的基本治则为健脾化湿，因暴泻以湿盛为主，故重在化湿，佐以分利；久泻以脾虚为主，故重在健脾。

2. 分证论治

(1) 暴泻

1) 寒湿泄泻

[证候表现] 泄泻清稀,甚则如水样,腹痛肠鸣,脘闷食少,苔白腻,脉濡缓。若兼外感风寒,则恶寒发热头痛,肢体酸痛,苔薄白,脉浮。

[治法] 芳香化湿,解表散寒。

[代表方] 藿香正气散(《太平惠民和剂局方》)加减(藿香、白术、茯苓、陈皮、半夏、厚朴、大腹皮、紫苏、白芷、桔梗、甘草、生姜、大枣)。

2) 湿热泄泻

[证候表现] 泄泻腹痛,泻下急迫,或泻而不爽,粪色黄褐,气味臭秽,肛门灼热,或身热口渴,小便短黄,苔黄腻,脉滑数或濡数。

[治法] 清肠利湿。

[代表方] 葛根黄芩黄连汤(《医方集解》)加减(葛根、黄芩、黄连、甘草)。

3) 食滞胃肠

[证候表现] 泻下稀便,臭如败卵,粪便中夹有不消化食物,脘腹胀满,腹痛肠鸣,泻后痛减,嗳腐酸臭,不思饮食,苔垢浊或厚腻,脉滑。

[治法] 消食导滞。

[代表方] 枳实导滞丸(《内外伤辨惑论》)加减(大黄、枳实、黄芩、黄连、神曲、白术、茯苓、泽泻)。

(2) 久泻

1) 脾胃虚弱

[证候表现] 稍进油腻食物或饮食稍多,即发生泄泻,便中可夹有不消化食物,大便时泻时溏,迁延反复,饮食减少,食后脘闷不舒,面色萎黄,神疲倦怠,舌淡苔白,脉细弱。

[治法] 健脾益气,化湿止泻。

[代表方] 参苓白术散(《太平惠民和剂局方》)加减(人参、白术、茯苓、甘草、砂仁、陈皮、桔梗、扁豆、山药、莲子肉、薏苡仁)。

2) 肾阳虚衰

[证候表现] 黎明之前脐腹作痛,肠鸣即泻,泻下完谷,泻后即安,小腹冷痛,形寒肢冷,腰膝酸软,舌淡苔白,脉细弱。

[治法] 温补脾肾,固涩止泻

[代表方] 四神丸(《证治准绳》)加减(补骨脂、吴茱萸、肉豆蔻、五味子)。

3) 肝郁乘脾

[证候表现] 每逢抑郁恼怒,或情绪紧张之时,即腹痛泄泻,腹中雷鸣,攻窜作痛,腹痛即泻,泻后痛减,矢气频作,胸胁胀闷,嗳气食少,舌淡,脉弦。

[治法] 抑肝扶脾,调中止泻。

[代表方] 痛泻要方(《医学正传》)加减(白芍、白术、陈皮、防风)。

(六) 其他疗法

1. 中成药 藿香正气丸、纯阳正气丸适用于寒湿泄泻;葛根芩连丸、香连丸适用于湿热泄泻;保和丸、枳实导滞丸适用于伤食泄泻;参苓白术丸适用于脾虚泄泻;四神丸适用于肾阳虚泄泻;附子理中丸适用于脾肾阳虚泄泻。

2. 单方验方

(1) 炒车前子研末,每次服 6g,日服 3 次,米汤送服。其适用于暴泄水样。

（2）马齿苋 30g，地锦草 30g，海蚌含珍珠 30g，水煎服。其适用于湿热泄泻。

（3）生山楂、焦山楂各 15g，水煎服。其适用于伤食泄泻。

（4）莲子肉、山药、薏苡仁、芡实各 500g，炒研末，不拘时服。其适用于脾胃虚弱之久泄。

3. 外治法

（1）胡椒粉填满肚脐，纱布覆盖，隔日更换 1 次。其适用于寒湿泄泻。

（2）五倍子 6g，研末，醋调为糊状，摊于纱布上，盖在脐上，如泻已控制，则去上药。其适用于久泄不止。

4. 中药灌肠

（1）黄连 6g，黄芩 15g，黄柏 15g，加水浓煎 150ml 左右，加云南白药 1 瓶，锡类散 2 支。药液温度控制在 35~40℃，于晚上临睡前做保留灌肠。灌注速度宜慢，在 15~20 分钟内灌完。隔日 1 次，10 次为 1 个疗程。其适用于湿热未尽之久泻，粪便夹有黏冻或血迹者。

（2）党参、白术、薏苡仁、芡实、乌梅各 15g，苍术 10g，陈皮、木香各 6g，诃子肉 12g，以上为每日量，浓煎 150ml，并调入白及粉 10g。如上法行保留灌肠，隔日 1 次，10 次为 1 个疗程。其适用于脾虚久泻，大便溏薄，或夹有黏冻者。

（七）预防与调摄

1. 预防 平时注意卫生，不饮生水，忌食腐馊变质的食物，少食生冷瓜果，居处冷暖适宜。

2. 调摄 一般情况下可给予流质或半流质饮食；暴泻者可暂禁食，以利于病情的恢复；重度泄泻者，须注意防止津液亏损，及时补充体液。

六、便秘

（一）概述

便秘是指因大肠传导功能失常引起的以大便排出困难，排便周期延长，或排便周期不长，却粪质干结，或粪质不硬，虽有便意但排出不畅为临床特征的一种病证。西医学中的功能性便秘、肠炎恢复期、肠易激综合征，直肠及肛门疾病所致便秘，药物性便秘，内分泌及代谢性疾病所致的便秘，以及肌力减退所致的便秘等，均可参照本病辨证论治。

（二）病因病机

本病多因感受外邪，饮食不节，情志不遂，病后体虚等因素，以致大肠传导功能失职而发。

1. 感受外邪 外感热邪，热伤津液，肠道失润，大肠失于传导，而致便秘；感受寒邪，凝滞于胃肠，大肠传导失司，亦可出现便秘。

2. 饮食不节 过食辛辣、饮酒过度，以致肠胃积热，肠道失润，而成便秘。

3. 气机郁滞 忧愁思虑，情志不遂；或久坐少动，以致气机郁滞，大肠传导失常，糟粕内停，发为便秘。

4. 病后体虚 病后、产后，或年老体弱，或劳倦内伤，或素体阳虚，损伤气血阴阳，气虚则大肠传导无力，阴血亏虚则肠道失润，阳虚则肠道失于温煦，发为便秘。

（三）诊断要点

1. 主症 排便时间或排便间隔时间延长，粪质多干硬，或排便周期不长，大便排出困难；可伴腹胀腹痛，头晕头胀，嗳气食少，心烦失眠、肛裂、出血、痔疮，以及汗出，气短乏力，心悸头晕等症状。

2. 病史 发病常与饮食、情志、坐卧少动、年老体弱，或热病津伤、产后失血等因素有关。起病缓慢，多表现为慢性病变过程。以中老年多发，女性多见。

3. 辅助检查 纤维结肠镜等有关检查，常有助于便秘的诊断和鉴别诊断。

（四）鉴别诊断

1. 积聚 积聚与便秘均可触及腹部包块。但便秘的包块在左下腹，为条索状，与肠形一致，而且排便后即消失或减少；积聚的包块形状不定，多与肠形不一致，排便后包块不消失。

2. 肠结 便秘与肠结均为大便秘结不通。但肠结多发病急,腹痛拒按,无矢气和肠鸣,大便完全梗阻不通,常伴呕吐,甚者呕出粪质,病机为大肠通降受阻;而便秘多发病缓,或慢性久病,可见腹胀痛,大便干结难出,但有矢气和肠鸣,病机为大肠传导失常。

（五）辨证论治

1. 治疗原则 便秘的治疗当分虚实。实证以祛邪为主,辅以导滞之品,邪去便通;虚证以养正为先,酌用甘温润肠之药,正盛便通。

2. 分证论治

(1) 实秘

1) 热秘

[证候表现]大便干结,腹胀腹痛,面红身热,口干口臭,心烦不安,小便短赤,舌红苔黄燥,脉滑数。

[治法]泻热导滞,润肠通便。

[代表方]麻子仁丸(《伤寒论》)加减(大黄、枳实、厚朴、火麻仁、杏仁、芍药)。

2) 气秘

[证候表现]大便干结,或不甚干结,但欲便不得出,或便而不畅,肠鸣矢气,腹中胀痛,胸胁满闷,嗳气频作,饮食减少,舌苔薄腻,脉弦。

[治法]顺气导滞。

[代表方]六磨汤(《世医得效方》)加减(木香、乌药、沉香、大黄、槟榔、枳壳)。

3) 冷秘

[证候表现]大便艰涩,腹痛拘急,胀满拒按,胁下偏痛,手足不温,呃逆呕吐,舌苔白腻,脉弦紧。

[治法]温里散寒,通便导滞。

[代表方]温脾汤(《三因极一病证方论》)合半硫丸(《太平惠民和剂局方》)加减(温脾汤:附子、大黄、人参、干姜、甘草;半硫丸:半夏、姜汁、硫黄)。

(2) 虚秘

1) 气虚便秘

[证候表现]粪质并不干硬,虽有便意,但临厕努挣乏力,便难排出,汗出气短,便后乏力,面白神疲,肢倦懒言,舌淡苔白,脉弱。

[治法]补气润肠。

[代表方]黄芪汤(《金匮翼》)(黄芪、火麻仁、白蜜、陈皮)。

2) 血虚便秘

[证候表现]大便干结,排出困难,面色无华,心悸气短,健忘,口唇色淡,脉细。

[治法]养血润肠。

[代表方]润肠丸(《脾胃论》)加减(当归、生地黄、火麻仁、桃仁、枳壳)。

3) 阴虚便秘

[证候表现]大便干结,如羊屎状,形体消瘦,头晕耳鸣,心烦失眠,潮热盗汗,腰酸膝软,舌红少苔,脉细数。

[治法]滋阴润肠通便。

[代表方]增液汤(《温病条辨》)加减(玄参、麦冬、生地黄)。

4) 阳虚便秘

[证候表现]大便或干或不干,皆排出困难,小便清长,面色㿠白,四肢不温,腹中冷痛,得热痛减,腰膝冷痛,舌淡苔白,脉沉迟。

[治法]温阳通便。

[代表方]济川煎(《景岳全书》)加减(苁蓉、牛膝、当归、升麻、泽泻、枳壳)。

（六）其他疗法

1. 中成药　麻子仁丸、牛黄解毒丸(片)、牛黄清火丸、大黄清胃丸、三黄片、更衣丸、当归龙荟丸、青麟丸可用于热秘;槟榔四消丸、木香槟榔丸可用于气秘;补中益气丸、四君子丸可用于气虚秘;金匮肾气丸、青娥丸可用于阳虚秘;大补阴丸、六味地黄丸、当归养血丸、麦味地黄丸、知柏地黄丸可用于阴虚秘。

2. 单方验方

(1)番泻叶 6g 或大黄 6g,开水泡服,代茶饮。其适用于热秘。

(2)生白术 60~100g,黄芪 30g,水煎取汁 300ml,加入蜂蜜 30g,每次 100ml,每日服 3 次。其适用于气虚秘。

(3)生何首乌 30g、决明子 15g,煎汤服,每日 1 次。其适用于血虚秘。

3. 自我按摩疗法　取坐位或立位,右手掌放于脐心,左手掌放于右手背上,在脐周及小腹按顺时针方向揉动 5 分钟,再反方向揉 5 分钟,做 10~30 分钟,每天早晚各 1 次,连续 2 周,可助大便通畅。

（七）预防与调摄

1. 预防　应保持心情舒畅;饮食清淡;适度增加体力活动,加强腹肌锻炼;养成定时排便的习惯。

2. 调摄　多食富含纤维素的粗粮、蔬菜、水果等食物,适当摄入油脂,避免辛辣燥火之食。

七、淋证

（一）概述

淋证是以小便频急,滴沥不尽,尿道涩痛,小腹拘急,痛引腰腹为主要临床表现的一类病证。西医学的泌尿系感染、泌尿系结石、泌尿系肿瘤、乳糜尿等,当临床表现为淋证时,可参考本病辨证论治。

（二）病因病机

淋证的病因主要为外感湿热、饮食不节、情志失调、体虚劳欲。其主要病机为湿热蕴结下焦,肾与膀胱气化不利或气化无权。

1. 外感湿热　下阴不洁,秽浊之邪上逆,内犯膀胱,酿成湿热,湿热久蕴,肾与膀胱气化不利,发为淋证。

2. 饮食不节　嗜食辛辣肥甘厚腻之品,或嗜酒太过,脾胃运化失常,积湿生热,湿热下注膀胱,膀胱气化不利,而成淋证。

3. 情志失调　忧思恼怒,肝气郁结,气滞膀胱或气郁化火,气火互结,膀胱气化不利,发为淋证。

4. 体虚劳欲　禀赋不足,或老年肾亏,多产多育,久病劳欲过度,肾气虚衰,或久淋不愈,耗伤正气,脾肾两虚,肾与膀胱气化无权,发生淋证。

（三）诊断要点

1. 主症　淋证以小便频急,滴沥不尽,尿道涩痛,小腹拘急,痛引腰腹为主要临床表现,而各种淋证又有其各自的特征(见分证论治中证候表现)。

2. 病史　多见于已婚女性,常因外阴不洁、劳累过度、情志变化而诱发。

3. 辅助检查　尿常规、尿细菌培养、X 线腹部摄片、双肾及膀胱 B 超、膀胱镜等可明确诊断。

（四）鉴别诊断

1. 癃闭　淋证与癃闭均有小便量少,排尿困难等症状。淋证尿频而疼痛,且每日排尿量多为正常;癃闭则无尿痛,每日排尿量低于正常,严重时甚至无尿。

2. 尿血、尿浊　血淋与尿血均有小便出血,尿色红赤,甚至溺出纯血等症状。其鉴别的要点是尿痛的有无。尿血多无疼痛之感,虽亦间有轻微的胀痛或热痛,但终不如血淋的小便滴沥而疼痛难忍。膏淋与尿浊都可见小便混浊,但尿浊在排尿时无疼痛滞涩感。

(五)辨证论治

1. 治疗原则　淋证的基本治则为实则清利,虚则补益。实证中,膀胱湿热治以清热利湿,热邪灼伤血络治以凉血止血,砂石结聚治以通淋排石,气滞不利治以利气疏导;虚证中,若以脾虚为主,治以健脾益气;以肾虚为主,治以补虚益肾。

2. 分证论治

(1)热淋

[证候表现]小便短涩频急,尿道灼热刺痛,尿色黄赤,少腹拘急胀痛,或有寒热,口苦,呕恶,或腰痛拒按,或有大便秘结,苔黄腻,脉滑数。

[治法]清热解毒,利湿通淋。

[代表方]八正散(《太平惠民和剂局方》)加减(木通、萹蓄、瞿麦、车前子、滑石、大黄、山栀、甘草梢)。

(2)石淋

[证候表现]小便艰涩,尿中时夹砂石,或排尿时突然中断,尿道窘迫疼痛,少腹拘急,甚则腰腹绞痛难忍,痛引少腹,连及外阴,尿中带血,舌红,苔薄黄。

[治法]清热利尿,通淋排石。

[代表方]石韦散(《外台秘要》)加减(石韦、冬葵子、瞿麦、滑石、车前子)。

(3)气淋

1)实证

[证候表现]小便涩痛,淋漓不已,小腹胀满疼痛,苔薄白,脉多沉弦。

[治法]利气疏导。

[代表方]沉香散(《太平圣惠方》)加减(沉香、橘皮、当归、白芍、甘草、石韦、冬葵子、滑石、王不留行)。

2)虚证

[证候表现]尿时涩滞,小腹坠胀,尿后余沥,面白不华,舌质淡,脉虚细无力。

[治法]补中益气。

[代表方]补中益气汤(《脾胃论》)加减(人参、黄芪、白术、甘草、当归、陈皮、升麻、柴胡)。

(4)血淋

1)实证

[证候表现]小便热涩刺痛,尿色深红,或夹有血块,疼痛满急加剧,或见心烦,舌苔黄,脉滑数。

[治法]清热通淋,凉血止血。

[代表方]小蓟饮子(《济生方》)加减(小蓟、生地黄、蒲黄、藕节、通草、淡竹叶、栀子、滑石、当归、生甘草梢)。

2)虚证

[证候表现]尿色淡红,尿痛涩滞不明显,腰酸膝软,神疲乏力,舌淡红,脉细数。

[治法]滋阴清热,补虚止血。

[代表方]知柏地黄丸(《景岳全书》)加减(知母、黄柏、熟地黄、山茱萸、山药、茯苓、牡丹皮、泽泻)。

(5)膏淋

1)实证

[证候表现]小便浑浊如米泔水,置之沉淀如絮状,上有浮油如脂,或夹有凝块,或混有血液,尿道热涩疼痛,舌红,苔黄腻,脉濡数。

［治法］清热利湿，分清泄浊。

［代表方］程氏萆薢分清饮（《医学心悟》）加减（萆薢、菖蒲、黄柏、车前子、白术、茯苓、莲子心、丹参）。

2）虚证

［证候表现］病久不已，反复发作，淋出如脂，小便涩痛反见减轻，但形体日渐消瘦，头昏无力，腰酸膝软，舌淡，苔腻，脉细弱无力。

［治法］补虚固涩。

［代表方］膏淋汤（《医学衷中参西录》）加减（党参、山药、地黄、芡实、白芍、龙骨、牡蛎）。

(6) 劳淋

［证候表现］小便不甚赤涩，但淋漓不已，时作时止，遇劳即发，腰酸膝软，神疲乏力，舌质淡，脉细弱。

［治法］健脾益肾。

［代表方］无比山药丸（《备急千金要方》）加减（山药、茯苓、泽泻、熟地黄、山茱萸、巴戟天、菟丝子、杜仲、牛膝、五味子、肉苁蓉、赤石脂）。

(六) 其他疗法

1. 中成药 补中益气丸适用于气淋虚证和膏淋偏脾虚中气下陷者；七味都气丸、金锁固精丸适用于膏淋偏肾虚不固者；知柏地黄丸适用于血淋虚证；石淋通、排石片适用于石淋；癃清片适用于热淋。

2. 单方验方

(1) 金钱草、海金沙、石韦各30g，水煎服，每日1剂。其适用于石淋。

(2) 金银花、野菊花、蒲公英、车前草各30g，水煎服，每日1剂。其适用于热淋。

(3) 飞廉、荠菜花、芹菜根、水蜈蚣、玉米须、向日葵茎（取中心梗子）、糯稻根，任选1~2种，每种用30~60g，水煎服，每日1剂。其适用于膏淋。

(七) 预防与调摄

1. 预防 消除各种外邪入侵和湿热内生的相关因素，如外阴不洁，过食肥甘，忍尿，纵欲过劳等；注意妊娠及产后卫生，可有效预防子淋、产后淋；同时，积极治疗痨瘵、消渴等疾患，尽量避免不必要的导尿及泌尿道器械操作，亦可减少本病的发生。

2. 调摄 饮食宜清淡，多饮水，忌辛辣、肥腻香燥之品；禁房事；适当休息。

八、中风

(一) 概述

中风是以突然昏仆、半身不遂、口舌㖞斜、言语謇涩，或不经昏仆仅见半身不遂、口舌㖞斜为主要临床表现的一种脑部病证。因其发病突然，也称之为"卒中"。西医学中出血性和缺血性脑血管病均可参考本病辨证论治。

(二) 病因病机

本病多在正气虚弱，内伤积损的基础上，复因情志不遂、饮食不节、劳逸失调或外邪等触发，导致脏腑阴阳失调，肝阳暴涨，或内风扰动，或血随气逆，或肝风夹痰夹火，横窜经络，以致脑脉痹阻或血溢于脑脉之外，脑髓神机受损发为中风。

(三) 诊断要点

1. 主症 以神昏（或无神昏）、半身不遂、言语謇涩或不语、口舌㖞斜为主要临床表现。

2. 病史 多发于40岁以上人群，多有情志不遂、饮酒饱食、劳逸失调等诱因，病前常有头晕、头痛，或肢体麻木、力弱等先兆症状。

3. 辅助检查 血压、脑脊液检查、眼底检查、颅脑CT、MRI等检查，有助于诊断。

（四）鉴别诊断

口僻俗称吊线风，多因正气不足，风邪入络，气血痹阻所致，临床主要症状是口眼㖞斜，常伴口角流涎、言语不清、耳后疼痛等，无半身不遂或神昏等表现，可发生于任何年龄。中风与口僻鉴别见表 9-2。

表 9-2 中风与口僻鉴别

	口眼/口舌㖞斜	言语情况	半身不遂	耳后疼痛	发病年龄
中风	口舌㖞斜	语言謇涩	有	无	中老年人为多
口僻	口眼㖞斜	言语不清	无	有	任何年龄

（五）辨证论治

1. 治疗原则 中风的治疗原则以分期治疗为主。急性期当急则治其标，以祛邪为主，闭、脱二证又当分别治以开窍醒神和扶正固脱、回阳救逆。在恢复期及后遗症期，多表现为虚实夹杂，治宜扶正祛邪。

2. 分证论治

（1）中经络

1）风痰入络

[证候表现]突然口舌㖞斜，语言不利，口角流涎，舌强，肌肤不仁，手足麻木，甚则半身不遂，或兼见手足拘挛，肢体酸痛等，舌苔白腻，脉浮滑。

[治法]祛风化痰通络。

[代表方]真方白丸子（《瑞竹堂经验方》）加减（半夏、白附子、天南星、天麻、川乌头、全蝎、木香、枳壳）。

2）风阳上扰

[证候表现]舌强言謇或不语，或口舌㖞斜，半身不遂，眩晕头痛，面红目赤，口苦咽干，心烦易怒，尿赤便干，舌质红或红绛，苔薄黄，脉弦有力。

[治法]平肝潜阳，活血通络。

[代表方]天麻钩藤饮加减（天麻、钩藤、生石决明、黄芩、栀子、川牛膝、益母草、杜仲、桑寄生、夜交藤、茯神）。

3）气虚血瘀

[证候表现]半身不遂，口舌㖞斜，口角流涎，言语謇涩或不语，面色㿠白，气短乏力，心悸，自汗，便溏，手足肿胀，舌质黯淡，舌苔薄白或白腻，脉沉细、细缓或细涩。

[治法]益气活血通络。

[代表方]补阳还五汤加减（黄芪、当归、赤芍、川芎、桃仁、红花、地龙）。

4）阴虚风动

[证候表现]半身不遂，口舌㖞斜，舌强语謇或不语，烦躁失眠，眩晕耳鸣，手足心热，舌质红或绛，少苔或无苔，脉弦细或弦细数。

[治法]滋养肝肾，潜阳息风。

[代表方]镇肝息风汤（《医学衷中参西录》）加减（怀牛膝、龙骨、牡蛎、代赭石、龟板、白芍、玄参、天冬、茵陈、麦芽、川楝子、甘草）。

（2）中脏腑

1）阳闭

[证候表现]起病骤急，突发神昏，半身不遂，鼻鼾痰鸣，肢体强痉拘急，项背身热，躁扰不宁，甚

则手足厥冷,频繁抽搐,偶见呕血,舌质红,苔黄腻或干腻,脉弦滑数。

[治法]辛凉开窍化痰,清肝息风。

[代表方]羚角钩藤汤(《通俗伤寒论》)配合灌服或鼻饲安宫牛黄丸(羚角钩藤汤:羚羊角、桑叶、钩藤、菊花、生地黄、白芍、川贝母、竹茹、茯神、甘草;安宫牛黄丸:牛黄、郁金、水牛角、黄连、朱砂、冰片、麝香、珍珠、山栀、雄黄、黄芩)。

2)阴闭

[证候表现]素体阳虚,突发神昏,半身不遂,肢体松懈,瘫软不温,甚则四肢逆冷,面白唇黯,痰涎壅盛,舌质黯淡,苔白腻,脉沉滑或沉缓。

[治法]辛温开窍,化痰醒神。

[代表方]涤痰汤(《奇效良方》)配合灌服或鼻饲苏合香丸(涤痰汤:半夏、陈皮、茯苓、胆南星、竹茹、石菖蒲、人参;苏合香丸:苏合香、龙脑、麝香、安息香、青木香、香附、白檀香、丁香、沉香、荜茇、制安陆香、白术、煨诃黎勒、朱砂、水牛角)。

3)脱证

[证候表现]突然神昏,肢体瘫软,手撒肢冷,重则周身湿冷,二便失禁,舌痿,舌质紫黯,苔白腻,脉沉缓或脉微欲绝。

[治法]回阳救阴,益气固脱。

[代表方]参附汤(《圣济总录》)合生脉散加减(参附汤:人参、附子;生脉散:人参、麦冬、五味子)。

(3)后遗症

1)风痰瘀阻

[证候表现]口舌㖞斜,舌强语謇,半身不遂,肢体麻木,舌黯紫,苔白滑腻,脉弦滑。

[治法]搜风化痰,行瘀通络。

[代表方]解语丹(《永类钤方》)加减(天麻、白附子、全蝎、羌活、远志、胆南星、木香、菖蒲、甘草)。

2)气虚络瘀

[证候表现]半身不遂,痿软无力,面色无华,舌质淡紫或有瘀斑,苔薄白,脉细弱或细涩。

[治法]益气行血,化瘀通络。

[代表方]补阳还五汤(《医林改错》)加减(黄芪、当归、赤芍、川芎、桃仁、红花、地龙)。

3)肝肾亏虚

[证候表现]半身不遂,患侧肢体僵硬,拘挛变形、舌强不语,或偏瘫、肢体肌肉萎缩,舌红或淡红,脉细数或沉细。

[治法]滋阴补阳。

[代表方]左归丸合地黄饮子(《外台秘要》)加减(左归丸:熟地黄、山药、枸杞、龟板胶、山茱萸、鹿角胶、菟丝子;地黄饮子:熟地黄、石斛、麦冬、五味子、山茱萸、巴戟天、肉苁蓉、附子、肉桂、茯苓、远志、菖蒲、薄荷、生姜、大枣)。

(六)其他疗法

1.中成药 中脏腑阳闭证可选用清开灵注射液等;瘀血阻络者可选用脑心通胶囊、银杏叶片等;痰多者可选用竹沥水。

2.毫针刺法

(1)中经络

[治则]疏通经络,行气活血。

[处方]内关、极泉、尺泽、委中、足三里、三阴交。

［加减］风痰入络加丰隆、风池祛风化痰通络;风阳上扰加太冲、行间平肝潜阳;气虚血瘀加气海、血海益气活血;阴虚风动加太溪、风池滋阴潜阳;肝肾亏虚加肝俞、肾俞、太溪滋补肝肾;头晕头痛加风池、完骨、天柱;口角㖞斜加地仓、颊车;上肢不遂加肩髃、肩髎、曲池、外关、合谷;下肢不遂加环跳、阳陵泉、风市;足内翻加丘墟透照海;足下垂加解溪、丘墟;便秘加天枢、支沟;尿失禁、尿潴留加中极、关元。

［操作］内关用捻转泻法,持续行针1~3分钟;极泉在原穴下2寸心经上取穴,避开腋毛,直刺进针,用提插泻法,以患者上肢有麻胀和抽动感为度;尺泽、委中直刺,提插泻法,使肢体有抽动感;足三里、三阴交用提插补法;中极、关元排空小便后进针。每日1次,每次留针20~30分钟,10次为1疗程。

（2）中脏腑

［治则］醒脑开窍,闭证兼开窍启闭,只针不灸,用泻法;脱证兼回阳固脱,重用灸法,用补法。

［处方］水沟、素髎、百会、内关。

［加减］闭证加十宣、丰隆、合谷、太冲豁痰开窍启闭;脱证加关元、气海、神阙回阳固脱。

［操作］水沟、素髎用雀啄法,以患者面部有反应为度;内关用捻转泻法,持续行针1~3分钟。十宣用三棱针点刺出血;太冲、合谷用泻法,强刺激。关元、气海用大艾炷施灸,神阙用隔盐灸法,灸至四肢转温为止。

3. 其他针灸疗法

（1）电针:选取上述四肢腧穴2~3对,针刺得气后接电针仪,用疏密波或断续波,中等刺激,以患者肌肉微颤为度。每日1次,每次20分钟。同组电针宜置于身体同侧,以免电针电流回路经过心脏。安装心脏起搏器者禁用电针。

（2）头皮针:选顶颞前斜线、顶旁1线、顶旁2线,毫针沿皮下刺入,快速捻转2~3分钟,每次留针30分钟,留针期间反复捻转2~3次。行针后鼓励患者活动肢体,一般隔日1次。头皮针刺激性较强,注意预防患者出现晕针等意外。

（3）艾灸疗法:多选取督脉、阳明经腧穴等,常用温灸器灸或艾条灸。以局部皮肤潮红为度,每处10~15分钟,每日1次。

4. 推拿疗法

（1）治则:平肝息风,行气活血,舒筋通络,滑利关节。

（2）操作

患者取俯卧位:医者先以㨰法施术于背部脊柱两侧5~8分钟。接着㨰患侧臀部、下肢后侧及跟腱3分钟,在臀部操作的同时配合髋关节外展的被动运动,按揉大椎、肾俞、命门、大肠俞、环跳、承扶、风市、委中、阳陵泉、承山等穴,以酸胀为度。横擦腰骶透热为度。

患者取仰卧位:医者施一指禅推法于患侧地仓、人中、下关、颊车、承浆穴3~5分钟。然后施㨰法于患侧大腿前侧、小腿前外侧至足背部,极度屈曲患侧膝关节,使其足掌踏床,然后按揉伏兔、梁丘、膝眼、足三里、丘墟、解溪、太冲诸穴,以酸胀为度,操作5~7分钟。

患者取坐位:医者施㨰法于肩井和患侧肩关节至掌指部5分钟,结合肩关节各方向的被动运动,㨰腕部时结合腕关节屈伸被动运动。按揉肩髃、曲池、手三里、合谷等穴,以酸胀为度,轻摇肩、肘、腕、掌指关节,每个关节5~10次。捻患侧手指关节。最后搓患侧肩部及上肢。

（七）预防与调摄

1. 预防 调情志、节饮食、慎起居、远房帏;重视先兆症的观察,同时积极进行治疗是预防中风复发的关键。

2. 调摄 注意保持呼吸道和肠道的通畅;应配合功能锻炼,循序渐进;病情稳定后,可配合针灸、推拿疗法及功能训练,指导患者自我锻炼,以促进患肢功能的恢复;卧床患者须防止肺部、口腔、皮肤、会阴等部位的感染。

九、消渴

(一) 概述

消渴是以多饮、多食、多尿、消瘦,或尿有甜味为主要临床表现的一种疾病。西医学的糖尿病、尿崩症(表现为多尿、烦渴),可参考本病辨证论治。

(二) 病因病机

本病多因先天禀赋不足,饮食不节、情志失调与劳欲过度等因素,以致机体阴虚燥热而发。其中先天禀赋不足是引起消渴病的重要内在因素。

1. 饮食不节 长期过食肥甘,辛辣香燥,醇酒厚味,以致脾胃纳运失职,积热内蕴,化燥伤津,消谷耗液,发为消渴。

2. 情志失调 郁怒伤肝,肝气郁结,或劳心竭虑等,以致郁久化火,日渐消灼肺胃阴津而发为消渴。

3. 劳欲过度 房事不节,劳欲过度,可致肾精亏损,虚火内生,故火因水竭益烈,水因火烈而益干,终致肾虚不能滋润肺胃,而肺燥胃热俱现,发为消渴。

消渴病中后期,因脏腑功能失调,可产生痰浊、瘀血等病理产物,又因病久痰浊、瘀血等入络,而致血脉瘀滞,可产生多种并发症,如肺痨、疮疖痈疽、中风、胸痹、水肿、雀盲、耳聋等等。

(三) 诊断要点

1. 主症 本病以口渴多饮,多食易饥,尿频量多,形体消瘦为临床特征。

2. 病史 本病多发于中年以后,以及嗜食醇酒、膏粱厚味之人。若青少年期即罹患本病者,一般病情较重。因本病的发生多与先天禀赋不足有较为密切的关系,故须询问患者的家族史,以供诊断参考。

3. 辅助检查 空腹、餐后 2 小时血糖和尿糖,糖化血红蛋白,尿比重,葡萄糖耐量试验等,有助于确诊。必要时须查尿酮体、肌酐、血尿素氮、二氧化碳结合力及血钾、钙、钠、氯化物等。

(四) 鉴别诊断

瘿病是由于情志内伤、饮食不节等因素引起的,气滞、痰凝、血瘀壅结颈前为基本病机,以颈前喉结两旁结块肿大为主要临床特征的一类疾病。消渴与瘿病症状鉴别见表 9-3。

表 9-3　消渴与瘿病症状鉴别

	多食易饥	口渴多饮	多尿	尿有甜味	颈前瘿肿	眼突
消渴	有	有	有	有	无	无
瘿病	有	无	无	无	有	有

(五) 辨证论治

1. 治疗原则 因消渴病的基本病机是阴虚燥热,故治宜清热润燥、养阴生津。由于本病常发生多种并发症,故须针对具体病情,及时合理地选用清热解毒、活血化瘀、健脾益气、温补肾阳、滋补肾阴等方法。

2. 分证论治

(1)上消(肺热津伤)

[证候表现]烦渴多饮,口干舌燥,尿频量多,舌边尖红,苔薄黄,脉洪数。

[治法]清热润肺,生津止渴。

[代表方]消渴方(《丹溪心法》)加减(天花粉、黄连、生地黄、藕汁、葛根、麦冬)。

（2）中消

1）胃热津亏

［证候表现］多食易饥，口渴，尿多，形体消瘦，大便干燥，苔黄，脉滑实有力。

［治法］清胃泻火，养阴增液。

［代表方］玉女煎（《景岳全书》）加减（生石膏、知母、生地黄、麦冬、川牛膝）。

2）气阴两伤

［证候表现］口渴引饮，能食与便溏并见，或饮食减少，精神不振，四肢乏力，舌淡，苔白而干，脉弱。

［治法］健脾益气、生津止渴。

［代表方］七味白术散（《小儿药证直诀》）加减（人参、茯苓、白术、甘草、木香、藿香、葛根）。

（3）下消

1）肾阴亏虚

［证候表现］尿频量多，混浊如脂膏，或尿甜，腰膝酸软，乏力，头晕耳鸣，口干唇燥，皮肤干燥、瘙痒，舌红少苔，脉细数。

［治法］滋阴固肾。

［代表方］六味地黄丸（《小儿药证直诀》）加减（熟地黄、山茱萸、山药、茯苓、泽泻、牡丹皮）。

2）阴阳两虚

［证候表现］小便频数，混浊如膏，甚至饮一溲一，面容憔悴，耳轮干枯，腰膝酸软，四肢欠温，畏寒肢冷，阳痿或月经不调，舌苔淡白而干，脉沉细无力。

［治法］温阳滋阴，补肾固摄。

［代表方］金匮肾气丸（《金匮要略》）加减（熟地黄、山茱萸、山药、茯苓、泽泻、牡丹皮、附子、桂枝、牛膝、车前子）。

（六）其他疗法

1. 中成药　气阴两伤证可选用消渴丸，对三多一少、体倦乏力的患者疗效显著；气阴两伤证兼血瘀证者可选用糖脉康颗粒。

2. 单方

（1）玉米须适量，新鲜或干品均可，配枸杞子10g，开水冲泡后代茶饮。其适用于上消口干多饮者。

（2）苦瓜300~500g，炒后食用；或鲜苦瓜干燥打粉，开水调服，每次10g，每日2次。其可助降血糖。

（3）苦荞麦打粉或做成面条煮食，可分次服或代饭食用，每日总量200g，同时减少主食量，3个月为1个疗程。其对血糖、血脂有降低作用。

3. 毫针刺法

［治则］上消清热润肺、生津止渴；中消清胃泻火、和中养阴，均只针不灸，泻法或平补平泻；下消滋阴益肾、培元固本；阴阳两虚者益肾固摄、阴阳双补，以针为主，酌情加灸，补法。

［处方］肺俞、胰俞、脾俞、胃俞、肾俞、足三里、三阴交、太溪。

［加减］上消加太渊、尺泽清热润肺、生津止渴；中消胃热津亏证加中脘、内庭清降胃火；下消肾阴亏虚证加太冲、照海滋阴固肾；下消阴阳两虚证加照海、气海、命门阴阳双补；视物模糊加太冲、光明清肝明目；肌肤瘙痒加风市、血海凉血润燥；手足麻木加八邪、八风通经活络。

［操作］肺俞、胰俞、脾俞、胃俞等穴不可直刺、深刺，肾俞不可深刺，以免伤及内脏；其他腧穴常规针刺。胰俞的定位在第8胸椎棘突下，后正中线旁开1.5寸，属经外奇穴。

4. 其他针灸疗法

(1) **皮肤针**：轻度或中度叩刺第 3 胸椎至第 2 腰椎两侧。隔日 1 次。

(2) **耳针**：取胰、内分泌、肾、三焦、心、肝、神门等，每次选 2~4 穴，毫针刺激，留针 30 分钟；或加用电针；也可用耳穴埋豆法。

针刺操作前注意严格消毒，以防感染。

5. 推拿疗法

(1) **治则**：清热养阴。

(2) **操作**

患者取俯卧位：医者先以掌揉法操作于背腰部脊柱两侧，从上向下反复操作 3~5 次；一指禅推法从膈俞至肾俞往返操作，以胰俞、阿是穴为重点，约 5 分钟；指揉肺俞、膈俞、胰俞、肝俞、胆俞、脾俞、胃俞、三焦俞、肾俞、胰俞点揉 3 分钟，其余每穴 1 分钟；横擦肾俞、命门，以透热为度。

患者取仰卧位：医者以一指禅推法或指揉法操作于中脘、气海、关元、中极，每穴 1 分钟；掌振神阙 1 分钟。点按曲池、足三里、三阴交、太溪，每穴 1 分钟；擦涌泉，透热为度。

（七）预防与调摄

1. 预防

(1) 合理参加体育锻炼。避免高脂肪饮食，同时饮食要保证合理的体重及工作、生活需要。通过运动和饮食，预防和纠正肥胖。

(2) 避免或减少使用不利于糖代谢的药物。

(3) 戒除烟酒等不良习惯。

(4) 积极发现和治疗高血脂、高血压以及冠心病。

(5) 对中老年人应定期进行健康体检，除常规的空腹血糖外，还应重视餐后 2 小时血糖测定。

(6) 加强消渴病宣传及教育工作。

2. 调摄

(1) 针灸、推拿对早、中期患者及轻型患者效果较好。若病程长且病情重者应积极配合药物治疗。糖尿病患者的皮肤极易并发感染，在针刺过程中应注意严格消毒。

(2) 节制饮食，定时定量进餐；在保证机体合理需要的情况下，须限制粮食、油脂类的摄入，忌糖类。饮食宜适量米、麦、杂粮等，配以蔬菜、瘦肉、豆类、鸡蛋等为宜。戒烟酒、浓茶及咖啡等。

(3) 保持情志平和，制订并实施有规律的生活起居制度，适度运动。

十、头痛

（一）概述

头痛是以头部疼痛为主要临床特征的疾病。西医学中的偏头痛、紧张性头痛、周期性偏头痛、慢性阵发性偏头痛及丛集性头痛等以头痛为主症时均可参考本病辨证论治。

（二）病因病机

本病多因外感或内伤等因素，致脑脉气血不畅，不通则痛；或脑部络脉失养，不荣则痛。

1. 外感头痛

多因起居不慎，或坐卧当风，风寒湿热之邪上犯于头，致清阳受阻，气血不畅，阻遏脉络而发为头痛。

2. 内伤头痛

内伤头痛的发生与情志失调、饮食不节以及先天不足等密切相关。长期精神紧张、忧郁，以致肝失疏泄，肝气郁结，头部络脉失于条达而拘急，故头痛；或平素性情急躁易怒，以致气郁化火，日久则肝阴被耗，肝阳失敛亢于上，气壅脉满，清阳受扰而头痛。嗜食肥甘厚味，或暴饮暴食，以致脾阳不振，清阳不升，浊阴不降，水津则聚而化为痰湿，清窍为痰湿所蒙而致头痛。先天禀赋不足，或劳欲伤肾，肾精耗损，或年老气血衰败，或久病不愈，以及产后、失血，营血亏损，气血不能上营于脑，以致髓海不充，发为头痛。

此外,外伤跌仆,或久病入络以致头部络脉气血运行不畅,脉络失养而致头痛。

(三) 诊断要点

1. **主症** 本病以头痛为主要临床表现,疼痛部位可为前额、巅顶、两颞、枕项部甚至全头部疼痛,疼痛性质有跳痛、刺痛、昏痛、胀痛、隐痛、空痛等。既可以突然发作,亦可反复发作。疼痛持续时间以数分钟、数小时、数天或数周不等。

2. **病史** 可有感受外邪,或情志不遂、饮食不节、内伤久病等病史,亦有反复发作的病史。

3. **辅助检查** 测血压、血常规、脑脊液、脑血流图、脑电图检查,以及经颅多普勒、颅脑 CT 和 MRI 检查,有助于排除器质性疾病,以明确诊断。

(四) 鉴别诊断

真头痛多为突然出现剧烈头痛,持续性疼痛而阵发加重,甚至可伴喷射样呕吐、肢体抽搐等。

(五) 辨证论治

1. **治疗原则** 头痛的治疗注意区别内外虚实,外感所致多属实,治疗以祛邪活络为主,因其邪气性质之异,故分别采用祛风、散寒、化湿、清热等法,同时强调风药的使用。内伤所致多虚,故治疗以补虚为要,可分别采用益气升清、益肾填精、滋阴养血等法,若肝阳上亢则治以息风潜阳,因痰瘀阻络又当治以化痰活血。虚实夹杂者,当扶正祛邪并举。

同时,治疗中可根据经络循行在相应的方剂中加入引经药,以提高疗效。如太阳头痛(枕部连及项背)选加羌活、防风;少阳头痛(头部两侧)选用川芎、柴胡;阳明头痛(前额连及眉棱骨)选加白芷、葛根;厥阴头痛(巅顶,或连于目)选用吴茱萸、藁本等。

2. **分证论治**

(1) **外感头痛**

1) 风寒头痛

[证候表现] 头痛起病较急,其痛如破,痛连项背,恶风畏寒,口不渴,苔薄白,脉多浮紧。

[治法] 疏风散寒止痛。

[代表方] 川芎茶调散(《太平惠民和剂局方》)加减(川芎、羌活、白芷、细辛、薄荷、荆芥、防风、甘草)。

2) 风热头痛

[证候表现] 起病急,头呈胀痛,甚则头痛如裂,发热或恶风,口渴欲饮,面红目赤,便秘溲黄,舌红苔黄,脉浮数。

[治法] 疏风清热。

[代表方] 芎芷石膏汤(《医宗金鉴》)加减(川芎、白芷、菊花、石膏、羌活、藁本)。

3) 风湿头痛

[证候表现] 头痛如裹,肢体困重,胸闷纳呆,小便不利,大便或溏,苔白腻,脉濡。

[治法] 祛风胜湿通窍。

[代表方] 羌活胜湿汤(《内外伤辨惑论》)加减(羌活、独活、防风、川芎、藁本、蔓荆子、甘草)。

(2) **内伤头痛**

1) 肝阳头痛

[证候表现] 头胀痛而眩,心烦易怒,面赤口苦,或兼耳鸣胁痛,夜眠不宁,舌红苔薄黄,脉弦有力。

[治法] 平肝潜阳。

[代表方] 天麻钩藤饮(《杂病证治新义》)加减(天麻、钩藤、石决明、黄芩、山栀、牛膝、杜仲、桑寄生、夜交藤、茯神)。

2）痰浊头痛

[证候表现]头痛昏蒙,胸脘满闷,呕恶痰涎,苔白腻,或舌胖大有齿痕,脉滑或弦滑。

[治法]健脾化痰,降逆止痛。

[代表方]半夏白术天麻汤(《脾胃论》)加减(天麻、半夏、生白术、茯苓、陈皮、生姜)。

3）瘀血头痛

[证候表现]头痛经久不愈,其痛如刺,入夜尤甚,固定不移,或头部有外伤史,舌紫或有瘀斑、瘀点,苔薄白,脉沉细或细涩。

[治法]活血通窍止痛。

[代表方]通窍活血汤(《医林改错》)加减(麝香、生姜、葱白、桃仁、红花、川芎、赤芍、大枣)。

4）血虚头痛

[证候表现]头痛而晕,遇劳加重,面色少华,心悸不宁,自汗,气短,畏风,神疲乏力,舌淡苔薄白,脉沉细而弱。

[治法]滋阴养血。

[代表方]加味四物汤(《万病回春》)加减(当归、川芎、生地黄、黄柏、知母、蔓荆子、黄芩、黄连、栀子)。

5）肾虚头痛

[证候表现]头痛而空,每兼眩晕耳鸣,腰膝酸软,遗精,带下,少寐健忘,舌红少苔,脉沉细无力。

[治法]补肾填精。

[代表方]大补元煎(《景岳全书》)加减(熟地黄、山茱萸、山药、枸杞子、人参、当归、杜仲)。

（六）其他疗法

1. 中成药 风热头痛可选用芎菊上清丸;风湿头痛可选用九味羌活丸;肝阳头痛可选用镇脑宁胶囊;痰浊头痛可选用半夏天麻丸;瘀血头痛可选用血府逐瘀口服液。

2. 单方验方 透顶止痛散(任继学方):川芎20g,白芷5g,火硝1g,雄黄0.03g。用法:共为细面,研入冰片2g,收入瓷瓶内,用时取适量,用纱布包纳鼻内。主治诸种头痛。

3. 毫针刺法

（1）外感头痛

[治则]祛风止痛,通经活络。其亦可按头痛部位分经论治。

[处方]太阳、风池、合谷、阿是穴。

[加减]巅顶痛加太冲;前额、眉棱骨痛加头维;侧头痛加外关;枕后部痛加天柱。风寒头痛加大椎、风门;风热头痛加曲池、大椎;风湿头痛加风门、阴陵泉。

[操作]毫针泻法,风寒、风湿可加灸法,每次留针20~30分钟,每日1次。

（2）内伤头痛

1）肝阳头痛

[治则]平肝潜阳,息风止痛。

[处方]百会、风池、太冲、太溪。

[操作]毫针泻法,太溪穴平补平泻法。每次留针30分钟,每日1次。

2）痰浊头痛

[治则]祛痰止痛。

[处方]百会、脾俞、足三里、丰隆。

[操作]毫针泻法,每次留针30分钟,每日1次。

3）瘀血头痛

[治则]活血化瘀,行气止痛。

［处方］阿是穴、合谷、太冲、三阴交。

［操作］毫针泻法,每次留针 30 分钟,每日 1 次。其可用皮肤针或三棱针刺络放血。

4）血虚头痛

［治则］养血止痛。

［处方］百会、心俞、脾俞、足三里、血海、三阴交。

［操作］毫针补法,每次留针 30 分钟,每日 1 次。

5）肾虚头痛

［治则］补肾益精。

［处方］百会、肾俞、命门、悬钟、太溪。

［操作］毫针补法,每次留针 30 分钟,每日 1 次。其可加灸法。

4. 其他针灸疗法

(1)耳针

［选穴］脑、枕、额、颞、皮质下、神门。

［操作］每次取 2~3 穴,毫针强刺激,每次留针 30 分钟,每日 1 次。其也可用王不留行或药丸贴压。

(2)皮肤针

［选穴］印堂、太阳、阿是穴。

［操作］皮肤针重叩诸穴出血,可加拔罐,多用于实证头痛。

(3)穴位注射

［选穴］参照毫针刺法穴位。

［操作］每次取 1~2 穴,用维生素 B_{12} 注射液,每穴注射 0.5ml,每日或隔日注射 1 次。

5. 推拿疗法

(1)治则:疏经通络止痛。

(2)操作

患者取坐位或仰卧位:医者从印堂推至神庭穴,反复 5~10 次。指揉印堂、神庭、攒竹、鱼腰、太阳、百会等穴,每穴约 1 分钟;以五指拿法从前额发际操作至风池穴,反复 3~5 遍。行双手扫散法约 1 分钟;指击前额部至头顶,反复 3~6 遍。

患者取坐位或俯卧位:医者用一指禅推法沿项部膀胱经、督脉从上向下反复操作,在结节或阳性反应点处施以拨法,以患者耐受为度,结合擦法、揉法操作于上述部位,5~8 分钟。接下来拿揉风池穴、项部两侧及两侧肩井,各半分钟,结束手法。

(3)辨证加减

1)外感头痛:在项背部太阳经施以擦法、一指禅推法,重点按揉风池、大椎、风门、曲池、合谷穴,3~5 分钟。擦背部两侧膀胱经,以透热为度。

2)肝阳头痛:指按揉肝俞、阳陵泉、太冲、行间,每穴约 1 分钟,推桥弓 30 次左右,两侧交替进行;扫散法操作于颞部 20 次。

3)痰浊头痛:用一指禅推法推中脘、天枢穴,每穴约 1 分钟;摩腹 5 分钟左右;指揉脾俞、胃俞、足三里、丰隆穴,每穴约 1 分钟。

4)瘀血头痛:分抹前额 1~2 分钟,指揉攒竹、太阳、合谷、血海、三阴交、太冲,每穴约 1 分钟。

5)血虚头痛:指按揉中脘、气海、关元、足三里、三阴交、膈俞,每穴约 1 分钟;掌摩腹部 5 分钟左右;擦背部督脉,以透热为度。

6)肾虚头痛:指揉肾俞、命门、腰阳关、气海、关元、太溪,每穴 1 分钟;横擦腰骶部,透热为度。

（七）预防与调摄

1. 预防 头痛的预防应注意慎起居,以免感受外邪;调畅情志,避免情志过极;同时还需注意饮食适度,劳逸结合。若头痛伴眩晕、肢体麻痹者,当预防中风发生。

2. 调摄 头痛患者应注意适当休息,保持环境安静,有助于缓解头痛;外感所致头痛宜寒温适宜,定时起居,适度进行体育锻炼,以提高机体正气;内伤所致头痛,宜保持情绪舒畅,亦可疏导劝慰以稳定情绪;肝阳上亢头痛者不宜食用辛辣刺激、肥甘厚味之品,避免生热助火,有碍治疗,同时戒烟限酒。

十一、不寐

（一）概述

不寐,亦称失眠,是以经常不能获得正常睡眠为特征的病证。临床上可表现为睡眠深度、时间的不足,从而不能消除疲劳、恢复体力与精力。西医学中的神经症、高血压、甲亢、更年期综合征、肝病、贫血、慢性中毒、脑动脉粥样硬化症、精神分裂症早期患者出现的失眠,可参照本病辨证论治。

（二）病因病机

情志内伤、劳逸失调、病后体虚以及饮食,均可导致脏腑机能紊乱,气血失和,阴阳失调,以致心神不安或心神失养而不寐。

1. 情志内伤 情志不遂,肝郁化火,或五志过极,心火炽盛,以致火热内扰,心神不安而不寐;或喜笑无度,心神涣散,或暴受惊恐,心虚胆怯,或思虑太过,心脾受损,以致神不守舍而不寐。

2. 劳逸失调 劳倦太过,或安逸少动,均可损伤于脾,以致脾虚运化失职,气血化生不足,心神失养而发为不寐。年迈体虚血少,或久病伤血,产后失血,以致血少不足以养神而不寐。

3. 病后体虚 素体阴虚,或房劳过度,耗伤肾阴,以致心肾不交,心火独亢于上而不寐。暴饮暴食,宿食停滞,或长期进食肥甘厚味,以致脾胃受损,不得运化,痰热上扰而不寐。

同时,饮酒、浓茶、咖啡也是造成不寐的直接原因。

（三）诊断要点

1. 主症 轻者入睡困难,或寐而易醒,或时睡时醒,或寐而不酣,症状持续3周以上,严重者可彻夜难眠。

2. 病史 常有情志失常,饮食不节,劳逸失调,病后、体虚等相关因素。

3. 辅助检查 经各项体格检查及实验室检查,未见有妨碍睡眠的器质性病变。

（四）鉴别诊断

1. 生理性少寐 生理性少寐者睡眠时间较少,可在清晨4~5点即醒,醒后不能再睡,但白天精神和体力正常,亦无其他不适症状,不为病态。如老年人少寐早醒等。

2. 暂时性失眠 暂时性失眠者往往因生活环境的改变,如过冷、过热、强光、噪声干扰、卧具不适等,或一时情志刺激,如兴奋过度、惊恐、悲伤等引起,不属病态。

（五）辨证论治

1. 治疗原则 不寐的治疗原则为补虚泻实,调整阴阳,同时佐以安神之品。

2. 分证论治

（1）肝火扰心

[证候表现]急躁易怒,不寐多梦,甚至彻夜不眠,伴有头晕头胀,或头痛欲裂,目赤耳鸣,口干而苦,便秘溲赤,舌红苔黄,脉弦而数。

[治法]清肝泻火,镇心安神。

[代表方]龙胆泻肝汤(《医宗金鉴》)加减(龙胆草、黄芩、栀子、木通、车前子、柴胡、当归、生地黄、甘草)。

（2）痰热扰心

［证候表现］不寐，胸闷心烦，恶心，嗳气，伴有头重目眩，口苦，舌红苔黄腻，脉滑数。

［治法］清化痰热，和中安神。

［代表方］黄连温胆汤（《六因条辨》）加减（黄连、半夏、陈皮、竹茹、茯苓、枳实、生姜、甘草）。

（3）心火炽盛

［证候表现］心烦不寐，躁扰不宁，怔忡，口干舌燥，小便短赤，口舌生疮，舌尖红，苔薄黄，脉细数。

［治法］清心泻火，宁心安神。

［代表方］朱砂安神丸（《医学发明》）加减（朱砂、黄连、生地黄、当归）。

（4）心肾不交

［证候表现］心烦不寐，心悸不安，腰酸足软，伴头晕，耳鸣，健忘，遗精，口干津少，五心烦热，舌红少苔，脉细而数。

［治法］滋阴降火，养心安神。

［代表方］六味地黄丸合黄连阿胶汤（《伤寒论》）加减（六味地黄丸：熟地黄、山茱萸、山药、牡丹皮、泽泻、茯苓；黄连阿胶汤：黄连、黄芩、芍药、阿胶、鸡子黄）。

（5）心脾两虚

［证候表现］多梦易醒，心悸健忘，神疲食少，头晕目眩，伴有四肢倦怠，面色少华，舌淡苔薄，脉细无力。

［治法］补益心脾，养心安神。

［代表方］归脾汤（《正体类要》）加减（人参、白术、黄芪、甘草、当归、远志、酸枣仁、茯神、龙眼肉、木香）。

（6）心胆气虚

［证候表现］心烦不寐，多梦易醒，胆怯心悸，触事易惊，伴有气短自汗，倦怠乏力，舌淡，脉弦细。

［治法］益气镇惊，安神定志。

［代表方］安神定志丸（《医学心悟》）合酸枣仁汤（《金匮要略》）加减（安神定志丸：朱砂、龙齿、远志、石菖蒲、茯神、茯苓、党参；酸枣仁汤：酸枣仁、甘草、知母、茯苓、川芎）。

（六）其他疗法

1. 中成药　阴虚血亏、心肾不交证可选用健脑丸；心脾两虚证可选用归脾丸、柏子养心丸。

2. 单方

（1）酸枣仁15g，炒香，捣为末，每晚临睡前以温开水调服。

（2）**竹叶酒**：淡竹叶150g，糯米500g，甜酒曲适量。将竹叶煎煮取汁，以药汁浸米，同煮熟，摊凉后，加入甜酒曲，拌匀，置温暖处发酵，做成甜酒酿。每日早晚各服酒酿一小杯。本方可清心除烦，用于热病后心烦不安，入眠困难，并有通利小便的作用。

3. 毫针刺法

［治则］宁心安神。

［处方］百会、四神聪、神门、内关、安眠。

［加减］肝火扰心证加行间、太冲平肝降火安神；痰热扰心证加丰隆、内庭清热化痰安神；心火炽盛证加大陵、曲泽清泻心火安神；心肾不交证加太溪、涌泉交通心肾安神；心脾两虚证加心俞、三阴交补益心脾安神；心胆气虚证加心俞、胆俞补心壮胆安神。

［操作］虚证补法，实证泻法。每次留针30分钟，每日1次。

4. 其他针灸疗法

（1）耳针

［选穴］心、肝、脾、肾、神门、皮质下。

［操作］每次选 3~4 穴,毫针刺,轻刺激,每日 1 次,每次留针 30 分钟,10 次为 1 疗程。或用王不留行籽贴压,每 5~7 日更换 1 次。

（2）皮肤针

［选穴］自项至腰部督脉、足太阳经背部第 1 侧线、夹脊穴。

［操作］用皮肤针自上而下轻叩,每日 1 次。

5.推拿疗法

（1）**治则**:宁心安神,平衡阴阳。

（2）**操作**

患者取坐位或仰卧位:医者从印堂推至神庭穴,反复 10~20 次。指揉印堂、神庭、攒竹、鱼腰、太阳、百会、四神聪等穴,每穴约 1 分钟。从前额发际处拿至风池穴处做五指拿法,反复 3~5 遍。于两颞部行双手扫散法约 1 分钟。指击前额部至头顶,反复 3~6 遍。

患者取俯卧位:医者用一指禅推法沿背腰部操作,重点在心俞、肝俞、脾俞、肾俞、命门等部位,约 5 分钟。自下而上捏脊,3~4 遍。自上而下掌推背部督脉、膀胱经,3~4 遍。

（七）预防与调摄

1.预防 作息时间规律,养成良好的生活习惯,如不经常熬夜,按时睡觉,睡前不饮浓茶、咖啡和抽烟等影响睡眠之品,保持心情愉快,以及加强体质锻炼等对失眠的预防具有重要作用。

2.调摄 不寐患者应注意精神调摄,做到喜恶有节,消除忧思焦虑,以使精神舒畅;要养成良好的生活习惯,并改善睡眠环境;注意劳逸结合等,可提高治疗效果。

十二、痹证

（一）概述

痹证是以肌肉、筋骨、关节发生疼痛、重着、麻木、屈伸不利,甚至关节肿大变形、活动障碍为主要临床表现的病证。西医学的风湿性关节炎、类风湿性关节炎、骨性关节炎、强直性脊柱炎、坐骨神经痛等,在其病程中出现类似痹证的临床表现时,可参照本病辨证论治。

（二）病因病机

痹证的发生多因正气不足,感受风寒湿热之邪,痹阻于经络,气血运行不畅,筋骨关节失养而发为痹症。素体虚弱,或劳倦过度,耗伤正气,加之居处潮湿,贪凉饮冷,冒雨涉水,或长期水中作业,以致风寒湿热等邪气乘虚侵入机体,气血运行不畅,使筋骨、肌肉、关节失于气血的滋润濡养,发为痹证。

（三）诊断要点

1.主症 痹证以突然或缓慢地出现自觉肢体关节、肌肉疼痛,屈伸不利为主要临床表现,重者关节剧痛、肿大变形。

2.病史 本病发病无年龄、性别差别,发病的轻重与劳累、寒冷、潮湿以及天气变化、节气等有关。

3.辅助检查 血沉、风湿四项、关节 X 线检查有助于诊断及鉴别诊断。

（四）鉴别诊断

痿证是以肢体筋脉弛缓、软弱无力,日久因不能随意运动而致肌肉萎缩的一种病症。

（五）辨证论治

1.治疗原则 本病以祛邪活络、缓急止痛为治疗原则。因邪气有偏胜,祛邪通络又各有重点;因正气不足是本病发病的内在因素,又因久病耗伤正气而虚实夹杂,治疗应扶正祛邪。

2.分证论治

（1）**行痹**

［证候表现］肢体关节、肌肉酸痛,上下左右关节游走不定,但以上肢为多见,以寒痛为多,亦可

轻微热痛,或见恶风寒,舌苔薄白或薄腻,脉多浮或浮紧。

[治法]祛风通络,散寒除湿。

[代表方]防风汤(《太平惠民和剂局方》)加减(防风、秦艽、麻黄、杏仁、葛根、赤茯苓、当归、肉桂、生姜、大枣、甘草、黄芩)。

(2)痛痹

[证候表现]肢体关节疼痛较剧,甚至关节不可屈伸,遇冷痛甚,得热则减,痛处多固定,亦可游走,皮色不红,触之不热,苔薄白,脉弦紧。

[治法]温经散寒,祛风除湿。

[代表方]乌头汤(《金匮要略》)加减(制川乌、麻黄、芍药、甘草、黄芪、蜂蜜)。

(3)着痹

[证候表现]肢体关节疼痛重着、酸楚,或有肿胀,痛有定处,肌肤麻木,手足困重,活动不便,苔白腻,脉濡缓。

[治法]除湿健脾,祛风散寒。

[代表方]薏苡仁汤(《奇效良方》)加减(薏苡仁、苍术、羌活、独活、防风、川乌、麻黄、桂枝、当归、川芎、生姜、甘草)。

(4)风湿热痹

[证候表现]肢体关节疼痛,痛处红肿灼热,疼痛剧烈,得冷则舒,筋脉拘急,日轻夜重,多兼有发热,口渴,烦闷不安,舌质红,苔黄腻或黄燥,脉滑数。

[治法]清热通络,祛风除湿。

[代表方]白虎加桂枝汤(《金匮要略》)合宣痹汤(《温病条辨》)加减(白虎加桂枝汤:石膏、知母、粳米、甘草、桂枝;宣痹汤:防己、蚕沙、薏苡仁、赤小豆、连翘、栀子、滑石、半夏、杏仁)。

(5)痰瘀痹阻

[证候表现]病程较长,反复发作,骨节僵硬变形,关节附近皮色紫暗;痛剧固定,或麻木肿胀,或难以屈伸,或筋脉拘紧,或肌肉萎缩,苔白腻,舌偏紫黯,或有瘀斑,脉细涩。

[治法]补肾活血,化痰通络。

[代表方]益肾蠲痹丸(《中国药物大全》)加减(熟地黄、淫羊藿、肉苁蓉、鸡血藤、鹿衔草、地鳖虫、蜣螂、老鹳草、炮山甲、蜂房、蕲蛇、僵蚕、全蝎、蜈蚣、地龙、甘草)。

(6)肝肾亏虚

[证候表现]痹证日久不愈,关节屈伸不利,肌肉瘦削,腰膝酸软,或畏寒肢冷,阳痿、遗精,或骨蒸劳热,心烦口干。舌质淡红,舌苔薄白或少津,脉沉细弱或细数。

[治法]培补肝肾,舒筋止痛。

[代表方]补血荣筋丸(《杏苑生春》)加减(熟地黄、肉苁蓉、五味子、菟丝子、牛膝、天麻、木瓜)。

(六) 其他疗法

1.中成药 风寒湿痹证可选用独活寄生丸、追风透骨丸、小活络丸;湿热下注、足膝红肿热痛可选用二妙丸、四妙丸。

2.毫针刺法

[治则]通络止痛。

[处方]肩部:肩髃、肩髎、肩贞。肘部:曲池、天井、手三里。腕部:外关、阳池、阳溪。髋部:环跳、髀关、阿是穴。膝部:膝眼、梁丘、阳陵泉。踝部:阿是穴、申脉、昆仑、丘墟。

[加减]行痹加膈俞、血海;痛痹加肾俞、关元;着痹加脾俞、阴陵泉;风湿热痹加大椎、阴陵泉;痰瘀痹阻证加足三里、丰隆、血海,或在阳性反应点处刺络放血;肝肾亏虚证加肝俞、肾俞、太溪。

[操作]毫针刺法,实证用泻法,虚证用补法,每日1次,每次留针30分钟。刺络放血注意无菌

操作。

3. 其他针灸治疗

(1) 耳针

[选穴]相应区压痛点、肾上腺、神门。

[操作]毫针刺,每次留针 20~30 分钟,每日 1 次。或用王不留行压豆法。

(2) 电针

[选穴]肩髃、曲池、合谷、外关、阳溪、环跳、秩边、承扶、风市、犊鼻、梁丘、阳陵泉、膝阳关、申脉、照海。

[操作]每次选 2~4 对,进针得气后,接通电针,先用连续波 5 分钟,后改疏密波,通电时间为 10~20 分钟,每日或隔日 1 次。同组电针宜置于身体同侧,以免电针电流回路经过心脏。安装心脏起搏器者禁用电针。

(3) 艾灸疗法:虚寒证者,可用温灸器灸或艾条灸,每穴 10~15 分钟,以局部潮红为度,每日 1 次。

(4) 穴位注射

[选穴]曲池、合谷、外关、环跳、秩边、承扶、阳陵泉、膝阳关。

[操作]每次选 2~4 穴,取当归注射液或威灵仙注射液,每穴 0.5~1ml,注意勿注入关节腔,每隔 1~3 日注射 1 次,10 次为 1 疗程。

(七) 预防与调摄

1. 预防 平时注意调摄,适度锻炼身体,以增强机体御邪能力。改善阴冷潮湿等不良的生活、工作环境,以免外邪入侵;一旦冒雨、着凉等应及时调护,如服用姜汤、午时茶等有助于预防痹病的发生。

2. 调摄 首先,患者的居住环境宜干燥、向阳。其次,在耐受限度内,适度进行功能锻炼,以避免关节僵硬和挛缩,亦可防止肌肉萎缩;运动量宜因人、因病而异。再者,风湿热痹患者需忌食辛辣以及海鲜等发物。

第二节　外科常见疾病诊治

> **案例导入**
>
> 　　患者,男,45 岁,工人。平素有烟酒嗜好。自述平时肛门右侧有一松皮样赘生物,近 1 年来时常肿痛,且大便时下血,色鲜红,肛内又有肿物脱出,便后能自行回缩,曾以痔疮对症治疗,时轻时重。近来发作频繁,故入院治疗。入院时查,舌质淡红,舌体胖大,舌苔黄腻,脉弦数。专科检查见:截石位 3 点肛门缘有一花生米大赘生物,质软,压痛不明显,肛镜见齿线上 7 点处有一楝子大肿物,色紫暗,表面有糜烂及出血点。
>
> **请思考:**
>
> 1. 本病发生的病因病机是什么?
> 2. 如何运用所学知识为该患者制订一个中医的诊治方案?

一、疮疡

(一) 疖

1. 概述 疖是指发生在皮肤浅表部位、范围较小的急性化脓性疾病,全身都可发生,以小儿和青年多见。其多发生于夏秋季节,肿势局限,突起根浅,焮红疼痛,范围多小于 3cm,易肿,易溃,易敛。初起可分为有头、无头二种,一般症状轻而易治,所以俗话说"疖无大小,出脓就好"。但也有因治疗或护理不当形成的"蝼蛄疖",不易治愈;或反复发作、日久不愈的"多发性疖病"。本病相当于西医学中发生在单个毛囊及其汗腺或皮脂腺的急性化脓性炎症。

2. 病因病机

（1）疖常因内郁湿火，外感风邪，两相搏结，蕴阻肌肤所致；或夏秋季节感受暑湿热毒而生；或因天气闷热，汗出不畅，暑湿蕴蒸肌肤，引起痱子，复经搔抓，破伤染毒而成。

（2）儿童头部疖肿若处理不当、疮口过小引起脓毒潴留，或搔抓染毒，导致脓毒旁窜，在头顶皮肉较薄处易蔓延、窜空而成蝼蛄疖。

（3）若伴消渴或习惯性便秘等慢性疾病者，阴虚内热，或脾虚便溏，更易染毒发病，并可反复发作，缠绵难愈，发为疖病。

3. 诊断要点

（1）主症：局部皮肤红肿热痛，可伴有发热、恶寒、口干、便秘、小便黄等全身症状。

1）有头疖：患处皮肤上出现肿块，红肿热痛，约 3cm 以下大小，凸起根浅，中央有一小脓头，脓出即愈。

2）无头疖：皮肤上有一红色肿块，范围约 3cm 以下，无脓头，表面灼热，压之疼痛，2~3 日后化脓，成为软的脓肿，破溃后多迅速愈合。

3）蝼蛄疖：好发于儿童头部。可见两种类型。一种疮形肿势小，但根脚坚硬，溃后脓出而肿块坚硬不退，疮口愈合后，还会复发，常此处未愈，他处又生。另一种疮如梅李大小，三五枚相连，溃脓后疮口不敛，日久头皮处窜空，状如蝼蛄窜穴。

4）疖病：好发于项后、臀部、背部等处，几个甚至数十个，反复发作，常缠绵数年不愈。其也可在身体各处散在发生，此处未愈，他处又起。疖尤其好发于体质虚弱、消渴病及皮脂分泌旺盛之人。

（2）辅助检查：血常规检查白细胞或中性粒细胞计数可升高；疖病患者尤其是老年人，宜根据病情做血糖、免疫功能等检查。

4. 鉴别诊断

（1）痈：常为单个发生，肿势范围较大，局部顶高色赤，表皮紧张光亮；有明显的全身症状。

（2）颜面疔疮：初起为粟粒样脓头，根脚深，肿势散漫；出脓较晚而有脓栓；大多数患者初起即有全身症状。

（3）有头疽：红肿范围多在 9~12cm 以上，有多个粟粒状脓头；溃后状如蜂窝；有较重的全身症状；病程较长。

5. 辨证论治

（1）治疗原则：以清热解毒为基本治法。

（2）分证论治

1）热毒蕴结

［证候表现］多见于气实火盛患者。轻者疖肿只有 1~2 个，也可散发全身，或簇集一处，或此愈彼起；伴发热，口渴，溲赤，便秘；舌红，苔黄，脉数。

［治法］清热解毒。

［代表方］五味消毒饮（《医宗金鉴》）加减（金银花、野菊花、蒲公英、紫花地丁、紫背天葵子）。

2）暑湿蕴结

［证候表现］发于夏秋季节，好发于头面、颈、背、臀部，单个或多个成片，疖肿红、热、胀、痛，抓破流脓水；伴心烦，胸闷，口苦咽干，便秘，溲赤等；舌红，苔黄而腻，脉滑数。

［治法］清暑化湿解毒。

［代表方］清暑汤（《外科全生集》）加味（连翘、花粉、赤芍、银花、甘草、滑石、车前、泽泻）。

3）体虚毒恋

［证候表现］疖肿散发于全身各处，此愈彼起，不断发生，疖肿较大，易转变成有头疽，疖肿颜色

暗红,脓水稀少;常伴低热,烦躁口渴,或乏力肢软;舌质红,苔薄黄,脉细数。

[治法]扶正解毒。

[代表方]四妙汤(《圣济总录》)加减(黄芪、当归、银花、甘草)。

6. 其他疗法

(1)外治法

1)初期:小者用三黄洗剂外搽或千捶膏盖贴,大者用金黄散或玉露散,以银花露或菊花露调成糊状外敷。遍体发疮,破流脓水成片者,用青黛散,麻油调敷。

2)成脓期:则切开排脓,用九一丹掺太乙膏盖贴。脓尽改用生肌散收口。

(2)中成药:六应丸或六神丸,成人每次 10 粒,每日 3 次,吞服;儿童减半量;婴儿服 1/3 量。

(3)西医治疗:病情较重者,应使用有效抗生素治疗。如有糖尿病者,必须口服降血糖药物或注射胰岛素控制血糖。

7. 预防与调摄

(1)患病时忌食鱼腥发物,平素少食辛辣油炸及甜腻食物。

(2)注意个人卫生,保持局部皮肤的清洁。

(3)夏秋季节多食用清凉食物,如绿豆汤、金银花露等。

(二)疔

疔亦名疔疮,是一种发病迅速、易于变化而危险性较大的急性化脓性疾病。其临床特点是多发于颜面和手足等处,疮形小,根脚深,坚硬如钉,肿痛灼热,来势急剧,变化迅速,毒邪易于走散。

本病相当于西医学的疖、痈、坏疽的一部分,皮肤炭疽及急性淋巴管炎等。疔的范围很广,名称繁多,证因各异。根据发病部位和性质不同,分为颜面部疔疮、手足部疔疮、红丝疔、烂疔、疫疔五种。

1. 颜面部疔疮

(1)概述:颜面部疔疮是一种发生在颜面部的急性化脓性疾病。相当于西医学颜面部急性化脓性感染、颜面部疖、痈。其特点是病变迅速,疮形如粟,坚硬根深,状如钉丁,全身热毒症状明显,易成走黄之变。

(2)病因病机:本病总以火热之毒为患,常见的有下列两种原因。

1)感受火热毒邪,蕴结肌肤:感受火热之气,或因昆虫咬伤,或因抓破染毒,毒邪蕴蒸肌肤,以致经络阻隔、气血凝滞而成本病。

2)脏腑蕴热,火毒结聚:七情内伤,气郁化火,火炽成毒,或恣食膏粱厚味、醇酒炙煿,损伤脾胃,运化失常,脏腑蕴热,发越于外,火毒结聚于肌肤而发为本病。

头面乃诸阳之首,火毒蕴结于此,则反应剧烈,变化迅速,如不及时治疗或处理不当,毒邪易于扩散,有引起走黄的危险。

(3)诊断要点

1)主症:多发于额前、颧、颊、鼻、颏、口唇等部。初起多在颜面部某处皮肤上突起一粟米样脓头,或痒或麻,继之逐渐红肿热痛,肿势范围 3~6cm,但多顶突根深坚硬,状如钉丁。轻者无全身不适,重者伴恶寒发热。起病后 5~7 日,肿势逐渐增大,四周浸润明显,疼痛加剧,中心形成脓栓,脓头破溃,伴发热、头痛、口苦舌干,便秘溲赤等。起病后 7~10 日,肿势局限,顶高根软溃脓,脓栓(疔根)随脓外出,肿消痛止,身热减退。一般 10~14 日即可痊愈。

2)辅助检查:血常规检查提示血白细胞总数及中性粒细胞比例增高,必要时应根据病情做脓液细菌培养加药敏试验、血细菌培养加药敏试验等检查。

(4)鉴别诊断:有头疽初起即有粟粒样脓头,脓头逐渐增多,溃后呈蜂窝状,红肿范围常超过9cm;多发生于项背部,发展缓慢,病程较长。

（5）**辨证论治**

1）治疗原则：以清热解毒为大法。

2）热毒蕴结

［证候表现］疮形如粟粒，或痒或麻，可见红肿热痛，肿胀范围3~6cm，顶高根深坚硬；伴恶寒发热；舌红，苔黄，脉数。

［治法］清热解毒。

［代表方］五味消毒饮（《医宗金鉴》）加减（金银花、野菊花、蒲公英、紫花地丁、紫背天葵子）。

3）火毒炽盛

［证候表现］疔肿增大，四周浸润明显，疼痛加剧，出现脓头；伴发热口渴，便秘溲赤；舌红，苔黄，脉数。

［治法］泻火解毒。

［代表方］黄连解毒汤（《肘后备急方》）加减（黄连、黄柏、黄芩、栀子）。

（6）**其他疗法**

1）外治法

初期：箍毒消肿。用金黄散、玉露散以金银花露或水调成糊状围敷，或金黄膏、玉露膏或千捶膏盖贴，或六神丸、紫金锭研碎醋调外敷。

成脓期：提脓祛腐。用九一丹、八二丹撒于疮顶部，再用金黄膏、玉露膏或千捶膏敷贴；若脓出不畅，用药线引流；若脓已成熟，中央已软有波动感时，可切开排脓。

溃后：提脓祛腐，生肌收口。初溃时脓腐未尽，疮口掺入九一丹，外敷金黄膏；脓尽宜用生肌散、红油膏盖贴。

2）中成药：蟾酥丸，3~5粒，吞服，儿童减半。西黄丸，每次3g，每日2次。

3）西医治疗：必要时可应用抗生素，并配合支持疗法。

（7）**预防与调摄**

1）养成良好的生活习惯，不偏嗜烟酒辛辣、荤腥发物、甜腻之品。

2）减少患部活动。

3）忌内服发散药，忌灸法、忌早期切开、针挑，忌挤脓，防止患部外伤。

4）有全身症状的，应卧床休息。全身情况较差者，应予以支持疗法。

2. 手足部疔疮

（1）**概述**：手足部疔疮是指发生于手足部的急性化脓性疾病。临床特点是手部发病多于足部，发病较急，初起无头，红肿热痛明显，易损筋伤骨，影响手、足功能。

由于发病部位、形态及预后不同，而有多种病名。生于指头顶端者，叫蛇头疔；生于指甲周围者，叫沿爪疔；发于指甲旁的，叫蛇眼疔；生于甲后者，叫蛇背疔；生于手指螺纹的，叫螺疔；生于手指骨节间的，叫蛀节疔；一指通肿者，叫泥鳅疔；生于指中节前，肿如鱼肚者，叫鱼肚疔或蛇腹疔；生于手掌中心者，叫托盘疔；生在足掌中心者，叫足底疔。临床较为常见的有蛇眼疔、蛇头疔、蛇腹疔、托盘疔等，分别相当于西医学的甲沟炎、化脓性指头炎、手指化脓性腱鞘炎、掌中间隙感染等。

（2）**病因病机**：由火毒蕴结，血凝毒滞，经络阻隔，热胜肉腐而成。其诱因常为外伤，如针尖、竹、木、鱼骨刺伤或昆虫咬伤等，感染毒气；内因脏腑蕴热蓄积，两邪相搏，阻于皮肉之间，以致气血凝滞，经络阻隔而发病。

（3）**诊断要点**

1）主症：手足部疔疮发病部位多有受伤史。

2）蛇眼疔：初起多局限于手指甲一侧边缘的近端处，有轻微的红肿疼痛，2~3日即成脓。如不及时治疗，可蔓延到对侧形成指甲周围炎；若脓液侵入指甲下，可形成指甲下脓肿，此时指甲背面上可透现出黄色或灰白色的脓液积聚阴影,造成指甲溃空或有胬肉凸出。

3)蛇头疔:初起指端麻痒而痛,继而刺痛,灼热疼痛,有的红肿明显,有的红肿不明显,随后肿势逐渐扩大,手指末节呈蛇头状肿胀,红热明显。成脓时有剧烈的跳痛,患肢下垂时疼痛更甚,局部触痛明显,往往影响睡眠和食欲。常伴恶寒、发热、头痛、全身不适等症状。一般 10~14 日成脓。溃后脓出黄稠,逐渐肿消痛止,趋向痊愈。若处理不及时,任其自溃,溃后脓出臭秽,经久不尽,余肿不消,多为损骨征象。

4)蛇腹疔:整个患指红肿,呈圆柱状,形似小红萝卜,皮肤发红而光亮,关节轻度屈曲,不能伸展,手指做任何活动均会引起剧烈疼痛。约 7~10 日成脓。因指腹部皮肤坚厚,不易测出波动感,也难以自行溃破。溃后脓出黄稠,症状逐渐减轻,约 2 周愈合。如损伤筋脉,则愈合缓慢,并影响手指的活动功能。

5)托盘疔:患侧手掌肿胀高突,失去生理凹陷,形如托盘之状,手背肿胀常常更为明显,甚至延及手臂,疼痛剧烈,伴恶寒、发热、纳差等症状。其约 2 周成脓。因手掌皮肤坚韧,虽已成脓,但不易向外穿透,可向周围蔓延,损伤筋骨。

6)辅助检查:血白细胞总数及中性粒细胞可明显增高。X 线摄片检查可确定有无死骨。

（4）**鉴别诊断**:类丹毒发病前多有猪骨、鱼骨刺等刺伤皮肤,或有破损皮肤接触猪肉、鱼虾史。红肿不如疔疮明显,常表现为游走性的红紫色斑片,一般不化脓。

（5）**辨证论治**

1)治疗原则:以清热解毒为主。

2)分证论治:参见颜面部疔疮。

（6）**其他疗法**

1)外治法

初期:用金黄膏外敷。蛇眼疔可用 10% 黄柏溶液湿敷。蛇头疔可用鲜猪胆 1 枚套住患指,每日 1 次。

成脓期:脓成应切开排脓,一般应尽可能循经切开,根据患病部位不同,而选择不同的切口。

蛇眼疔宜用刀尖沿甲旁切开排脓。如指甲周围有脓,应在甲根两侧近端各做一切口,并用一横切口将其连接起来。甲下积脓应切除部分指甲,重者如指甲溃空,需要拔除整个指甲。蛇头疔有脓后应及早切开,在指掌侧面做一纵形切口,贯穿指端直至对侧,保持引流。

蛇腹疔应在手指侧面做纵形切口,其长度不得超越上下指关节面。托盘疔应沿掌横纹切开,切口应足够大,以保持引流通畅。切开后,可用药线蘸八二丹或九一丹插入疮口,外敷金黄膏或红油膏。

收口期:脓尽用生肌散、白玉膏外敷。若胬肉高突、疮口难愈者,修剪胬肉后,用平胬丹外敷。若溃烂肿胀,久不收口,是为损骨,可用 2%~10% 的黄柏溶液浸泡患指,每日 1~2 次,每次 10~20 分钟。如有死骨存在,用镊子钳出死骨或整节指骨,方可愈合。

2)中成药:参见颜面部疔疮。

3)西医治疗:参见颜面部疔疮。

（7）**预防与调摄**

1)注意劳动保护,防止手足皮肤损伤。

2)手部疔疮忌持重物或剧烈活动,以三角巾悬吊固定。手掌疔疮,宜手背向上,减少脓水浸淫筋骨或使脓毒容易流出。足部疔疮宜抬高患肢,尽量少行走。

3)愈后影响手指屈伸功能者,宜及早进行活动锻炼。

4)其他参照"颜面部疔疮"。

3.红丝疔

（1）**概述**:红丝疔是发于四肢,以患肢内侧皮肤红丝显露,迅速向上走窜,伴全身不适,甚至出现走黄为特征的急性感染性疾病,相当于西医的急性淋巴管炎。

（2）**病因病机**:本病外因手足部生疗,或足癣糜烂,或有皮肤破损感染毒邪,内有火毒凝聚,以致毒流经脉,向上走窜而继发红丝疗。若火毒走窜,内攻脏腑,可成走黄之证。

（3）**诊断要点**

1）主症:手足部多有生疗或皮肤破损等病史;好发于手臂及小腿内侧。其多先在手足生疗部位或皮肤破损处,红肿热痛,继则在前臂或小腿内侧皮肤上起一条或多条线状红晕,迅速向躯干方向走窜,局部有压痛,触之较周围组织硬,上肢可停于肘部或腋部,下肢可停于腘窝或腹部,或更向上蔓延。肘、腋或腘窝、胯、腹部常有淋巴结肿大作痛。

红丝较细者,可无全身症状,1~2日可愈;红丝较粗者,病情较重。病变在浅部的,红丝显露而色鲜红;病变在深部的,皮色暗红,或不见"红丝",患肢出现条索状肿块和压痛。

2）辅助检查:血常规检查提示白细胞总数及中性粒细胞比例增高。

（4）**鉴别诊断**

1）青蛇毒:患者常有下肢筋瘤史,下肢有条索状红肿、压痛,发展较慢,全身症状较轻,局部病变消退较慢,消退后常在病变局部出现条索状硬结,周围皮肤颜色暗紫。

2）股肿:常有久卧、久坐,或有外伤、手术、分娩,局部疼痛,肿胀,压痛,将患侧足背向背侧急剧弯曲时,可引起小腿肌肉疼痛。

（5）**辨证论治**

1）治疗原则:以清热解毒为主,佐以活血散瘀。

2）分证论治:参见颜面部疗疮。

（6）**其他疗法**

1）外治法:先按"手足部疗疮"处理原发病灶。

初起,可外敷金黄膏;成脓,则切开排脓;溃后,用药线蘸八二丹、九一丹引流,外敷红油膏;如二三处串联贯通者,宜彻底切开贯通的脓腔。脓尽,用生肌散、白玉膏收口,或用垫棉加绑缚以加速疮口愈合。

若红丝细者,宜用砭镰法。局部皮肤消毒后,以刀针沿红丝行走途径,寸寸挑断,并用拇指和食指轻捏针孔周围皮肤,微令出血,或在红丝尽头挑断,挑断处均可贴太乙膏掺红灵丹。

2）中成药:参见颜面部疗疮。

3）西医治疗:参见颜面部疗疮。

（7）**预防与调摄**:参照"手足部疗疮"。

（三）丹毒

1. **概述**　丹毒是以患部突然皮肤鲜红成片,色如涂丹,灼热肿胀,迅速蔓延为主要表现的急性感染性疾病。根据其发病部位的不同名称各异,如生于胸腹腰胯部者,称内发丹毒;发于头面部者,称抱头火丹;发于小腿足部者,名腿游风,亦称流火;新生儿多生于臀部,称赤游丹毒。本病相当于西医学的急性网状淋巴管炎。

2. **病因病机**　由于素体血分有热,外受火毒,热毒蕴结,郁阻肌肤而发;或由于皮肤黏膜破伤(如鼻腔黏膜、耳道皮肤或头皮破伤,皮肤擦伤,脚湿气糜烂,毒虫咬伤等),毒邪乘隙侵入而成。凡发于头面部者,挟有风热;于胸腹腰胯部者,挟有肝火;发于下肢者,挟有湿热;发于新生儿者,多由胎热火毒所致。

3. **诊断要点**

（1）**主症**:多发于小腿及面部。新生儿丹毒,常为游走性。发病前可有皮肤或黏膜破损、足癣等病史。

发病急骤,初起常有突然发冷、恶寒、高热、头痛骨楚、胃纳不香、便秘溲赤等。继则局部皮肤见片状红疹,迅速蔓延成大片鲜红斑,略高出皮肤,边界清楚,压之皮肤红色消退,去除压力后重复出现红色,若热重出现紫斑时,则压之不褪色。患部表面紧张光亮,摸之灼手,肿胀、触痛明显。

发生在头面部者,如由于鼻部破损引起者,先发于鼻额,次肿于目,而使两眼睑肿胀不能开视;如由于耳部破损引起者,先肿于耳之上下前后,次肿及头角;如由于头皮破损引起者,先肿于头额,次肿及脑后。

发于腿胫部者,多由趾间皮肤破损引起,先肿于小腿,亦可延及大腿,愈合后容易复发,常因反复发作,皮肤粗糙增厚,下肢肿胀而形成淋巴性水肿(象皮腿)。

新生儿丹毒,常游走不定,多有皮肤坏死,全身症状严重。

(2)**辅助检查**:血常规检查提示血白细胞总数及中性粒细胞比例明显增高,浆液性渗出液中细菌培养可发现 β-链球菌生长。

4. 鉴别诊断

(1)**发**:局部色虽红,但中间隆起而色深,四周较淡,边界不清,胀痛呈持续性,化脓时跳痛,大多可坏死、溃烂;全身症状没有丹毒严重;不会反复发作。

(2)**接触性皮炎**:有明显过敏物质接触史;皮损以肿胀、水疱、丘疹为主,伴灼热、瘙痒,但无触痛;一般无明显的全身症状。

5. 辨证论治

(1)**治疗原则**:以凉血清热、解毒化瘀为原则。发于头面者,需兼散风清火;发于胸腹腰胯者,需兼清肝泻脾;发于下肢者,需兼利湿清热。本病是一种急性感染性疾病,明确诊断后,应及时应用中西医结合治疗。

(2)**分证论治**

1)风热毒蕴

[证候表现]发于头面部,皮肤焮红灼热,肿胀疼痛,甚至发生水疱,眼胞肿胀难睁;伴恶寒发热,头痛;舌红,苔薄黄,脉浮数。

[治法]疏风清热解毒。

[代表方]普济消毒饮(《东垣试效方》)加减(牛蒡子、黄芩、黄连、甘草、桔梗、板蓝根、马勃、连翘、玄参、升麻、柴胡、陈皮、僵蚕、薄荷)。

2)肝脾湿火

[证候表现]发于胸腹腰胯部,皮肤红肿蔓延,按之灼手,肿胀疼痛;伴口干口苦;舌质红,苔黄腻,脉弦滑数。

[治法]清肝泻火利湿。

[代表方]龙胆泻肝汤(《医宗金鉴》)或化斑解毒汤(《外科正宗》)加减(龙胆泻肝汤:龙胆草、栀子、黄芩、木通、泽泻、车前子、柴胡、甘草、当归、生地黄;化斑解毒汤:石膏、升麻、知母、牛蒡子、甘草、玄参、淡竹叶)。

3)湿热毒蕴

[证候表现]发于下肢,局部红赤肿胀、灼热疼痛,或见水疱、紫斑,甚至结毒化脓或皮肤坏死;可伴轻度发热,胃纳不香;舌红,苔黄腻,脉滑数。其反复发作,可形成象皮腿。

[治法]清热利湿解毒。

[代表方]五神汤(《辨证录》)合萆薢渗湿汤(《疡科心得集·补遗》)加减(五神汤:茯苓、车前子、金银花、牛膝、紫花地丁;萆薢渗湿汤:萆薢、薏苡仁、赤茯苓、黄柏、牡丹皮、泽泻、滑石、通草)。

4)胎火蕴毒

[证候表现]发生于新生儿,多见于臀部,局部红肿灼热,常呈游走性;或伴壮热烦躁,甚则神昏谵语、恶心呕吐。

［治法］凉血清热解毒。

［代表方］犀角地黄汤（《外台秘要》）合黄连解毒汤（《肘后备急方》）加减（犀角地黄汤：犀角、生地黄、芍药、牡丹皮；黄连解毒汤：黄芩、黄连、黄柏、栀子）。

6. 其他疗法

（1）**外敷法**：用玉露散或金黄散，以冷开水或鲜丝瓜叶捣汁或金银花露调敷。或用鲜荷花叶、鲜蒲公英、鲜地丁全草、鲜马齿苋、鲜冬青树叶等捣烂湿敷。干后调换，或以冷开水时时湿润。

（2）**砭镰法**：患处消毒后，用七星针或三棱针叩刺患部皮肤，放血泄毒。此法只适用于下肢复发性丹毒，禁用于赤游丹毒、抱头火丹患者。

此外，若流火结毒成脓者，可在坏死部位做小切口引流，掺九一丹，外敷红油膏。

7. 预防与调摄

（1）患者应卧床休息，多饮开水，床边隔离。流火患者应抬高患肢。

（2）有皮肤黏膜破损者，应及时治疗，以免感染毒邪。

（3）因脚湿气致下肢复发性丹毒患者，应彻底治愈脚湿气，以减少复发。

（四）瘰疬

1. 概述　瘰疬是一种发生于颈项部的慢性化脓性疾病。因其结核累累如串珠状，故名瘰疬。本病相当于西医学的颈部淋巴结结核。

2. 病因病机

（1）**肝气郁结**：忧思恚怒，情志不畅，肝气郁结，气郁伤脾，脾失健运，痰湿内生，结于颈项；后期痰湿化热，或肝郁化火，下烁肾阴，热胜肉腐成脓；或溃后脓水淋漓，耗伤气血，虚损难愈。

（2）**肺肾阴亏**：肺肾阴亏以致阴虚火旺，肺津不能输布，灼津为痰，痰火凝结而形成本病。

3. 诊断要点

（1）**主症**：多见于儿童或青年，好发于颈部及耳后的一侧或两侧，亦可延及颌下、锁骨上凹、腋部，病程进展缓慢。发病前常有虚痨病史。

1）初期：颈部一侧或双侧，结块肿大如豆，较硬，无疼痛，推之活动，不热不痛，肤似正常。可延及数日不溃。一般无全身症状。

2）中期：结块逐渐增大，与皮肤和周围组织粘连，结块亦可相互粘连，融合成块，形成不易推动的结节性肿块。若液化成脓时，皮肤微红，或紫暗发亮，扪之微热，按之有轻微波动感。部分患者有低热及食欲缺乏等全身症状。

3）后期：液化成脓的结块经切开或自行溃破后，脓液稀薄，或夹有败絮样坏死组织。疮口呈潜行性空腔，创面肉色灰白，疮口皮色紫暗，久不收敛，可以形成窦道。此时部分患者出现低热、乏力、头晕、食欲缺乏、腹胀便溏等症；或出现盗汗、咳嗽、潮热等症；如脓水转稠，肉芽转成鲜红色，表示将收口愈合。

（2）**辅助检查**：结核菌素试验呈阳性，红细胞沉降率可增快。脓液涂片检查可找到结核杆菌，必要时可做活组织病理检查，有助于确诊本病。

4. 鉴别诊断

（1）**臀核**：多由头面、口腔等处的疮疖或破损感染而引起；一般为单个结块肿大；好发于颌下、颈部、颏下；发病迅速，压之疼痛，很少化脓。

（2）**失荣**：多见于中老年人；有口腔、鼻咽部的恶性肿瘤，可转移至颈部淋巴结；肿块坚硬如石，高低不平，推之固定不移；溃破之后如石榴样，血水淋漓；常伴头痛、鼻衄。

5. 辨证论治

（1）**治疗原则**：总以扶正祛邪为治疗大法。临床应根据疾病发展不同阶段辨证论治，力争早期消散。外治切开扩创时宜尽量暴露疮面，应用含汞（升丹）浓度较高的提脓祛腐药，形成窦道者用腐蚀药。病情严重者配合抗结核药物治疗。

（2）**分证论治**

1）气滞痰凝

［证候表现］结块肿大如豆粒，一个或数个不等。皮色不变，按之坚实，推之能动，不热不痛；无明显全身症状；舌苔腻，脉弦滑。

［治法］疏肝养血，健脾化痰。

［代表方］逍遥散（《太平惠民和剂局方》）合二陈汤（《太平惠民和剂局方》）加减（逍遥散：柴胡、当归、芍药、白术、薄荷、茯苓、生姜、甘草；二陈汤：半夏、橘红、白茯苓、甘草、生姜、乌梅）。

2）痰核酿脓

［证候表现］核块逐渐增大，融合成块，皮核相连，皮色微红；渐感疼痛，推之不动，按之微热有波动感，皮色渐转暗红，伴午后潮热，夜间盗汗；舌质红，苔少，脉细数。

［治法］养阴清热，托毒透脓。

［代表方］知柏地黄丸（《景岳全书》）合托里消毒散（《校注妇人良方》）加减（知柏地黄丸：知母、熟地黄、黄柏、山茱萸（制）、山药、牡丹皮、茯苓、泽泻；托里消毒散：人参、黄芪（盐水拌炒）、当归、川芎、芍药（炒）、白术、茯苓、金银花、白芷、甘草）。

3）气血两虚

［证候表现］溃后或经切开后脓出清稀，淋漓不尽，或夹败絮样物，创面灰白，形成窦道，不易收口；兼见面色苍白，头晕，精神疲乏，胃纳不香；舌质淡红，苔薄，脉细弱。

［治法］益气养血。

［代表方］香贝养营汤（《医宗金鉴》）加减（白术、人参、茯苓、陈皮、熟地黄、川芎、当归、贝母、香附、白芍、桔梗、甘草、生姜、大枣）。

6. 其他疗法

（1）**外治疗法**

1）初期：局部肿块外敷冲和膏或用阳和解凝膏掺黑退消。

2）中期：潜行穿刺抽脓、冲洗；切开引流。

3）后期：溃疡疮面外用七三丹或八二丹，红油膏或冲和膏外敷。当腐脱新生时，外用生肌玉红膏纱条；当腐肉已尽，新肉鲜红时，用生肌散或白玉膏。形成空腔，皮肉不能黏合时，采用垫棉法；出现窦道时用药线引流，或进行扩创手术。

（2）**抗结核治疗**：可以选择异烟肼、利福平、吡嗪酰胺、链霉素、乙胺丁醇等药物治疗。

（3）**针刺**：直接刺入病变淋巴结，配合肝俞、膈俞，中等强度刺激。其适用于疾病初期，对已成脓的不宜应用。

（4）**拔核疗法**：适用于肿块日久不内消、病位浅在、体质较好的患者。将白降丹掺于太乙膏上，贴结核处，每三日1次，通常结核7~10日可脱落；继之外用生肌散、白玉膏以加速疮口愈合。因所用药物刺激性较强，故使用时必须严格掌握适应证，对结块较大且位置较深者，或与周围组织粘连者，或年老体弱者，均不宜使用本法。

7. 预防与调摄

（1）积极治疗其他部位的虚痨病变。

（2）增加营养食物，忌食发物、辛辣刺激、生痰助火、陈腐之品。

（3）保持心情舒畅，情绪稳定。

（4）注意适当休息，节制房事，避免过度体力活动。

二、乳痈

（一）概述

乳痈是发生在乳房的最常见的急性化脓性疾病。其临床特点是乳房结块，红肿热痛，溃后脓出稠厚,伴恶寒发热等全身症状。其好发于产后1个月以内的哺乳期妇女,尤以初产妇为多见。

本病相当于西医学的急性化脓性乳腺炎。

(二)病因病机

1.**肝郁气滞** 乳头属足厥阴肝经,肝主疏泄,能调节乳汁的分泌。若情志内伤,肝气不舒,厥阴之气失于疏泄,使乳汁发生壅滞而结块,郁久化热,热胜肉腐则成脓。

2.**胃热壅滞** 乳房属足阳明胃经,乳汁为气血所生化,产后恣食肥甘厚味而致阳明积热,胃热壅盛,导致气血凝滞,乳络阻塞而发生痈肿。

3.**乳汁瘀滞** 乳头破损或凹陷,影响哺乳,致乳汁排出不畅,或乳汁多而婴儿不能吸空,造成余乳积存,致使乳络闭阻,乳汁瘀滞,日久败乳蓄积,化热而成痈肿。

(三)诊断要点

1.**主症** 多发于产后尚未满月的哺乳期妇女,尤以乳头破碎或乳汁瘀滞者多见。

(1)郁乳期:患者感觉患侧乳房肿胀疼痛,并出现硬块(或无硬块),多在乳房外下象限,乳汁排出不畅;同时伴有发热、寒战、头痛骨楚、食欲缺乏等全身症状。经治疗后,若2~3日内寒热消退、肿消痛减,病将痊愈。

(2)成脓期:上述症状加重,硬块逐渐增大,继而皮肤发红灼热,疼痛呈搏动性,有压痛,患侧腋窝淋巴结肿大,并有高热不退,此为化脓的征象。若硬块中央渐软,按之有波动感者,表明脓肿已熟。但深部脓肿波动感不明显,需进行穿刺才能确定。

(3)溃脓期:自然破溃或切开排脓后,一般肿消痛减,寒热渐退,逐渐向愈。若脓流不畅,肿热不消,疼痛不减,身热不退,可能形成袋脓,或脓液波及其他乳囊(腺叶),形成"传囊乳痈",亦可形成败血症。若有乳汁从疮口溢出,久治不愈,则可形成乳漏。

2.**辅助检查** 血常规检查,白细胞总数高于10×10^9/L,中性粒细胞高于75%。

(四)鉴别诊断

乳痈与炎性乳腺癌:炎性乳腺癌多见于青年妇女,尤其在妊娠期或哺乳期。患乳迅速肿胀变硬,常累及整个乳房的1/3以上。病变部位皮肤颜色暗红或紫红色,皮肤肿胀,毛孔深陷呈橘皮样改变,局部不痛或轻压痛。同侧腋窝淋巴结明显肿大,质硬固定。一般无恶寒发热等全身症状,抗炎治疗无效。疾病进展较快,预后不良。

(五)辨证论治

1.**治疗原则** 强调及早处理,以消为贵。注重通络下乳,避免过用寒凉药物。

2.**分证论治**

(1)气滞热蕴

[证候表现]乳房部肿胀疼痛,肿块或有或无,皮色不变或微红,乳汁排泄不畅;伴恶寒发热,头痛骨楚,口渴,便秘;舌淡红或红,苔薄黄,脉浮数或弦数。

[治法]疏肝清胃,通乳消肿。

[代表方]瓜蒌牛蒡汤(《医宗金鉴》)加减(瓜蒌仁、牛蒡子、天花粉、黄芩、山栀、金银花、连翘、皂角刺、青皮、陈皮、柴胡、生甘草)。

(2)热毒炽盛

[证候表现]肿块逐渐增大,皮肤焮红,灼热,疼痛如鸡啄,肿块中央渐软,有应指感;可伴壮热,口渴饮冷,面红目赤,烦躁不宁,大便秘结,小便短赤;舌红,苔黄干,脉数或滑数。

[治法]清热解毒,托毒透脓。

[代表方]透脓散(《外科正宗》)加味(黄芪、山甲(炒末)、川芎、当归、皂角刺)。

(3)正虚邪恋

[证候表现]溃破后乳房肿痛减轻,但疮口脓水不断,脓汁清稀,愈合缓慢,或乳汁从疮口溢出形

成乳漏；面色少华，全身乏力，头晕目眩，或低热不退，食欲缺乏；舌淡，苔薄，脉弱无力。

[治法]益气和营托毒。

[代表方]托里消毒散（《校注妇人良方》）加减（人参、黄芪、当归、川芎、芍药、白术、茯苓、金银花、白芷、甘草）。

（六）其他疗法

1.外治法

（1）**郁乳期**：用金黄散或玉露散以冷开水或醋调敷；或用金黄膏或玉露膏敷贴；或用鲜野菊花、鲜蒲公英、鲜地丁草、仙人掌（去刺）等洗净捣烂外敷；或用20%芒硝溶液湿敷；或用大黄、芒硝各等份研末，适量凡士林调敷。

（2）**成脓期**：宜切开排脓。在乳房部做放射状切口；乳晕部宜在乳晕旁做弧形切口；乳房后位脓肿宜在乳房皱褶部做弧形切口。

（3）**溃后期**：用药线蘸八二丹或九一丹引流，外敷金黄膏。脓腔较大者可用红油膏纱布填塞。待脓净流出黄稠滋水，改用生肌散、红油膏或白玉膏盖贴。

2.抗生素　出现壮热不退，热毒内攻脏腑危象时须加用抗生素。

3.针灸疗法　适用于乳痈初起。选取肩井、膻中、足三里、列缺、膈俞、血海等穴，泻法15分钟，每日1次。

4.回乳　先减少哺乳次数以减少乳汁分泌，再用麦芽、山楂各60g，或生枇杷叶15g（包）煎汤代茶，外敷皮硝。酌情使用溴隐亭2.5mg，口服，每日2次，连续3~7日。

（七）预防与调摄

1.妊娠5个月后，经常用温热水或75%酒精擦洗乳头；孕妇有乳头内陷者，应经常挤捏提拉矫正，可用小酒杯叩吸。

2.应指导产妇合理哺乳，养成定时哺乳的习惯，保持乳汁排出通畅；当乳汁过多时，可用吸乳器将乳汁吸尽排空，以防淤积。

3.保持乳头清洁，如有乳头皲裂、擦伤应及时治疗。

4.注意婴儿口腔清洁，不可让婴儿口含乳头睡觉。

5.保持心情舒畅，起居适宜。

三、湿疮

（一）概述

湿疮是一种过敏性炎症性皮肤疾患。其临床特点是皮损对称分布，多形损害，剧烈瘙痒，有渗出倾向，反复发作，易成慢性等。根据病程可分为急性、亚急性、慢性三类。急性湿疮以丘疱疹为主，炎症明显，易渗出；慢性湿疮以苔藓样变为主，易反复发作。相当于西医学的湿疹。

（二）病因病机

由于禀赋不耐，饮食失节，或过食辛辣刺激荤腥动风之物，脾胃受损，失其健运，湿热内生，又兼外受风邪，内外两邪相搏，风湿热邪浸淫肌肤所致。急性者以湿热为主；亚急性者多与脾虚湿恋有关；慢性者则多因病久耗伤阴血，血虚风燥，乃致肌肤甲错。发于小腿者则常由经脉弛缓、青筋暴露，气血运行不畅，湿热蕴阻，肤失濡养所致。

（三）诊断要点

1.主症

（1）**急性湿疮**：可发于身体任何部位，亦可泛发于全身，但以前额、颊部、耳部、眼皮、口唇周围等处多见。临床特点有以下几点：

1）多形性：在红斑的基础上出现丘疹、丘疱疹，严重时可出现水疱、糜烂、渗出，继发感染时则形成脓疱、脓液、脓痂。皮损中央较重，周围较轻，境界欠清。

2）湿润性：常伴有糜烂、渗液。

3）瘙痒性：轻者微痒，重者剧烈瘙痒，常在夜间加剧，影响睡眠。

4）慢性易复发性：反复发作，迁延日久，易演变成慢性。

（2）**亚急性湿疮**：多由急性湿疮迁延而来，急性期的红肿渗出减轻，但仍有丘疹及少量丘疱疹，皮疹色暗，可有少许鳞屑及轻度浸润。自觉瘙痒，或轻或重，一般无全身不适。可发展为慢性湿疮。

（3）**慢性湿疮**：常由急性和亚急性湿疮处理不当，长期不愈，或反复发作而成。部分患者一开始即表现为慢性湿疮的症状。皮损多局限于某一部位，如小腿、手足、肘窝、腘窝、外阴、肛门等处。表现为皮肤肥厚粗糙，触之较硬，色暗红或紫褐，皮纹显著或呈苔藓样变。皮损表面常附有鳞屑，伴抓痕、血痂、色素沉着，部分皮损可出现新的丘疹或水疱，抓破后有少量流滋。发生于手足及关节部位者常易出现皲裂，自觉疼痛，影响活动。患者自觉瘙痒，呈阵发性，夜间或精神紧张、饮酒、食辛辣发物时瘙痒加剧。病程较长，反复发作，时轻时重。

（4）**特定部位湿疮**：某些特定部位湿疮，临床表现有一定的特异性。

1）耳部湿疮：又称旋耳疮。其多发生在耳后皱襞处，也可见于耳轮上部及外耳道，皮损表现为红斑、流滋、结痂及皲裂，有时带脂溢性，常两侧对称。

2）头部湿疮：多由染发剂、生发剂、洗发剂等刺激所引起。其呈弥漫性，甚至累及整个头皮，可有脓性流滋，覆以或多或少的黄痂，痂多时可将头发黏结成团，或化脓染毒，发生臭味，甚至可使头发脱落。

3）面部湿疮：常见于额部、眉部、耳前等处。皮损为淡色或微红的斑。其上有或多或少的鳞屑，常呈对称分布，自觉瘙痒。由于面部经常洗擦或应用化妆品刺激，病情易反复发作。

4）乳房湿疮：损害局限于乳头，表现为潮湿、糜烂、流滋，上覆以鳞屑，或结黄色痂皮，反复发作可出现皲裂、疼痛，自觉瘙痒，一般不化脓。

5）脐部湿疮：皮损为位于脐窝的鲜红或暗红色斑片，或有糜烂、流滋、结痂，皮损边界清楚，不累及外周正常皮肤，常有臭味，自觉瘙痒，病程较长。

6）手部湿疮：好发于手背及指端掌面，可蔓延至手背和手腕部，皮损形态多样，边界不清，表现为潮红、糜烂、流滋，结痂。至慢性期时，皮肤肥厚粗糙。

7）阴囊湿疮：局限于阴囊皮肤，有时可延至肛周，甚至阴茎部。有潮湿型和干燥型两种，前者表现为整个阴囊肿胀、潮红、轻度糜烂、流滋、结痂，日久皮肤肥厚，皮色发亮，色素加深；后者潮红、肿胀不如前者，皮肤浸润变厚，呈灰色，上覆鳞屑，且有裂隙。

8）小腿湿疮：好发于小腿下内1/3侧，常伴有青筋暴露，皮损呈局限性暗红色，弥漫密集丘疹、丘疱疹，糜烂、流滋，日久皮肤变厚，色素沉着。

9）钱币状湿疮：是湿疮的一种特殊类型，因其皮损似钱币状而得名。常发于冬季，与皮肤干燥同时发生。皮损好发于手足背、四肢伸侧、臀、乳房等处。皮损为红色小丘疹或丘疱疹，密集而呈钱币状，滋水较多。慢性者皮肤肥厚，表面有结痂及鳞屑，皮损的周围散发丘疹、水疱，常呈"卫星状"。自觉瘙痒剧烈，反复发作，不易治愈。

2.辅助检查 可通过做皮肤斑贴试验或血液过敏原检查，以寻找过敏原。

根据发病年龄及皮损特点,婴儿湿疮可分为三型:①脂溢型:多发于出生后 1~2 个月的婴儿。皮损在前额、面颊、眉周围,呈小片红斑,上附黄色鳞屑,颈部、腋下、腹股沟常有轻度糜烂。停乳后可痊愈。②湿型(渗出型):多发于饮食无度、消化不良、外形肥胖、3~6 个月的婴儿。皮损有红斑、丘疹、水疱、糜烂、流滋。③干型(干燥型):多发于营养不良而瘦弱或皮肤干燥的 1 岁以上婴儿。皮损潮红、干燥、脱屑,或有丘疹和片状浸润,常反复发作,迁延难愈。

中药内治上,胎火湿热证治宜凉血清火、利湿止痒,方选消风导赤汤加减;脾虚湿蕴证治宜健脾利湿,方选小儿化湿汤加土茯苓、鱼腥草。外治法使用上,脂溢型和湿型用生地榆、黄柏煎水或马齿苋合剂、2% 硼酸水外用冷湿敷,待流滋、糜烂减轻后,选用青黛散油、黄连油或蛋黄油外搽;干型用三黄洗剂、黄柏霜外搽。婴儿皮肤娇嫩,搽药时力度应轻柔,以免损伤婴儿皮肤;搽药面积不应过大,浓度也不应太高。如果搽药面积过大或浓度太高,容易导致急性中毒或全身水肿等不良反应。

(四) 鉴别诊断

接触性皮炎与急性湿疮:接触性皮炎有明确的接触史。皮损局限于接触部位,以红斑、潮红、肿胀、水疱为主,形态较单一,边界清楚,去除病因后很快痊愈,不复发。

(五) 辨证论治

1. 治疗原则 以清热利湿止痒为主要治法。急性者以清热利湿为主;慢性者以养血润肤为主。外治宜用温和的药物,以免加重病情。

2. 分证论治

(1) 湿热浸淫

[证候表现]发病急,皮损潮红灼热,瘙痒无休,渗液流滋;伴身热,心烦,口渴,大便干,尿短赤;舌红,苔薄白或黄,脉滑或数。

[治法]清热利湿止痒。

[代表方]龙胆泻肝汤(《医宗金鉴》)合萆薢渗湿汤(《疡科心得集》)加减(龙胆泻肝汤:龙胆草、黄芩、山栀子、泽泻、木通、车前子、当归、生地黄、柴胡、生甘草;萆薢渗湿汤:萆薢、薏苡仁、黄柏、赤茯苓、牡丹皮、泽泻、滑石、通草)。

(2) 脾虚湿蕴

[证候表现]发病较缓,皮损潮红,瘙痒,抓后糜烂流滋,可见鳞屑;伴纳少,神疲,腹胀便溏;舌淡胖,苔白或腻,脉弦缓。

[治法]健脾利湿止痒。

[代表方]除湿胃苓汤(《外科正宗》)或参苓白术散(《太平惠民和剂局方》)加减(除湿胃苓汤:苍术、厚朴、陈皮、猪苓、泽泻、赤茯苓、白术、滑石、防风、山栀子、木通、肉桂、生甘草;参苓白术散:白扁豆、白术、茯苓、甘草、桔梗、莲子、人参、砂仁、山药、薏苡仁)。

(3) 血虚风燥

[证候表现]病程久,皮损色暗或色素沉着,剧痒,或皮损粗糙肥厚;伴口干不欲饮,纳差腹胀;舌淡,苔白,脉细弦。

[治法]养血润肤,祛风止痒。

[代表方]当归饮子(《重订严氏济生方》)或四物消风饮(《医宗金鉴》)加减(当归饮子:熟地黄、芍药、当归、川芎、荆芥、防风、黄芪、白蒺藜、何首乌;四物消风饮:生地黄、当归、荆芥、防风、赤芍、川芎、白鲜皮、蝉蜕、薄荷、独活、柴胡)。

（六）其他疗法

1. 外治法

（1）**急性湿疮**：初起仅有潮红、丘疹，或少数水疱而无渗液时，外治宜清热安抚，避免刺激，可选用清热止痒的中药苦参、黄柏、地肤子、荆芥等煎汤湿敷，或用三黄洗剂、炉甘石洗剂外搽。若水疱糜烂、渗出明显时，外治宜收敛、消炎，促进表皮恢复，可选用黄柏、生地榆、马齿苋、野菊花等煎汤，或 10% 黄柏溶液，或 2%~3% 硼酸水冷敷，用青黛散麻油调搽。当急性湿疮后期滋水减少时，外治宜保护皮损，避免刺激，促进角质新生，清除残余炎症，可选黄连膏、青黛膏外搽。

（2）**亚急性湿疮**：外治原则为消炎、止痒、燥湿、收敛，选用青黛膏、3% 黑豆馏油软膏、5% 黑豆馏油软膏外搽。

（3）**慢性湿疮**：可选用各种软膏剂、乳剂，根据瘙痒及皮肤肥厚程度加入不同浓度的止痒剂、角质促成和溶解剂，一般可外搽 5% 硫黄软膏、10%~20% 黑豆馏油软膏。

2. 内服西药　以抗炎、止痒为目的，选用抗组胺药、镇静剂。如氯苯那敏（扑尔敏）、苯海拉明、多塞平、酮替芬、氯雷他定、西替利嗪、咪唑斯汀等，可选其中 1~2 种药应用。急性期可选用钙剂、维生素 C、硫代硫酸钠等静脉给药，或用普鲁卡因静脉封闭疗法。合并感染者加用抗生素。

3. 外用西药　急性期无渗液者用氧化锌油，渗出多者用 3% 硼酸溶液湿敷；当渗出减少时，可用糖皮质激素霜剂，可与油剂交替使用。亚急性期用糖皮质激素乳剂、糊剂。慢性期选用软膏、硬膏、涂膜剂。对顽固局限肥厚性损害可用糖皮质激素做局部皮内注射，每周 1 次，4~6 次为 1 个疗程。

（七）预防与调摄

1. 急性者忌用热水烫洗和肥皂等刺激物洗涤。

2. 不论急性、慢性，均应避免搔抓，并忌食辛辣、鸡鸭、牛羊肉、鱼腥海鲜等发物。

3. 急性湿疮或慢性湿疮急性发作期间，应暂缓预防注射各种疫苗。

四、痔

痔，又称痔疮，是常见多发病，男女老幼皆可发病，故古有"十人九痔"之说，其中 20 岁以上的成人最为多见。根据其发病部位的不同，分内痔、外痔和混合痔。

（一）内痔

1. 概述　发生于肛门齿线以上，直肠末端黏膜下的静脉丛扩大、曲张所形成的柔软静脉团称为内痔。内痔是肛门直肠最常见的疾病，好发于截石位的 3 点、7 点、11 点处。发生在此处的内痔称为母痔，其余部位发生的内痔均称为子痔。其临床特点是便血，痔核脱出，肛门不适感。

2. 病因病机　多因脏腑本虚，兼因久坐久立，负重远行，或长期便秘，或泻痢日久，或临厕久蹲，或饮食不节，过食辛辣醇酒厚味，都可导致脏腑功能失调，风湿燥热下迫大肠，瘀阻魄门，瘀血浊气结滞不散，筋脉懈纵而成痔。日久气虚，中气下陷，不能摄纳则痔核脱出。

3. 诊断要点

（1）**主症**：初期常以无痛性便血为主要症状，血液与大便不相混合，多在排便时出现手纸染血、滴血或射血。出血呈间歇性，饮酒、过劳、便秘、腹泻等诱因常使症状加重，出血严重者可出现继发性贫血。随着痔核增大，在排便时可脱出，若不及时回纳，可形成内痔嵌顿。患者常伴有大便秘结，内痔持续脱出时有分泌物溢出，并可有肛门坠胀感。

（2）**专科检查**：指诊可触及柔软、表面光滑、无压痛的黏膜隆起，肛门镜下见齿线上黏膜呈半球状隆起，色暗紫或深红，表面可有糜烂或出血点。根据病程的长短，可分为四期。

Ⅰ期内痔：痔核较小，不脱出，以便血为主。

Ⅱ期内痔：痔核较大，大便时可脱出肛外，便后自行回纳，便血或多或少。

Ⅲ期内痔：痔核更大，大便时痔核脱出肛外，甚至行走、咳嗽、喷嚏、站立时也会脱出，不能自行回纳，须用手推回，或平卧、热敷后才能回纳；便血不多或不出血。

Ⅳ期内痔:即嵌顿性内痔。痔核脱出,不能及时回纳,嵌顿于外,因充血、水肿和血栓形成,以致肿痛、糜烂和坏死。

(3)**辅助检查**:血常规检查白细胞及中性粒细胞比例一般无明显变化。长期便血不及时治疗,可引起红细胞及血红蛋白下降,甚至贫血。

4.鉴别诊断

(1)**痔与直肠脱垂**:直肠脱垂脱出物呈环状或螺旋状,表面光滑,色淡红,无静脉曲张,一般不出血,脱出后有黏液分泌。

(2)**痔与直肠息肉**:直肠息肉多见于儿童,脱出物为肉红色,一般为单个,有长蒂,头圆,表面光滑,质地较痔核硬,可活动,容易出血,以便血、滴血为主,但多无射血现象。

5.辨证论治

(1)**治疗原则**:内治法多适用于Ⅰ、Ⅱ期内痔;或内痔嵌顿伴有继发感染;或年老体弱;或内痔兼有其他严重慢性疾病不宜手术治疗者。

(2)**分证论治**

1)风伤肠络

[证候表现]大便带血、滴血或喷射状出血,血色鲜红,或有肛门瘙痒等;舌质红,苔薄白或薄黄,脉浮数。

[治法]清热凉血祛风。

[代表方]凉血地黄汤(《脾胃论》)加减(黄柏、知母、青皮、槐子(炒)、熟地黄、当归)。

2)湿热下注

[证候表现]便血色鲜,量较多,肛内肿物外脱,可自行回缩,肛门灼热;舌质红,苔黄腻,脉弦数。

[治法]清热利湿止血。

[代表方]脏连丸(《外科启玄》)加减(黄连、黄芩、地黄、赤芍、当归、槐角、槐花、荆芥穗、地榆炭、阿胶)。

3)气滞血瘀

[证候表现]肛内肿物脱出,甚或嵌顿,肛管紧缩,坠胀疼痛,甚则肛缘水肿、血栓形成,触痛明显;舌质红或黯红,苔白或黄,脉弦细涩。

[治法]清热利湿,祛风活血。

[代表方]止痛如神汤(《外科启玄》)加减(秦艽、桃仁、皂角子、苍术、防风、黄柏、当归尾、泽泻、槟榔、熟大黄)。

4)脾虚气陷

[证候表现]肛门松弛,痔核脱出需手法复位,便血色鲜或淡;面白少华,神疲乏力,少气懒言,纳少便溏;舌质淡,边有齿痕,苔薄白,脉弱。

[治法]健脾益气。

[代表方]补中益气汤(《脾胃论》)加减(黄芪、党参、甘草、白术、当归、升麻、柴胡、陈皮、生姜、大枣)。

6.其他疗法

(1)**外治法**

1)熏洗法:适用于各期内痔及术后。以药物加水煮沸,先熏后洗,或用毛巾蘸药液趁热湿敷患处,冷则更换。其具有活血止痛、收敛消肿等作用,常用苦参汤等。

2)外敷法:适用于各期内痔及手术后换药。将药膏或药散敷于患处,其具有消肿止痛、收敛止血或生肌收口等作用。常用药物有马应龙痔疮膏、黄连膏、桃花散、生肌玉红膏等。

3)塞药法:适用于各期内痔及术后。将药物制成栓剂,塞入肛内。其具有消肿、止痛、止血作用,如痔疮栓等。

（2）**中成药治疗**：常用的有槐角丸、地榆丸、脏连丸、化痔片、云南白药等。

（3）**西药治疗**：对出血明显者,可口服安络血片等止血药物改善症状;肿胀疼痛剧烈者,可用地奥司明片等改善微循环,亦可加服消炎镇痛的药物。

（4）**针灸治疗**：针灸对痔出血、脱出、肿痛、肛门下坠均有良好效果,常用穴位有攒竹、飞扬、龈交、长强、承山、会阳、委中等。

7. 预防与调摄

（1）养成每天定时排便的良好习惯,防止便秘,蹲厕时间不宜过长,以免肛门部瘀血。

（2）注意饮食调和,多喝开水,多食蔬菜,少食辛辣食物。

（3）避免久坐久立,进行适当的活动或定时做提肛锻炼。

（4）发生内痔应及时治疗,防止进一步发展。

（二）外痔

外痔是指发生于齿线以下的肛管痔外静脉丛扩大曲张,或破裂,或肛门皮肤因反复炎症刺激增生而成的疾病。其临床特点是肛门坠胀、疼痛、异物感。根据临床表现和病理特点不同,可分为炎性外痔、静脉曲张性外痔、血栓性外痔、结缔组织性外痔四种。

1. 炎性外痔

（1）**概述**：由于肛缘皮肤破损或感染,使其局部产生红肿、疼痛的外痔,称为炎性外痔

（2）**病因病机**：当饮食不节,醉饱无时,恣食肥腻,过食辛辣,内蕴热毒,外伤风湿或破损染毒,以致气血、湿热结聚肛门,冲突为痔。

（3）**诊断要点**

1）主症：多因过食辛辣、饮烈性酒、腹泻、便秘、手术等因素而诱发。起病时肛缘皮肤突然肿胀疼痛,伴肛门异物感,排便、坐位、行走甚至咳嗽等动作均可加重疼痛。

2）专科检查：检查可见肛缘皮肤肿胀明显、光亮、色淡红或淡白,触痛明显,内无硬结。

3）辅助检查：白细胞及中性粒细胞一般无明显变化。

（4）**鉴别诊断**

1）血栓性外痔：大多发生于肛门左右两侧,突然肿起,形如葡萄,色呈青紫,按之坚硬光滑,疼痛较剧烈,痔体不随腹压增加而增大。

2）结缔组织性外痔：为肛门缘松皮样赘生物,按之质地较软,无疼痛,排便及腹压增加时赘生物无变化。

（5）**辨证论治**

1）治疗原则：早期以清热解毒消肿为主,内治、外治相结合。

2）湿热蕴结证

［证候表现］肛缘肿物肿胀、疼痛、咳嗽、行走、坐位均可使疼痛加重;便干,溲赤;舌质红,苔薄黄或黄腻,脉滑数或浮数。

［治法］清热、祛风、利湿。

［代表方］止痛如神汤(《外科启玄》)加减(秦艽、桃仁、皂角子、苍术、防风、黄柏、当归尾、泽泻、槟榔、熟大黄)。

（6）**其他疗法**

1）熏洗：以药物加水煮沸,先熏后洗,或用毛巾蘸药液趁热湿敷患处,冷则更换。其具有活血止痛、收敛消肿等作用。常用药物有五倍子汤、苦参汤等。

2）外敷：将药物敷于患处。其具有消肿止痛、收敛止血、祛腐生肌等作用。常用药物有九华膏、黄连膏、消痔膏(散)等。

3）手术疗法：外痔反复发炎或痔体较大影响行走者，可考虑手术治疗，可采用外痔切除术

4）物理治疗：远红外、微波或超短波治疗。

（7）预防与调摄

1）养成每天定时排便的良好习惯，防止便秘，蹲厕时间不宜过长，以免肛门部瘀血。

2）注意饮食调和，多喝开水，多食蔬菜，少食辛辣食物。

3）避免久坐久立，进行适当的活动或定时做提肛锻炼。

2. 静脉曲张性外痔

（1）概述：静脉曲张性外痔是指痔外静脉丛发生瘀血扩大曲张、成团状而形成的圆形或椭圆形的肿物。

（2）病因病机：多因Ⅱ、Ⅲ期内痔反复脱出，或经产、负重远行，以致筋脉横解、气血瘀滞而成。

（3）诊断要点

1）主症：一般无任何临床症状，在肛缘可触及圆形或椭圆形肿物。质地柔软。在排便或下蹲等腹压增加时，肿物体积增大，并呈暗紫色，便后或经按摩后肿物体积缩小变软。一般无疼痛，或仅有坠胀不适感。若便后肿物不缩小，可致周围组织水肿而引起疼痛。有静脉曲张性外痔的患者，多伴有内痔。

2）专科检查：可看到肛缘有圆形或椭圆形肿物，色紫暗，触之柔软，无疼痛。嘱患者做排便动作或下蹲等腹压增加时，可见肿物体积增大，暗紫色加重，提肛或经按摩后肿物体积缩小变软。

3）辅助检查：白细胞及中性粒细胞一般无明显变化。

（4）鉴别诊断：参见炎性外痔。

（5）辨证论治

1）治疗原则：以清热解毒为基本治法。

2）湿热下注证

［证候表现］便后肛门缘肿物隆起不缩小，坠胀感明显，甚则灼热疼痛或有滋水；便干，溲赤；舌红，苔黄腻，脉滑数。

［治法］清热利湿，活血散瘀。

［代表方］萆薢化毒汤（《疡科心得集》）合活血散瘀汤（《外科正宗》）加减（萆薢化毒汤：萆薢，当归尾，牡丹皮，牛膝，防己，木瓜，薏苡仁，秦艽；活血散瘀汤：当归尾、赤芍、桃仁、大黄、川芎、苏木、牡丹皮、枳壳、瓜蒌仁、槟榔）。

（6）其他疗法

1）外治法：肿胀明显时可用苦参汤熏洗，黄连膏外敷。

2）手术疗法：彻底治疗应做静脉丛剥离切除术。

（7）预防与调摄：同炎性外痔。

3. 血栓性外痔

（1）概述：血栓性外痔是指痔外静脉破裂，血溢脉外，瘀于皮下，凝结成块所致。其特点是肛门边缘突然剧烈疼痛，并有暗紫色肿块。

（2）病因病机：由于内热血燥，或便时努挣，或用力负重，致使肛缘皮下的痔外静脉破裂，血溢脉外，淤积皮下而致血栓形成。

（3）诊断要点

1）主症：好发于干燥季节，患者以中年男子占多数，病前有便秘、饮酒或用力负重等诱因。其多发生在肛缘截石位3、9点处，起病时肛门部突然剧烈疼痛，排便、坐下、走路甚至咳嗽等动作时均可加重疼痛；肛缘皮下可见紫暗圆形肿块，触痛明显，分界清楚，待3~5日后疼痛缓解，有时小血块可自行吸收。

2）专科检查:检查时在肛缘皮肤表面隆起一暗紫色圆形结节,界限清楚,质地韧,可移动,触痛明显。

3）辅助检查:白细胞及中性粒细胞一般无明显变化。

(4)**鉴别诊断**

Ⅳ期内痔(嵌顿性内痔):齿线上内痔脱出、嵌顿,疼痛时间较长,皮瓣水肿,消退缓慢,表面糜烂,伴感染时有分泌物和臭味。

(5)**辨证论治**

1）治疗原则:以清热凉血为基本治法。

2）血热瘀阻证

[证候表现]肛缘肿物突起,肿痛剧烈难忍,肛门坠胀疼痛,局部可触及硬结节,其色暗紫;伴便秘、口渴、烦热;舌紫,苔淡黄,脉弦涩。

[治法]清热凉血,消肿止痛。

[代表方]凉血地黄汤(《外科正宗》)加减(生地黄、当归尾、槐角、地榆、黄连、天花粉、升麻、赤芍、枳壳、黄芩、荆芥、生甘草)。

(6)**其他疗法**

1）熏洗:同炎性外痔。

2）外敷:同炎性外痔。

3）手术疗法:可采用血栓剥离术。

(7)**预防与调摄**:同炎性外痔。

4. 结缔组织性外痔

(1)**概述**:结缔组织性外痔是由急、慢性炎症反复刺激,使肛缘的皮肤增生、肥大而成,痔内无曲张静脉丛。肛门异物感为其主要症状。

(2)**病因病机**:肛门裂伤,邪毒外侵,或大便努责、产育努力,以致气血瘀滞,加之外邪入侵,日久不散,则肌肤增生形成赘皮。

(3)**诊断要点**

1）主症:肛缘处赘生皮瓣,逐渐增大,质地柔软,一般无疼痛,不出血,仅觉肛门有异物感,偶有染毒而肿胀时,才觉疼痛,肿胀消失后,赘皮依然存在;若发生于截石位6、12点处的外痔,常由肛裂引起;若发生于截石位3点、7点、11点处的外痔,多伴有内痔;若呈环状或花冠状的,多发生于经产妇。

2）专科检查:肛缘呈不规则或环形松皮样赘生物,色泽同肛缘皮肤,质地柔软,无触压痛。

3）辅助检查:白细胞及中性粒细胞一般无明显变化。

(4)**鉴别诊断**

1）血栓性外痔:多发生于肛门左右两侧,突然肿起,形如葡萄,色青紫,按之较硬,光滑,疼痛剧烈。

2）静脉曲张性外痔:肛缘齿线下静脉曲张,触之柔软,在腹压增加时肿块随之增大,便后或经按摩后肿块体积可缩小。

(5)**辨证论治**:一般不需要内治,当外痔染毒肿痛时,可用清热利湿之法,方用五神汤加减。

(6)**其他疗法**:可用苦参汤煎水清洗以防感染,外痔肿痛时用痔疮膏或黄连膏外涂。

(7)**预防与调摄**:同炎性外痔。

(三) 混合痔

1. 概述 混合痔是指内、外痔静脉丛曲张,相互沟通吻合,使内痔部分和外痔部分形成一个整体。混合痔兼有内痔和外痔的双重表现。

2.病因病机 多因Ⅱ、Ⅲ期内痔未及时治疗,反复脱出,复因妊娠分娩,负重远行,以致筋脉横解,气血瘀滞不散,导致本病发生。

3.诊断要点

(1)**主症**:大便时滴血或射血,量或多或少,色鲜红,便时常有肿物脱出,能自行回纳或需用手法复位,若合并染毒则会嵌顿肿痛。

(2)**专科检查**:参见内痔及外痔专科检查,混合痔多发生于截石位3点、7点、11点处,以11点处最多见,内、外痔相连,无明显分界。

(3)**辅助检查**:血常规可见白细胞及中性粒细胞一般无明显变化或略有增高,内痔出血量多或长期出血者,可有红细胞或血红蛋白下降,甚至贫血。

4.鉴别诊断 参见内、外痔鉴别诊断。

5.辨证论治

(1)**治疗原则**:参见内、外痔治疗原则。

(2)**分证论治**:参见内痔分证论治。

6.其他疗法 参见内、外痔其他疗法。

7.预防与调摄

(1)保持大便通畅,养成每日定时排便的习惯,蹲厕时间不宜过长。

(2)注意饮食调和,多喝开水,多食蔬菜水果,少食辛辣刺激性食物。

(3)避免久坐久立,进行适当的活动和肛门功能锻炼。

(4)患内痔后应及时诊疗,防止进一步发展。

(5)保持肛门局部清洁卫生。

(6)防止便秘或腹泻的发生。

第三节　妇科常见疾病诊治

案例导入

患者,女,19岁,未婚,学生。202×年1月12日就诊。自诉14岁月经初潮,经期经常小腹冷痛,喜按喜揉,得热则舒,经量尚可,经色暗淡,平素手足冰冷,遇凉腰酸冷明显,舌淡胖苔白润,脉沉。

请思考:

1.本病发生的病因病机是什么?

2.如何运用所学知识为该患者制订一个中医的诊治方案?

妇科疾病较多,包括月经病、带下病、妊娠病、产后病及妇科杂病等。导致妇科疾病的因素,主要有淫邪因素、情志因素、生活因素、环境因素、病理因素及体质因素等。妇科疾病的中医辨证方法,主要是脏腑辨证和气血辨证。妇科疾病的中医治疗原则,主要是调补脏腑和调理气血。限于专业和篇幅,本节主要介绍妇科常见疾病的诊治,如月经不调、痛经、崩漏、带下过多、经断前后诸证等。

一、月经不调

月经不调,是指月经的周期、经期和经量发生异常,以及伴随月经周期出现明显不适症状的一种病证。包括月经先期、月经后期、月经先后无定期、月经过多、月经过少、经期延长等多种类型。月经不调的治疗原则,重在治本调经。治本,即消除导致月经不调的病因病机;调经,即通过治疗使月经恢复正常。

(一)月经先期

1.概述　月经周期提前 7 日以上,甚至十余日一行,连续出现两个月经周期以上者,称为"月经先期",亦称"经期超前""经行先期"或"经早"。本病相当于西医学排卵型功能失调性子宫出血病的黄体功能不全和盆腔炎症所致的子宫出血。西医学称之为"月经频发"。

2.病因病机　月经先期的主要病因是气虚和血热,病机是冲任不固,经血失于制约,月经提前而至。

(1)**气虚**:素体虚弱,或劳力过度,忧思不解,饮食失节,损伤脾气,脾伤则中气虚弱,冲任不固,不能制约经血,故月经提前而至。

(2)**血热**:包括阴虚血热、阳盛实热、肝郁化热 3 种类型。

1)阴虚血热:素体阴虚,或失血伤阴,产乳众多,耗损精血,或思虑过度,阴血虚少,虚热内生,热扰冲任,不能制约经血,遂致月经提前而至。

2)阳盛实热:素体阳盛,或过食温燥、辛辣之品,或感受热邪,热伤冲任,迫血妄行,遂发本病。

3)肝郁化热:素性抑郁,或情志内伤,肝气郁结,郁久化热,热伤冲任,迫血妄行,遂发本病。

3.诊断要点

(1)**主症**:月经提前 7 日以上,连续出现两个月经周期。

(2)**病史**:多有饮食不节,或伤阴伤血,或情志内伤等病史。

(3)**检查**:妇科检查需排除盆腔器质性病变。辅助检查有助于本病诊断,如基础体温测定、诊断性刮宫等。

4.鉴别诊断　主要与经间期出血、月经先后无定期、崩漏等进行鉴别。

(1)**经间期出血**:是在 2 次月经之间的子宫出血,常发生在下次月经来潮的前 14 日(排卵期)左右,血量少,出血时间短,与月经期出血形成出血量一次少、一次多的相间现象,有规律地反复发生。

(2)**月经先后无定期**:指月经周期时而提前、时而延后 7 日以上,并连续出现 2 个周期以上。

(3)**崩漏**:是月经周期、经期和经量同时发生严重紊乱的无周期性的子宫出血,量多如崩或量少淋漓不断;行经时间超过半个月以上,甚至数月不止。出血日久者常伴有不同程度的贫血症状。

5.辨证论治

(1)**治疗原则**:辨证主要辨其属气虚或血热,治疗以安冲为大法,或补脾固肾益气,或清热泻火,或滋阴清热。

(2)**分证论治**:主要有气虚、血热 2 种证型。

1)气虚:分脾气虚和肾气虚 2 种类型。

脾 气 虚

[证候表现]经期提前,或兼量多,色淡质稀,神疲肢倦,气短懒言,小腹空坠,纳少便溏,舌淡红,苔薄白,脉缓弱。

[治法]补脾益气,固冲调经。

[代表方]补中益气汤(《脾胃论》)加减(人参、黄芪、甘草、当归、陈皮、升麻、柴胡、白术)。

肾 气 虚

[证候表现]经期提前,量少,色淡暗,质清稀,腰膝酸软,头晕耳鸣,面色晦暗,小便频数,舌淡暗,苔薄白,脉沉细。

[治法]补肾益气,固冲调经。

[代表方]固阴煎(《景岳全书》)加减(人参、熟地黄、山药、山茱萸、远志、菟丝子、五味子、炙甘草)。

2)血热:分阴虚血热、阳盛实热、肝郁化热 3 种类型。

阴虚血热

[证候表现]经期提前,量少,色红质稠,颧赤唇红,手足心热,咽干口燥,舌红,苔少,脉细数。

[治法]养阴清热,凉血调经。

[代表方]两地汤(《傅青主女科》)加减(生地黄、玄参、地骨皮、麦冬、阿胶、白芍)。

阳盛实热

[证候表现]经期提前,量多,色紫红,质稠,心胸烦闷,渴喜冷饮,大便燥结,小便短赤,面色红赤,舌红,苔黄,脉滑数。

[治法]清热降火,凉血调经。

[代表方]清经散(《傅青主女科》)加减(牡丹皮、地骨皮、白芍、熟地黄、青蒿、黄柏、茯苓)。

肝郁化热

[证候表现]经期提前,量多或少,经色紫红,质稠有块,经前乳房、胸胁、少腹胀痛,烦躁易怒,口苦咽干,舌红,苔黄,脉弦数。

[治法]清肝解郁,凉血调经。

[代表方]丹栀逍遥散(《内科摘要》)加减(牡丹皮、炒栀子、当归、白芍、柴胡、茯苓、炙甘草)。

6. 其他疗法

(1)**中成药**:①补中益气丸,一次 9g,一日 2~3 次,温开水送服,适用于脾气虚证;②肾气丸,一次 9g,一日 2~3 次,温开水送服,适用于肾气虚证;③清经颗粒,一次 1 袋,一日 2~3 次,温开水送服,适用于阳盛血热证;④固经丸,一次 9g,一日 2~3 次,温开水送服,适用于阴虚血热证;⑤丹栀逍遥丸,一次 9g,一日 2~3 次,温开水送服,适用于肝郁化热证。

(2)**毫针刺法**:主穴关元、血海、三阴交。气虚,配脾俞、足三里;虚热,配太溪;实热配行间;心烦,配神门;月经量多,配隐白。毫针常规刺,一次留针 20~30 分钟,一日或隔日 1 次,10 次为 1 个疗程。

(3)**艾灸疗法**:实热、虚热,只针不灸,气虚可加灸。取穴关元、血海、三阴交、脾俞、足三里、隐白等,常规灸法,一次 15~20 分钟,每日 2 次。

(4)**拔罐疗法**:取穴肝俞、脾俞、肾俞、气海、关元、三阴交、血海、足三里等,每次选取 5~6 穴,交替使用,采用留罐法,常规拔罐,留罐 10~15 分钟,每日 1 次,10 次为 1 个疗程。

(5)**穴位注射**:取脾俞、肾俞、肝俞、足三里、三阴交、血海、关元等穴,每次选用 2~3 穴,辨证选用当归注射液或丹参注射液,常规穴位注射。

(6)**耳针**:取穴内生殖器、皮质下、内分泌、肝、脾、肾等,毫针刺法、埋针法或压丸法。

7. 预防与调摄

(1)**适寒温**:月经期间,身体比较虚弱,应注意防寒保暖,勿冒雨涉水和游泳。

(2)**节饮食**:月经期间,不宜食寒凉之品,以防损伤脾胃,或寒凝经脉。

(3)**畅情志**:月经期间,保持心情愉快,避免忧思恼怒,以防气血疏泄不畅。

(4)**适劳逸**:月经期间,注意劳逸结合,避免过度劳累,以防损伤脾气。

(5)**节房事**:避免生育过多过频,切勿经期产褥房事,以防损伤冲任。

(二) 月经后期

1. 概述　月经周期错后 7 日以上,甚至错后 3~5 个月一行,经期正常,连续出现两个周期以上者,称为"月经后期",亦称"经期错后""经迟""经水后期"。本病相当于西医学的"月经稀发"。

2. 病因病机　本病的主要病因是肾虚、血虚、血寒、气滞和痰湿,主要发病机制是精血不足。情志因素或邪气阻滞,血海不能按时满溢,遂致月经后期。

(1)**肾虚**:先天肾气不足,或房劳多产,损伤肾气,肾虚冲任不足,血海不能按时满溢,遂致本病。

(2)**血虚**:数伤于血,或产多乳众,病后体虚,营血衰少,冲任不足,血海不能按时满溢,遂致本病。

(3)**血寒**:分虚寒、实寒2种类型。

1)虚寒:素体阳虚,或久病伤阳,阳虚内寒,脏腑失于温养,生化气血不足,血海不能按时满溢,遂致本病。

2)实寒:经产之时,感受寒邪,或过服寒凉,血为寒凝,血海不能按时满溢,遂致本病。

(4)**气滞**:素性抑郁,情志不遂,血为气滞,气血运行迟滞,血海不能按时满溢,遂致本病。

(5)**痰湿**:素体肥胖,或劳逸过度,饮食不节,损伤脾气,脾失健运,痰湿内生,壅滞胞脉,血海不能按时满溢,遂致本病。

3.诊断要点

(1)**主症**:月经延后7日以上,连续两个月经周期。

(2)**病史**:多禀赋不足,或有感寒饮冷、情志不遂等病史。

(3)**检查**:妇科检查显示子宫大小正常或略小。辅助检查有助于本病诊断,如尿妊娠试验、基础体温测定、超声检查、生殖激素测定等。

4.鉴别诊断

(1)**月经先后无定期**:是指月经时而提前时而错后7日以上,并且连续出现两个月经周期者,经期和经量基本正常。

(2)**早孕**:有停经史和早孕反应,妇科检查子宫体增大、变软,宫颈着色;妊娠试验阳性;B超检查可见子宫内有孕囊。

(3)**并月、居经**:并月与居经是指有规律的月经2月或3月一行,身体健康,不影响生育,无其他不适症状。

5.辨证论治

(1)**治疗原则**:治疗须辨明虚实,虚证治以温经养血,实证治以活血行滞。

(2)**分证论治**:主要有肾虚、血虚、血寒、气滞、痰湿5种证型。

1)肾虚

[证候表现]经期错后,量少,色淡黯,质清稀,腰酸腿软,头晕耳鸣,带下清稀,面色晦暗,或面部暗斑,舌淡黯,苔薄白,脉沉细。

[治法]补肾益气,养血调经。

[代表方]大补元煎(《温胞饮》)加减(人参、山药、熟地黄、杜仲、当归、山茱萸、枸杞子、炙甘草)。

2)血虚

[证候表现]经期错后,量少,色淡质稀,小腹空痛,头晕眼花,心悸失眠,皮肤不润,面色苍白或萎黄,舌淡,苔薄,脉细无力。

[治法]补血养营,益气调经。

[代表方]人参养荣汤(《太平惠民和剂局方》)加减(人参、白术、茯苓、炙甘草、当归、白芍、熟地黄、肉桂、黄芪、五味子、远志、陈皮、生姜、大枣)。

3)血寒:有虚寒和实寒之分。

虚 寒

[证候表现]经期错后,量少,色淡质稀,小腹隐痛,喜热喜按,腰酸无力,小便清长,面色㿠白,舌淡,苔白,脉沉迟无力。

[治法]温经扶阳,养血调经。

[代表方]艾附暖宫丸(《仁斋直指》)加减(当归、艾叶、香附、续断、川芎、白芍、肉桂、黄芪、生地黄、吴茱萸)。

[证候表现]经期错后,量少,经色紫黯有块,小腹冷痛拒按,得热痛减,畏寒肢冷,舌黯,苔白,脉沉紧或沉迟。

[治法]温经散寒,活血调经。

[代表方]温经汤(《妇人大全良方》)加减(人参、当归、川芎、白芍、肉桂、莪术、牡丹皮、甘草、牛膝)。

4)气滞

[证候表现]经期错后,量少,经色黯红或有血块,小腹胀痛,精神抑郁,胸闷不舒,舌象正常,脉弦。

[治法]理气行滞,活血调经。

[代表方]乌药汤(《医宗金鉴》)加减(乌药、香附、木香、当归、甘草)。

5)痰湿

[证候表现]经期错后,量少,色淡,质黏,头晕体胖,心悸气短,脘闷恶心,带下量多,舌淡胖,苔白腻,脉滑。

[治法]燥湿化痰,理气调经。

[代表方]苍附导痰丸(《叶氏女科证治》)加减(陈皮、半夏、茯苓、甘草、苍术、香附、胆南星、枳壳、生姜、神曲)。

6.其他疗法

(1)**中成药**:①肾气丸,一次9g,一日2~3次,温开水送服,适用于肾虚证;②人参养荣丸,一次9g,一日2~3次,温开水送服,适用于血虚证;③艾附暖宫丸,一次9g,一日2~3次,温开水送服,适用于血寒证;④逍遥丸:一次9g,一日2~3次,温开水送服,适用于气滞证;⑤六君子丸,一次9g,一日2~3次,温开水送服,适用于痰湿证。

(2)**毫针刺法**:主穴气海、归来、三阴交。血虚,配血海、足三里;血寒,配关元、命门;气滞,配肝俞、太冲;肾虚,配肾俞、太溪。毫针常规刺,一次留针20~30分钟,一日或隔日1次,10次为1个疗程。

(3)**艾灸疗法**:取穴关元、肾俞等,常规灸法,一次15~20分钟,一日2次。

(4)**拔罐疗法**:取穴肝俞、脾俞、肾俞、气海俞、关元俞、命门、气海、关元、三阴交、血海和足三里,每次选取5~6个穴位,交替使用,采用留罐法,常规拔罐,留罐10~15分钟,一日1次,10次为1个疗程。

(5)**穴位注射**:取脾俞、肾俞、肝俞、足三里、三阴交、血海、关元等穴,每次选用2~3穴,辨证选用当归注射液或丹参注射液,常规穴位注射。

(6)**耳针**:取穴内生殖器、皮质下、内分泌、肝、脾、肾等,毫针刺法、埋针法或压丸法。

7.预防与调摄

(1)**适寒温**:月经期间,机体抵抗力差,应注意防寒保暖,以防血为寒湿所凝。

(2)**节饮食**:月经期间,不宜食寒凉之品,以防损伤脾胃,或寒凝经脉。

(3)**畅情志**:月经期间,避免忧思恼怒,以防损伤肝脾,气机疏泄失常。

(4)**适劳逸**:月经期间,应注意劳逸结合,避免过度劳累,以防损伤脾气。

(5)**节房事**:避免生育过多过频,切勿经期产褥房事,以防损伤冲任,耗伤精血。

(三)月经先后无定期

1.概述　月经周期或提前或错后7日以上,并连续出现两个月经周期以上者,称为"月经先后无定期",又称"经水先后无定期""月经愆期""经乱"。本病相当于西医学排卵型功能失调性子宫出血病的"月经不规则"。

2. **病因病机** 本病的主要原因有肾虚、脾虚和肝郁,主要机制是冲任气血不调,血海蓄溢失常。

(1) **肾虚**:少年肾气未充,更年期肾气渐衰,或素体肾气不足,房劳多产,久病大病,损伤肾气,冲任失调,血海蓄溢失常,遂致本病。

(2) **脾虚**:素体脾虚,饮食失节,或思虑过度,损伤脾气,生化不足,血海蓄溢失常,遂致本病。

(3) **肝郁**:素性抑郁,或忿怒过度,肝气逆乱,冲任失司,血海蓄溢失常,遂致本病。

3. **诊断要点**

(1) **主症**:月经周期或提前或错后 7 日以上,并连续出现两个月经周期以上。

(2) **病史**:多有情志刺激或慢性疾病等病史。

(3) **检查**:妇科检查,子宫大小正常或略小。生殖激素测定有助于本病诊断,常表现为黄体发育不良,或伴催乳素升高。

4. **鉴别诊断**

(1) **崩漏**:是月经周期、经期、经量均发生异常,无规律,出血量多少不定,月经先后不定期仅周期先后不定,经期、经量无明显变化。

(2) **妊娠**:有早孕反应,可通过妊娠试验、B 超检查明确诊断。

5. **辨证论治**

(1) **治疗原则**:以调理冲任气血为原则,或疏肝解郁,或调补脾肾,随证治之。

(2) **分证论治**:有肾虚、脾虚、肝郁 3 种证型。

1) 肾虚

[证候表现]经行或先或后,量少,色淡,质稀,头晕耳鸣,腰酸腿软,小便频数,舌淡,苔薄,脉沉细。

[治法]补肾益气,养血调经。

[代表方]固阴煎(《景岳全书》)加减(人参、熟地黄、山药、山茱萸、远志、五味子、菟丝子、炙甘草)。

2) 脾虚

[证候表现]经行或先或后,量多,色淡质稀,神倦乏力,脘腹胀满,纳呆食少,舌淡,苔薄,脉缓。

[治法]补脾益气,养血调经。

[代表方]归脾汤(《济生方》)加减(白术、当归、黄芪、人参、甘草、茯苓、远志、酸枣仁、木香、茯苓、大枣、生姜、龙眼肉)。

3) 肝郁

[证候表现]经行或先或后,经量或多或少,色黯红,有血块,或经行不畅,胸胁、乳房、少腹胀痛,精神郁闷,时欲太息,嗳气食少,舌质正常,苔薄,脉弦。

[治法]疏肝解郁,和血调经。

[代表方]逍遥散(《太平惠民合剂局方》)加减(柴胡、当归、白芍、白术、茯苓、甘草、薄荷、煨姜)。

6. **其他疗法**

(1) **中成药**:①肾气丸,一次 9g,一日 2~3 次,温开水送服,适用于肾虚证;②归脾丸:一次 9g,一日 2~3 次,温开水送服,适用于脾虚证;③逍遥丸:一次 9g,一日 2~3 次,温开水送服,适用于肝郁证。

(2) **毫针刺法**:主穴关元、三阴交。肾虚,配肾俞、太溪;肝郁,配肝俞、太冲。毫针常规刺,一次留针 20~30 分钟,一日或隔日 1 次,10 次为 1 个疗程。

(3) **艾灸疗法**:肾虚可加灸,取穴关元、三阴交、肾俞、太溪等,常规灸法,一次 15~20 分钟,一日 2 次。

(4) **拔罐疗法**:取肝俞、脾俞、肾俞、三阴交、血海、足三里、关元等穴,一次选取 2~3 个穴位,交替使用,采用留罐法,常规拔罐,留罐 10~15 分钟,一日 1 次,10 次为 1 个疗程。

(5)**穴位注射**:取脾俞、肾俞、肝俞、足三里、三阴交、血海、关元等穴,一次选用 2~3 穴,辨证选用当归注射液或丹参注射液,常规穴位注射。

(6)**耳针**:取内生殖器、皮质下、内分泌、肝、脾、肾等穴,毫针刺法、埋针法或压丸法。

7. 预防与调摄

(1)**适寒温**:月经期间,机体抵抗力差,应注意防寒保暖,勿冒雨涉水和游泳。

(2)**节饮食**:月经期间,不宜食寒凉之品,也不宜肥甘之物,以防损伤脾胃。

(3)**畅情志**:月经期间,保持心情愉快,避免情志过极,冲任蕴热,气血失常。

(4)**适劳逸**:月经期间,注意劳逸结合,避免过度劳累,以防损伤脾气。

(四)月经过多

1. 概述　月经周期正常,经量明显多于既往者,称为"月经过多",亦称"经水过多"或"月经过多"。每次月经量以 50~80ml 为宜,超过 100ml 者可视为月经过多。月经过多常与月经先期、经期延长并发,治疗不当可发展为崩漏。本病相当于西医学中的排卵型功能失调性子宫出血病引起的月经过多,或子宫肌瘤、盆腔炎症、子宫内膜异位症等疾病引起的月经过多。宫内节育器引起的月经过多,可按本病治疗。

2. 病因病机　月经过多的病因是气虚、血热和血瘀,主要病机是冲任不固,经血失于制约而致血量多。

(1)**气虚**:素体虚弱,或饮食失节,劳倦过度,大病久病,损伤脾气,中气不足,冲任不固,血失统摄,遂致本病。

(2)**血热**:素体阳盛,或恣食辛燥,感受热邪,七情过极,郁而化热,热扰冲任,迫血妄行,遂致本病。

(3)**血瘀**:素性抑郁,或忿怒过度,气滞而致血瘀,或经期产后余血未尽,感受外邪,或不禁房事,瘀血内停,瘀阻冲任,血不归经,遂致本病。

3. 诊断要点

(1)**主症**:月经量多于 100ml,经期、周期正常。

(2)**病史**:多有大病久病、饮食失宜、情志刺激、经期产后感邪或房事不禁史。

(3)**检查**:妇科检查,多无明显盆腔器质性病变。辅助检查有助于本病诊断,如卵巢功能测定、子宫内膜病理检查、超声检查、血液学检查等。

4. 鉴别诊断

(1)**崩漏**:是月经周期、经期、经量均发生异常,无规律,出血量多少不定。

(2)**癥瘕**:为妇女小腹有包块,伴月经过多,大多有器质性病变,通过妇科检查、B 超检查可鉴别。

(3)**妊娠病下血**:有停经史,伴腹痛,甚至有妊娠物排出,B 超、妊娠试验可鉴别。

此外,需排除血液病、心血管疾病、肝功能损害等所致的类似症状。

5. 辨证论治

(1)**治疗原则**:本病的治疗要注意经时和平时的不同,平时治本是调经,经时固冲止血需标本同治。

(2)**分证论治**:主要有气虚、血热、血瘀 3 种证型。

1)气虚

[证候表现]行经量多,色淡红,质清稀,神疲体倦,气短懒言,小腹空坠,面色㿠白,舌淡,苔薄,脉缓弱。

[治法]补气固冲,摄血调经。

[代表方]举元煎(《景岳全书》)加减(白术、黄芪、人参、升麻、炙甘草)。

2）血热

［证候表现］经行量多，色鲜红或深红，质黏稠，口渴饮冷，心烦多梦，尿黄便结，舌红，苔黄，脉滑数。

［治法］清热凉血，固冲止血。

［代表方］保阴煎（《景岳全书》）加减（生地黄、熟地黄、黄芩、黄柏、白芍、山药、续断、甘草）。

3）血瘀

［证候表现］经行量多，色紫黯，质稠有血块，经行腹痛，或平时小腹胀痛，舌紫黯或有瘀点，脉涩有力。

［治法］活血化瘀，固冲止血。

［代表方］桃红四物汤（《医宗金鉴》）加减（当归、熟地黄、白芍、川芎、桃仁、红花）。

6. 其他疗法

（1）**中成药**：①归脾丸：一次 9g，一日 2~3 次，温开水送服，适用于气虚证；②宫血宁胶囊：一次 2 粒，一日 2~3 次，温开水送服，适用于血热证。③三七片：一次 2~6 片，一日 2~3 次，温开水送服，适用于血瘀证。

（2）**毫针刺法**：主穴隐白、三阴交、关元。气虚，配脾俞、足三里；血热，配血海、地机；血瘀，配血海、太冲。毫针常规刺，虚证用补法加灸，一次留针 20~30 分钟，实证用平补平泻法，不留针。一日或隔日 1 次，10 次为 1 个疗程。

（3）**艾灸疗法**：取穴脾俞、足三里、隐白等，常规灸法，一次 15~20 分钟，一日 2 次。

（4）**拔罐疗法**：取三阴交、关元、血海、脾俞、肾俞、气海俞、足三里等穴，常规拔罐治疗。一次选取 5~6 个穴位，交替使用，采用留罐法，常规拔罐，留罐 10~15 分钟，一日 1 次，10 次为 1 个疗程。

（5）**耳针**：取内生殖器、皮质下、内分泌、肝、脾、肾等穴，毫针刺法、埋针法或压丸法。

7. 预防与调摄

（1）**适寒温**：月经期间，身体比较虚弱，应注意防寒保暖，勿冒雨涉水和游泳。

（2）**节饮食**：月经期间，不宜食寒凉之品，也不宜肥甘之物，以防生热扰血。

（3）**畅情志**：月经期间，避免忧思恼怒，以防七情过极，冲任蕴热，气血失调。

（4）**适劳逸**：月经期间，应注意劳逸结合，避免过度劳累和剧烈运动。

（5）**节房事**：避免生育过多过频，切勿经期产褥房事，以防损伤冲任。

（五）月经过少

1. 概述　月经周期正常，经量明显减少，经期不足 2 日，甚或点滴即净者，称"月经过少"，亦称"经水涩少，经量过少"。一般认为月经量少于 30ml 视为月经过少。月经过少者可发展为闭经，甚至不孕。因服用避孕药导致本病的，停药后多可恢复；因贫血导致的，待贫血纠正后，经量可逐渐恢复。本病相当于西医学中的性腺功能低下、子宫内膜结核、炎症或刮宫过深等引起的月经过少。

2. 病因病机　本病的主要病因是肾虚、血虚、血寒、血瘀和痰湿，主要机制为精亏血少，冲任气血不足，或寒凝瘀阻，冲任气血不畅，血海满溢不多而致。

（1）**肾虚**：先天禀赋不足，或房劳久病，损伤肾气，或屡次堕胎，伤精耗气，肾精亏损，血海满溢不多，遂致本病。

（2）**血虚**：数伤于血，大病久病，或饮食劳倦，思虑过度，损伤脾气，脾虚化源不足，血海满溢不多，遂致本病。

（3）**血寒**：经期产后，感受寒邪，或过食生冷，寒邪伏于冲任，血为寒滞，血海满溢不多，遂致本病。

（4）**血瘀**：经期产后，余血未净之际，七情内伤，气滞血瘀，或感受邪气，邪与血结，瘀滞冲任，血海满溢不多，遂致本病。

（5）痰湿：素体脾虚，运化不利，或饮食不节，损伤脾胃，痰湿内生，阻滞冲任胞宫，气血运行不畅，血海满溢不足，遂致本病。

3.诊断要点

（1）**主症**：月经量少于30ml，经期、周期正常。

（2）**病史**：多有失血史，长期服用避孕药史，反复流产或刮宫等病史。

（3）**检查**：妇科检查，盆腔器官基本正常或略小。辅助检查有助于本病的诊断，如超声检查、宫腔镜检查、妇科内分泌激素测定等。

4.鉴别诊断

（1）**经间期出血**：时间在两次月经之间，出血量少，有规律，基础体温测定可鉴别。

（2）**激经**：指受孕初期仍按月有少量月经，但对胎儿无损害的特殊生理现象。其伴有恶心、呕吐等早孕反应，妇科检查、B超检查、妊娠试验可鉴别。

（3）**胎漏**：指停经一段时间后出现的少量阴道出血，伴有早孕表现。

5.辨证论治

（1）**治疗原则**：本病的治疗须分辨虚实，虚证者重在补肾益精，或补血益气以滋经血之源；实证者重在温经行滞，或祛瘀行血以通调冲任。

（2）**分证论治**：主要有肾虚、血虚、血寒、血瘀、痰湿5种证型。

1）肾虚

［证候表现］经来量少，不日即净，或点滴即止，血色黯淡，质稀，腰酸腿软，头晕耳鸣，小便频数，舌淡，苔薄，脉沉细。

［治法］补肾益精，养血调经。

［代表方］当归地黄饮（《景岳全书》）加减（当归、熟地黄、山茱萸、杜仲、山药、牛膝、甘草）。

2）血虚

［证候表现］经来量少，不日即净，或点滴即止，经色淡红，质稀，头晕眼花，心悸失眠，皮肤不润，面色萎黄，舌淡，苔薄，脉细无力。

［治法］补血调经。

［代表方］滋血汤（《证治准绳》）加减（人参、山药、黄芪、茯苓、川芎、当归、白芍、熟地黄）。

3）血寒

［证候表现］经行量少，色黯红，小腹冷痛，得热痛减，畏寒肢冷，面色青白，舌黯，苔白，脉沉紧。

［治法］温经散寒，活血调经。

［代表方］温经汤（《妇人大全良方》）加减（人参、当归、川芎、白芍、莪术、肉桂、牡丹皮、牛膝、甘草）。

4）血瘀

［证候表现］经行涩少，色紫黑有块，小腹刺痛拒按，血块下后痛减，或胸胁胀痛，舌紫黯，或有瘀斑紫点，脉涩有力。

［治法］活血化瘀，养血调经。

［代表方］桃红四物汤（《医宗金鉴》）加减（当归、红花、桃仁、川芎、白芍、熟地黄）。

5）痰湿

［证候表现］经血量少，色淡红，质黏稠，或夹黏液，形体肥胖，胸脘满闷，体重困倦，舌胖大，有齿痕，苔白腻，脉弦滑。

［治法］燥湿化痰，理气调经。

［代表方］苍附导痰丸（《叶氏女科证治》）加减（陈皮、半夏、茯苓、甘草、苍术、香附、胆南星、枳壳、生姜、神曲）。

6. 其他疗法

（1）**中成药**：①肾气丸：一次 9g，一日 2~3 次，温开水送服，适用于肾虚证；②四物丸：一次 9g，一日 2~3 次，温开水送服，适用于血虚证；③温经丸：一次 9g，一日 2~3 次，温开水送服，适用于血寒证；④妇科十味片：一次 4 片，一日 2~3 次，温开水送服，适用于血瘀证；⑤六君子丸：一次 9g，一日 2~3 次，温开水送服，适用于痰湿证。

（2）**毫针刺法**：主穴关元、中极、三阴交、归来等。肾虚，配肾俞、太溪；血虚，配足三里、血海；血寒，配关元、命门；血瘀，配合谷、太冲；痰湿，配中脘、丰隆。毫针常规刺法，一次留针 20~30 分钟，一日或隔日 1 次，10 次为 1 个疗程。

（3）**艾灸疗法**：取穴肝俞、脾俞、肾俞、足三里、三阴交、血海等，常规灸法，一次 15~20 分钟，一日 1~2 次。

（4）**拔罐疗法**：取穴脾俞、肾俞、气海、关元、三阴交、血海、足三里，一次选取 5~6 个穴位，交替使用，采用留罐法，常规拔罐，留罐 10~15 分钟，一日 1 次，10 次为 1 个疗程。

（5）**穴位注射**：取脾俞、肾俞、肝俞、足三里、三阴交、血海、关元等穴，每次选用 2~3 穴，辨证选用当归注射液或红花注射液，常规穴位注射。

（6）**耳针**：取穴内生殖器、内分泌、肝、脾、肾等，毫针刺法、埋针法或压丸法。

7. 预防与调摄

（1）**适寒温**：月经期间，机体抵抗力差，应注意防寒保暖，以防血为寒湿所凝。

（2）**节饮食**：不宜食寒凉之品，也不宜过食肥甘之物，以防寒凝经脉，或生热扰血。

（3）**畅情志**：保持心情愉快，避免忧思恼怒，以防五志过极，疏泄失常，气血失畅。

（4）**适劳逸**：注意劳逸结合，避免过度劳累，以防损伤脾气，引起月经疾患。

（5）**节房事和生育**：避免生育过多过频，切勿经期产褥房事，以防耗伤精血。

（六）经期延长

1. 概述　月经周期正常，经期超过了 7 日以上，甚或 2 周方净者，称为"经期延长"，又称"经事延长""月水不断"。不及时治疗或调护不当可发展为崩漏，甚至导致贫血。本病相当于西医学排卵型功能失调性子宫出血病的黄体萎缩不全者、盆腔炎症、子宫内膜炎等引起的经期延长。宫内节育器和输卵管结扎后引起的经期延长也按本病治疗。

2. 病因病机　本病主要病因是气虚、虚热和血瘀，发病机制主要是冲任不固，经血失于制约而致。

（1）**气虚**：素体虚弱，或劳倦过度，损伤脾气，中气不足，冲任不固，不能制约经血，以致本病。

（2）**阴虚内热**：素体阴虚，或病久伤阴，产多乳众，或忧思积念，阴血亏耗，阴虚内热，冲任不固，不能制约经血以致经期延长。

（3）**湿热蕴结**：经期产后，血室正开，失于调摄，或房事不禁，湿热之邪乘虚而入，蕴结冲任，扰动血海，而致经期延长。

（4）**血瘀**：素体抑郁，或大怒伤肝，肝气郁结，气滞血瘀；或经期房事不节，以致外邪客于胞内，邪与血相搏成瘀，瘀阻冲任，经血妄行，以致本病。

3. 诊断要点

（1）**主症**：经期超过 7 天，周期正常。

（2）**病史**：多有平时、经期及产后等时期饮食不节、房事不禁、劳倦过度及情志失调等病史。

（3）**检查**：妇科检查，多无明显器质性病变。辅助检查有助于本病诊断，如超声检查、基础体温测定、妇科内分泌激素测定、子宫内膜病理检查、宫腔镜等。

4. 鉴别诊断

（1）**漏下**：除出血时间延长外，还伴有月经周期紊乱，甚至出血不止。基础体温测定、诊断性刮宫可鉴别。

（2）**癥瘕**：为妇女小腹有包块，伴月经过多，大多有器质性病变，药物效果不佳，通过妇科检查、B超检查可鉴别。

（3）**妊娠病下血**：有停经史和早孕反应，伴腹痛，甚至有妊娠物排出，B超、妊娠试验可鉴别。

5. 辨证论治

（1）**治疗原则**：本病的治疗以固冲调经为大法，气虚者重在补气升提，阴虚血热者重在养阴清热，瘀血阻滞者以通为止，治疗上应攻补兼施，达到治本调经的目的。

（2）**分证论治**：主要有气虚、阴虚内热、湿热蕴结、血瘀4种证型。

1）气虚

［证候表现］经行时间延长，量多，经色淡红，质稀，肢倦神疲，气短懒言，面色㿠白，舌淡，苔薄，脉缓弱。

［治法］补气升提，固冲调经。

［代表方］举元煎（《景岳全书》）加减（人参、黄芪、白术、炙甘草、升麻）。

2）阴虚内热

［证候表现］经行时间延长，量少，经色鲜红，质稠，咽干口燥，潮热颧红，手足心热，大便燥结，舌红，苔少，脉细数。

［治法］养阴清热，凉血调经。

［代表方］清血养阴汤（《妇科临床手册》）加减（生地黄、牡丹皮、白芍、玄参、黄柏、女贞子、旱莲草）。

3）湿热蕴结

［证候表现］经行时间延长，量不多，质黏稠，或色暗，或带下量多，色黄或赤，或下腹热痛，舌红苔黄腻，脉滑数。

［治法］清热祛湿，止血调经。

［代表方］固经丸（《医宗入门》）加减（龟甲、白芍、黄芩、黄柏、香附、椿根皮、败酱草、鱼腥草、薏苡仁）。

4）血瘀

［证候表现］经行时间延长，量或多或少，经色紫黯有块，经行小腹疼痛拒按，舌紫黯或有小瘀点，脉涩有力。

［治法］活血祛瘀，止血调经。

［代表方］桃红四物汤（《医宗金鉴》）合失笑散（《太平惠民和剂局方》）加减（桃红四物汤：桃仁、红花、当归、川芎、白芍、熟地黄；失笑散：蒲黄、五灵脂）。

6. 其他疗法

（1）**中成药疗法**：①补中益气丸：一次9g，一日2~3次，温开水送服，适用于气虚证；②二至丸：一次9g，一日2~3次，温开水送服，适用于阴虚内热证；③固经丸：一次9g，一日2~3次，温开水送服，适用于湿热蕴结证。④桂枝茯苓丸：一次9g，一日2~3次，温开水送服，适用于血瘀证。

（2）**毫针刺法**：取穴关元、三阴交、隐白。气虚，配足三里、脾俞；虚热，配太溪、复溜；湿热，配中极、行间；血瘀，配膈俞、地机。毫针常规刺，一次留针20~30分钟，一日或隔日1次，10次为1个疗程。

（3）**艾灸疗法**：取穴关元、三阴交、隐白等，常规灸法，一日2~3次，一次15~20分钟，适用于虚证。

（4）**拔罐疗法**：取穴脾俞、肾俞、气海、关元、三阴交、血海、足三里，每次选取5~6个穴位，交替使用，采用留罐法，常规拔罐，留罐10~15分钟，每日1次，10次为1个疗程。

（5）**穴位注射**：取脾俞、肾俞、肝俞、足三里、三阴交、血海、关元等穴，一次选用2~3穴，辨证选用黄芪注射液、丹参注射液，常规穴位注射。

（6）**耳针**：取穴内生殖器、内分泌、肝、脾、肾等，毫针刺法、埋针法或压丸法。

7. 预防与调摄

(1) **适寒温**：月经期间,应注意防寒保暖,以防血为寒凝,或生热扰血,以致经期延长。

(2) **节饮食**：月经期间,应注意饮食均衡,以防损伤脾气,失于固摄,以致经期延长。

(3) **畅情志**：月经期间,应保持心情舒畅,以防损伤肝气,疏泄失常,以致经期延长。

(4) **适劳逸**：月经期间,应注意劳逸结合,以防损伤脾气,冲任不固,以致经期延长。

(5) **节房事**：避免生育过多过频,切勿经期产褥房事,以防损伤冲任,以致经期延长。

知识拓展

宋代妇科名医陈自明

陈自明(1190—1270年),字良甫,抚州临川(今属江西)人,南宋著名医学家。其在内科、外科、妇科等领域都卓有成就,尤其在妇科方面贡献最大。其所著《妇人大全良方》,是我国历史上最早的一部妇产科专著。该书将妇产科疾病归纳为调经、众疾、求嗣、胎教、妊娠、难产、产后等8门260余论,每门有精辟的理论分析和详实的医治方案,堪称中医妇产科的经典之作,对中医妇产科学的发展奠定了坚实基础。

其出生于医学世家,自幼热爱医学,勤奋好学,14岁便少年成名。据陈自明《妇人大全良方》记载:有郑虎卿之妻黄氏,妊娠四五个月,每到中午就戚切悲伤,延请众医都不见好转,郑虎卿非常着急。此时,年仅14岁的陈自明听说后托人转告:"先人曾说此症,名曰脏燥悲伤,非大枣不愈。"郑虎卿根据陈自明的建议,使用甘麦大枣汤一剂而愈,此事在当地传为美谈。陈自明曾经指出"世无难治之病,有不善治之医;药无难代之品,有不善代之人",反映了其高尚的医德思想。

二、痛经

(一) 概述

凡在经期或经行前后,出现周期性的小腹疼痛,或痛引腰骶,甚至剧痛晕厥者,称为"痛经",亦称"经行腹痛"。西医学把痛经分为原发性痛经和继发性痛经,前者又称功能性痛经,多见于青年女性,系指生殖器官无明显器质性病变者;后者多继发于生殖器官某些器质性病变,多见于育龄期妇女,如盆腔子宫内膜异位症、子宫腺肌病、慢性盆腔炎等。

(二) 病因病机

本病发生的原因有肝肾亏损、气血虚弱、气滞血瘀、寒凝血瘀和湿热蕴结。痛经的发生与冲任、女子胞的周期性生理变化密切相关。其主要病机在于邪气内伏或精血亏虚,更值经期前后冲任二脉气血的生理变化急骤,导致女子胞的气血运行不畅,发为"不通则痛",或女子胞失于濡养,发为"不荣则痛"。

1. 肝肾亏损　先天肝肾不足,或房劳多产,或久病虚损,伤及肝肾,从而精亏血少,失于濡养,"不荣则痛",故发本病。

2. 气血虚弱　素体虚弱,气血不足,或因大病久病,耗伤气血,或脾胃虚弱,化源不足,胞脉失于濡养,"不荣则痛",故发本病。

3. 气滞血瘀　素性抑郁,或忿怒伤肝,气滞血瘀,或经期产后,余血内阻,蓄而成瘀,瘀滞冲任,使血行不畅,"不通则痛",故发本病。

4. 寒凝血瘀　经期产后,感受寒邪,或过食寒凉生冷,寒客冲任,以致气血凝滞不畅,经前经时气血下注冲任,胞脉气血更加壅滞,"不通则痛",故发本病。

5. 湿热蕴结　素有湿热内蕴,或经期产后,感受湿热之邪,与血搏结,以致气血凝滞不畅,经行之际,气血下注冲任,胞脉气血更加壅滞,"不通则痛",故发本病。

(三)诊断要点

1. **主症** 月经期间出现严重的小腹疼痛甚至昏厥者。
2. **病史** 既往有行经腹痛史;或有不孕、盆腔炎性疾病、宫腔手术史。
3. **检查** 妇科检查,功能性痛经者多无明显异常。辅助检查有助于本病的诊断,如盆腔超声有助于诊断子宫腺肌病、子宫内膜异位症、盆腔炎性疾病,排除生殖器肿瘤等;血液学检查,有助于诊断盆腔炎性疾病。

(四)鉴别诊断

1. **异位妊娠** 多有停经史和早孕反应,腹痛不呈周期性,妊娠试验阳性;妇科检查、B超检查及阴道后穹隆穿刺等可鉴别。
2. **胎动不安** 胎动不安有停经史和早孕反应,伴有阴道出血和腹痛现象,妊娠试验阳性;妇科检查显示子宫体增大、变软;B超检查可见宫腔内有孕囊、胚芽或胎心搏动。

(五)辨证论治

1. **治疗原则** 本病以伴随月经来潮而出现周期性小腹疼痛作为辨证要点,根据其疼痛发生的时间、部位、性质、喜按或拒按等不同情况,辨别其寒热虚实。其治疗大法,以通调气血为主。一般痛在经前、经期,多属实;痛在经后、经期,多属虚。痛胀俱甚、拒按,多属实;隐隐作痛、喜揉喜按,多属虚。得热痛减多为寒,得热痛甚多为热。痛甚于胀多为血瘀,胀甚于痛多为气滞。

2. **分证论治**

(1)肝肾亏损

[证候表现]经期或经后小腹隐隐作痛,喜按,月经量少,色淡质稀,头晕耳鸣,腰骶酸痛,舌淡,苔薄白或薄黄,脉细弱。

[治法]补肾填精,调肝止痛。

[代表方]调肝汤(《傅青主女科》)加减(当归、白芍、山茱萸、巴戟天、甘草、山药、阿胶)。

(2)气血虚弱

[证候表现]经期或经后小腹隐痛喜按,月经量少,色淡质稀,头晕心悸,失眠多梦,神疲乏力,面色苍白,舌淡,苔薄,脉细弱。

[治法]补气养血,和营止痛。

[代表方]圣愈汤(《兰室秘藏》)加减(人参、黄芪、熟地黄、生地黄、当归、川芎)。

(3)气滞血瘀

[证候表现]经前或经期小腹胀痛拒按,胸胁、乳房胀痛,经行不畅,经色紫黯有块,块下痛减,舌紫黯,或有瘀点,脉弦或弦涩有力。

[治法]行气活血,祛瘀止痛。

[代表方]膈下逐瘀汤(《医林改错》)加减(当归、川芎、赤芍、桃仁、枳壳、红花、五灵脂、延胡索、乌药、香附、牡丹皮、甘草)。

(4)寒凝血瘀

[证候表现]经前或经期小腹冷痛拒按,得热则痛减,经血量少,色黯有块,畏寒肢冷,面色青白,舌黯,苔白,脉沉紧。

[治法]温经散寒,祛瘀止痛。

[代表方]温经汤(《妇人大全良方》)加减(当归、芍药、川芎、人参、生姜、半夏、麦冬、阿胶、牡丹皮、桂枝、甘草、吴茱萸)。

(5)湿热蕴结

[证候表现]经前或经期小腹灼痛拒按,痛连腰骶,或平时小腹痛,至经前疼痛加剧,经量多或经

期长,经色紫红,质稠或有血块,平素带下量多,黄稠臭秽,或伴低热,小便黄赤,舌红,苔黄腻,脉滑数或濡数。

[治法]清热除湿,化瘀止痛。

[代表方]清热调血汤(《古今医鉴》)加减(牡丹皮、黄连、生地黄、当归、白芍、川芎、红花、桃仁、莪术、延胡索、香附)。

(六) 其他疗法

1.中成药

(1)**妇科十味片**:一次5片,一日2~3次,温开水送服,适用于血虚肝郁证。

(2)**八珍益母丸**:一次9g,一日2~3次,温开水送服,适用于气血虚弱证。

(3)**元胡止痛片**:一次5片,一日2~3次,温开水送服,适用于气滞血瘀证。

(4)**少腹逐瘀丸**:一次9g,一日2~3次,温开水送服,适用于寒凝血瘀证。

(5)**固经丸**:一次9g,一日2~3次,温开水送服,适用于湿热蕴结证。

2.毫针刺法 取穴中极、地机、三阴交、次髎、十七椎,毫针常规刺法。气滞血瘀,配太冲、血海;寒凝血瘀,配归来、关元;气血虚弱,配气海、血海、足三里;肝肾亏损,配肝俞、肾俞、太溪。留针15~20分钟,每日1次,10次为1个疗程。

3.艾灸疗法 取穴关元、中极、三阴交、地机、次髎等,常规灸法,一日2~3次,一次15~20分钟,适用于虚证。

4.拔罐疗法 取穴关元、中极、肾俞、次髎、十七椎等,留罐10~15分钟,每日1次,10次为1个疗程。

5.穴位注射 取穴归来、地机、足三里、三阴交等,根据病情不同,辨证选用黄芪注射液、当归注射液或丹参注射液,常规穴位注射。

6.耳针 取穴内分泌、内生殖器、皮质下、肝、肾、神门等,每次选用3~5穴,毫针刺法、埋针法或压丸法。

7.热熨疗法 将粗粒盐炒热,以布包裹热熨腹部;或将中药制成药包,隔水蒸半小时后,取出热熨腹部;或将煎剂所剩药渣,以布包裹热熨腹部。本法适用于寒性痛经。经前2~3日至经期第1日,每日1~2次,每次15~30分钟。

(七) 预防与调摄

1.注意清洁卫生 月经期间,血海空虚,血室开放,机体抵抗力差,更应注意清洁卫生,以防外邪侵入女子胞。另外,月经期间,还应禁止房事,以免发生盆腔感染。

2.情志要调畅 月经期间应注意保持心情愉快,平时要多了解关于月经的卫生常识,以消除紧张、恐惧和焦虑情绪。

3.起居要有常 平时生活要有规律,月经期间身体比较虚弱,更应注意防寒保暖,切忌冒雨涉水和游泳,以防寒湿直侵胞中。

4.饮食要有节 既不要食寒凉生冷之品,也不要食油腻辛辣之物,以防损伤中焦脾胃,导致寒湿之邪由内而生。

5.劳逸要有度 适当的运动,有利于经血的排出。但月经期间,更应注意劳逸结合,避免剧烈运动和过度劳累。

三、崩漏

(一) 概述

妇女出现阴道大量出血,或淋漓下血不断者,称为"崩漏"。一般突然出血,来势急,血量多的称崩,亦称为"崩中";淋漓下血,来势缓,血量少的称漏,亦称为"漏下"。上述情况持续2周以上者,属崩漏范畴,称为"经崩"或"经漏"。本病相当于西医学无排卵型功能失调性子宫出血病。生殖器炎症和某些生殖器肿瘤引起的不规则阴道出血亦可参照本病辨证治疗。

(二) 病因病机

本病的主要原因有肾虚、脾虚、血热和血瘀。主要病机是冲任损伤,不能制约经血。

1. 肾虚 先天禀赋不足,或早婚多产,房事不节,损伤肾气,则肾阴虚损,阴虚内热,迫血妄行,以致经血非时而下;或命门火衰,封藏失职,冲任不固,不能制约经血,经血非时而下,遂发本病。

2. 脾虚 素体脾虚,或忧思过度,饮食劳倦,损伤脾气,中气下陷,冲任不固,血失统摄,非时而下,遂致本病。

3. 血热 素体阳盛,或情志不遂,肝郁化火,或感受热邪,或过食辛辣助阳之品,火热内盛,热伤冲任,迫血妄行,非时而下,遂致本病。

4. 血瘀 素性抑郁,或七情内伤,气滞血瘀,或感受寒、热之邪,寒凝或热灼致瘀,瘀阻冲任,血不循经,非时而下,发为崩漏。

(三) 诊断要点

1. 主症 经血非时而下,或量多如崩,或量少如漏。

2. 病史 多有月经先期、月经先后不定期、月经过多、经期延长等病史。

3. 检查 妇科检查,出血来自宫腔。辅助检查有助于本病的诊断,如超声检查、血液检查、激素测定、诊断性刮宫等,可了解子宫大小及内膜厚度,排除妊娠、生殖器肿瘤等。有性生活史者应做妊娠试验,以排除妊娠及相关疾病。

(四) 鉴别诊断

1. 月经不调 月经不调为月经周期、经期、经量等发生异常。

2. 赤带 为月经的周期、经期、经量均正常,只是带下伴有红血丝,妇科检查可鉴别。

3. 生殖器官肿瘤 除不规则阴道出血外,还有阴道分泌物增多、异味等症,B超检查、妇科检查、CT、MRI、诊断性刮宫、宫颈刮片可鉴别。

4. 外阴、阴道损伤出血 阴道损伤除不规则出血外还有相关的外伤史,阴道有接触性出血或活动性出血,妇科检查可见伤口。

(五) 辨证论治

1. 治疗原则 因本病的发病缓急不同,出血有新旧各异,故治疗崩漏需本着"急则治其标,缓则治其本""暴崩宜温宜涩,久漏宜清宜通"的原则,灵活掌握塞流、澄源、复旧三法。塞流即是止血;澄源即正本清源;复旧即固本善后。

对青春期患者重在补益肾气,固冲任;育龄期患者应疏肝养肝,调理冲任;围绝经期患者重在滋肾扶脾,调摄冲任。三法不可单独应用,应结合具体病情联合使用;必要时可采取中西医结合的方式进行抢救。

2. 分证论治

(1) 肾虚

1) 肾阴虚

[证候表现] 经血非时而下,出血量少或多,淋漓不断,血色鲜红,质稠,头晕耳鸣,腰酸膝软,手足心热,颧赤唇红,舌红,苔少,脉细数。

[治法] 滋肾益阴,固冲止血。

[代表方] 左归丸(《景岳全书》) 加减(熟地黄、山药、枸杞子、山茱萸、菟丝子、鹿角胶、龟板胶、川牛膝)。

2) 肾阳虚

[证候表现] 经血非时而下,出血量多,淋漓不尽,色淡质稀,腰痛如折,畏寒肢冷,小便清长,大便溏薄,面色晦暗,舌淡黯,苔薄白,脉沉弱。

［治法］温肾助阳,固冲止血。

［代表方］右归丸(《景岳全书》)加减(肉桂、附子、山药、枸杞、熟地黄、杜仲、山茱萸、鹿角胶、菟丝子、当归)。

(2)脾虚

［证候表现］经血非时而下,量多如崩,或淋漓不断,色淡质稀,神疲体倦,气短懒言,不思饮食,四肢不温,或面浮肢肿,面色淡黄,舌淡胖,苔薄白,脉缓弱。

［治法］健脾益气,固冲止血。

［代表方］固本止崩汤(《傅青主女科》)加减(白术、黄芪、人参、熟地黄、当归、炮姜)。

(3)血热

［证候表现］经血非时而下,量多如崩,或淋漓不断,血色深红,质稠,心烦少寐,渴喜冷饮,头晕面赤,舌红,苔黄,脉滑数。

［治法］清热凉血,固冲止血。

［代表方］清热固经汤(《简明中医妇科学》)加减(生地黄、地骨皮、龟板、牡蛎粉、阿胶、黄芩、藕节、陈棕炭、甘草、地榆、焦栀子)。

(4)血瘀

［证候表现］经血非时而下,量多或少,淋漓不净,血色紫黯有块,小腹疼痛拒按,舌紫黯或有瘀点,脉涩或弦涩有力。

［治法］活血祛瘀,固冲止血。

［代表方］四物汤(《太平惠民和剂局方》)合失笑散(《太平惠民和剂局方》)加减(四物汤:当归、川芎、熟地黄、白芍;失笑散:五灵脂、炒蒲黄)。

(六) 其他疗法

1.中成药治疗

(1)**左归丸**:一次9g,一日2~3次,温开水送服,适用于肾阴虚证。

(2)**右归丸**:一次9g,一日2~3次,温开水送服,适用于肾阳虚证。

(3)**人参归脾丸**:一次9g,一日2~3次,温开水送服,适用于脾虚证。

(4)**宫血宁胶囊**:一次2粒,一日2~3次,温开水送服,适用于血热证。

(5)**三七片**:一次5片,一日2~3次,温开水送服,适用于血瘀证

2.毫针刺法 取穴关元、三阴交、隐白、肾俞、足三里,常规毫针刺,根据病情不同,采用补法或泻法,一日1次,一次留针20~30分钟,10次为1个疗程。

3.艾灸疗法 取百会、大敦(双)、隐白(双)等穴,常规灸法,一次选2~3穴,一次灸5~7壮,7次为1个疗程。

4.拔罐疗法 取穴脾俞、肾俞、气海俞、十七椎等,常规拔罐,采用留罐法,一日1次,一次留罐15~30分钟,10次为1个疗程。

5.皮肤针 取腰骶部督脉、足太阳经,下腹部任脉、足少阴经、足阳明经、足太阴经,下肢部足三阴经,由上向下反复叩刺至局部微出血。

6.耳针 取穴内分泌、内生殖器、子宫、皮质下等,毫针刺法,或埋针法、压丸法,一次2~3穴。

(七) 预防与调摄

1.畅情志 注意保持心情愉快,以防情志过激,肝火内动,或情志抑郁,郁久化火,迫血妄行而成崩漏。

2.慎起居 生活要有规律,注意防寒保暖,以防感受寒、热邪气,寒凝血瘀,或热灼津血,瘀阻女子胞而成崩漏。

3.节饮食 勿食寒凉生冷之品,或油腻辛辣之物,以防损伤脾气,统摄无权,不能制约经血而成

崩漏。

4. 适劳逸 注意劳逸结合,避免过度劳累,以防损伤脾气,统摄无权,不能制约经血而成崩漏。

5. 节房事 避免房劳多产伤肾,损伤胞脉;或肾阳虚衰,冲任不固,血失封藏;或肾阴亏损,虚火内生,迫血妄行而成崩漏。

四、带下过多

(一) 概述

带下的量明显增多,色、质、气味发生异常,或伴全身、局部症状者,称为"带下病",又称"下白物""流秽物"。相当于西医学的阴道炎、子宫颈炎、盆腔炎、妇科肿瘤等疾病引起的带下增多。西医妇科疾病如阴道炎、宫颈炎、盆腔炎及肿瘤等均可见带下量多,明确诊断后可参照本病论治。

(二) 病因病机

本病的主要病因是湿邪,湿有内外之别。外湿指外感之湿邪,如经期涉水淋雨,感受寒湿,或产后胞脉空虚,摄生不洁,湿毒邪气乘虚内侵女子胞,引起带下病。内湿的产生与脏腑气血功能失调有密切的关系,脾虚运化失职,水湿内停,下注任带;肾阳不足,气化失常,水湿内停,又关门不固,精液下滑;或素体阴虚,感受湿热之邪,伤及任带。病位主要在前阴、女子胞;病机为任脉损伤,带脉失约。

1. 脾虚 饮食不节,劳倦过度,或忧思伤脾,运化失职,水湿流注下焦,带脉失约,发为本病。

2. 肾阳虚 素体肾虚,或纵欲过度,肾阳虚损,气化失常,水湿内停,下注冲任,损及任带,而致本病。若肾气不固,封藏失职,精液滑脱,也可致带下过多。

3. 阴虚挟湿 素体阴虚,相火偏旺,阴虚失守,下焦感受湿热之邪,损及任带,而为本病。

4. 湿热下注 脾虚湿盛,郁久化热,或久居湿地、冒雨涉水,感受湿邪,蕴而化热,或情志不畅,肝郁化火,肝热脾湿,湿热互结,损及任带,而成本病。

5. 湿毒蕴结 经期产后,胞脉空虚,卫生不洁,或不禁房事、手术损伤,以致感染湿毒,损伤带脉,发为本病。

(三) 诊断要点

1. 主症 妇女带下量增多,色、质、气味发生异常。

2. 病史 多有妇产科手术感染史、盆腔炎性疾病史、宫颈炎病史、阴道炎病史、房事不洁史等。

3. 检查 妇科检查,可见阴道炎、宫颈炎、盆腔炎等疾病体征,或发现肿瘤。辅助检查有助于本病的诊断,如超声检查,有助于盆腔炎性疾病及盆腔肿瘤的诊断,实验室检查,有助于阴道炎及盆腔炎性疾病的诊断。

(四) 鉴别诊断

1. 带下呈白色时与白浊鉴别 白浊是指尿道排出米泔样物,随小便排出,伴有小便淋漓涩痛。

2. 带下呈赤色时与经间期出血鉴别 经间期出血是指在两次月经之间出现的阴道少量出血,月经周期基本正常。而赤带是似血非血的黏液。

3. 带下呈赤白色或黄色时需与子宫黏膜下肌瘤鉴别 当子宫黏膜下肌瘤突入阴道伴感染时,带下可见脓性白带或赤白带,或伴有臭味,通过妇科检查、B超检查可鉴别。

(五) 辨证论治

1. 治疗原则 带下病的治疗原则以健脾、升阳、除湿为主,辅以舒肝固肾;但是湿浊可以从阳化热而成湿热,也可以从阴化寒而成寒湿,所以要佐以清热除湿、清热解毒、散寒除湿等法。

2. 分证论治

(1)脾虚

[证候表现]带下量多,色白或淡黄,质稀薄,无臭气,绵绵不断,神疲倦怠,四肢不温,纳少便溏,四肢浮肿,面色㿠白,舌质淡,苔白腻,脉缓弱。

［治法］健脾益气，升阳除湿。

［代表方］完带汤(《傅青主女科》)加减(白术、山药、人参、白芍、苍术、甘草、陈皮、黑芥穗、柴胡、车前子)。

（2）肾阳虚

［证候表现］带下量多，色白清冷，稀薄如水，淋漓不断，头晕耳鸣，腰痛如折，畏寒肢冷，小腹冷感，小便频数，夜间尤甚，大便溏薄，面色晦暗，舌淡润，苔薄白，脉沉细而迟。

［治法］温肾助阳，固涩止带。

［代表方］内补丸(《女科切要》)加减(鹿茸、菟丝子、沙苑子、黄芪、白蒺藜、紫菀茸、肉桂、桑螵蛸、肉苁蓉、制附子)。

（3）阴虚挟湿

［证候表现］带下量不甚多，色黄或赤白相兼，质稠或有臭气，阴部干涩不适，或有灼热感，腰膝酸软，头晕耳鸣，颧赤唇红，五心烦热，失眠多梦，舌红，苔少或黄腻，脉细数。

［治法］滋阴降火，利湿止带。

［代表方］知柏地黄汤(《医宗金鉴》)加减(熟地黄、山茱萸、山药、牡丹皮、茯苓、泽泻、知母、黄柏)。

（4）湿热下注

［证候表现］带下量多，色黄，黏稠，有臭气，或伴阴部瘙痒，胸闷心烦，口苦咽干，小腹或少腹作痛，小便短赤，舌红，苔黄腻，脉濡数。

［治法］清热利湿止带。

［代表方］止带方(《世补斋医书》)加减(猪苓、茯苓、车前子、泽泻、茵陈、赤芍、牡丹皮、黄柏、栀子、牛膝)。

（5）湿毒蕴结

［证候表现］带下量多，黄绿如脓，或赤白相兼，或五色杂下，状如米泔，臭秽难闻，小腹疼痛，腰骶酸痛，口苦咽干，小便短赤，舌红，苔黄腻，脉滑数。

［治法］清热解毒除湿。

［代表方］五味消毒饮(《医宗金鉴》)加减(蒲公英、金银花、野菊花、紫花地丁、天葵子)。

（六）其他疗法

1. 中成药治疗

（1）**千金止带丸**：一次 9g，一日 2~3 次，温开水送服，适用于脾肾两虚证。

（2）**知柏地黄丸**：一次 9g，一日 2~3 次，温开水送服，适用于阴虚夹湿证。

（3）**龙胆泻肝丸**：一次 9g，一日 2~3 次，温开水送服，适用于湿热下注证。

（4）**妇科千金片**：一次 5 片，一日 2~3 次，温开水送服，适用于湿热蕴结证。

2. 毫针刺法
取穴中极、三阴交、带脉、白环俞等，毫针常规刺，根据病证不同辨证加减。湿热下注，配阴陵泉、行间；脾虚湿盛，配脾俞、足三里；肾虚不固，配肾俞、关元。一日 1 次，一次留针 20~30 分钟，一般 10 次为 1 个疗程。

3. 艾灸疗法
取穴阴陵泉、丰隆、带脉等。湿热下注，配行间、丘墟；肾阳虚证，配肾俞、关元、太溪、命门；脾虚证，配脾俞、足三里、太白、隐白。常规灸法，一次选 2~3 穴，一次灸 5~7 壮。

4. 拔罐
取十七椎、腰眼、八髎周围之络脉，三棱针点刺出血后拔罐。每 3~5 日治疗 1 次，用于湿热下注证。

5. 穴位注射
取双侧三阴交穴，根据病情不同，辨证选用黄芪注射液、双黄连注射液，常规穴位注射。

6. 耳针
取穴内生殖器、脾、肾、三焦等，毫针刺法，或埋针法、压丸法。

（七）预防与调摄

1. 节饮食 不宜食寒凉之品，也不宜食肥甘之物，以防损伤脾气，脾阳不振、湿浊下注，致带下过多。

2. 畅情志 保持心情愉快，避免忧思恼怒，以防情志不畅，肝气犯脾，脾虚湿盛，湿浊流注，致带下过多。

3. 适劳逸 注意劳逸结合，避免过度劳累，以防损伤脾气，脾阳不振、湿浊下注，致带下过多。

4. 节房事 避免房劳多产，或久病伤肾，以防肾阳虚衰，气化失常，水湿下注；或肾气不固，封藏失职，致带下过多。

五、绝经前后诸证

（一）概述

妇女在绝经前后出现烘热面赤，进而汗出，精神倦怠，烦躁易怒，头晕目眩，耳鸣心悸，失眠健忘，腰背酸痛，手足心热，或伴有月经紊乱等与绝经有关的症状，称"绝经前后诸证"，又称"经断前后诸证"。这些证候常常参差出现，发作次数和时间无规律性，病程或长或短，短者数月，长者可迁延数年。本病相当于西医学更年期综合征，双侧卵巢切除或放射治疗后双侧卵巢功能衰竭者，也可出现更年期综合征的表现。

（二）病因病机

本病的发生与绝经前后的生理特点有密切关系。妇女临近绝经之年，肾气由盛渐衰，天癸由少渐至衰竭，冲任二脉气血也随之而衰少，在此生理转折时期，受机体内外环境的影响，易导致肾阴阳失调而发病。本病之本在肾，常累及心、肝、脾等多脏，而表现为复杂的证候。

1. 肾阴虚 素体阴虚血少，经断前后，天癸渐竭，精血衰少，或房事不节，精血耗伤，或失血大病，肾阴更虚，脏腑失养，遂发本病。

2. 肾阳虚 素体虚弱，肾阳虚衰，经断前后，肾气更虚，命门火衰，脏腑失煦，冲任失养，遂发本病。

3. 肾阴阳两虚 绝经前后，天癸衰竭，或肾阴损及阳，或肾阳损及阴，真阴真阳均不足，不能温煦、濡养脏腑，发为本病。

（三）诊断要点

1. 主症 绝经前后出现烘热面赤，进而汗出，精神倦怠，烦躁易怒，头晕目眩，耳鸣心悸，失眠健忘，腰背酸痛，手足心热，或伴有月经紊乱等。

2. 病史 发病年龄多在45~55岁。40岁之前发病者，应考虑卵巢早衰。注意发病前有无工作、生活的特殊改变史，有无精神创伤史及卵巢切除或放射治疗史。

3. 检查 妇科检查，绝经后期可见外阴及阴道萎缩，阴道分泌物减少等。辅助检查有助于本病的诊断，如阴道细胞学检查，可发现阴道脱落细胞以底、中层细胞为主；内分泌激素测定，可了解卵巢功能等。

（四）鉴别诊断

1. 眩晕、心悸、水肿 绝经前后诸证的临床表现，可与眩晕、心悸、水肿等内科病相类似，临床应注意鉴别。

2. 妇科恶性肿瘤 子宫内膜癌、宫颈癌等妇科恶性肿瘤好发于绝经期，中、晚期时会出现阴道不规则出血，但恶性肿瘤还伴有下腹疼痛，或五色带下，气味臭秽，或身体明显消瘦等症状。通过妇科检查、宫腔镜、阴道镜、宫颈组织检查等辅助检查可鉴别。

（五）辨证论治

1. 治疗原则 辨证以肾虚为主，本病的治疗以调治肾阴阳为大法，若涉及他脏者，则兼而治之。

2. 分证论治

（1）肾阴虚

［证候表现］经断前后，头晕耳鸣，腰酸腿软，烘热汗出，五心烦热，口燥咽干，或皮肤瘙痒、干燥，月经周期紊乱，量少或多，经色鲜红，舌红苔少，脉细数。

［治法］滋肾益阴，佐以潜阳。

［代表方］六味地黄丸（《小儿药证直诀》）加减（熟地黄、山药、山茱萸、牡丹皮、泽泻、茯苓）加生龙骨、生牡蛎、制首乌

（2）肾阳虚

［证候表现］经断前后，头晕耳鸣，腰痛酸冷，神疲乏力，形寒肢冷，小便频数或失禁，带下量多，色淡质稀，面色晦暗，舌淡或胖嫩边有齿痕，苔白滑，脉沉细而迟。

［治法］温肾扶阳。

［代表方］右归丸（《景岳全书》）加减（肉桂、附子、山药、枸杞、熟地黄、杜仲、山茱萸、鹿角胶、菟丝子、当归）。

（3）肾阴阳两虚

［证候表现］经断前后，月经紊乱，经量或多或少，腰背冷痛，头晕耳鸣，忽冷忽热，烘热汗出，健忘，舌淡，苔薄白，脉沉细。

［治法］阴阳双补。

［代表方］二至丸（《医方集解》）合二仙汤（《中医方剂临床手册》）加减（二至丸：旱莲草、女贞子；二仙汤：淫羊藿、巴戟天、知母、黄柏、当归、仙茅）。

（六）其他疗法

1. 中成药治疗

（1）**六味地黄丸**：一次 9g，一日 2~3 次，温开水送服，适用于肾阴虚证。

（2）**知柏地黄丸**：一次 9g，一日 2~3 次，温开水送服，适用于肾阴虚证。

（3）**右归丸**：一次 9g，一日 2~3 次，温开水送服，适用于肾阳虚证。

（4）**肾气丸**：一次 9g，一日 2~3 次，温开水送服，适用于肾阳虚证。

2. 毫针刺法
取穴关元、三阴交、肾俞、太溪等。偏肾阴虚者，配阴谷、照海；偏肾阳虚者，配腰阳关、命门；肾阴阳俱虚者，配命门、照海。毫针常规刺，用补法或平补平泻，一日 1 次，一次留针 20~30 分钟，10 次为 1 个疗程。

3. 艾灸疗法
取穴肾俞、关元、三阴交、太溪、太冲等。偏肾阴虚者，配照海；偏肾阳虚者，配命门；肾阴阳俱虚者，配命门、照海。常规灸法，一日 2~3 次，一次 15~20 分钟。

4. 耳针
取穴内分泌、皮质下、内生殖器、神门、交感、心、肝、脾、肾等，毫针刺法，或埋针法、压丸法，一次 2~3 穴。

（七）预防与调摄

1. **畅情志**　保持心情愉快，避免忧思恼怒，以防气机疏泄失常。

2. **适劳逸**　规律生活作息，适度运动锻炼，避免过度劳累。

3. **节房事**　以防损伤肾气，耗伤精血，引起肾阴阳失调。

4. **调饮食**　注意饮食有节，适当补充钙剂，保持膳食平衡。

5. **防未病**　定期进行体检和防癌筛查，做到未病先防。

第四节 儿科常见疾病诊治

案例导入

患儿,男,2 岁。患儿咳嗽、气喘、发热 3 日,3 日前外出不慎感寒,出现发热、咳嗽。曾服"小柴胡颗粒""感冒清热颗粒"等药治之未效,入夜喘甚,鼻扇,烦躁不安,口渴,微汗,食少纳呆,小便微黄,大便秘结,舌红,苔微黄,咽红,脉浮数,指纹紫、达风关。

请思考:

1. 本病发生的病因病机是什么?
2. 如何运用所学知识为该患儿制订一个中医的诊治方案?

一、肺炎喘嗽

(一)概述

肺炎喘嗽是小儿常见肺系病证之一,临床以发热、咳嗽、气促、鼻煽为主要特征。严重时可出现张口抬肩、呼吸困难、颜面口唇青紫等症状。四季皆可患病,冬春两季多见。年龄愈小,肺常不足的生理特点表现越突出,因此肺炎喘嗽,多见于 3 岁以下婴幼儿,且年龄越小,发病率愈高,容易加重或发生变证。体质强健,感邪轻,预后良好。年龄愈小,体质愈弱,感邪愈重,预后越差,常反复发作,迁延难愈。病情严重,或失治误治,可导致心阳虚衰或内陷厥阴,甚至死亡。

西医学的支气管肺炎、毛细支气管肺炎等可参照本病治疗。

(二)病因病机

肺炎喘嗽多由感受以风邪为主的外邪,从皮毛或口鼻而入,侵犯肺脏;或因其他外感热病,如麻疹、顿咳等热邪犯肺,以致邪气闭肺可发为本病。

1. 风邪闭肺 小儿寒温失调,感受风寒或风热之邪,首先侵犯肺脏,邪气闭肺,肺失宣降,出现发热、咳嗽、呼吸急促等症,发为肺炎喘嗽。由于小儿为纯阳之体,临床以风热闭肺为主。

2. 痰热闭肺 外邪闭肺失治,或邪毒太盛,或素体虚弱,热邪炽盛,或热灼津液,炼液成痰,痰热胶结,闭阻于肺,导致热、咳、痰、喘、煽,发为肺炎喘嗽。

本病病位虽然主要在肺,但可累及其他脏腑。肺主治节,若邪气导致肺气郁闭,气滞血瘀,心血运行不畅,可致心失所养,心气不足,心阳不振。另外,邪热炽盛,内陷心包,或化火动风,见牙关紧闭、四肢抽搐等邪陷厥阴之证。

本病经治疗后,发热渐退,喘嗽渐平,但因壮热耗伤肺阴,出现低热不退、干咳少痰等肺阴虚证。

或素体脾虚,肺气耗伤太过,导致肺脾气虚,见低热、咳嗽有痰、汗出、食少、便溏等。

总之,本病病位在肺,累及心、肝、脾,痰热是主要病理产物,肺气郁闭为主要病机。

(三)诊断要点

1. 主症 起病较急,有发热、咳嗽、气促、痰鸣、鼻煽等症,或有轻度发绀。病情严重时,喘促不安,烦躁不宁,面色灰白,发绀加重,或高热持续不退。禀赋不足患儿,常病程迁延。当新生儿患本病时,可出现不思乳食、口吐白沫、精神萎靡等不典型临床症状。

2. 辅助检查 大多数白细胞总数增高,中性粒细胞增多。若因病毒感染引起者,白细胞计数可减少、稍增或正常。肺部有中、细湿啰音,常伴干性啰音,或管状呼吸音。X线检查显示肺部纹理增多、紊乱,透亮度降低,或见小片状、斑点状模糊阴影,也可呈不均匀大片阴影。

(四)鉴别诊断

1. 喘息性支气管炎 多发生于1~3岁小儿,是一种伴有喘息症状的支气管炎,可出现发热、咳喘等症。肺部有哮鸣音,也可闻及湿啰音,喘息随感染的控制而缓解。可反复发作,但随年龄增长,发病次数逐渐减少。

2. 哮喘 有反复发作史、家族史,常与某些过敏因素有关。以咳嗽、哮鸣、气喘、呼气延长为特征,可有发热。肺部以哮鸣音为主,血常规可见嗜酸粒细胞增多。

(五)辨证论治

1. 治疗原则 本病的治疗原则是宣肺开闭。风热闭肺,治以辛凉清热;热毒炽盛,佐以清热解毒;痰浊壅肺,佐以涤痰降气;气滞血瘀,佐以行气活血;病久气阴两虚,佐以益气养阴;出现变证,应随证治疗。

2. 分证论治

(1)风寒闭肺

[证候表现]恶寒发热,无汗不渴,咳嗽气急,痰稀色白,舌质淡红,苔薄白,脉浮紧或指纹偏红。

[治法]辛温开肺,化痰止咳。

[代表方]三拗汤(《太平惠民和剂局方》)合葱豉汤加减(《肘后备急方》)加减(三拗汤:麻黄、杏仁、甘草;葱豉汤:葱白、淡豆豉)。

(2)风热闭肺

[证候表现]发热恶风,汗出,咳嗽,痰稠色黄,呼吸急促,口渴欲饮,咽红,舌尖红,苔薄黄,脉浮数或指纹青紫。

[治法]辛凉宣肺,清热化痰。

[代表方]银翘散合麻杏石甘汤(《伤寒论》)加减(银翘散:银花、连翘、薄荷、桔梗、牛蒡子、淡竹叶、淡豆豉、荆芥穗、芦根、甘草;麻杏石甘汤:麻黄、杏仁、生石膏、甘草)。

(3)痰热壅肺

[证候表现]壮热烦躁,气促喘憋,鼻翼扇动,喉间痰鸣,痰稠色黄,或口唇青紫,舌质红,苔黄腻,脉浮数或指纹青紫。

[治法]清热宣肺,涤痰定喘。

[代表方]五虎汤(《仁斋直指》)合葶苈大枣泻肺汤(《金匮要略》)加减(五虎汤:麻黄、杏仁、甘草、细茶、石膏;葶苈大枣泻肺汤:葶苈子、大枣)。

(4)阴虚肺热

[证候表现]低热汗出,面色潮红,干咳无痰,舌质红而干,苔光剥,脉细数或指纹紫。

[治法]养阴清肺,润肺止咳。

[代表方]沙参麦冬汤(《温病条辨》)加减(沙参、麦冬、玉竹、桑叶、炙款冬花、天花粉、生扁豆、甘草)。

(5)肺脾气虚

[证候表现]病程迁延,低热起伏,咳嗽无力,气短多汗,面色淡白,食少,便溏,神疲乏力,四肢欠温,舌质偏淡,苔薄白,脉细无力或指纹淡红。

[治法]健脾益气,肃肺化痰。

[代表方]人参五味子汤(《幼幼集成》)加减(人参、五味子、茯苓、白术、百部、橘红、麦冬、甘草)。

(6)心阳虚衰

[证候表现]突然面色苍白,发绀,呼吸困难加剧,四肢厥冷,汗出不温,精神萎靡,神情淡漠,右肋下出现癥块,舌淡紫,苔薄白,脉微弱。

[治法]益气固脱,回阳救逆。

[代表方]参附汤(《正体类要》)合四逆汤(《伤寒论》)加减(参附汤:人参、附子;四逆汤:炙甘草、附子、干姜)。

(7)内陷厥阴

[证候表现]壮热神昏,谵语,四肢抽搐,口噤项强,两目上视,咳嗽气促,痰声漉漉,舌质红绛,脉弦数。

[治法]清心开窍,平肝息风。

[代表方]羚角钩藤汤(《通俗伤寒论》)合紫雪丹(羚角钩藤汤:羚羊角粉、钩藤、桑叶、菊花、生地黄、白芍、川贝母、淡竹茹、茯神木、生甘草;紫雪丹:生寒水石、生石膏、生磁石、滑石、羚羊角、水牛角、麝香、木香、沉香、丁香、玄参、升麻、甘草、芒硝、硝石、朱砂)。

(六)其他疗法

1.中成药 双黄连口服液:每次 3~10ml,每日 2~3 次,用于风热闭肺证。

2.外治疗法

(1)**雾化吸入**:用鲜竹沥水适量制成雾化液雾化吸入,每次 10 分钟,每日 1~2 次,用于痰热壅肺证。

(2)**外敷**

1)白芥子、丁香各 9 克,研细末,用蛋清调敷天突、膻中穴,可减轻胸闷和促进啰音消失。

2)肉桂 12g,丁香 16g,川乌、草乌、乳香、没药各 15g,当归、红花、赤芍、川芎、透骨草各 30g,制成 10% 油膏敷背部。一日 2 次,5~7 日为 1 疗程。其可用于肺部湿啰音久不消失者。

3.拔罐疗法 取双侧肩胛骨下部,用拔罐法,每次 5~10 分钟。一日 1 次,5 日为 1 疗程。其可用于肺部湿啰音长期不消者。

(七)预防与调摄

1.预防

(1)注意环境卫生,保持室内空气流通,冬春季节尽量少带易感儿去公共场所。

(2)寒温适宜,根据环境变化适当增减衣服,防止感冒。

(3)喂养得当,饮食宜清淡、易消化,勿过饱及营养过剩,忌油腻荤腥及辛辣刺激,以免助热生痰。

(4)加强体育锻炼,增强体质。

2.调摄

(1)饮食宜清淡富有营养,多喂温开水。

(2)保持环境安静,居室空气流通。

(3)当呼吸急促时,应保持气道通畅,并随时吸痰。

(4)对于重症肺炎患儿要加强巡视,注意病情变化。

二、积滞

（一）概述

积滞是因小儿喂养不当、内伤乳食，停聚胃肠，积而不消，气滞不行所形成的一种小儿时期常见脾胃病证。临床以不思乳食，脘腹胀满，嗳气酸腐，大便溏薄或便秘为主要特征的一种病证，又称食积。本病一年四季皆可发生，由于暑湿易于困遏脾气，夏秋季节发病率较高。积滞各年龄段皆可发病，以婴幼儿多见。其常在感冒、泄泻、疳证中合并出现。禀赋不足，脾胃虚弱以及人工喂养的婴幼儿容易反复发病。少数患儿食积日久，脾胃功能严重受损，导致生长发育障碍，形体日渐羸瘦，可转化成疳证。

西医学的消化不良症可参照本病治疗。

（二）病因病机

本病的病因主要是乳食内积、喂养不当，损伤脾胃；或脾胃虚弱，运化失常，乳食停滞。病机为乳食停积胃肠，气滞不行。

1. 乳食内积　食积分为伤乳和伤食。伤于乳者，因哺乳不节，食乳过量或乳液变质，停积脾胃；伤于食者，因喂养不当，偏食嗜食，饱食无度，过食生冷、肥甘厚腻等，停聚中焦，胃失和降，脾失运化而发病。

乳食停积中焦，则不思饮食，嗳腐吞酸；升降失常，气机不利，出现脘腹胀痛，大便不利，臭如败卵；或积滞壅塞，腑气不通，而见腹胀、腹痛，大便秘结之症。

2. 脾虚夹积　食积日久，损伤脾胃，脾胃虚弱，运纳失常，复又生积，此为因积致虚；先天不足，脾胃虚弱，病后失调，胃失腐熟，脾失运化，乳食停滞为积，此为因虚致积。

（三）诊断要点

1. 主症　不思乳食，嗳腐吞酸，大便溏泄、臭如败卵或便秘，脘腹胀痛，烦躁不安，夜间哭闹，或有发热等症。

2. 病史　有伤乳、伤食史。

3. 辅助检查　大便检查可见不消化食物残渣或脂肪球。

（四）鉴别诊断

积滞与厌食：厌食是因喂养不当，脾失健运所致。除了长期食欲缺乏，厌恶进食外，一般无嗳气酸腐，大便酸臭，脘腹胀痛之症。

（五）辨证论治

1. 治疗原则　积滞治疗上以消食导滞为基本原则。具体治法，视虚实而定。乳食内积之证以消食导滞为主；脾虚夹积之虚中夹实证以健脾消食为主，积轻而脾虚甚者，宜补中兼消；积重而脾虚轻者，宜消中兼补。

2. 分证论治

（1）乳食内积

［证候表现］乳积者呕吐乳片，不欲吮乳，腹满胀痛，便秘或大便酸臭；食积者，食欲缺乏或拒食，恶心呕吐，嗳腐吞酸，脘腹胀满，疼痛拒按，夜卧不安，烦躁啼哭，小便短赤，舌红苔腻，脉弦滑，指纹紫滞。

［治法］消乳化食，消积导滞。

［代表方］消乳丸（《婴童百问》）或保和丸加减（消乳丸：麦芽、砂仁、神曲、陈皮、香附、谷芽、茯苓；保和丸：山楂、神曲、莱菔子、麦芽、陈皮、香附、砂仁、茯苓、半夏曲、连翘）。

（2）脾虚夹积

［证候表现］形体消瘦，面色萎黄，神倦乏力，夜寐不安，不思乳食，食则饱胀，腹满喜按，呕吐酸馊乳食，大便溏薄，夹有乳凝块或食物残渣，舌淡红，苔白腻，脉沉细而滑，指纹淡滞。

［治法］健脾助运,消食化积。

［代表方］健脾丸加减(党参、白术、山楂、神曲、麦芽、枳实、陈皮)。

(六) 其他疗法

1. 中成药 乳食内积证可选用保和丸。

2. 单方验方 焦山楂、焦神曲、焦麦芽各 5~10g,煎水分次频服。

3. 毫针刺法

［治则］消食导滞。

［处方］中脘、足三里。

［加减］乳食内积证加梁门、建里、天枢消食化积;脾虚夹积证加气海、脾俞、四缝。

［操作］每次取 3~5 穴,中等刺激,不留针。四缝穴应在严格消毒后用三棱针点刺出血或挤出少许黄白色透明液体。

4. 艾灸疗法 脾虚夹积证可于中脘、足三里、气海、脾俞等穴用温灸器灸或艾条灸。每穴 10 分钟左右,以局部皮肤潮红为度,每日 1 次。

(七) 预防与调摄

1. 预防

(1)提倡母乳喂养,乳食宜定时定量,不应过饥过饱。食物宜新鲜干净,不应过食生冷、肥甘厚味之物。

(2)随着年龄的增长,逐渐添加相应的辅食,不应偏食、挑食,合理喂养。

(3)平时应保持大便通畅,养成良好的排便习惯。

2. 调摄

(1)饮食、起居有时,不吃零食,纠正偏食,少吃甜食,更不要乱服滋补品。

(2)呕吐者可暂禁食 3~6 小时,或给予生姜汁数滴,加少许糖水饮服。

三、疳证

(一) 概述

疳证是由于喂养不当,或多种疾病的影响,使脾胃受损,气液耗伤而形成的一种慢性疾病。临床以形体消瘦,饮食异常,面黄发枯,精神萎靡或烦躁不宁为特征。本病发病无明显季节性;各年龄均可发病,尤以 5 岁以下小儿多见。起病缓慢,病程缠绵,迁延难愈,影响小儿生长发育,严重者还可导致亡阴亡阳,危及生命。被古人列为儿科四大证之一。至于分类问题,古代医家认识不一,按五脏分为肝疳、心疳、脾疳、肺疳、肾疳;按病因分为蛔疳、食疳、哺乳疳;按患病部位分为眼疳、鼻疳、口疳。目前遵从古代资料,结合病程与证候特点,执简驭繁,将疳证分为疳气、疳积、干疳三大证候及其他兼证。

西医学的儿童营养不良可参照本病治疗。

(二) 病因病机

引起疳证的主要病因有饮食不节,喂养不当,疾病影响,先天禀赋不足等。胃主受纳水谷,脾主运化水谷精微,化生气血,营养全身。由于某些原因致使脾胃受损,气阴耗伤,受纳运化功能失调,气血化生不足;临床表现为面黄肌瘦,毛发枯黄,食欲异常,大便不调或腹部膨胀。

1. 喂养不当 指乳食太过或不及,再加上小儿脾常不足,导致脾胃损伤,引发疳证。太过指乳食过多,嗜食肥甘厚味、生冷坚硬,恣食滋补之品,导致食积,积久成疳。不及指母乳不足,或过早断乳,或婴儿期未按时添加辅食,或偏食、挑食等均可导致脾胃生化乏源,机体失养,日渐消瘦而成疳证。

2. 疾病影响 由于热病伤津、吐泻、久病或反复外感等疾病,损伤脾胃,气血不足,机体失养,日渐消瘦而形成疳证。

3. 禀赋不足 由于早产、多胎,或胎儿受损均可导致先天不足,加之后天失养,气血生化乏源,脏腑失养而成疳证。

综上,疳证病位主要在脾胃,常涉及肝、心、肺、肾多脏;病机为脾胃受损,气阴耗伤,受纳运化功能失调。

本病初期主要病机为脾胃失和,处于病情轻浅的疳气阶段;进一步发展,脾胃虚损,积滞内停,为虚中夹实的疳积阶段;病久脾胃衰败,气血津液消耗,导致干疳。

疳证日久,脾胃虚衰,气血不足,脏腑失养,累及到他脏而出现各种兼证。脾病及肝,肝血不足,肝开窍于目,目失所养,见目翳遮睛、夜盲等,称为"眼疳";脾病及心,心火上炎,口舌生疮,为"口疳";脾病及肺,肺气不足而见咳喘,为"肺疳";脾虚不运,水湿内停,而见全身浮肿,为"疳肿胀"。

(三)诊断要点

1. 主症 饮食异常,大便干稀不调,或肚腹膨胀等明显脾胃功能失调者。形体消瘦,体重低于正常值15%,面色不华,毛发稀疏枯黄;严重者形体干枯羸瘦,体重可低于正常值40%以上。其兼有精神不振,或烦躁易怒,或喜揉眉擦眼,或吮指磨牙等症。

2. 病史 有喂养不当,或病后失调及长期消瘦病史。

3. 辅助检查 贫血者,血红蛋白及红细胞数都减少。营养性水肿者,可见血清总蛋白、血清白蛋白降低。

(四)鉴别诊断

疳证与厌食:厌食是小儿常见的脾胃病证,由于喂养不当,脾胃运化功能失调所致。主要症状为长时间食欲缺乏,但无明显消瘦,精神状态尚好,一般病在脾胃,不涉及他脏,预后良好。

(五)辨证论治

1. 治疗原则 以顾护脾胃为本。在疾病的不同阶段,应针对各个时期的主要病机如脾运失健、脾虚挟积、脾胃气阴俱伤采取相应的治疗,疳气以和(和胃健脾)为主,疳积以消(消补兼施)为主,干疳以补(补益气血)为主的治疗原则。

2. 分证论治

(1)疳气

[证候表现]形体消瘦,面色少华,毛发稀疏,不思饮食,或善食易饥,精神欠佳,性急易怒,大便干稀不调,舌质淡,苔薄微腻,脉细。

[治法]和胃健脾。

[代表方]资生健脾丸(《先醒斋医学广笔记》)加减(人参、白术、茯苓、薏苡仁、莲子、山药、麦芽、扁豆、枳实、枳壳、黄连、豆蔻、广藿香、泽泻、桔梗、山楂、六神曲、炙甘草)。

(2)疳积

[证候表现]形体消瘦明显,面色萎黄,毛发稀疏结穗,肚腹膨胀,甚则青筋暴露,烦躁易怒或精神不振,夜卧不宁,或见吮指磨牙,揉眉挖鼻,动作异常,食欲缺乏或多食多便,或嗜食异物,舌淡苔腻,脉沉细而滑。

[治法]消积醒脾。

[代表方]肥儿丸(《太平惠民和剂局方》)加减(神曲、黄连、槟榔、麦芽、使君子、肉豆蔻)。

(3)干疳

[证候表现]极度消瘦,皮肤干瘪起皱,面呈老人貌,精神萎靡,目光无彩,毛发干枯,啼哭无力,大肉已脱,皮包骨头,腹凹如舟,不思乳食,大便溏薄或清稀,时有低热,口唇干燥,舌质淡嫩,苔少,脉细弱。

[治法]补益气血。

[代表方]八珍汤(《瑞竹堂经验方》)加减(党参、茯苓、白术、甘草、当归、熟地黄、白芍、川芎)。

（4）眼疳

[证候表现]两目干涩，畏光羞明，眼角赤烂，甚至翳膜遮睛，或有夜盲。

[治法]养血柔肝，滋阴明目。

[代表方]石斛夜光丸（《原机启微》）加减（天冬、党参、白茯苓、麦冬、熟地黄、生地黄、菟丝子、白菊花、决明子、杏仁、山药、枸杞子、牛膝、五味子、石斛、白蒺藜、肉苁蓉、川芎、炙甘草、枳壳、防风、青葙子、黄连、犀角、羚羊角）。

（5）口疳

[证候表现]口舌生疮，甚至满口糜烂，秽臭难闻，面赤唇红，夜卧不安，烦躁哭闹，舌红苔薄黄。

[治法]清心泻火。

[代表方]泻心导赤散（《医宗金鉴》）加减（木通、生地黄、黄连、甘草、灯心草）。

（6）疳肿胀

[证候表现]足踝浮肿，甚则颜面四肢浮肿，面色无华，四肢欠温，小便不利，大便溏薄，舌淡红，苔薄白。

[治法]健脾温阳，利水消肿。

[代表方]参苓白术散合真武汤（《伤寒论》）加减（参苓白术散：莲子肉、薏苡仁、砂仁、桔梗、白扁豆、白茯苓、人参、甘草、白术、山药；真武汤：茯苓、芍药、白术、生姜、附子）。

知识拓展

清热消疳、健脾助运治疳证

《中国中医药报》登载，首届国医大师、辽宁中医药大学主任医师李玉奇认为疳证病机属本虚标实，本虚为小儿脏腑娇嫩，脾胃虚弱，标实为食积不化，蕴湿生热，气机阻滞。故李玉奇提出疳证总的治则为"清热消疳、健脾助运"，并以此自拟除疳汤，药用：胡黄连6g，藿香6g，苍术6g，砂仁6g，山药10g，鸡内金10g，麦芽10g，山楂10g。临床辨证加减获得较好的疗效。方中重用胡黄连清虚热，除疳热，厚肠胃，为君药，除疳发热，凉血导滞，此一味即可统领千军万马。李玉奇还指出，6个月之前，以母乳喂养为主，若已添加辅食，在治疗之始，应辅以米糊喂养护胃，不可过早进补，待病情缓解后逐渐过渡到正常饮食。

（六）其他疗法

1.中成药 疳积证可选用肥儿丸；干疳证可选用十全大补丸。

2.毫针刺法

[治则]健运脾胃、消积导滞。

[处方]四缝、中脘、足三里、脾俞。

[加减]疳气加章门、胃俞健运脾胃；疳积加建里、天枢消积导滞；干疳加肝俞、膈俞调养气血。

[操作]四缝穴应在严格消毒后用三棱针点刺出血或挤出少许黄白色透明液体；背部腧穴和章门穴不可直刺、深刺，以防伤及内脏；其余腧穴常规针刺。一般不留针。

3.皮肤针 叩刺督脉及两侧华佗夹脊穴、足太阳经穴，以皮肤微红为度。隔日1次。

（七）预防与调摄

1.预防

（1）保证室内空气流通，湿度、温度适宜。

（2）改变不合理饮食习惯，定时定量，饮食宜易于消化、营养丰富，合理添加辅食，合理喂养。

（3）定时测量并记录身高、体重，以检验治疗效果。每周测量2次。

(4)恢复期及症状较轻的患儿,适当户外活动,多晒太阳。注意防寒保暖,预防感冒。

2.调摄

(1)如发现小儿体重不增或减轻,肌肉松弛,面色无华,应引起重视,分析原因,及时治疗。

(2)经常带小儿到室外,多晒太阳,增强体质。

(3)提倡母乳喂养,按时添加辅食,防止偏食、嗜食、暴饮暴食,培养良好的饮食习惯。

四、麻疹

(一)概述

麻疹是由外感麻毒时邪引起的一种急性出疹性时行疾病。临床以发热,咳嗽,流涕,眼泪汪汪,早期口腔两颊黏膜出现麻疹黏膜斑及全身红色斑丘疹,皮疹退后有糠麸状脱屑及色素沉着为主要特征。麻疹在古代是儿科四大要证之一,严重危害儿童健康。本病一年四季都有发生,好发于冬春二季,且常引起流行。发病年龄以6个月至5岁的小儿多见。本病发病过程中若治疗调护得当,出疹顺利,大多预后良好;若调护失宜,邪毒较重,正不胜邪,可引起逆证、险证,危及生命。患病后一般可获终生免疫。

(二)病因病机

本病的发病原因为感受麻毒时邪。麻毒时邪从口鼻而入,侵犯肺脾。肺主气,司呼吸,肺主皮毛,开窍于鼻,麻毒时邪,侵犯肺卫,肺气失宣,临床表现为发热、咳嗽、喷嚏、流涕等类似感冒症状,为初热期。脾主肌肉、四末,麻毒外透于肌肤,皮疹透发于全身,并达于四末,疹点出齐,为见形期。疹透之后,毒随疹泄,麻疹逐渐收没,热伤阴津,进入收没期。这是麻疹顺证的病机规律。

若正虚不能托邪外出,或因邪毒炽盛,或调护失当,邪毒不能顺利向外透发,内陷于里,形成逆证。如麻毒内陷,或他邪袭肺,热邪灼津,炼液为痰,痰热壅盛,肺气闭郁,则形成麻毒闭肺证。麻毒循经上攻咽喉,疫毒壅阻,咽喉不利,而致麻毒攻喉证。若麻毒炽盛,内陷厥阴,蒙蔽心包,引动肝风,形成邪陷心肝证。

(三)诊断要点

1.主症 潜伏期为6~18日,平均10日左右。疹前期,从发病至出疹前一般为3~5日。有发热、咳嗽等类似感冒的症状,但目赤胞肿、畏光流泪是其特征,在颊黏膜近白齿处,可见0.5~1mm大小灰白色小点,绕以红晕,即麻疹黏膜斑,是早期诊断的重要体征,2~3日即可消失。见形期,发病3~4日出疹,高热、烦躁或嗜睡,咳嗽明显加重。按一定顺序出疹,从耳后发际开始,渐及头面、额颈、躯干及四肢,最后见于手足心及鼻准部。皮疹初为淡红色斑丘疹,直径2~5mm,稀疏分明,疹间皮肤正常。恢复期,出疹3~4日后,发热开始减退,全身症状减轻,皮疹按出疹的先后顺序消退,疹退后有糠麸状脱屑、棕褐色色素沉着,7~10日痊愈。

2.病史 未接种过麻疹疫苗者,在流行季节,有麻疹患者接触史。

3.辅助检查 血常规可见白细胞总数减少。疾病早期患儿鼻咽、眼分泌物涂片,可见多核巨细胞。应用荧光标记的特异抗体,检测患儿鼻咽分泌物或尿沉渣涂片的麻疹病毒抗原,有助于早期诊断。

(四)鉴别诊断

麻疹与风疹、奶麻、丹痧鉴别见表9-4。

表9-4　麻疹与风疹、奶麻、丹痧鉴别

	麻疹	风疹	奶麻	丹痧
初期症状	发热咳嗽,鼻塞流涕,泪水汪汪,畏光羞明	发热恶风,咳嗽流涕,枕后淋巴结肿大	突然高热,全身症状轻微	发热,咽红,咽痛,扁桃体炎
发热与出疹关系	发热3~4d出疹,出疹时热势更高	发热1~2d后出疹	持续发热3~5d,热退疹出	发热1~2d出疹

	麻疹	风疹	奶麻	丹痧
皮疹特点	红色斑丘疹,疹间有正常皮肤,发疹有一定顺序,3d 左右出齐	稀疏淡红色小丘疹,先见于面部,24h 内遍及全身	红色斑丘疹,主要散布在躯干、颈部及上肢,24h 内遍及全身	全身皮肤弥漫发红,有均匀密集的细小红色丘疹,皮疹先见于颈部、腋下、腹股沟,24h 内布满全身
特殊体征	麻疹黏膜斑	无	无	环口苍白圈、杨梅舌、线状疹
恢复期	糠麸状脱屑,有色素沉着	无脱屑及色素沉着	无脱屑及色素沉着	可有脱皮,无色素沉着

（五）辨证论治

1. 治疗原则 本病发病原因是感受麻毒时邪,治疗上以透疹为要。透疹要按其不同阶段辨证论治,初热期以透表为主,出疹期以凉解为主,恢复期以养阴为主,同时注意透发防耗伤津液,清解勿过于寒凉,养阴忌滋腻留邪。逆证,治宜祛邪安正。麻毒闭肺者,宜宣肺化痰解毒;热毒攻喉者,宜解毒利咽;邪陷心肝者,宜平肝息风开窍。

2. 分证论治

（1）顺证

1）邪犯肺卫（初热期）

［证候表现］发热,微恶风寒,鼻塞流涕,喷嚏,咳嗽,目赤胞肿,泪水汪汪,倦怠思睡,小便短赤,大便稀溏。发热第 2~3 日,口腔两颊黏膜红赤,近臼齿处见微小灰白色麻疹黏膜斑,周围有红晕,由少渐多。舌苔薄白或微黄,脉浮数,指纹浮紫。

［治法］辛凉透表,清宣肺卫。

［代表方］宣毒发表汤（《痘疹活幼至宝》）加减（升麻、葛根、荆芥、防风、薄荷、连翘、前胡、牛蒡子、甘草、桔梗）。

2）邪入肺胃（见形期）

［证候表现］发热持续,起伏如潮,阵阵微汗,每潮一次,疹随外出。疹点按顺序透发,先见于耳后发际,继而头面、颈部、胸腹、四肢,最后手心、足底、鼻准都见疹点即为出齐。疹点初起细小而稀少,渐次加密,稍觉凸起,触之碍手,伴口渴引饮,目赤眵多,咳嗽加剧,烦躁或嗜睡,舌质红,苔黄,脉数,指纹紫滞。

［治法］清凉解毒,佐以透发。

［代表方］清解透表汤（经验方）加减（金银花、连翘、桑叶、菊花、西河柳、葛根、蝉蜕、牛蒡子、升麻）。

3）阴津耗伤（收没期）

［证候表现］疹点出齐后,发热渐退,咳嗽渐减,声音稍哑,疹点依次渐回,皮肤有糠麸状脱屑,并有色素沉着,胃纳增加,精神好转,舌红少津少苔,脉细数。

［治法］养阴益气,清解余邪。

［代表方］沙参麦冬汤（《温病条辨》）加减（沙参、麦冬、天花粉、玉竹、扁豆、甘草、桑叶）。

（2）逆证

1）麻毒闭肺

［证候表现］高热不退,烦躁,咳嗽气促,鼻翼扇动,喉间痰鸣,疹点紫暗或疹出骤没,甚则面色青灰,口唇发绀,舌红,苔黄,脉数,指纹紫滞。

［治法］宣肺开闭,清热解毒。

［代表方］麻杏石甘汤(《伤寒论》)加减(麻黄、石膏、杏仁、甘草)。

2)邪毒攻喉

［证候表现］高热不退,咽喉肿痛,声音嘶哑,咳声重浊,咳声如犬吠,喉间痰鸣,甚则吸气困难,面唇发绀,烦躁不安,舌质红,苔黄腻,脉滑数,指纹紫滞。

［治法］清热解毒,利咽消肿。

［代表方］清咽下痰汤(《验方新编》)加减(玄参、射干、甘草、桔梗、牛蒡子、银花、板蓝根、葶苈子、全瓜蒌、浙贝母、马兜铃、荆芥)。

3)邪陷心肝

［证候表现］高热不退,烦躁谵妄,皮肤疹点密集成片,色泽紫暗,甚则神昏、抽搐,舌质红绛起刺,苔黄糙,脉数,指纹紫滞。

［治法］平肝息风,清营解毒。

［代表方］羚角钩藤汤(《通俗伤寒论》)加减(羚羊角粉、钩藤、桑叶、菊花、茯神、竹茹、浙贝母、鲜生地黄、白芍、甘草)。

（六）其他疗法

1. 中成药　初热期、出疹早期可选用银翘解毒丸。

2. 经验方

(1) 蒲辅周治疗小儿麻疹经验:处方:升麻 3.5g,葛根 3.5g,赤芍 3.5g,僵蚕 3g,牛蒡子 3.5g,桔梗 3g,苇根 15g,淡竹叶 6g,郁金 3.5g,射干 2.4g,金银花 6g,甘草 3g,葱白 3 寸。水煎服,每日 1 剂。其用于麻疹初期。

(2) 赵心波治疗小儿麻疹经验:处方:蝉蜕 10g,浙贝母 6g,连翘 10g,金银花 10g,荆芥穗 3g,天花粉 6g,紫草 3g,芦根 12g,薄荷 2.4g,麦冬 10g,桃仁、杏仁各 3g。水煎服,每日 1 剂。其用于小儿麻疹未出、已出或未匀。

3. 外治

(1) 麻黄、浮萍、芫荽、西河柳各 15~30g,黄酒 60g,加水适量煮沸,使药蒸气布满室内,再用热毛巾蘸药液擦拭全身。其用于初热期及疹未出齐者。

(2) 葛根、牛蒡子、连翘各 6g,薄荷、蝉蜕各 2g,荆芥、桔梗各 5g,前胡 3g,水煎 300ml,装瓶备用。每次取 30~40ml,保留灌肠,每日 1~2 次。其用于初热期及疹未出齐者。

（七）预防与调摄

1. 预防　按计划接种麻疹减毒活疫苗。麻疹流行期间,要避免去公共场所和流行区域,减少感染机会。

2. 调摄

(1) 给予清淡易消化食物,避免生冷、油腻、辛辣等食物,多饮温开水、热汤,以利于透疹。

(2) 麻疹患儿应早发现、早隔离、早治疗。一般在发病前 5 日至出疹后 5 日均有传染性。并发肺炎者,隔离至出疹后 10 日。

五、水痘

（一）概述

水痘是由外感时行邪毒引起的急性出疹性时行疾病。以发热,皮肤、黏膜分批出现斑丘疹、疱疹、结痂为特征。因疱疹内含水液,形态椭圆,状如豆粒,故称水痘。

本病一年四季都有发生,多见于冬春两季。任何年龄都可发病,而以 1~6 岁小儿为多见。本病传染性强,容易造成流行。预后一般良好,愈后皮肤不留瘢痕。患病后可获终身免疫。若是接受肾上腺皮质激素或免疫抑制剂治疗的患者罹患本病,病情严重,甚至危及生命。

（二）病因病机

本病为外感时行邪毒，上犯于肺，下郁于脾而发病，病位在肺脾两经。时行邪毒由口鼻而入，侵犯肺卫，故见发热、流涕、咳嗽等症状。病邪郁于肺脾，肺主皮毛，脾主肌肉，时邪与内湿相搏，外透于肌表，发为水痘。少数患儿素体虚弱，或调护不当，邪毒炽盛，内犯气营，可见疱疹稠密，呈紫红色，伴有壮热烦渴、神昏、抽搐。另有邪毒犯肺，肺气郁闭，宣肃失常，可见咳嗽、气喘、鼻扇等重症。

（三）诊断要点

1. 主症 潜伏期为 2 周左右。初起有发热、流涕、咳嗽、不思饮食等肺卫症状；发热 1~2 日，头面、发际及全身其他部位出现红色斑丘疹，以躯干部位较多，四肢部位较少，呈向心性分布。疹点出现后，很快变为疱疹，呈椭圆形，大小不一，内含水液，周围红晕，疱壁薄易破，常伴瘙痒，继则结痂脱落，不留瘢痕。口腔、眼结膜、生殖器等黏膜处也可见皮疹，且易形成浅溃疡。

2. 病史 冬春季节发病，起病 2~3 周前有水痘接触史。

3. 辅助检查 外周血白细胞总数正常或偏低。刮取新鲜疱疹基底组织涂片，找到多核巨细胞和核内包涵体，可供快速诊断。

（四）鉴别诊断

脓疱疮多发于炎热夏季，一般无发热，但疱疹较大，壁较薄，内含脓液，不透亮，容易破溃，破溃后随脓液流溢蔓延至附近皮肤而发病，多发于头面部及四肢暴露部位。疱液中可培养出细菌。

（五）辨证论治

1. 治疗原则 本病治疗，以清热解毒利湿为总的原则。轻证以肺卫受邪为主，治以疏风清热，佐以利湿解毒；重证邪炽气营，治以清热凉营，解毒利湿。

2. 分证论治

（1）邪伤肺卫

[证候表现]轻度发热，或不发热，鼻塞流涕，咳嗽或伴有喷嚏，1~2 日皮肤出疹，疹色红润，疱浆清亮，根盘红晕不明显，点粒稀疏，斑丘疹、疱疹、结痂可同时并见，此起彼伏，以躯干为多，舌苔薄白，脉浮数，指纹浮紫。

[治法]疏风清热，利湿解毒。

[代表方]银翘散合六一散加减（银翘散：银花、连翘、桔梗、薄荷、淡竹叶、淡豆豉、荆芥穗、牛蒡子、芦根、甘草；六一散：滑石、甘草）。

（2）毒炽气营

[证候表现]壮热不退，烦躁不安，面红目赤，口渴欲饮，纳差，水痘分布较密，根盘红晕显著，疹色紫暗，疱浆混浊，大便干结，小便短赤。舌红或绛，苔黄糙而干，脉洪数。

[治法]清热凉营，解毒渗湿。

[代表方]清胃解毒汤（《痘疹传心录》）加减（当归、黄连、生地黄、天花粉、连翘、升麻、牡丹皮、赤芍药）。

（六）其他疗法

1. 中成药 风热轻证可选用板蓝根颗粒、银翘解毒丸；热毒重证可选用五福化毒丸、小儿金丹片。

2. 经验方

（1）**赵心波治疗小儿水痘经验**：处方：蒲公英 6g，金银花 10g，紫花地丁 6g，连翘 10g，黄芩 5g，芦根 10g，炒栀衣 3g，薄荷 2.4g，蝉蜕 3g，木通 3g，滑石 10g，甘草 3g。水煎服，每日一剂。其用于邪伤肺卫证。

（2）**王玉玲治疗小儿水痘经验**：处方：金银花 10g，连翘 10g，车前子 8g，紫花地丁 12g，黄花地丁 12g，六一散 10g，赤芍 10g，牡丹皮 10g，紫草 12g，石膏 25g，知母 8g，甘草 5g。水煎服，每日 1 剂。其用于气营两燔证。

3. 外治

（1）痘疹破溃者，可外涂碘伏。

（2）金银花、生甘草适量煎汤漱口，或冰硼散、珠黄散任选一种吹口，每日 2~3 次。其适用于口腔黏膜水疱破溃成溃疡者。

（七）预防与调摄

1. 预防　对水痘患儿应立即隔离，直至全部疱疹结痂或出疹后 7 日。本病流行期间，勿带易感儿童去公共场所。接触水痘患儿后，应留检 3 周。

2. 调摄　室内空气要流通，注意避风寒，防止复感外邪。饮食宜清淡易消化，多饮开水，可用萝卜、绿豆等煎水代茶。保持皮肤清洁，勿使搔抓，不宜洗浴，防止皮肤破损，继发感染。正在使用肾上腺皮质激素治疗期间的患儿发生水痘，应立即减量或停用激素。

（米健国　闫玉慧　李桂芬）

思考题

1. 外感咳嗽与内伤咳嗽的辨证要点是什么？谈一下如何理解"见咳莫止咳"？

2. 乳痈成脓期如何切开排脓？

3. 简述痛经的辨证分型及治疗方药。

4. 积滞的定义是什么？试述常见的可用于治疗积滞的中成药与中医适宜技术。

ER 9-3

练习题

二画

二陈平胃散(《症因脉治》):半夏、茯苓、陈皮、甘草、苍术、厚朴。

二陈汤(《太平惠民和剂局方》):半夏、橘红、白茯苓、甘草、生姜、乌梅。

二至丸(《医方集解》):旱莲草、女贞子。

二仙汤(《中医方剂临床手册》):淫羊藿、巴戟天、知母、黄柏、当归、仙茅、生龙骨、生牡蛎。

人参养荣汤(《太平惠民和剂局方》):人参、白术、茯苓、炙甘草、当归、白芍、熟地黄、肉桂、黄芪、五味子、远志、陈皮、生姜、大枣。

人参五味子汤(《幼幼集成》):人参、五味子、茯苓、白术、百部、橘红、麦冬、甘草。

七味白术散(《小儿药证直诀》):人参、茯苓、白术、甘草、木香、藿香、葛根。

八正散(《太平惠民和剂局方》):车前子、瞿麦、萹蓄、滑石、木通、甘草梢、栀子、煨大黄。

八珍汤(《瑞竹堂经验方》):党参、茯苓、白术、甘草、当归、熟地黄、白芍、川芎。

三画

小柴胡汤(《伤寒论》):柴胡、黄芩、半夏、人参、炙甘草、生姜、大枣。

小蓟饮子(《济生方》):小蓟、生地黄、蒲黄、藕节、通草、淡竹叶、栀子、滑石、当归、生甘草梢。

大承气汤(《伤寒论》):大黄、厚朴、枳实、芒硝。

大柴胡汤(《金匮要略》):柴胡、黄芩、芍药、半夏、枳实、生姜、大枣、大黄。

大补元煎(《景岳全书》):熟地黄、山茱萸、山药、枸杞子、人参、当归、杜仲。

大补元煎(《温胞饮》):人参、山药、熟地黄、杜仲、当归、山茱萸、枸杞子、炙甘草。

三仁汤(《温病条辨》):杏仁、白蔻仁、薏苡仁、半夏、厚朴、通草、滑石、竹叶。

三拗汤(《太平惠民和剂局方》):麻黄、杏仁、甘草。

三子养亲汤(《杂病广要》):白芥子、苏子、莱菔子。

川芎茶调散(《太平惠民和剂局方》):川芎、荆芥、薄荷、羌活、细辛、白芷、甘草、防风。

四画

五子衍宗丸(《摄生众妙方》):枸杞子、菟丝子、五味子、覆盆子、车前子。

五苓散(《伤寒论》):泽泻、茯苓、猪苓、白术、桂枝。

五味消毒饮(《医宗金鉴》):蒲公英、金银花、野菊花、紫花地丁、天葵子。

五虎汤(《仁斋直指》):麻黄、杏仁、生石膏、葶苈子、紫苏子、黄芩、虎杖、前胡、细茶、甘草。

五神汤(《辨证录》):茯苓、车前子、金银花、牛膝、紫花地丁。

六一散(《伤寒直格》):滑石、甘草。

六味地黄丸(《小儿药证直诀》):熟地黄、山茱萸、山药、茯苓、泽泻、牡丹皮。

六磨汤(《世医得效方》):木香、乌药、沉香、大黄、槟榔、枳实。

乌梅丸(《伤寒论》):乌梅、细辛、干姜、黄连、当归、附子、蜀椒、桂枝、人参、黄柏。

乌头汤(《金匮要略》):制川乌、麻黄、芍药、甘草、黄芪、蜂蜜。

乌药汤(《医宗金鉴》):乌药、香附、木香、当归、甘草。

止嗽散(《医学心悟》):荆芥、紫菀、白前、百部、陈皮、桔梗、甘草。

止带方(《世补斋医书》):猪苓、茯苓、车前子、泽泻、茵陈、赤芍、牡丹皮、黄柏、栀子、牛膝。

止痛如神汤(《外科启玄》):秦艽、桃仁、皂角子、苍术、防风、黄柏、当归尾、泽泻、槟榔、熟大黄。

天王补心丹(《校注妇人良方》):人参、茯苓、玄参、丹参、桔梗、远志、当归、五味子、麦冬、天冬、柏子仁、酸枣仁、生地黄、朱砂。

天麻钩藤饮(《杂病证治新义》):天麻、钩藤、生石决明、黄芩、栀子、川牛膝、益母草、杜仲、桑寄生、夜交藤、茯神。

丹栀逍遥散(《太平惠民和剂局方》):柴胡、当归、白芍、薄荷、牡丹皮、栀子、白术、茯苓、甘草、生姜。

丹参饮(《时方歌括》):丹参、檀香、砂仁。

无比山药丸(《备急千金要方》):山药、茯苓、泽泻、熟地黄、山茱萸、巴戟天、菟丝子、杜仲、牛膝、五味子、肉苁蓉、赤石脂。

化斑解毒汤(《外科正宗》):石膏、升麻、知母、鼠粘子、甘草、玄参、淡竹叶。

内补丸(《女科切要》):鹿茸、菟丝子、潼蒺藜、黄芪、白蒺藜、紫菀茸、肉桂、桑螵蛸、肉苁蓉、制附子。

五画

四君子汤(《太平惠民和剂局方》):人参、茯苓、白术、炙甘草。

四神丸(《证治准绳》):补骨脂、吴茱萸、肉豆蔻、五味子。

四妙汤(《圣济总录》):黄芪、当归、银花、甘草。

四物消风饮(《医宗金鉴》):生地黄、当归、荆芥、防风、赤芍、川芎、白鲜皮、蝉蜕、薄荷、独活、柴胡。

四逆汤(《伤寒论》):炙甘草、附子、干姜。

四物汤(《太平惠民和剂局方》):熟地黄、当归、白芍、川芎。

白虎汤(《伤寒论》):石膏、知母、甘草、粳米。

白虎加桂枝汤(《金匮要略》):石膏、知母、粳米、甘草、桂枝。

龙胆泻肝汤(《医方集解》):龙胆草、黄芩、栀子、泽泻、木通、车前子、当归、柴胡、甘草、生地黄。

半夏泻心汤(《伤寒论》):半夏、黄芩、干姜、人参、黄连、大枣、甘草。

半夏厚朴汤(《金匮要略》):半夏、厚朴、茯苓、生姜、苏叶。

半夏白术天麻汤(《脾胃论》):天麻、半夏、生白术、茯苓、陈皮、生姜。

半硫丸(《太平惠民和剂局方》):半夏、姜汁、硫磺。

玉屏风散(《丹溪心法》):黄芪、白术、防风。

玉女煎(《景岳全书》):生石膏、知母、生地黄、麦冬、川牛膝。

归脾汤(《济生方》):人参、黄芪、白术、炙甘草、当归、龙眼肉、茯神、酸枣仁、远志、生姜、木香、红枣。

生脉散(《医学启源》):人参、麦冬、五味子。

葳蕤汤(《重订通俗伤寒论》):白薇、玉竹、葱白、桔梗、薄荷、豆豉、甘草、大枣。

左金丸(《丹溪心法》):黄连、吴茱萸。

左归丸(《景岳全书》):熟地黄、山药、枸杞、龟板胶、山茱萸、鹿角胶、菟丝子、牛膝。

右归丸(《景岳全书》):肉桂、附子、山药、枸杞、熟地黄、杜仲、山茱萸、鹿角胶、菟丝子、当归。

失笑散(《太平惠民和剂局方》):五灵脂、蒲黄。

石韦散(《外台秘要》):石韦、冬葵子、瞿麦、滑石、车前子。

石斛夜光丸(《原机启微》):石斛、天冬、生地黄、羚羊角、青葙子、黄连、菟丝子、肉苁蓉、党参、川芎、枳壳。

加味四物汤(《万病回春》):生地黄、当归、白芍、川芎、甘草、菊花、蔓荆子、黄芩。

瓜蒌牛蒡汤(《医宗金鉴》):瓜蒌仁、牛蒡子、天花粉、黄芩、山栀、金银花、连翘、皂角刺、青皮、陈皮、柴胡、生甘草。

艾附暖宫丸(《仁斋直指》):当归、艾叶、香附、续断、川芎、白芍、肉桂、黄芪、生地黄、吴茱萸。

圣愈汤(《兰室秘藏》):人参、黄芪、熟地黄、生地黄、当归、川芎、白芍、香附、延胡索。

六画

当归四逆汤(《伤寒论》):桂枝、细辛、当归、芍药、通草、炙甘草、大枣。

当归饮子(《重订严氏济生方》):熟地黄、芍药、当归、川芎、荆芥、防风、黄芪、白蒺藜、何首乌。

血府逐瘀汤(《医林改错》):当归、生地黄、桃仁、红花、枳壳、赤芍、柴胡、甘草、桔梗、川芎、牛膝。

朱砂安神丸(《医学发明》):朱砂、黄连、炙甘草、生地黄、当归。

安宫牛黄丸(《温病条辨》):牛黄、郁金、犀角、黄连、朱砂、冰片、麝香、珍珠、山栀、雄黄、黄芩。

安神定志丸(《医学心悟》):朱砂、龙齿、远志、石菖蒲、茯神、茯苓、党参。

芍药甘草汤(《伤寒论》):芍药、甘草。

地黄饮子(《外台秘要》):熟地黄、石斛、麦冬、五味子、山茱萸、巴戟天、肉苁蓉、附子、肉桂、茯苓、远志、菖蒲、薄荷、生姜、大枣。

芎芷石膏汤(《医宗金鉴》):川芎、白芷、菊花、石膏、羌活、藁本。

芎归二陈汤(《万氏妇人科》):陈皮、半夏、茯苓、甘草、生姜、川芎、当归。

防风汤(《太平惠民和剂局方》):防风、秦艽、麻黄、杏仁、葛根、赤茯苓、当归、肉桂、生姜、大枣、甘草、黄芩。

托里消毒散(《校注妇人良方》):人参、黄芪、当归、川芎、芍药、白术、茯苓、金银花、白芷、甘草。

七画

补阳还五汤(《医林改错》):生黄芪、当归尾、赤芍、地龙、川芎、红花、桃仁。

补中益气汤(《脾胃论》):黄芪、人参、白术、炙甘草、升麻、柴胡、当归、陈皮。

补肺汤(《永类钤方》):人参、黄芪、熟地黄、五味子、紫菀、桑白皮。

补血荣筋丸(《杏苑生春》):熟地黄、肉苁蓉、五味子、菟丝子、牛膝、天麻、木瓜。

苏合香丸(《太平惠民和剂局方》):苏合香、龙脑、麝香、安息香、青木香、香附、白檀香、丁香、沉香、荜茇、熏陆香、白术、煨诃黎勒、朱砂、乌犀屑。

沙参麦冬汤(《温病条辨》):沙参、麦冬、玉竹、天花粉、桑叶、甘草、扁豆。

沉香散(《太平圣惠方》):沉香、橘皮、当归、白芍、甘草、石韦、冬葵子、滑石、王不留行。

羌活胜湿汤(《内外伤辨惑论》):羌活、独活、防风、川芎、藁本、蔓荆子、甘草。

杏苏散(《温病条辨》):杏仁、紫苏叶、橘皮、半夏、生姜、枳壳、桔梗、前胡、茯苓、甘草、大枣。

两地汤(《傅青主女科》):生地黄、玄参、地骨皮、麦冬、阿胶、白芍。

完带汤(《傅青主女科》):白术、山药、人参、白芍、苍术、甘草、陈皮、黑芥穗、柴胡、车前子。

八画

肾气丸(《金匮要略》):干地黄、山药、山茱萸、泽泻、茯苓、牡丹皮、肉桂、附子。

金锁固精丸(《医方集解》):沙苑子、芡实、莲须、龙骨、牡蛎。

参苏饮(《太平惠民和剂局方》):人参、茯苓、甘草、苏叶、葛根、半夏、陈皮、桔梗、前胡、木香、枳壳、姜、枣。

参附汤(《正体类要》):人参、附子。

参苓白术散(《太平惠民和剂局方》):白扁豆、白术、茯苓、甘草、桔梗、莲子、人参、砂仁、山药、薏苡仁。

泻白散(《伤寒全生集》):黄芩、桑白皮、地骨皮、粳米、甘草、知母、桔梗、青皮、陈皮。

泻心导赤散(《医宗金鉴》):木通、生地黄、黄连、甘草、灯心草。

知柏地黄丸(《医方考》):知母、黄柏、熟地黄、山茱萸、山药、茯苓、牡丹皮、泽泻。

知柏地黄汤(《医宗金鉴》):熟地黄、山茱萸、山药、牡丹皮、茯苓、泽泻、知母、黄柏。

固阴煎(《景岳全书》):人参、熟地黄、山药、山茱萸、远志、五味子、菟丝子、炙甘草。

固本止崩汤(《傅青主女科》):白术、黄芪、人参、熟地黄、当归、炮姜、升麻、大枣、山药、乌贼骨。

肥儿丸(《太平惠民和剂局方》):神曲、槟榔、麦芽、使君子、胡黄连、肉豆蔻、木香、胆汁。

九画

茵陈蒿汤(《伤寒论》):茵陈、栀子、大黄。

保和丸(《丹溪心法》):山楂、神曲、莱菔子、半夏、陈皮、茯苓、连翘。

保阴煎(《景岳全书》):生地黄、熟地黄、黄芩、黄柏、白芍、山药、续断、甘草。

独活寄生汤(《备急千金要方》):独活、桑寄生、杜仲、牛膝、细辛、秦艽、茯苓、肉桂心、防风、川芎、人参、甘草、当归、芍药、干地黄。

荆防败毒散(《摄生众妙方》):荆芥、防风、柴胡、薄荷、羌活、独活、川芎、枳壳、前胡、桔梗、茯苓、甘草。

香苏散(《太平惠民和剂局方》):香附、紫苏叶、陈皮、甘草、良附丸、高良姜、香附。

香贝养营汤(《医宗金鉴》):白术、人参、茯苓、陈皮、熟地黄、川芎、当归、贝母、香附、白芍、桔梗、甘草、生姜、大枣。

枳实导滞丸(《内外伤辨惑论》):大黄、枳实、黄芩、黄连、神曲、白术、茯苓、泽泻。

济川煎(《景岳全书》):肉苁蓉、牛膝、当归、升麻、泽泻、枳壳。

宣痹汤(《温病条辨》):防己、蚕沙、薏苡仁、赤小豆、连翘、栀子、滑石、半夏、杏仁。

宣毒发表汤(《痘疹活幼至宝》):升麻、葛根、荆芥、防风、薄荷、连翘、前胡、牛蒡子、甘草、桔梗。

除湿胃苓汤(《外科正宗》):苍术、厚朴、陈皮、猪苓、泽泻、赤茯苓、白术、滑石、防风、山栀子、木通、肉桂、生甘草。

活血散瘀汤(《外科正宗》):当归尾、赤芍、桃仁、大黄、川芎、苏木、牡丹皮、枳壳、瓜蒌仁、槟榔。

举元煎(《景岳全书》):白术、黄芪、人参、升麻、炙甘草。

十画

桂枝茯苓丸(《金匮要略》):桂枝、茯苓、牡丹皮、桃仁、芍药。

桂枝甘草龙骨牡蛎汤(《伤寒论》):桂枝、炙甘草、生龙齿、生牡蛎。

健脾丸(《证治准绳》):人参、茯苓、白术、甘草、山楂、神曲、炒麦芽、木香、砂仁、陈皮、山药、肉豆蔻、黄连。

桑菊饮(《温病条辨》):桑叶、菊花、薄荷、桔梗、杏仁、甘草、连翘、芦根。

桑杏汤(《温病条辨》):桑叶、豆豉、杏仁、象贝、南沙参、梨皮、山栀。

桃仁红花煎(《陈素庵妇科补解》):桃仁、红花、丹参、赤芍、川芎、延胡索、香附、青皮、生地黄、当归。

桃红四物汤(《医宗金鉴》):当归、熟地黄、白芍、川芎、桃仁、红花。

柴胡疏肝散(《景岳全书》):柴胡、白芍、川芎、香附、陈皮、枳壳、甘草

益胃汤(《温病条辨》):沙参、麦冬、生地黄、玉竹。

益肾蠲痹丸(《中国药物大全》):熟地黄、淫羊藿、肉苁蓉、鸡血藤、鹿衔草、地鳖虫、蜂螂、老鹳草、炮山甲、蜂房、蕲蛇、僵蚕、全蝎、蜈蚣、地龙、甘草。

润肠丸(《脾胃论》):当归、生地黄、火麻仁、桃仁、枳壳。

真方白丸子(《瑞竹堂经验方》):半夏、白附子、天南星、天麻、全蝎、木香、枳壳。

真武汤(《伤寒论》):茯苓、芍药、白术、生姜、附子。

涤痰汤(《奇效良方》):半夏、陈皮、茯苓、胆南星、竹茹、石菖蒲、人参。

消渴方(《丹溪心法》):天花粉、黄连、生地黄、藕汁、葛根、麦冬。

消乳丸(《婴童百问》):麦芽、砂仁、神曲、陈皮、香附、谷芽、茯苓。

通窍活血汤(《医林改错》):麝香、生姜、葱白、桃仁、红花、川芎、赤芍、大枣。

逍遥散(《太平惠民和剂局方》):柴胡、当归、芍药、白术、薄荷、茯苓、生姜、甘草。

透脓散(《外科正宗》):黄芪、山甲、川芎、当归、皂角刺。

脏连丸(《外科启玄》):黄连、黄芩、地黄、赤芍、当归、槐角、槐花、荆芥穗、地榆炭、阿胶。

凉血地黄汤(《外科正宗》):生地黄、当归尾、槐角、地榆、黄连、天花粉、升麻、赤芍、枳壳、黄芩、荆芥、生甘草。

调肝汤（《傅青主女科》）：当归、白芍、山茱萸、巴戟、甘草、山药、阿胶。

资生健脾丸（《先醒斋医学广笔记》）：党参、白术、山药、莲子、茯苓、薏苡仁、扁豆、泽泻、藿香、豆蔻、泽泻、山楂、麦芽、芡实、黄连、橘红。

十一画

麻黄汤（《伤寒论》）：麻黄、桂枝、杏仁、炙甘草。

麻子仁丸（《伤寒论》）：大黄、枳实、厚朴、火麻仁、杏仁、芍药。

麻杏石甘汤（《伤寒论》）：麻黄、石膏、杏仁、甘草。

银翘散（《温病条辨》）：银花、连翘、桔梗、薄荷、淡竹叶、淡豆豉、荆芥穗、牛蒡子、芦根、甘草。

理中丸（《伤寒论》）：人参、干姜、炙甘草、白术。

羚角钩藤汤（《通俗伤寒论》）：羚羊角、桑叶、钩藤、菊花、生地黄、白芍、川贝母、竹茹、茯神、甘草。

黄芪建中汤（《金匮要略》）：黄芪、桂枝、芍药、甘草、生姜、大枣、饴糖。

黄芪汤（《金匮翼》）：黄芪、火麻仁、白蜜、陈皮。

黄连解毒汤（《外台秘要》）：黄连、黄芩、黄柏、栀子。

黄连温胆汤（《六因条辨》）：半夏、陈皮、竹茹、茯苓、枳实、黄连。

黄连阿胶汤（《伤寒论》）：黄连、黄芩、芍药、阿胶、鸡子黄。

萆薢渗湿汤（《疡科心得集》）：萆薢、薏苡仁、黄柏、赤茯苓、牡丹皮、泽泻、滑石、通草。

萆薢化毒汤（《疡科心得集》）：萆薢、当归尾、牡丹皮、牛膝、防己、木瓜、薏苡仁、秦艽。

清气化痰丸（《医方考》）：瓜蒌仁、黄芩、陈皮、杏仁、枳实、茯苓、胆南星、制半夏。

清暑益气汤（《温热经纬》）：西瓜翠衣、西洋参、荷梗、石斛、麦冬、黄连、知母、竹叶、甘草、粳米。

清金化痰汤（《杂病广要》）：黄芩、知母、山栀、桑白皮、茯苓、贝母、瓜蒌、桔梗、陈皮、麦冬、甘草。

清中汤（《古今医彻》）：黄连、栀子、半夏、茯苓、草豆蔻、陈皮、甘草。

清暑汤（《外科全生集》）：连翘、花粉、赤芍、银花、甘草、滑石、车前、泽泻。

清经散（《傅青主女科》）：牡丹皮、地骨皮、白芍、熟地黄、青蒿、黄柏、茯苓。

清血养阴汤（《妇科临床手册》）：生地黄、牡丹皮、白芍、玄参、黄柏、女贞子、旱莲草。

清热调血汤（《古今医鉴》）：牡丹皮、黄连、生地黄、当归、白芍、川芎、红花、桃仁、莪术、延胡索、香附，加红藤、败酱草、薏苡仁。

清热固经汤（《简明中医妇科学》）：生地黄、地骨皮、龟板、牡蛎粉、阿胶、黄芩、藕节、陈棕炭、甘草、地榆、焦栀子。

清解透表汤（经验方）：金银花、连翘、桑叶、菊花、西河柳、葛根、蝉蜕、牛蒡子、升麻。

清咽下痰汤（《验方新编》）：玄参、射干、甘草、桔梗、牛蒡子、银花、板蓝根、葶苈子、全瓜蒌、浙贝母、马兜铃、荆芥。

清胃解毒汤（《痘疹传心录》）：升麻、石膏、黄芩、黄连、牡丹皮、生地黄、紫草、山栀、木通。

十二画

温脾汤（《三因极一病证方论》）：附子、大黄、人参、干姜、甘草。

温经汤（《金匮要略》）：吴茱萸、桂枝、当归、川芎、芍药、牡丹皮、阿胶、麦冬、人参、甘草、制半夏、生姜。

痛泻要方（《医学正传》）：白术、白芍、陈皮、防风。

葛根黄芩黄连汤（《医方集解》）：葛根、黄芩、黄连、甘草。

程氏萆薢分清饮（《医学心悟》）：萆薢、菖蒲、黄柏、车前子、白术、茯苓、莲子心、丹参。

普济消毒饮（《东垣试效方》）：牛蒡子、黄芩、黄连、甘草、桔梗、板蓝根、马勃、连翘、玄参、升麻、柴胡、陈皮、僵蚕、薄荷。

葶苈大枣泻肺汤（《金匮要略》）：葶苈、大枣。

犀角地黄汤（《外台秘要》）：犀角、生地黄、芍药、丹皮

滋血汤（《证治准绳》）：人参、山药、黄芪、茯苓、川芎、当归、白芍、熟地黄。

葱豉汤（《肘后备急方》）：葱白、淡豆豉。

紫雪丹（《太平惠民和剂局方》）：石膏、寒水石、磁石、滑石、犀角、羚羊角、木香、沉香、元参、升麻、甘草、丁香、朴硝、硝石、麝香、朱砂。

十三画

新加香薷饮（《温病条辨》）：香薷、金银花、连翘、厚朴、扁豆花。

解语丹（《永类钤方》）：天麻、白附子、全蝎、羌活、远志、胆南星、木香、菖蒲、甘草。

十四画

酸枣仁汤（《金匮要略》）：酸枣仁、知母、茯苓、川芎、甘草。

膏淋汤（《医学衷中参西录》）：党参、山药、地黄、芡实、白芍、龙骨、牡蛎。

膈下逐瘀汤（《医林改错》）：当归、川芎、赤芍、桃仁、枳壳、红花、五灵脂、延胡索、乌药、香附、牡丹皮、甘草。

十五画

增液汤（《温病条辨》）：玄参、麦冬、生地黄。

镇肝息风汤（《医学衷中参西录》）：怀牛膝、龙骨、牡蛎、代赭石、龟板、白芍、玄参、天冬、茵陈、麦芽、川楝子、甘草。

十六画

薏苡仁汤（《奇效良方》）：薏苡仁、苍术、羌活、独活、防风、川乌、麻黄、桂枝、当归、川芎、生姜、甘草。

十七画

黛蛤散(《医说》):青黛、海蛤壳。

十九画

藿香正气散(《太平惠民和剂局方》):藿香、白术、茯苓、陈皮、半夏、厚朴、大腹皮、紫苏、白芷、桔梗、甘草、生姜、大枣。

［1］陈刚. 中医基础理论［M］.4 版. 北京：人民卫生出版社,2018.

［2］何建成. 中医诊断学［M］. 北京：人民卫生出版社,2017.

［3］李灿东,方朝义. 中医诊断学［M］.5 版. 北京：中国中医药出版社,2021.

［4］李灿东. 中医诊断学讲堂实录［M］. 北京：人民卫生出版社,2015.

［5］国家药典委员会. 中华人民共和国药典：一部［M］. 北京：中国医药科技出版社,2020.

［6］钟赣生,杨柏灿. 中药学［M］.5 版. 北京：中国中医药出版社,2021.

［7］杨德全. 中药学［M］.4 版. 北京：人民卫生出版社,2018.

［8］汪安宁,易志龙. 针灸学［M］.4 版. 北京：人民卫生出版社,2018.

［9］马波. 中药方剂学［M］.5 版. 北京：人民卫生出版社,2023.

［10］陈建章. 中医内科学［M］.4 版. 北京：人民卫生出版社,2018.

［11］聂绍通. 中医儿科学［M］.4 版. 北京：人民卫生出版社,2018.